Haug

Der Autor

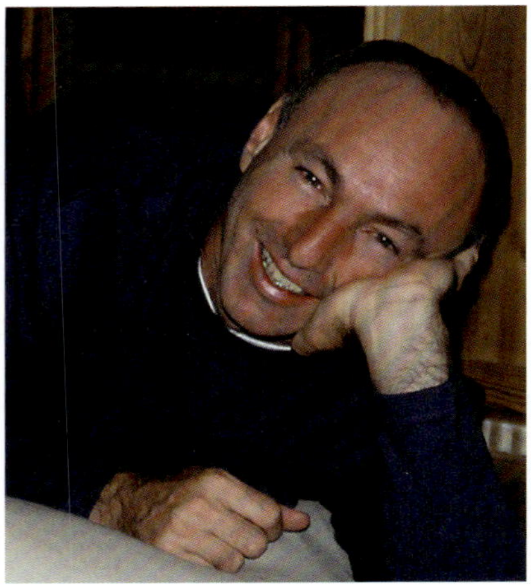

Achim Eckert, Dr. med., Ph. D., in Baden bei Wien geboren, leitet Seminare und Ausbildungen in Chinesischer Medizin und Shén Dào Körperarbeit. Aus der Verbindung von Shiatsu, struktureller Faszienbehandlung, Akupressur und Reichianischer Körperarbeit entwickelte er eine den heutigen Bedürfnissen entsprechende Form der Meridianmassage, eine Verbindung von Ost und West, von chinesischer Tradition und Körperarbeit im Sinne der humanistischen Psychologie.

Achim Eckert lernte Meditation, Shiatsu und Chinesische Medizin von 1978 bis 1981 in Asien. Ein Jahr lang, 1979 bis 1980, wurde er in der Akupunkturklinik des Colombo South Hospitals in Sri Lanka in moderner Chinesischer Medizin ausgebildet. Danach erlernte er Fünf-Elemente-Akupunktur von verschiedenen Lehrern in Indien. Diese unterscheidet sich von der derzeit im Westen gängigen Traditionellen Chinesischen Medizin durch genaue Beachtung der Sieben Stufen des Heilens (s. Kap. 1). Im Buch „Das heilende Tao" beschreibt er die Lehre der Fünf Elemente, mit der man auf pragmatische und schlüssige Art und Weise die materiellen, geistigen und energetischen Phänomene der verschiedenen Lebenswirklichkeiten miteinander in Beziehung setzen kann.

In den Jahren 1992–1995 leitete er ein Forschungsprojekt, in dem er die genaue Lokalisation der klassischen 361 Meridianpunkte testete und sie auf ihr geistiges, emotionales und energetisches Wirkungsspektrum bei Akupressur und Akupunktur hin untersuchte. Die Ergebnisse dieser Forschung wurden 1996 im vorliegenden Werk und 1997 in den „Tafeln der Traditionellen Chinesischen Medizin" veröffentlicht.

In den darauffolgenden Jahren erforschte er in analoger Weise das Wirkungsspektrum der Acht Außerordentlichen Gefäße und publizierte die Resultate 2006 im eigenen Dào Verlag im Buch „Acht Wundermeridiane."

Sein Buch „Traumkörper durch Taotraining", 2009 bei Holomed in der Schweiz neu erschienen, stellt die in der Shén Dào Körperarbeit gewonnenen Einsichten über die Lokalisation von Gefühlen und Gefühlsbereichen im Körper dar. Es beschreibt die emotionale Bedeutung und psychologische Funktion einzelner Muskeln und Muskelgruppen sowie die Möglichkeiten, über selektives Körpertraining Einfluss auf die Persönlichkeitsentwicklung zu nehmen. Thematisch schließt es an „Das heilende Tao" an und integriert östliche und westliche Sichtweisen über Fitness und Vitalität.

Informationen über Seminare und Ausbildungen in Tradioneller Chinesischer Medizin und Shén Dào – Körperarbeit finden Sie unter www.taotraining.at.

Das Tao der Akupressur und Akupunktur

Die Psychosomatik der Punkte

Achim Eckert

4., überarbeitete Auflage

86 Abbildungen
61 Tabellen

Karl F. Haug Verlag · Stuttgart

Bibliografische Information
der Deutschen Nationalbibliothek

Die Deutsche Nationalbibliothek verzeichnet diese Publikation in der Deutschen Nationalbibliografie; detaillierte bibliografische Daten sind im Internet über http://dnb.d-nb.de abrufbar.

Anschrift des Autors:
Dr. med. Achim Eckert
Josefstädterstraße 43/1/25
1080 Wien
Österreich
E-Mail: achim.eckert@gmx.net
www.taotraining.at

1. Auflage 1996, erschienen unter dem Titel „Das Tao der Medizin. Grundlagen der Akupressur und Akupunktur"
2. Auflage 2002
3. Auflage 2005

Oswald-Hesse-Str. 50, 70469 Stuttgart

Unsere Homepage: www.haug-verlag.de

Printed in Germany

Zeichnungen: Andreas Schwirtz, Wien
Autorenfoto: Werner Gerhardt
Umschlaggestaltung: Thieme Verlagsgruppe
Umschlagabbildung: © Paul Jenkins (Acryl auf Leinwand), New York; Andreas Schwirtz, Wien
Satz: stm media GmbH
gesetzt in: Adobe Indesign CS3
Druck: Firmengruppe APPL · aprinta GmbH & Co. KG, Wemding

ISBN 978-3-8304-7307-7 3 4 5 6

Wichtiger Hinweis: Wie jede Wissenschaft ist die Medizin ständigen Entwicklungen unterworfen. Forschung und klinische Erfahrung erweitern unsere Erkenntnisse, insbesondere was Behandlung und medikamentöse Therapie anbelangt. Soweit in diesem Werk eine Dosierung oder eine Applikation erwähnt wird, darf der Leser zwar darauf vertrauen, dass Autoren, Herausgeber und Verlag große Sorgfalt darauf verwandt haben, dass diese Angabe **dem Wissensstand bei Fertigstellung des Werkes** entspricht.
Für Angaben über Dosierungsanweisungen und Applikationsformen kann vom Verlag jedoch keine Gewähr übernommen werden. Jeder Benutzer ist angehalten, durch sorgfältige Prüfung der Beipackzettel der verwendeten Präparate und gegebenenfalls nach Konsultation eines Spezialisten festzustellen, ob die dort gegebene Empfehlung für Dosierungen oder die Beachtung von Kontraindikationen gegenüber der Angabe in diesem Buch abweicht. Eine solche Prüfung ist besonders wichtig bei selten verwendeten Präparaten oder solchen, die neu auf den Markt gebracht worden sind. **Jede Dosierung oder Applikation erfolgt auf eigene Gefahr des Benutzers.** Autoren und Verlag appellieren an jeden Benutzer, ihm etwa auffallende Ungenauigkeiten dem Verlag mitzuteilen.

Vierundsechzig

Das, was ruht, kann leicht bewältigt werden;
Das, was noch nicht eindeutig ist, kann leicht behandelt werden.
Das Harte wird leicht zerbrochen;
Das Kleine wird leicht zerstreut.

Befasse dich mit dem Problem, bevor es sich entfaltet.
Bringe die Dinge in Ordnung, bevor Unordnung herrscht.

Ein Baum, so dick wie eine Armspanne, entsprießt einem winzigen Samenkorn.
Ein neun Stockwerke hoher Turm beginnt mit einem Erdhaufen;
Eine Reise von tausend Meilen beginnt mit dem ersten Schritt.

Wer eingreift, scheitert;
Wer festhält, verliert.
Die Weisen greifen nicht ein und so scheitern sie nicht.
Sie halten nicht fest und so verlieren sie nicht.

Gewöhnlich scheitern die Menschen an der Schwelle zum Erfolg.
Verwende auf den Abschluss genauso viel Sorgfalt wie auf den Anfang,
Dann wird es keinen Misserfolg geben.

Der Weise sucht Freiheit von Verlangen.
Er sammelt keine kostbaren Dinge an.
Er lernt, wenig zu brauchen.
Er bringt den Menschen zurück, was sie verloren,
Er hilft den zehntausend Dingen, ihre eigene Natur zu finden,
Und widersteht der Versuchung zu handeln und einzugreifen.

Lǎo Zǐ, Dào Dé Jing

Danksagung

Ich danke Andreas Schwirtz für seine einfühlsame zeichnerische Arbeit – und für seine Ausdauer und Geduld, wenn er Knochen, Muskeln und Sehnen wieder und wieder proportional veränderte, bis jede einzelne cun-Angabe mit der Anatomie vereinbar war.

Ich danke Claudia Lorenz für ihre sinologische Arbeit an der Übersetzung der Punktenamen – und für ihre Begeisterungsfähigkeit für den Geist hinter den Namen.

Ich danke meinen Probanden, meinen Seminarteilnehmern, meinen Freundinnen und Freunden, die sich mit mir an die Erforschung der weißen Flecken auf der Landkarte der Meridiane gemacht und ihre persönlichen Wahrnehmungen und Erlebnisse offenherzig mit mir geteilt haben.

Und ich danke meinen Eltern, die mein Interesse für das Wunderbare hinter dem Alltag, für die Lektüre zahlreicher Geister, für Musik und Metaphysik geweckt und genährt haben.

Vorwort zur 4. Auflage

Da bei Seminaren über Akupressur und Meridianmassage Fragen nach Tiefe und Dauer der Akupressur von den Teilnehmern sehr häufig gestellt werden, wurde in dieser Auflage die Beschreibung aller Punkte um die Druckstärke und Druckrichtung der Akupressur erweitert.

In den vielen Ländern außerhalb Chinas, in denen Chinesische Medizin und andere Bereiche der chinesischen Kultur wie Tài Jí und chinesische Küche schon seit langem rezipiert worden sind, begegnen wir der erstaunlichen Tatsache, dass selbst Menschen, die Traditionelle Chinesische Medizin, Qì Gong oder Feng Shuǐ seit Jahrzehnten praktizieren und unterrichten, das heißt, die chinesischen Begriffe auch immer wieder im Munde führen, die Aussprache der chinesischen Worte und Laute den Regeln der eigenen Muttersprache entsprechend gestalten.

Da die Kulturen zusammenrücken und der Austausch intensiver wird, werden wir auch immer mehr mit Heilkundigen zu tun haben, deren Muttersprache chinesisch ist. Und da ist Kommunikation selbst über grundlegende chinesische Begriffe sehr schwierig, wenn wir sie deutsch aussprechen. Die Haltung dahinter ist mit der eines Menschen zu vergleichen, der seit Jahren französische Küche oder Malerei unterrichtet, und nichts dabei findet, Bouillabaisse, vin rouge oder Toulouse-Lautrec mit deutschem Tonfall auszusprechen.

Vor Jahren hielt der Autor auf einem Kongress über Alternativmedizin in Lissabon einen Vortrag über das psychologische Wirkungspektrum der Punkte. Das Publikum bestand zu 80 Prozent aus einer Delegation von 40 oder 50 taiwanesischen Ärzten. Die Resonanz auf den Vortrag war nicht gerade überwältigend und es lag der Verdacht nahe, dass die meisten unter ihnen kaum Englisch verstanden. Ihre Mienen hellten sich schlagartig auf, als es in dem Vortrag über die Energieschichten Tài Yáng, Shào Yáng und Yáng Míng ging. Die drei Begriffe genügten, um das Eis zu brechen. Einige von ihnen wiederholten die Laute mit einem strahlenden Lächeln – man hatte sich verständigt, dass man miteinander die gleiche Welt bewohnte.

Um hier erste Schritte in die akustische Welt der chinesischen Kultur anzuregen, sei hier auf das Kap. 11 über die Aussprache der chinesischen Laute verwiesen, in dem auch die Tonzeichen der vier Töne erklärt werden. Die chinesischen Laute sind bei jedem Punktenamen und bei jedem chinesischen Fachbegriff in diesem Werk angegeben – mit der Empfehlung und der Hoffnung, dass der Leser den chinesischen Worten akustische Gestalt verleiht, sie immer wieder ausspricht und sich so die dem Chinesischen eigene Musikalität Ton für Ton erarbeitet.

Seit Erscheinen der dritten Auflage wurde die Forschungsarbeit an den psychischen und emotionalen Wirkungsspektren der Punkte mit verschiedenen Testgruppen meridiansensitiver Menschen fortgesetzt. Ergebnisse dieser Forschungen wurden bei den einzelnen Punkten für diese Auflage eingearbeitet.

Es freut mich, dass die zeichnerischen Darstellungen der Charakter- und Persönlichkeitstypen, die durch das Vorherrschen eines bestimmten Elements entstehen, von vielen Lesern gut aufgenommen und als willkommene ästhetische Verfeinerung der sonst üblichen Meridianabbildungen begrüßt wurden.

Wien, im Juli 2009

Dr. med. Achim Eckert

Inhalt

1 **Das Tao der Medizin** 1

1.1 **Die Sieben Stufen des Heilens** 1
1.1.1 Die Sieben Stufen des Heilens im China von heute 3

2 **Organe und Meridiane** 4

2.1 **Der chinesische Begriff der Organe** 4
2.2 **Das Meridiansystem** 4
2.3 **Das Erfühlen der Punkte** 5
2.4 **Die Meridiane als Energiebahnen** 5
2.5 **Die zwölf Zàng und Fǔ** 6
2.6 **Überblick über das Meridiansystem (Jing Luò)** 6
2.7 **Die Organuhr und der Große Energiekreislauf** 6

3 **Xué Wei: Akupressur- und Akupunkturpunkte** 11

3.1 **Die Kategorien der Punkte** 11
3.1.1 Meridianpunkte 11
3.1.2 Á Shì Xué (druckschmerzhafte Punkte) 12
3.1.3 Die Kategorien der Meridianpunkte 12
Yuán Xué (Quellpunkte) .... 12 f.
Luò Xué (Verbindungspunkte) 13
Mù Xué (Sammelpunkte) .... 13 f.
Shu Yué (Leitungspunkte des Qi) .... 14 f.
Wǔ Shu Xué (Leitungspunkte der Fünf Elemente) .... 15 ff.
– 1. Jǐng Xué (Brunnenpunkte) .... 17 f.
– 2. Yíng Xué (Bachpunkte) 18
– 3. Shu Xué (Strömungspunkte) .... 18 f.
– 4. Jing Xué (Flusspunkte) 19
– 5. Hé Xué (Meerpunkte) 19
– 6. Tonisierungspunkte 19
– 7. Sedierungspunkte .... 19 f.
– 8. Stundenpunkte 21
Xì Xué (Spaltenpunkte) .... 21 f.
Jiao Huì Xué (Kreuzungspunkte) 22
Ba Huì Xué – Acht Meisterpunkte der Organsysteme und Organgewebe 23
Ba Mài Jiao Huì Xué – Meisterpunkte der Acht Wundermeridiane 23
Die Meisterpunkte der Acht Regionen 24
Tian Chuang Xué – Fenster zum Himmel 24

4 **Das Auffinden der Punkte** 26

4.1 **Das Körperzoll oder cun** 26

5 **Meridianmassage und Akupressur** 29

5.1 **Formen der Akupressur** 29
5.2 **Der Wirkungsbereich der Akupressur** 31

6 **Moxibustion** ... 32

6.1 **Direkte Moxibustion** ... 32

6.2 **Indirekte Moxibustion** ... 32

7 **Akupunktur** ... 34

7.1 **Der Wirkungsbereich der Akupunktur** ... 34

7.2 **Akupunktur nach den Fünf Elementen** ... 35

8 **Die zwölf Organmeridiane** ... 36

8.1 **Der Meridian der Gallenblase** ... 37
8.1.1 Oberflächlicher Verlauf ... 37
8.1.2 Tiefer Verlauf ... 38
8.1.3 Aufgaben der Gallenblase ... 38
8.1.4 Akupressur und Akupunktur ... 38
8.1.5 Die wichtigsten Punkte ... 41
8.1.6 Verzeichnis der Punkte ... 42
8.1.7 Diagnostische Kriterien der Gallenblasenfunktion ... 60
8.1.8 Diagnostische Kriterien des Gallenblasenmeridians ... 61

8.2 **Der Meridian der Leber** ... 61
8.2.1 Oberflächlicher Verlauf ... 61
8.2.2 Tiefer Verlauf ... 61
8.2.3 Aufgaben der Leber ... 62
8.2.4 Akupressur und Akupunktur ... 62
8.2.5 Die wichtigsten Punkte ... 65
8.2.6 Verzeichnis der Punkte ... 65
8.2.7 Diagnostische Kriterien der Leberfunktion ... 74
8.2.8 Diagnostische Kriterien des Lebermeridians ... 75
8.2.9 Der Holztypus ... 75

8.3 **Der Meridian der Lunge** ... 76
8.3.1 Tiefer Verlauf ... 76
8.3.2 Oberflächlicher Verlauf ... 76
8.3.3 Aufgaben der Lunge ... 76
8.3.4 Akupressur und Akupunktur ... 76
8.3.5 Die wichtigsten Punkte ... 78
8.3.6 Verzeichnis der Punkte ... 78
8.3.7 Diagnostische Kriterien der Lungenfunktion ... 84
8.3.8 Diagnostische Kriterien des Lungenmeridians ... 84
8.3.9 Der Metalltypus ... 85

8.4 **Der Meridian des Dickdarms** ... 85
8.4.1 Oberflächlicher Verlauf ... 85
8.4.2 Tiefer Verlauf ... 87
8.4.3 Die Aufgaben des Dickdarms ... 87
8.4.4 Akupressur und Akupunktur ... 87
8.4.5 Die wichtigsten Punkte ... 88
8.4.6 Verzeichnis der Punkte ... 88
8.4.7 Diagnostische Kriterien der Dickdarmfunktion ... 100
8.4.8 Diagnostische Kriterien des Dickdarmmeridians ... 100

8.5 **Der Meridian des Magens** ... 100
8.5.1 Oberflächlicher Verlauf ... 100
8.5.2 Tiefer Verlauf ... 102

8.5.3 Aufgaben des Magens 102
8.5.4 Akupressur und Akupunktur 102
8.5.5 Die wichtigsten Punkte 104
8.5.6 Verzeichnis der Punkte 105
8.5.7 Diagnostische Kriterien der Magenfunktion 124
8.5.8 Diagnostische Kriterien des Magenmeridians 124

8.6 Der Meridian des Milz-Pankreas 125
8.6.1 Oberflächlicher Verlauf 125
8.6.2 Tiefer Verlauf 125
8.6.3 Aufgaben des Milz-Pankreas 128
8.6.4 Akupressur und Akupunktur 128
8.6.5 Die wichtigsten Punkte 129
8.6.6 Verzeichnis der Punkte 129
8.6.7 Diagnostische Kriterien der Milz-Pankreas-Funktion 142
8.6.8 Diagnostische Kriterien des Milz-Pankreas-Meridians 142
8.6.9 Der Erdtypus 143

8.7 Der Meridian des Herzens 144
8.7.1 Tiefer Verlauf 144
8.7.2 Oberflächlicher Verlauf 144
8.7.3 Aufgaben des Herzens 144
8.7.4 Akupressur und Akupunktur 147
8.7.5 Die wichtigsten Punkte 148
8.7.6 Verzeichnis der Punkte 148
8.7.7 Diagnostische Kriterien der Herzfunktion 154
8.7.8 Diagnostische Kriterien des Herzmeridians 155
8.7.9 Der Feuertypus 155

8.8 Der Meridian des Dünndarms 156
8.8.1 Oberflächlicher Verlauf 156
8.8.2 Tiefer Verlauf 156
8.8.3 Aufgaben des Dünndarms 159
8.8.4 Akupressur und Akupunktur 159
8.8.5 Die wichtigsten Punkte 159
8.8.6 Verzeichnis der Punkte 160
8.8.7 Diagnostische Kriterien der Dünndarmfunktion 172
8.8.7 Diagnostische Kriterien des Dünndarmmeridians 172

8.9 Der Meridian der Blase 172
8.9.1 Oberflächlicher Verlauf 172
8.9.2 Tiefer Verlauf 174
8.9.3 Aufgaben der Blase 174
8.9.4 Akupressur und Akupunktur 174
8.9.5 Die wichtigsten Punkte 177
8.9.6 Verzeichnis der Punkte 177
8.9.7 Diagnostische Kriterien der Blasenfunktion 204
8.9.8 Diagnostische Kriterien des Blasenmeridians 204

8.10 Der Meridian der Niere 204
8.10.1 Oberflächlicher Verlauf 204
8.10.2 Tiefer Verlauf 207
8.10.3 Aufgaben der Niere 207
8.10.4 Akupressur und Akupunktur 208
8.10.5 Die wichtigsten Punkte 208
8.10.6 Verzeichnis der Punkte 209

8.10.7 Diagnostische Kriterien der Wasser-Niere 221
8.10.8 Diagnostische Kriterien der Feuer-Niere 221
8.10.9 Diagnostische Kriterien des Nierenmeridians 221
8.10.10 Der Wassertypus 222

8.11 Der Meridian der Herzhülle 222
8.11.1 Tiefer Verlauf 223
8.11.2 Oberflächlicher Verlauf 224
8.11.3 Aufgaben der Herzhülle 225
8.11.4 Akupressur und Akupunktur 225
8.11.5 Die wichtigsten Punkte 225
8.11.6 Verzeichnis der Punkte 226
8.11.7 Diagnostische Kriterien der Funktion der Herzhülle 232
8.11.8 Diagnostische Kriterien des Meridians der Herzhülle 232
8.11.9 Der Feuertypus 233

8.12 Der Meridian des San Jiao 233
8.12.1 Oberflächlicher Verlauf 234
8.12.2 Tiefer Verlauf 234
8.12.3 Aufgaben des San Jiao 234
8.12.4 Akupressur und Akupunktur 234
8.12.5 Die wichtigsten Punkte 237
8.12.6 Verzeichnis der Punkte 238
8.12.7 Diagnostische Kriterien der Funktion des San Jiao 250
8.12.8 Diagnostische Kriterien des Meridians des San Jiao 250

9 Der Kleine Energiekreislauf – Du Mài und Rèn Mài 251

9.1 Der Wundermeridian Du Mài 251
9.1.1 Tiefer Verlauf 252
9.1.2 Oberflächlicher Verlauf 252
9.1.3 Akupressur und Akupunktur 252
9.1.4 Die wichtigsten Punkte 254
9.1.5 Verzeichnis der Punkte 254

9.2 Der Wundermeridian Rèn Mài 272
9.2.1 Tiefer Verlauf 272
9.2.2 Oberflächlicher Verlauf 272
9.2.3 Akupressur und Akupunktur 272
9.2.4 Die wichtigsten Punkte 274
9.2.5 Verzeichnis der Punkte 274

10 Punkte außerhalb des Meridiansystems 289

11 Aussprache der chinesischen Begriffe 303

11.1 Anlaute 303

11.2 Auslaute 303

11.3 Die vier Töne 304

12 Anatomischer Überblick der für die Punktelokalisation wichtigen Muskeln 305

13 Literatur 320

13.1 Klassische Werke 320

13.2 Moderne Werke 320

14 Verzeichnis häufiger Krankheiten 322

„Ich hatte mich auf den Rücken gerollt und wartete darauf, einzuschlafen, als ich vor meinem inneren Auge plötzlich ein schwach pulsierendes Licht wahrnahm ... Kurz darauf wurde tief in meinem Inneren eine Frage aufgeworfen: Sollte ich zulassen, dass diese Erfahrung ihren Fortgang nähme? Auf die gleiche, fast unterschwellige Art wurde diese Frage fast augenblicklich beantwortet. Die Entscheidung lautete, die Erfahrung ihren Gang nehmen (also intensiver werden) zu lassen, statt sie zu unterbinden. All dies wurde völlig ohne Worte übermittelt.

Sogleich wurden die Lichter intensiver und überwältigten mich. Das Erfahrene überstieg meine Verstandesmöglichkeiten.

Ich vernahm viele seltsame, laute Geräusche – sie waren dissonant, aber irgendwie dennoch nicht unangenehm. Auch das erschien mir unverständlich.

Gleichzeitig spürte ich einen starken Strom zwischen dem Zentrum meines Kopfes und meiner Stirn, der genau über meiner rechten Augenbraue endete. Dies war ein ziemlich angenehmes Gefühl – fast könnte man es sexuell nennen ...

Nach dieser Zeit anfänglicher Konfusion veränderten sich die Lichter drastisch. Zunächst hatten sie ein unverständliches, zufälliges Muster gebildet, doch nun entstand ein verständliches, dauerhaftes holographisches Muster aus großen leuchtenden Kugeln ...

Mein Körpergefühl, mit dem ich mich mein Leben lang identifiziert hatte, veränderte sich zum „Gefühl einer leuchtenden Kugel“, wobei die neue Umgebung der leuchtenden Sphären mein neuer Körper war.“

W. Thomas Wolfe

1 Das Tao der Medizin

Wenn man Heilung als Ganzwerden versteht, kann man Heilungsprozesse nur als ein glückliches Zusammenwirken der verschiedenen Aspekte und Ebenen des menschlichen Daseins begreifen. Meist wird man sich als Arzt oder Heilkundiger bald bewusst, wie viel man von den komplexen Zusammenhängen des Lebens nicht versteht. Bevor man zu dieser Einsicht gelangt, ahnt man vielleicht nur bei manchen besonderen Heilungsverläufen, dass etwas Unnennbares seine Hand dabei im Spiel gehabt hat.

Je ursprünglicher ein Medizinsystem ist, desto mehr beziehen seine Methoden die Gegenwart eben dieses Unnennbaren mit ein. Die Chinesen nannten es Tao: „der Weg" oder „das Namenlose". Je ursprünglicher ein Medizinsystem war, desto vielfältiger waren auch die Aufgaben, die ein Heiler erfüllen musste, um den Anforderungen gerecht zu werden, die eine wenig zivilisierte und wenig spezialisierte Welt an ihn stellte.

Die Aufgabe der Wanderärzte im alten China war erst in zweiter Linie die Pflege und Behandlung der Kranken. Ihre Hauptaufgabe bestand darin, durch geeignete Ratschläge und Vorsorgemaßnahmen dazu beizutragen, dass die Dorfbewohner, die sich ihnen anvertrauten, gesund und voller Lebenskraft blieben – soweit eine solche Einflussnahme nach menschlichem Ermessen möglich war. Gaben sie schlechte Ratschläge oder behandelten sie die Leute häufig erst, wenn sie schon krank waren, wurde ihnen die Bezahlung gestrichen. In manchen Fällen konnte es vorkommen, dass sie mit Schimpf und Schande aus dem Dorf gejagt wurden. Verständlich also, dass sie allergrößtes Interesse am Wohlbefinden ihrer Patienten hatten.

So entwickelten sie schon vor zwei- bis dreitausend Jahren ein Medizinsystem, das von Ernährungswissenschaft bis zu Gebet und Meditation, von Psychiatrie bis zu innerer Medizin alle Bereiche umfasst, die für die Heilung von Bedeutung sind. Die Traditionelle Chinesische Medizin war und ist im wahrsten Sinne des Wortes eine ganzheitliche Medizin, die sich bemüht, Geist, Seele und Körper als Einheit zu sehen, in Einklang zu bringen und nicht getrennt voneinander zu behandeln, wie das die heutigen Spezialisten tun.

1.1 Die Sieben Stufen des Heilens

Die Sieben Stufen des Heilens sind:

1. Meditation
2. Atmung
3. Bewegung
4. Ernährung
5. Akupressur und Bäder
6. Akupunktur und Moxibustion
7. Chirurgie

Die traditionelle taoistische Medizin unterscheidet Sieben Stufen des Heilens; diesen wird von oben nach unten abnehmende Bedeutung zugemessen. Der Geist spielt eine übergeordnete Rolle.

Als **oberste und wichtigste Stufe** des taoistischen Heilens wurde Religiosität angesehen – im Sinne des lateinischen Wortes „religio", das Rück-Verbindung, Verbindung zur Wurzel oder Verbindung zum Ursprung bedeutet. Eine der vordringlichsten Aufgaben des Heilkundigen war und ist es, seinen Patienten einen Zugang zur Innenwelt zu eröffnen, einen Zugang zu einer Spiritualität, die das Wissen um die Sinnhaftigkeit von Leben, Krankheit und Tod miteinschließt. In fast allen primitiven Kulturen hat der Medizinmann oder Schamane diese religiöse Funktion. In der Sprache des Taoismus nannte man diese Stufe die Versenkung in das Tao. Diese Versenkung ist durch Meditation zu erreichen.

Wesentlich für die Meditation im taoistischen Sinne ist nicht der Vollzug eines äußeren oder inneren Rituals. Meditation bedeutet hier, sich ganz auf das Leben in all seiner scheinbaren Widersprüchlichkeit einzulassen, mit den ständig wechselnden, angenehmen oder unangenehmen Ereignissen des Lebens mitzuschwingen, mitzufließen. Wer in der Geisteshaltung des Tao meditiert, meditiert sich nicht mit Mantras oder anderen Hilfsmitteln in einen Idealzustand, in dem er nicht ist. Meditation ist hier nicht das Anstreben eines valiumhaften Zustandes frommer Gesinnung. Meditation ist hier nicht Ausgrenzung der Welt oder eigener Persönlichkeitskonflikte, um zu einer Illusion von Ganzheit, Frieden und Harmonie zu kommen.

Versenkung im taoistischen Sinne bedeutet ein Eintauchen in die Dinge, wie sie sind, ohne sie verändern zu wollen, ohne Widerstand. Das bedeutet aber wiederum nicht, dass man von seiner Verantwortung zu sozialem und politischem Handeln entbunden ist. Meditation bedeutet, handeln zu lernen, ohne sich in den Handlungen zu verlieren.

Die Weisen meditieren über das Nicht-Tun
und lehren ohne Worte.
Sie beobachten, wie alle Dinge ins Leben bersten,
ohne einzugreifen;
Gebären, ohne besitzen zu wollen;
Handeln, ohne Ansprüche zu stellen;
Aufgaben erfüllen, ohne dabei zu verweilen.
Ohne Verweilen, kein Verlieren.

Lǎo Zǐ, Dào Dé Jing

Im völligen Gegensatz dazu steht die Abspaltung der Spiritualität und Religiosität von den Naturwissenschaften in der westlichen Medizin. Die Intensivstationen unserer Krankenhäuser sind ein gutes Beispiel dafür, wie die Apparatemedizin in manchen Fällen fast grausam versucht, mit allen Mitteln „gegen die Strömung zu schwimmen" und Heilung ohne Rücksicht auf den Gesamtzusammenhang zu erreichen. Dem Tao zu folgen aber heißt, sich dem Fluss der Dinge zu überlassen, der größer ist als man selbst und weiser als die eigenen Maßnahmen.

Dem Tao zu folgen heißt, in den Fluss einzutauchen, in dem Heilung geschehen kann – oder auch nicht; in dem aber Nicht-Heilung (z. B. des Körpers) Heilung (z. B. der Seele) sein kann. Dem Tao zu folgen heißt, seiner inneren Stimme zu vertrauen und auf ständige Kontrolle und Erklärbarkeit des Geschehens zu verzichten.

Die **zweite Stufe** des taoistischen Heilens ist der bewusste Einsatz der Atmung. Die Atmung verbindet verschiedene Ebenen in uns, auch wenn wir uns dieser Tatsache meist nicht bewusst sind. Unsere Atmung hält nicht nur die Lebensprozesse auf der körperlichen Ebene in Gang, sie ist auch untrennbar mit unseren Gefühlen und unserem Bewusstsein verknüpft. Jedes Gefühl und jede Verhaltensweise ist mit einem bestimmten Atemmuster verbunden: mit einer bestimmten Qualität der Atmung, mit einem bestimmten Rhythmus, einer bestimmten Atemtiefe, einer bestimmten Atemfrequenz. Da Gefühle und Gedanken so eng mit der Atmung verknüpft sind, liegt es nahe, durch die Atmung auf Gefühle und Gedanken einzuwirken. Das kann man auf zweierlei Weise tun: einmal, indem man außer Rand und Band geratene Gefühle oder Gedanken unter Kontrolle bringt, zum anderen, indem man durch bestimmte Atemtechniken Gefühle und Gedanken aus dem Unbewussten freisetzt, die an der Entstehung von Lebensunlust oder Krankheiten beteiligt sind. Das ist insofern von Bedeutung, als die Traditionelle Chinesische Medizin ihrem Wesen nach psychosomatisch, also auf Wechselwirkungen von Körper und Seele bezogen ist, und die Behandlung einer Erkrankung in den meisten Fällen auch psychologisch angegangen wird. Dabei spielt die traditionelle Lehre von den Fünf Elementen eine wesentliche Rolle.

Die Elementenlehre unterscheidet fünf Gefühlsbereiche oder Grundgefühle, die in einer gesunden Persönlichkeit etwa gleich starke Kräfte darstellen und, wenn sie miteinander im Gleichgewicht sind, für Vitalität, Harmonie und Widerstandskraft im Organismus sorgen. Die fünf Gefühlsbereiche sind:

- Element Holz: Durchsetzungsvermögen und Aggression
- Element Feuer: Freude und Liebe
- Element Erde: Mitgefühl und Sorge
- Element Metall: Rückzug und Trauer
- Element Wasser: Furcht, Ehrfurcht und Sexualität

Die Lehre von den Fünf Elementen nennt auch die Organe und Gewebe, die bei Schwächung oder Unterdrückung eines Gefühlsbereiches chronisch geschädigt werden und in weiterer Folge schließlich erkranken.

Die taoistische Medizin sieht die fünf Emotionen als Elementarkräfte an, die für unsere Gesundheit und unser Wohlgefühl gleichermaßen wichtig sind – und das macht sie für unsere Kultur zur revolutionären Methode. Denn bei uns werden nur „positive" Regungen wie Liebe und Mitgefühl geachtet und gelten als Ideale; den Kindern wird beigebracht, nicht zu weinen, nicht laut zu lachen, keine Angst zu zeigen und Zorn und Sex zu unterdrücken und zu verbergen. Aus der unterschiedlichen Bewertung der fünf Gefühlsbereiche in der abendländischen Kultur entsteht ständig neues Leid – Krankheit und Neurosen.

Die **dritte Stufe** des Heilens ist Bewegung. **Innere Bewegung** meint die Bewegung von Qì – die chinesische Bezeichnung für Lebenskraft – in den Meridianen durch Atem und Vorstellungskraft.

Äußere Bewegung regt ebenfalls den Energiefluss im Körper an. Tài Jí Quán, Aikido, Kung Fu und verwandte Kampfsportarten sind wichtig zur Vorbeugung gegen Krankheiten, die durch Bewegungsmangel, Übergewicht und schwachen oder gestauten Energiefluss entstehen.

Die **vierte Stufe** des Heilens ist richtige Ernährung. Im taoistischen Sinne versteht man darunter die Aufnahme von Nahrung, die nach den Gesetzen der Fünf Elemente zusammengestellt worden ist. Die einzelnen Nahrungsmittel und Gewürze werden danach unterschieden, welches der Elemente sie – abgesehen von einer allgemeinen Yin- oder Yáng-Wirkung – zu kräftigen oder zu dämpfen vermögen. Zu dieser Stufe gehört die Anwendung von Kräuterauszügen und -essenzen, innerlich und äußerlich, und in neuerer Zeit die Anwendung von Medikamenten der allopathischen Medizin, die sich in vielen Fällen gut mit den Methoden der taoistischen Medizin kombinieren lassen.

Die **fünfte Stufe** des Heilens besteht aus Akupressur und der Anwendung von Bädern. Zu den vielfältigen Formen chinesischer Akupressur gehören Akupressur und Meridianmassage, mit denen der Fluss des Qì in den verschiedenen Energiekreisläufen des Organismus meist wirksamer angeregt werden kann als mit Akupunktur. Akupressur, Meridianmassage, Shiatsu und verschiedene Formen tiefer Körperarbeit wie Posturale Integration und Rolfing erhöhen die Durchlässigkeit des Gewebes für das Qì und sind imstande, Fülle und Leere in den einzelnen Meridianen auszugleichen. Erst wenn das Qì in den Meridianen in ausreichendem Maße fließt, kann es durch eine Akupunkturnadel gezielt und wirksam gelenkt werden.

Auf der **sechsten Stufe** des Heilens stehen „Stechen und Brennen“: Akupunktur und Moxibustion – das Verbrennen getrockneter Blätter von Beifuß (Artemisia vulgaris) auf Akupunkturpunkten; eine Methode, die vor allem zur Kräftigung bei allgemeinem oder organspezifischem Energiemangel angewandt wird, bevorzugt in kalten Gegenden und im Winter.

Die **siebte Stufe** ist die Chirurgie.

Die sieben Stufen des Heilens geben einen Einblick in die Breite und Spannweite der in der Traditionellen Chinesischen Medizin angewandten Methoden. Sie sind auch eine Orientierungshilfe bei der Beurteilung des vielfältigen Angebots chinesischer Heilmethoden im Westen. Genauso wie der Taoismus von der Philosophie des Dào Dé Jing bis zum volkstümlichen Aberglauben vieles umfasst, enthält dieses Angebot Edelsteine, Halbedelsteine und Glas.

1.1.1 Die Sieben Stufen des Heilens im China von heute

Ein Großteil des taoistischen Gedankenguts wurde in China während der Kulturrevolution in den 60er-Jahren vernichtet. In Anlehnung an die Maßstäbe westlicher Wissenschaftlichkeit wurde die moderne Chinesische Medizin geschaffen, die ihrem Wesen nach genauso mechanistisch und symptombezogen vorgeht wie unsere Schulmedizin. Meditation und die traditionelle Behandlung nach der Lehre der Fünf Elemente wurden weitgehend fallen gelassen, die Akupunkturbehandlung nach Rezepten beibehalten. Das hatte zur Folge, dass die spirituelle Bedeutung der Akupunkturpunkte, die man unschwer an ihren Namen erkennen kann – man denke an Bezeichnungen wie „Geisteraltar“, „Tor des göttlichen Bewusstseins“, „Lichtempfang“ oder „Himmlischer Teich“, bestenfalls zu einem mythischen Kuriosum geworden ist und in der gängigen Akupunkturpraxis kaum gesehen wird.

Auch in China beginnt in den letzten Jahren eine zaghafte Restauration der Lehre von den Fünf Elementen und einer ganzheitlichen Medizin, aber es ist noch immer so, dass Traditionelle Chinesische Medizin im taoistischen Sinne heute – außer in Taiwan – am ehesten in England, Holland, Brasilien und den USA zu finden ist, in Ländern also, die schon lange vor Mao von der chinesischen Kultur beeinflusst worden sind. In der Regel befinden sich die guten Schulen für Traditionelle Chinesische Medizin in diesen Ländern. Diese Staaten besitzen zudem eine Gesetzgebung, die Akupunktur als eigenständige Medizin zulässt – und nicht nur als Zusatzmethode, wenn die allopathischen Medikamente versagen.

In Mitteleuropa wurde und wird – nach anfänglicher großer Skepsis – vor allem die moderne Chinesische Medizin von Ärzten und Heilpraktikern übernommen, nicht so sehr aber ihr taoistischer Hintergrund. Das ist bezeichnend für die gegenwärtige seelische Blindheit der westlichen Medizin. Denn gerade die weise und lebensbejahende Grundhaltung von Lǎo Zǐ und Wei Bo Yáng, Zhuang Zǐ und Huáng Dì, ihr Eintreten für Toleranz und Natürlichkeit, ihre Freiheitsliebe und Spontaneität, Einfachheit und Abneigung gegen Formalitäten könnten in den Strukturen unserer Medizin eine Umwandlung bewirken. Eine Veränderung, die allen – Ärzten, Schwestern und Patienten – zugute käme und die die explodierenden Kosten unserer Gesundheitsindustrie auf ein erträgliches Maß zurückschrauben würde. Eine Veränderung unserer weitgehend seelenlosen Fünf-Minuten-Medizin, die so phantastisch wäre, dass ich kaum jemanden kenne, der sie sich als realisierbare Möglichkeit vorzustellen wagt.

2 Organe und Meridiane

Ein Wesenszug des Taoismus ist die grundsätzliche Einheit und vielfache Verbundenheit der Dinge miteinander. Strukturen, Ereignisse und Prozesse – geologische Veränderungen, kosmische Einflüsse, das Wetter, die Pflanzen, Tiere und Menschen sowie Gedanken, Gefühle und Krankheiten – werden nicht so sehr einzeln und isoliert gesehen, sondern immer in Verflechtung mit den angrenzenden Dingen und Geschehnissen in der näheren Umgebung und letzten Endes in gegenseitiger Abhängigkeit von allem anderen, was existiert.

2.1 Der chinesische Begriff der Organe

Auf diese Weise sind auch die Organe und Gewebe in ihrem gesunden wie in ihrem kranken Zustand zu verstehen. Die inneren Organe werden als Funktionseinheiten oder Funktionskreise aufgefasst, die den körperlichen, seelischen und geistigen Bereich umfassen und verbinden. Im Vordergrund steht nicht die anatomische Form des Organs, sondern die Dynamik seiner Funktionen und die Dynamik seiner Verbindung zu den anderen Funktionskreisläufen oder Organen.

In der chinesischen Anschauung hat jedes Organ neben seinen physiologischen auch seelische und geistige Funktionen: Es erzeugt bestimmte Gefühle und Emotionen – und wandelt bestimmte Emotionen um. In manchen Fällen begrenzt oder verdrängt es Gefühlsbereiche anderer Organe. Im geistigen Bereich bringt jedes Organ einen spezifischen Denkstil hervor, eine organspezifische Art des Wahrnehmens und der Erkenntnis, die wiederum mit den geistigen Fähigkeiten und Fertigkeiten der anderen Organe in Wechselwirkung tritt.

Ein Organ wird als ein feines Energiegeflecht gesehen, das sich durch den ganzen Organismus zieht – ein Zusammenspiel von bioelektrischmagnetischen Frequenzen und den verschiedenen Formen, in denen die Lebenskraft oder das Qì im Körper zirkuliert.

Ein Organ stellt ein Kraftfeld dar, dessen Pol der größten Verdichtung die anatomische Struktur des Organs ist. Die energetischen Kraftlinien dieses Kraftfeldes münden in zahllosen Verzweigungen und Verästelungen in die materielle Struktur des Organs – wie die Rippen eines Blattes in seinen Stiel. Die energetische Schlagader des Organs ist der ihm zugeordnete Meridian, der die Energie des Organs an die Körperoberfläche bringt und dort an manchen Punkten mit den Energien anderer Organe und Meridiane verknüpft.

2.2 Das Meridiansystem

Die Traditionelle Chinesische Medizin betrachtet die Meridiane als ein Netzwerk, welches innen und außen miteinander verbindet: die inneren Organe mit der Oberfläche des Körpers, Gewebe mit Geist, Yin mit Yáng, Erde mit Himmel. Es ist ein System von Kanälen, die in der Längsachse des Körpers verlaufen – mit der Ausnahme des Dài Mài, der wie ein Gürtel die Taille umfasst. Von westlichen Ärzten wurde es daher mit dem Meridiansystem der Erde verglichen: Die Organmeridiane entsprechen ihren Längsmeridianen, die Luò Mài den Breiten und der Dài Mài dem Äquator.

Schon im Huáng Dì Nèi Jing, dem klassischen Lehrbuch des Gelben Kaisers über Chinesische Medizin, das aus dem fünften bis dritten vorchristlichen Jahrhundert stammt (es ist eine Kompilation der Werke unbekannter Autoren aus der Periode der streitenden Reiche [4]), sind die Meridiane in ihrem Verlauf und die Wirkung der Akupunkturpunkte genau beschrieben. Die Meridiane werden in diesem Text mit den großen Flüssen Chinas verglichen, die das Land durchziehen, bewässern und befruchten. Das chinesische Wort für Meridian ist Jing. Jing ist das Zeichen für einen Fluss, einen Weg, eine Bahn, einen Kanal und in der weiteren Übersetzung ein Blutgefäß. Unter dem Einfluss der wissenschaftlich-analytischen Denkweise des Westens wurde in der modernen Chinesischen Medizin ein Konzept geschaffen, wonach das materielle Korrelat der Meridiane die Arterien, Venen, Lymphgefäße und vegetative und sensible Nerven sind. Dieser Theorie zufolge entspricht das Meridiansystem im Großen und Ganzen den verschiedenen Gefäß-Nerven-Strängen im Körper, wobei die Wirkung auf das sympathische Gefäß-Nerven-System als die materielle Basis der Akupunkturwirkung angesehen wird. Für diese Theorie spricht, dass die Wirkung von Akupressur und Akupunktur an ein intaktes Gefäß- und Nervensystem gebunden ist. An gelähmten oder mit Anästhetika infiltrierten Körperteilen oder auch bei Unterkühlung ist die Akupunkturwirkung deutlich vermindert oder sogar aufgehoben.

Moderne Forschungen in China wie im Westen haben gezeigt, dass Akupunktur und Akupressur auf einem komplexen Wirkprinzip beruhen. Einerseits wird durch Akupunktur die Erregungsübertragung im zentralen und peripheren Nervensystem beeinflusst und vor allem die Funktion des vegetativen Nervensystems auf allen Organisationsstufen – vom Rückenmark bis zum Großhirn – reguliert. Andererseits werden durch Akupressur und Akupunktur die Produktion und Freisetzung von Neurotransmittern – wie

z. B. Endorphine, Enkephalin, Serotonin und Acetylcholin – angeregt [10]. Andere Forschungen haben auch gezeigt, dass es anatomische Strukturen gibt, die dem Meridiansystem entsprechen. So konnten bestimmte Meridianverläufe durch Injektion eines radioaktiv markierten Gases photographisch sichtbar gemacht werden.

Alle diese Untersuchungen tragen dazu bei, dass Akupressur und Akupunktur auf eine naturwissenschaftliche Grundlage gestellt werden können. Das bedeutet aber wiederum nicht, dass **alle** Wirkungen der Akupressur und Akupunktur – vor allem die im geistigen und seelischen Bereich – auf naturwissenschaftliche Art und Weise erklärt werden können, da jede Messung unter Laborbedingungen den holografischen Zusammenhang in bedeutsamer Weise verändert. Die Erfahrungen der modernen Kernteilchenphysik zeigen, dass die Erwartungen des Kernphysikers das Messergebnis beeinflussen und prägen – was auf subatomarer Ebene zu oft sehr unterschiedlichen Resultaten führt. Das bedeutet, dass die innere Haltung des Forschers darüber entscheidet, wieweit er sich dem Objekt seiner Betrachtung nähern kann, ohne die energetischen Schwingungsmuster durch seine Eigenfrequenzen zu verändern und so das Ergebnis zu verfälschen.

Es ist nicht sehr wahrscheinlich, dass sich subtilere Wirkungen von Akupressur und Akupunktur in der nüchternen, sterilen und meist unbiologischen Umgebung und Atmosphäre unserer Testlabors zu erkennen geben. Eher kann man sich den feineren Bereichen des Geistes und der Psyche mit einer Haltung nähern, die für den Taoismus wie den Zen-Buddhismus charakteristisch ist: um ein Ding zu erkennen, muss man zu ihm werden, man muss seine eigene Identität hintanstellen und frei von vorgefassten Meinungen und Erwartungen werden. Der im Zen geschulte Maler verbringt Monate neben dem Schilfrohr stehend, sich im Wind mit dem Schilfrohr wiegend, wird nass im Regen und trocknet in der Sonne. Dann erst wird er das Schilf mit ein paar Pinselstrichen zu Papier bringen.

Zusammenfassend kann gesagt werden, dass es zwar viele Hinweise auf anatomische Entsprechungen der Meridiane gibt, dass es aber nicht notwendigerweise so sein muss, dass materielle Entsprechungen der Meridiane im ganzen Körper gefunden werden können. Das Meridiansystem kann als ein energetisch funktionelles Phänomen angesehen werden, welches sich nicht in allen Einzelheiten darstellen, messen und photographieren lässt. Zukünftige Forschungen mögen zu dem Schluss führen, dass ein mechanistisches Konzept der Meridiane nicht erforderlich ist, um die offensichtliche Übertragung von Energie von einer Zellgruppe oder einem Zellverband auf einen anderen Zellverband zu erklären. Nichtsdestoweniger ist die traditionelle Auffassung des Meridiansystems eine gangbare Hypothese, die sich seit mehreren Jahrtausenden klinisch bewährt.

2.3 Das Erfühlen der Punkte

So schwierig es ist, das Meridiansystem wissenschaftlich objektiv festzulegen, so ist es doch möglich, den Verlauf und Fluss der einzelnen Meridiane bei entsprechender Erfahrung zu erfühlen. Das Bild, das sich aus der Praxis der Akupressur und Meridianmassage zeichnen lässt, sieht folgendermaßen aus: Der Verlauf der Meridiane folgt zum einen Teil den großen Gefäßen und Nerven, zum anderen Teil fließt das Qì durch hauchdünne Spalten und Kanäle des Bindegewebes. Diese Spalten werden vor allem durch die verschiedenen Faszien der einzelnen Muskeln und Muskelgruppen sowie durch ganze Körperteile einhüllende straffe Bindegewebsschichten – z. B. die Fascia thoracolumbalis – gebildet.

Die Wärme und der Energiefluss, die man spüren kann, wenn man einen Finger eine Zeit lang auf einem Akupunkturpunkt ruhen lässt, setzen sich aus mehreren Komponenten zusammen: erstens aus einer Erhöhung der peripheren Durchblutung und einer damit verbundenen Erwärmung des umliegenden Gewebes; zweitens aus elektromagnetischen Feldern, die vor allem bei der Übertragung von Nervenimpulsen entstehen (bei Akupunktur induziert das langsame, häufig im Atemrhythmus erfolgende Auf- und Abschwingen der Nadel zusätzlich ein elektromagnetisches Feld); und drittens aus Schwingungen und Frequenzen, die in den chinesischen Texten als die verschiedenen Formen des Qì umschrieben werden und nicht ausschließlich durch das elektromagnetische Spektrum erklärt werden können. Diese Schwingungen können sich, ebenso wie elektromagnetische Frequenzen, in dem Kanal- und Hohlraumsystem der Meridiane leichter ausbreiten als in dichteren Gewebsstrukturen und sind daher im Verlauf der Meridiane und an den Xué Wei oder Tsubos – der chinesische und der japanischer Name für Akupressur- oder Akupunkturpunkte – deutlicher fühlbar.

2.4 Die Meridiane als Energiebahnen

In den chinesischen Texten wird das Meridiansystem **Jing Luò** genannt. Das Zeichen **Jing** bedeutet: leiten, hindurchgehen, Kettfäden – als Kettfäden werden die Längsfäden im Baumwoll- oder Seidengewebe bezeichnet, die die Längsstruktur im Gewebe bilden. Das Zeichen **Luò** bedeutet: verbinden, verknüpfen und Netzwerk. Jing heißen die Meridiane oder Energiebahnen, die in der Längsachse des

Körpers verlaufen, und Luò Mài die Verbindungsäste zwischen den Längsmeridianen.

Im Huáng Dì Nèi Jing werden 44 Jing in ihrem Verlauf und ihrer Funktion beschrieben. Es sind dies die zwölf Organmeridiane und ihre zwölf tiefen Verläufe oder tiefen Äste, die im Inneren des Körpers verlaufen und jeden Organmeridian mit seinem Ursprungsorgan und auch anderen Organen verbinden – in vielen Büchern werden sie daher auch häufig als die zwölf inneren Verläufe bezeichnet. Weiterhin gibt es die zwölf Jing Jing oder tendinomuskulären Meridiane, die an Händen und Füßen beginnen und zu Kopf und Rumpf verlaufen: Sie versorgen Muskeln und Sehnen mit der Lebensenergie Qì aus den Organmeridianen.

Und schließlich werden im Buch des Gelben Kaisers die Qí Jing Ba Mài oder **Acht Wundermeridiane** behandelt, die auch oft als die **Acht Außerordentlichen Meridiane** bezeichnet werden. Zwei von ihnen – der Rèn Mài (das Konzeptionsgefäß) und der Du Mài (der Gouverneur) – verlaufen in der Mittellinie an der Vorder- und Rückseite des Körpers; sie werden „Meer des Yin" (Rèn Mài) und „Meer des Yáng" (Du Mài) genannt und sind das Herz des Meridiansystems.

Die zwölf Organmeridiane bilden Paare: Jeder Yin-Meridian ist einem Yáng-Meridian des gleichen Elements zugeordnet. Man spricht in diesem Zusammenhang von zwei gekoppelten Meridianen, deren Energie durch zwei Kanäle oder Schleusen – die Luò Mài – untereinander ausgeglichen wird. Jeder Organmeridian hat ein eigenes Luò-Gefäß, das von seinem Luò Xué (Verbindungspunkt) zum Yuán Xué (Quellpunkt) des gekoppelten Meridians führt.

Akupressur, Meridianmassage und Akupunktur verwenden fast ausschließlich die bisher erwähnten Meridiane und Luò-Gefäße. Es sind dies die Hauptkraftlinien des Organismus, neben denen aber noch zahllose mittlere, kleine und winzige Energiegefäße und Energieverzweigungen bestehen, ähnlich wie die Arteriolen, Venolen und Kapillaren im Blutgefäßsystem.

2.5 Die zwölf Zàng und Fǔ

Die Chinesische Medizin unterscheidet sechs Yin- und sechs Yáng-Organe (s. Tab. 2.1). Die Yin-Organe heißen **Zàng**: Das Zeichen **Zàng** bedeutet fest oder solid. Die sechs Zàng haben eine festere Konsistenz als die sechs Fǔ und weisen einen höheren Parenchymanteil auf. Sie werden auch Speicherorgane genannt, weil sie – neben ihren physiologischen Funktionen – die verschiedenen Formen des Qì aufnehmen und speichern, herstellen und umwandeln. Die sechs Zàng sind das Herz, der Herzbeutel, die Leber, die Niere, die Lunge, die Milz und die Bauchspeicheldrüse (die letzten beiden Organe werden in der chinesischen Tradition als eine Funktionseinheit betrachtet: als das Yin-Organ des Elements Erde).

Die sechs Yáng-Organe heißen **Fǔ** Das Zeichen **Fǔ** bedeutet hohl. Es sind dies die Hohlorgane Magen, Zwölffingerdarm, Dünndarm, Dickdarm, Gallenblase, Blase und Dreifacher Erwärmer. Magen und Zwölffingerdarm werden ebenfalls als Funktionseinheit gesehen: als das Yáng-Organ der Erde. Die Hauptaufgabe der Fǔst die Aufnahme und Verdauung der Nahrung, die Absorption der Nährstoffe und die Ausscheidung der Schlacken. Die Aufgaben des Dreifachen Erwärmers sind die Temperaturregulation des Körpers und die Koordination der Funktionen von Brust, Bauch und Becken: die Koordination von Atmung, Kreislauf, Verdauungstätigkeit, Ausscheidung und Sexualität. Jedem Zàng-Organ ist ein Fǔ-Organ des gleichen Elements zugeordnet. Ihre physiologischen, seelischen und geistigen Funktionen hängen eng zusammen – jedes Zàng verkörpert die Yin-Kraft, jedes Fu die Yáng-Kraft des entsprechenden Elements [27].

Neben den Zàng und Fǔ gibt es einige Außerordentliche Organe, die auch in manchen Quellen als **Wunderorgane** bezeichnet werden. Die wichtigsten Wunderorgane sind der Uterus und das Gehirn. Das Gehirn ist als Substrat der Niere zugeordnet und wird über diese behandelt; die Aktivität des Zentralnervensystems ist dem Feuer – dem Herzen – zugeordnet und wird von den Feuermeridianen und dem Du Mài „regiert". Die Gebärmutter steht in enger Verbindung zu Niere und Milz-Pankreas und zu den Wundermeridianen Rèn Mài und Chong Mài.

2.6 Überblick über das Meridiansystem (Jing Luò)

Die **Jing-Meridiane** verlaufen in der Längsachse des Körpers.

Die **Luò-Mài-Gefäße** sind Verbindungsäste zwischen den Längs-Meridianen (Tab. 2.1).

2.7 Die Organuhr und der Große Energiekreislauf

Die zwölf Organmeridiane sind hintereinander geschaltet – sie bilden den Großen Energiekreislauf. Das Qì fließt von einem Meridian zum nächsten, in den meisten Fällen vom Endpunkt des einen Meridians zum Anfangspunkt des nächsten.

► **Tab. 2.1** Die zwölf Organmeridiane und die Acht Wundermeridiane.

Zwölf Organmeridiane		
Die Yin-Meridiane korrespondieren mit den Zàng-Organen (Speicherorganen).		
Leber	Abkürzung: Le	siehe S. 61 ff.
Lunge	Abkürzung: Lu	siehe S. 76 ff.
Milz-Pankreas	Abkürzung: MP	siehe S. 125 ff.
Herz	Abkürzung: H	siehe S. 144 ff.
Niere	Abkürzung: N	siehe S. 204 ff.
Herzhülle (Perikard, Kreislauf-Sexualität, Meister des Herzens)	Abkürzung: HH	siehe S. 222 ff.
Die Yáng-Meridiane korrespondieren mit den Fǔ-Organen (Hohlorgane).		
Gallenblase	Abkürzung: G	siehe S. 37 ff.
Dickdarm	Abkürzung: Di	siehe S. 85 ff.
Magen	Abkürzung: Ma	siehe S. 100 ff.
Dünndarm	Abkürzung: Dü	siehe S. 156 ff.
Blase	Abkürzung: B	siehe S. 172 ff.
San Jiao (Dreifacher Erwärmer)	Abkürzung: SJ	siehe S. 233 ff.
Die Acht Wundermeridiane		
Die Acht Wundermeridiane (Qí Jing Ba Mài, Außerordentliche Meridiane, Wunder-Meridiane) korrespondieren mit den Außerordentlichen Organen (Wunder-Organe).		
Du Mài (Gouverneursgefäß)		siehe S. 251 ff.
Rèn Mài (Konzeptionsgefäß)		siehe S. 272 ff.
Dài Mài (Gürtelmeridian)		
Chong Mài		
Yáng Wéi Mài		
Yin Wéi Mài		
Yáng Qiao Mài		
Yin Qiao Mài		

Die Sequenz der Meridiane im Großen Energiekreislauf ist folgende:
Gallenblase – Leber – Lunge – Dickdarm – Magen – Milz-Pankreas – Herz – Dünndarm – Blase – Niere – Herzhülle – San Jiao. Vom San Jiao fließt das Qì wieder in den Gallenblasenmeridian und so fort in einem neuen Zyklus.

Da das eigenständige Leben mit einem Atemzug und damit dem Qì-Fluss in der Lunge beginnt, wird die Sequenz der Meridiane in der chinesischen, japanischen und weiten Teilen der internationalen Literatur ausgehend vom Lungenmeridian beschrieben. Da das Herz der Sitz des Shén ist (und das Abendland im Unterschied zum alten China einen romantischen Herzbegriff hat), und vielleicht auch in Analogie zum Blutkreislauf, beginnt die Reihung der Meridiane in manchen Werken der englischen Literatur mit dem Herzmeridian. Da das Holz das Element des Neubeginns ist, wird der Große Energiekreislauf in diesem Werk vom Gallenblasenmeridian aus beschrieben. In allen drei Formen der Darstellung handelt es sich um die gleiche Reihenfolge der Meridiane.

Wie das Blut im Blutkreislauf strömt das Qì kontinuierlich im Großen und Kleinen Energiekreislauf (s. Kap. 5). Stillstand des Qì bedeutet Tod. Ähnlich wie das Blut ist der Qì-Fluss rhythmischen Schwankungen unterworfen. Innerhalb von 24 Stunden gibt es für jedes Organ und den mit ihm verbundenen Meridian einen Zeitraum von zwei Stunden, in dem am meisten Qì in diesem Organ und seinem Meridian fließt. In den darauffolgenden zwei Stunden fließt die meiste Lebensenergie in dem darauffolgenden Meridian und seinem zugeordneten Organ.

Die Schwankungen des Energieflusses in den Organen erfolgen analog zu Ebbe und Flut in Form einer Sinuskurve mit zwei Gipfeln und zwei Wellentälern innerhalb von 24 Stunden. Jedes Organ hat eine erste Hauptzeit – diese wird im Allgemeinen als Zeit höchsten Energieflusses durch dieses Organ und seinen Meridian angegeben – und eine zweite Hauptzeit zwölf Stunden später (s. Abb. 2.1 und Abb. 2.2). Sechs Stunden nach Beginn der Hauptzeit ist Beginn der Ebbe – der Zeitraum, in dem am wenigsten Energie in dem entsprechenden Organ und Meridian fließen.

Ein Organ und sein Meridian sprechen am besten während der Hauptzeiten auf eine Behandlung mit Meridianmassage und Akupressur an. Will man einen Meridian und sein zugehöriges Organ tonisieren, akupunktiert man den Quell- oder Tonisierungspunkt in der anschließenden Zweistundenperiode; will man ihn sedieren, nadelt man den Quell- oder Sedierungspunkt während einer der Hauptzeiten. Mit anderen Punkten des Meridians funktioniert das ebenso, nur ist die Wirkung nicht so ausgeprägt. Bei Ebbe ist die Wirkung einer Behandlung auf den entsprechenden Meridian gering.

Man kann sich die Zeiten höchsten Energieflusses durch die einzelnen Organe anhand eines idealen Tagesverlaufes merken. Man ist eher nüchtern und arbeitsam am Vormittag, kommunikationsfreudig zu Mittag, entspannungsbedürftig am Nachmittag und gesellig am Abend.

5–7 h: Dickdarm – Metallzeit
Am Morgen nach dem Aufstehen Darmentleerung; sich auf das Wesentliche des Tages konzentrieren; geistige Arbeit ist begünstigt.

7–9 h: Magen – Erdzeit
Frühstück; geistige Aufnahme der zu erfüllenden Arbeit.

9–11 h: Milz-Pankreas – Erdzeit
Verdauung des Frühstücks; beste Zeit für rational-logische Arbeit und Lernen, beste Zeit für Aufnahmefähigkeit des Gedächtnisspeichers. Die Hauptarbeit des Tages wird getan: Parteienverkehr auf den Ämtern, Chefarztvisite im Spital.

11–13 h: Herz – Feuerzeit
Beste Zeit, um Gedanken mündlich zu formulieren. Gute Zeit für Kommunikation: Besprechungen, Konferenzen und Telefonate.

13–15 h: Dünndarm – Feuerzeit
Verarbeiten und Assimilation der bisher im Tagesverlauf aufgenommenen körperlichen und geistigen Nahrung.

15–17 h: Blase – Wasserzeit
Zeit für Entspannung; die südländische Siesta entspricht dieser Zeit. Arbeit wird eher ruhig und für sich verrichtet, nicht besonders anspruchsvolle Routinetätigkeiten werden bevorzugt – Ämter haben keinen Parteienverkehr, in den Spitälern ist Besuchszeit.

17–19 h: Niere – Wasserzeit
Zeit für Entspannung, Yoga und Meditation. Viele Büros und Unternehmen schließen um 17 h. Wenn man sich, wie im Süden, zur Blasenzeit entspannt hat, beginnt man jetzt, wieder zu arbeiten. Die Regel für die Erhaltung von Gesundheit und Vitalität ist, dass man sich entweder während der Blasenzeit oder während der Nierenzeit der Muße hingibt, um die Kraftreserven des Organismus zu regenerieren. Arbeitet man regelmäßig den ganzen Tag hindurch, wie das viele Selbständige tun, legt man den Grundstein für stressbedingte Krankheiten, vor allem Migräne (durch Energieungleichgewicht in Blase, Gallenblase oder Leber bedingt) und Erkrankungen von Herz und Kreislauf (das Wasserelement hält über den Kè-Zyklus das Feuer in Balance). Das Qì fließt vom Nieren- in den Herzhüllenmeridian. Das chinesische Organ der Herzhülle ist hauptverantwortlich für die physische Gesundheit des Herzens und für den Blutdruck.

19–21 h: Herzhülle – Feuerzeit
Zeit für Kommunikation und Unterhaltung. Theater, Oper und Konzert beginnen um diese Zeit – man sieht und hört die ersten beiden Akte oder Musikstücke, man trifft sich zum Abendessen oder Kino.

21–23 h: Dreifacher Erwärmer – Feuerzeit
Zeit für Kommunikation und Unterhaltung; die Musikstücke nach der Pause im Konzert, in Theater und Oper der

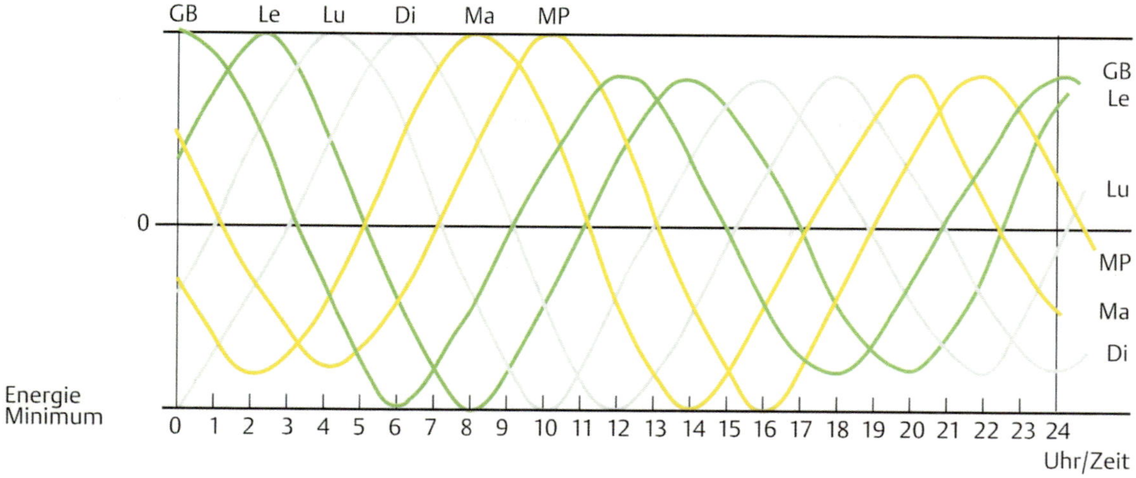

▶ **Abb. 2.1** Schwankungen des Energieflusses in den Organen von 0 bis 12 Uhr.

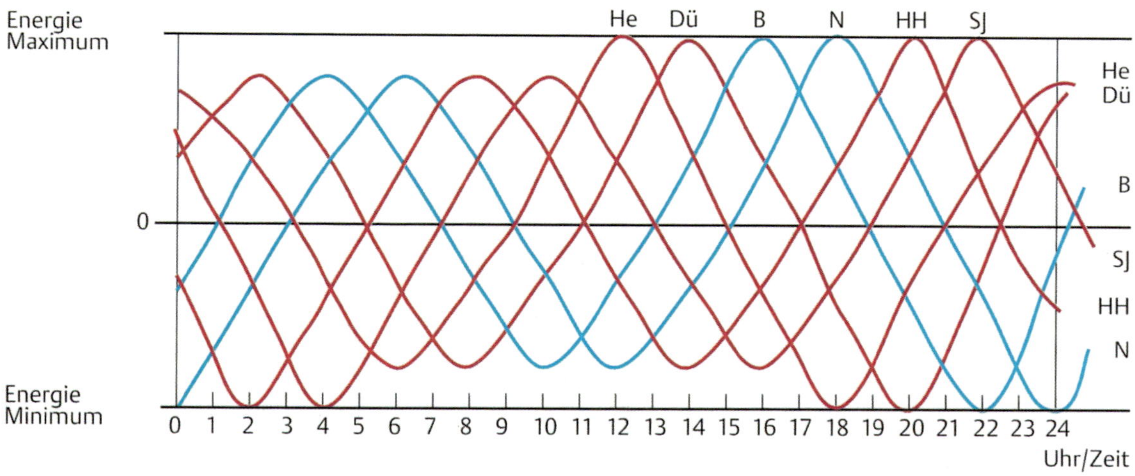

▶ **Abb. 2.2** Schwankungen des Energieflusses in den Organen von 12 bis 24 Uhr.

letzte Akt. Im Fernsehen, Kino und in jeder Schmierenkomödie wird der Mörder oder Drogendealer gefasst, findet sich das Liebespaar, Verbrecher und Kommissar; geistige Integration des Tages.

23–1 h: Gallenblase – Holzzeit

Menschen, die eine ausgewachsene, erwachsene Position im Leben haben und deren Holzelement in geregelte Aktivitäten fließt, gehen um diese Zeit schlafen. Junge Menschen mit starkem Holzelement, die noch wachsen und ihren Weg im Leben suchen, sind noch auf. Streitereien und tief gehende Konflikte brechen gern um diese Zeit aus – sowohl unter Eheleuten und Partnern als auch unter Fremden in einer Bar oder auf der Straße. Oft ist auch Alkohol als Auslöser im Spiel.

1–3 h: Leber – Holzzeit

Einen Überblick oder eine neue Vision über das eigene Leben erlangt man am besten in der Tiefe der Nacht; in der Zeit der Leber, die das Haus der das eigene Leben bestimmenden archetypischen Bilder ist. Die Schlafenden sehen ihre Bilder im Traum. Die wachen Kreativen gewinnen ihre besten Ideen. Umgekehrt schütten manche die Visionskraft ihrer Leber um diese Zeit mit Alkohol zu. Einige Hemingways und Trakls verbinden beides – schaffen dann aber nur Gedichte und kurze Sätze. Die Prosa eines Thomas Mann oder eines Günther Grass wird zu nüchternen Erdzeiten in regelmäßiger Arbeit am Vormittag geschmiedet – die Sätze sind dann entsprechend kunstvoll verschachtelt.

3–5 h: Lunge – Metallzeit

Die Lunge empfängt das Qì des Himmels; die einen empfangen das Qì im Schlaf. Für Mönche und Yogis ist es die beste Zeit zu beten und zu meditieren, denn der bewusste Atem macht uns unsere Verbindung zu Gott, zum Universum, zum Tao bewusst.

Symptome eines erkrankten Organs treten gehäuft zu den Hauptzeiten auf. So sind Husten- und Asthmaanfälle zwischen 3 h nachts und 5 h morgens, der Hauptzeit der Lunge, besonders hartnäckig. Durchfälle sind bei Darmerkrankungen morgens zwischen 5 und 7 h, der Hauptzeit des Dickdarms, besonders heftig.

Symptome, die regelmäßig oder gehäuft zu einer bestimmten Zeit in Erscheinung treten, weisen auf eine Funktionsstörung jenes Organs hin, dessen Hauptzeit gerade ist. So ist nächtliches Schwitzen zwischen 3 und 5 h morgens ein Hinweis auf eine energetische Störung der Lunge, eine Durchschlafstörung zwischen 1 und 3 h morgens ein diagnostischer Hinweis auf die Leber und morgendliche Müdigkeit und Erschöpfung ein Hinweis auf eine Schwäche im Erdelement. Auch im emotionalen Bereich trifft dies zu. So ufern z. B. Streitereien und Gewaltdelikte in der Nacht, in der Zeit von Gallenblase und Leber, leichter aus als während des Tages.

3 Xué Wei: Akupressur- und Akupunkturpunkte

Xué Wei bedeutet Akupressur- oder Akupunkturstelle. Xué Wei sind empirisch gefundene Hautpunkte, die durch feine Kanäle mit den tiefer gelegenen Meridianen und Gewebsschichten in Verbindung stehen.

Man kann die Meridiane mit U-Bahn-Linien vergleichen, die Meridianpunkte mit ihren Stationen. Die Punkte stellen keine eigenen Energiequellen dar, sondern Körperstellen, an denen ein erhöhter Energieaustausch mit der Umgebung stattfindet. Diese Fähigkeit zum Energieaustausch ist biophysikalisch messbar: Ein Akupunkturpunkt zeichnet sich gegenüber der übrigen Körperoberfläche durch eine erhöhte elektrische Leitfähigkeit oder, was damit gleichbedeutend ist, einen verminderten Hautwiderstand aus.

Xué Wei sind fühlbare Vertiefungen oder Eindellungen der Körperoberfläche, die man mit einiger Praxis leicht lokalisieren kann: Wenn man einen Finger auf einen Akupressurpunkt legt, kann man – sofern ein Minimum an Energiefluss vorhanden ist – entweder sofort oder nach einer kleinen Weile ein Strömen oder Ziehen in der Fingerkuppe spüren, welches sich nach und nach auf die ganze Hand, den Arm und andere Körperteile ausbreiten kann. Entsprechend der auftretenden Empfindung kann der erfahrene Praktiker eine „Fülle" oder „Leere" an Qì im Akupunkturpunkt erfühlen, was häufig auch Rückschlüsse auf den Energiezustand des mit diesem Punkt über den Meridian in Verbindung stehenden Organs zulässt.

Jeder Punkt hat in der Chinesischen Medizin einen Namen, der entweder auf die anatomische Lage oder auf die energetische, seelische oder geistige Bedeutung des Punkts hinweist. Einige wenige Punktenamen beziehen sich auch auf die Stellung des Punkts im Meridianverlauf – z. B. Sì Dú (SJ 9), der vierte Punkt im Graben, oder Sì Măn (N 14), Erfüllung am vierten Punkt. Manche beziehen sich auch auf körperliche Symptome – z. B. Hàn Yàn (G 4), ermüdeter Kiefer.

In der klassischen Chinesischen Medizin haben nur die Organmeridiane und zwei der Wundermeridiane – Rèn Mài und Du Mài – eigene Punkte. Auf die anderen sechs Wundermeridiane und die transversalen Verbindungsgefäße (Luò Mài) kann man nur über ihre Kreuzungsstellen mit den 14 Hauptmeridianen einwirken.

Jeder Akupressurpunkt hat spezifische Eigenschaften und ruft bestimmte Wirkungen im körperlichen, seelischen und geistigen Bereich hervor. Punkte mit gleicher Wirkungsweise und Funktion werden zu Punktekategorien zusammengefasst: So gibt es z. B. auf jedem Organmeridian einen Quellpunkt, einen Verbindungspunkt und einen Spaltenpunkt.

3.1 Die Kategorien der Punkte

Es gibt folgende Kategorien von Meridian-Punkten:

- Á Shì Xué – druckschmerzhafte Punkte
- Yuán Xué – Quellpunkte
- Luò Xué – Verbindungspunkte
- Mù Xué – Sammelpunkte; auch Alarmpunkte genannt
- Shu Xué – Leitungspunkte des Qì zu Organen und Körperbereichen
- Shu Xué – Leitungspunkte der Fünf Elemente: Jǐng (Brunnen-), Yíng (Bach-), Shu (Strömungs-), Jing (Fluss-) und Hé Xué (Meerpunkte), Tonisierungs- und Sedierungspunkte
- Xì Xué – Spaltenpunkte
- Jiao Huì Xué – Kreuzungspunkte, auch Reunions- oder Vereinigungspunkte genannt
- Ba Huì Xué – Meisterpunkte der acht Organsysteme und Gewebe
- Ba Mài Jiao Huì Xué – Meisterpunkte der Acht Wundermeridiane
- Meisterpunkte der Acht Regionen
- Tian Chuang Xué – Fenster zum Himmel
- PaM – Punkte außerhalb des klassischen Meridiansystems, auch Extrapunkte genannt

3.1.1 Meridianpunkte

Meridianpunkte sind alle Punkte, die auf einem der zwölf Organmeridiane oder auf dem Du und Rèn Mài liegen. Punkte außerhalb des Meridiansystems (PaM) sind alle Punkte, die nicht im Verlauf eines der vierzehn Hauptmeridiane liegen. Sie werden auch **Extrapunkte** genannt. Zu den Extrapunkten gehören Punkte, die im Verlauf der vierzehn Hauptmeridiane liegen, jedoch in den klassischen chinesischen Texten, wie z. B. dem Huáng Dì Nèi Jing, nicht erwähnt wurden. Zu ihnen gehören Punkte, die erst in späteren Jahrhunderten entdeckt wurden, wie z. B.

Lán Wĕi (PaM 18) im Verlauf des Magenmeridians oder Dăn Náng (PaM 19) im Verlauf des Gallenblasenmeridians, aber auch Punkte, die zur Zeit des Gelben Kaisers bekannt waren, jedoch aus bisher nicht geklärten Gründen nicht in das Meridiansystem aufgenommen wurden – wie z.B. Yìn Táng (PaM 1) im Verlauf des Du Mài.

3.1.2 Á Shì Xué (druckschmerzhafte Punkte)

Á Shì Xué sind alle Punkte auf der Körperoberfläche, die schon bei leichtem Druck als schmerzhaft empfunden werden. Sie können im Verlauf eines Meridians oder auch außerhalb des Meridiansystems liegen. In vielen Fällen handelt es sich um Stellen der Körperoberfläche, an denen der Fluss des Qì gestaut oder blockiert ist. Oft sind sie symptomatisch für Beschwerden und Erkrankungen in der jeweiligen Körperregion. Sie sind von diagnostischer Bedeutung und werden bei Beschwerden der jeweiligen Körperregion häufig genadelt oder massiert.

3.1.3 Die Kategorien der Meridianpunkte

Yuán Xué (Quellpunkte)

Das chinesische Zeichen **Yuán** bedeutet Ursprung, Anfang und Quelle. Jeder Organmeridian hat einen Yuán Xué. Die Quellpunkte der Armmeridiane liegen im Bereich des Handgelenks, die der Beinmeridiane im Bereich des Mittelfußknochens und des Sprunggelenks.

Man kann den Yuán Xué mit einer Quelle vergleichen, die den Ursprung eines Baches oder Flusses bildet, oder auch mit einem Stausee, der den Wasserstand in einem Flusslauf reguliert: Die Quellpunkte gleichen Leere oder Fülle des Qì in ihrem Meridian aus, sie haben eine selbstregulierende Funktion. Durch Akupressur oder Akupunktur eines Quellpunktes wird der jeweilige Organmeridian und sein zugehöriges Organ bei Energieleere tonisiert und bei Fülle des Qì sediert. Durch diese Eigenschaft der Selbstregulation kann der Quellpunkt selbst bei mangelnder Erfahrung oder einer Fehldiagnose nicht zu einem energetischen Ungleichgewicht führen. Seine Anwendung ist unter allen Umständen förderlich – es sei denn, es liegt eine spezielle Kontraindikation vor, wie z.B. bei Hé Gŭ (Di 4) während der ersten und letzten Monate der Schwangerschaft.

▶ **Tab. 3.1** Verzeichnis der miteinander in Verbindung stehenden Yuán Xué (Quellpunkte) und Luò Xué (Verbindungspunkte), die den Energieausgleich zwischen zwei gekoppelten Meridianen ermöglichen.

Meridian	Yuán Xué (Quellpunkt)	Luò Xué (Verbindungspunkt)
Gallenblase	Qiu Xu (G 40)	Lí Gou (Le 5)
Leber	Tài Chong (Le 3)	Guang Míng (G 37)
Lunge	Tài Yuan (Lu 9)	Pian Lì (Di 6)
Dickdarm	Hé Gŭ (Di 4)	Liè Que (Lu 7)
Magen	Chong Yáng (Ma 42)	Gong Sun (MP 4)
Milz-Pankreas	Tài Bái (MP 3)	Feng Lóng (Ma 40)
Herz	Shén Mén (H 7)	Zhi Zhèng (Dü 7)
Dünndarm	Wàn Gŭ (Dü 4)	Tong Lĭ (H 5)
Blase	Jing Gŭ (B 64)	Dà Zhong (N 4)
Niere	Tài Xi (N 3)	Feí Yáng (B 58)
Herzhülle	Dà Líng (HH 7)	Wài Guan (SJ 5)
San Jiao	Yáng Chí (SJ 4)	Nèi Guan (HH 6)
Du Mài		Cháng Qiáng (Du 1)
Rèn Mài		Jiu Wĕi (Rèn 15)
Großes Luò-Gefäß		Dà Bao (MP 21)
Die zwei Wundermeridiane Du und Rèn Mài haben nur Verbindungspunkte für ihren Energieausgleich, jedoch keine Quellpunkte.		

Vom Quellpunkt eines jeden Meridians führt ein Verbindungsgefäß (Luò Mài) zum Verbindungspunkt des gekoppelten Meridians. Akupressur und in noch deutlicherem Maße Akupunktur sowohl des Quellpunkts als auch des Verbindungspunkts aktivieren die Funktion des entsprechenden Verbindungsgefäßes und wirken dadurch ausgleichend auf ein unterschiedliches Energiegefälle zwischen zwei gekoppelten Meridianen. Man kann den Quellpunkt mit einer Schleuse vergleichen, die den Wasserstand zwischen zwei parallel laufenden Flüssen oder Kanälen regelt und ausgleicht. Bei Leere im eigenen und Fülle im gekoppelten Meridian zieht er das Qì des gekoppelten Meridians an. Bei Fülle im eigenen und Leere im gekoppelten Meridian ist er auch imstande, Qì an den gekoppelten Meridian abzugeben – vor allem, wenn man dazu den Verbindungspunkt des gekoppelten Meridians sticht. Hat man also z. B. durch die Pulsdiagnose und die vorherrschende Symptomatik eine Fülle in der Lunge und eine Leere im Dickdarm festgestellt, kann man durch Hé Gǔ, den Quellpunkt des Dickdarmmeridians, in Kombination mit Liè Que (Lu 7), den Verbindungspunkt des Lungenmeridians, das Gleichgewicht im Metallelement wieder herstellen und die bestehenden Fülle- und Leeresymptome am raschesten mildern und zum Verschwinden bringen.

Luò Xué (Verbindungspunkte)

Das chinesische Zeichen **Luò** bedeutet verbinden, verknüpfen und Netzwerk. Jeder Organmeridian hat einen Verbindungspunkt, der der Ausgangspunkt des transversalen Verbindungsgefäßes (Luò Mài) ist, welches den Meridian mit seinem gekoppelten Meridian verbindet. Die Verbindungspunkte liegen proximal der Quellpunkte auf den Unterschenkeln und Unterarmen. Die transversalen Luò Mài verhalten sich im Energiekreislauf wie die Anastomosen der Blutzirkulation. Man kann sie auch mit Verbindungskanälen vergleichen, die den Wasserstand zwischen parallel laufenden Flüssen oder Kanälen ausgleichen und regeln. Ähnlich wie der Quellpunkt hat der Verbindungspunkt die Eigenschaft, ein unterschiedliches Energiegefälle zwischen zwei gekoppelten Meridianen auszugleichen. Bei Leere im eigenen und Fülle im gekoppelten Meridian zieht er das Qì des gekoppelten Meridians an. Bei Fülle im eigenen und Leere im gekoppelten Meridian ist er ebenfalls imstande, Qì an den gekoppelten Meridian abzugeben – vor allem, wenn man dazu den Quellpunkt des gekoppelten Meridians sticht.

Im Unterschied zum Quellpunkt ist der Verbindungspunkt vor allem bei unterschiedlichem Energiegefälle zwischen zwei gekoppelten Meridianen wirksam. Er besitzt nicht die Eigenschaft des Quellpunkts, das Qì eines Organs zu sammeln und den Meridian durch eigene Kraft zu stärken.

Bei unterschiedlichem Energiegefälle zwischen zwei gekoppelten Meridianen können auch die Verbindungspunkte beider Meridiane genadelt werden, wie z. B. Tong Lǐ (H 5) und Zhi Zhèng (Dü 7) bei Leere im Dünndarm und Fülle im Herzen.

Im Verbindungspunkt eines Meridians entspringt auch sein longitudinales Verbindungsgefäß (Luò Mài), welches, parallel zum Meridian, aber ohne eigene Punkte, von hier aus direkt zum zugehörigen inneren Organ führt. Daher hat der Verbindungspunkt eine unmittelbare Wirkung auf das zugehörige innere Organ und wird sogar in manchen Fällen dem Quellpunkt vorgezogen – wie z. B. Liè Que (Lu 7) bei Bronchitis und Asthma bronchiale.

Mù Xué (Sammelpunkte)

Jedes der zwölf Speicher- und Hohlorgane hat einen Sammelpunkt. Der Dreifache Erwärmer und der Magen bilden eine Ausnahme, da ihnen mehrere Sammelpunkte zugeordnet sind. Die Sammelpunkte liegen in der Nähe ihres entsprechenden inneren Organs auf der Vorderseite des Rumpfes, häufig auf dem zugehörigen Meridian, wie z. B. Zhong Fǔ (Lu 1) und Qi Mén (Le 14), manchmal aber auch auf einem anderen Meridian, wie z. B. Jing Mén (G 25), Mù der Niere, und Shí Mén (Rèn 5), Mù des San Jiao.

Das chinesische Zeichen **Mù** bedeutet anwerben und sammeln. Nach traditioneller Vorstellung tritt das Qì der Umgebung durch die Mù Xué (Sammelpunkte) in den Körper ein. Die Mù Xué „werben das Qì", sie sammeln und leiten es zu den entsprechenden inneren Organen weiter. Eine der Ursachen für die Erkrankung eines bestimmten Organs kann darin liegen, dass sein Mù Xué das von außen kommende Qì nicht aufnehmen und weiterleiten kann – das Organ wird nicht genügend mit Qì versorgt.

In der modernen Literatur werden die Sammelpunkte auch häufig **Alarmpunkte** genannt, weil sie bei Erkrankung des zugeordneten inneren Organs druckempfindlich sind. Manchmal verändert sich auch ihre tastbare Konsistenz. Ein Alarmpunkt, den der Patient schon bei leichtem Druck als schmerzhaft empfindet, weist auf eine akute, aber weit häufiger noch auf eine chronische Störung oder Erkrankung des entsprechenden inneren Organs hin. Die Bezeichnung Alarmpunkt ist allerdings nicht ganz korrekt, da sie der Eigenschaft der Mù Xué, Qì von außen aufnehmen und sammeln zu können, nicht gerecht wird. Wegen dieser Eigenschaft sind die Sammelpunkte nicht nur diagnostisch, sondern auch therapeutisch von Bedeutung. Vor allem chronische Erkrankungen eines Organs werden über den Mù Xué behandelt, am besten in Kombination mit dem

Shu des entsprechenden Organs. So nadelt man z. B. bei chronischer Bronchitis und Asthma bronchiale häufig Zhong Fŭ (Lu 1), den Sammelpunkt der Lunge, zusammen mit Fèi Shu (B 13) oder Feng Mén (B 12), den beiden Shu Xué.

Da alle zwölf Mù Xué in der Nähe ihres Organs liegen, wird ihre Wirkungsweise auch aus neurophysiologischer Sicht verständlich: Die Mù Xué liegen im gleichen Segment wie das ihnen jeweils zugeordnete innere Organ, ihre therapeutische Wirkung entfalten sie über den ventralen Ast des jeweiligen Spinalnervs. Die Druckempfindlichkeit von Sammelpunkten kommt dadurch zustande, dass der Schmerz eines erkrankten Organs nach den Gesetzmäßigkeiten Head'scher Zonen auf die Körperoberfläche projiziert wird.

Jedes der zwölf Organe hat mindestens einen Mù Xué, manche Organe besitzen aber noch zusätzlich weitere Alarmpunkte (s. Tab. 3.2). So weisen z. B. neben Rì Yuè (G 24), dem Mù Xué der Gallenblase, auch Jian Jĭng (G 21) und Dăn Náng (PaM 19) bei Druckempfindlichkeit auf Störungen der Gallenblase hin.

Shu Xué (Leitungspunkte des Qì)

Das Zeichen **Shu** bedeutet transportieren, befördern, weiterleiten, geben und leiten. Nach traditioneller Vorstellung tritt das Qì der Umgebung durch die Shu Xué in den Körper ein. Sie befördern oder leiten das Qì zu den zwölf Speicher- oder Hohlorganen, manchmal auch zu bestimmten Körperbereichen, wie z. B. Naò Shu (Dü 10), Shu des Oberarms, und Yao Shu (Du 2), Shu der Hüfte, oder auch zu bestimmten Energiezentren und Energieregionen des Organismus, wie z. B. Qì Hăi Shu (B 24), Shu des Punkts Qì Hăi (Rèn 6), Huang Shu (N 16), Shu des Innersten und Shu Fŭ (N 27), Shu des Zentralen Palastes. Fast alle Shu Xué liegen am Rücken und im Kreuzbeinbereich, die meisten sind Punkte des Blasenmeridians. Lediglich Shu Fŭ (N 27) und Huang Shu (N 16) liegen auf der Vorderseite des Körpers.

Jedem der zwölf Speicher- und Hohlorgane ist ein Leitungspunkt zugeordnet. Die zwölf Shu Xué liegen auf dem inneren Ast des Blasenmeridians und, anatomisch gesehen, direkt über den Spinalganglien und den sympathischen Ganglien des Grenzstrangs. Jeder Shu Xué wirkt spezifisch

▶ **Tab. 3.2** Die Mù Xué (Sammelpunkte) der zwölf Organe.

Organe	Mù Xué (Sammelpunkt)	Alarmpunkte ohne Mù-Funktion
Gallenblase	Rì Yuè (G 24)	Jian Jĭng (G 21) Dăn Náng (PaM 24)
Leber	Qi Mén (Le 14)	
Lunge	Zhong Fŭ (Lu 1)	
Dickdarm	Tian Shu (Ma 25)	
Wurmfortsatz		Lán Wĕi (PaM 23)
Magen	Zhong Wăn (Rèn 12)	
Mageneingang	Shàng Wăn (Rèn 13)	
Magenausgang	Xià Wăn (Rèn 10)	
Milz-Pankreas	Zhang Mén (Le 13)	
Herz	Jù Què (Rèn 14)	
Dünndarm	Guan Yuán (Rèn 4)	
Blase	Zhong Ji (Rèn 3)	
Niere	Jing Mén (G 25)	
Herzhülle	Shàn Zhong (Rèn 17)	
Dreifacher Erwärmer	Shí Mén (Rèn 5)	
Oberer Wärmer	Shàn Zhong (Rèn 17)	
Mittlerer Wärmer	Zhong Wăn (Rèn 12)	
Unterer Wärmer	Fu Yin Jiao (Rèn 7)	

auf das entsprechende Hautsegment (Dermatom), auf das entsprechende Muskelsegment (Myotom) und auf die von diesem Segment aus innervierten inneren Organe. Über die Shu Xué kann die Funktionsweise des zentralen wie des autonomen Nervensystems sowohl in Bezug auf das jeweilige Segment als auch allgemein beeinflusst werden (s. Tab. 3.3).

Die zwölf Leitungspunkte sind daher, ähnlich wie die Sammelpunkte, bei Erkrankungen und Schwäche der inneren Organe von besonderer diagnostischer und therapeutischer Bedeutung. Wie die Sammelpunkte werden sie oft bei akuten und viel häufiger noch bei chronischen Störungen des entsprechenden inneren Organs druckempfindlich und – bei länger dauernden Erkrankungen – manchmal auch knotig und hart. Ihre Druckschmerzhaftigkeit bei Erkrankungen kommt vor allem über den dorsalen Ast des jeweiligen Spinalnervs zustande, der vorwiegend aus sensiblen Fasern besteht.

Ihre therapeutische Wirkung entfalten sie sowohl über den dorsalen Ast des Spinalnervs als auch über die sympathische Innervation, die die autonome Aktivität des entsprechenden inneren Organs im antagonistischen Wechselspiel mit den parasympathischen Fasern reguliert. Vor allem chronische Erkrankungen und Schwäche eines Organs können wirksam über den entsprechenden Shu Xué behandelt werden. Nach der Methode Mù-Shu kombiniert man bei einer chronischen Störung häufig Sammelpunkt und Leitungspunkt des erkrankten Organs.

Wie auch bei den Sammelpunkten kann nach traditioneller Vorstellung die Ursache für die Erkrankung eines bestimmten Organs oder eines Körperbereichs darin liegen, dass sein Leitungspunkt sowohl das im Körper zirkulierende als auch das von außen kommende Qì nicht aufnehmen und zu dem Organ oder Körperbereich weiterleiten kann. Dadurch wird das Organ über einen längeren Zeitraum hinweg nicht genügend mit Qì versorgt, was zu Schwäche, Krankheitsanfälligkeit und schließlich zu seiner Erkrankung führt. Das ist z. B. bei energetischen Blockaden der entsprechenden Leitungspunkte der Fall, wie sie häufig durch chronische Muskelverspannungen am Rücken entstehen.

Wŭ Shu Xué (Leitungspunkte der Fünf Elemente)

Die Wŭ Shu Xué leiten die Kräfte der Fünf Elemente zu den zwölf Organen. Zur Bezeichnung dieser Punktekategorie wird das gleiche chinesische Zeichen verwendet wie für die im vorigen Kapitel beschriebenen Leitungspunkte des Qì. Shu bedeutet transportieren, befördern, weiterleiten, geben und leiten. Beide Kategorien von Leitungspunkten haben miteinander gemein, dass sie von außen kommende Energien und Kräfte zu den Organen zu leiten vermögen (s. Tab. 3.4 und Tab. 3.5). In einem Falle leiten sie Qì oder Lebensenergie, im anderen Falle die Kräfte der Elemente, die als Hitze, Feuchtigkeit, Trockenheit, Kälte und Wind auf uns einwirken.

▶ **Tab. 3.3** Behandlung nach der Methode Shu-Mù bei Erkrankungen der inneren Organe.

Organe	Shu Xué	Mù Xué (Sammelpunkt)	Segment
Lunge	Fèi Shu (B 13)	Zhong Fŭ (Lu 1)	T 3
Herzhülle	Jué Yin Shu (B 14) Gao Huang Shu (B 43)	Shàn Zhong (Rèn 17)	T 4
Herz	Xin Shu (B 15)	Jù Què (Rèn 14)	T 5
Leber	Gan Shu (B 18)	Qi Mén (Le 14)	T 9
Gallenblase	Dăn Shu (B 19)	Rì Yuè (G 24)	T 10
Milz-Pankreas	Pí Shu (B 20)	Zhang Mén (Le 13)	T 11
Magen	Wèi Shu (B 21)	Zhong Wăn (Rèn 12)	T 12
San Jiao	San Jiao Shu (B 22)	Shí Mén (Rèn 5)	L 1
Niere	Shèn Shu (B 23)	Jing Mén (G 25)	L 2
Dickdarm	Dà Cháng Shu (B 25)	Tian Shu (Ma 25)	L 4
Dünndarm	Xiăo Cháng Shu (B 27)	Guan Yuán (Rèn 4)	S 1
Blase	Páng Guang Shu (B 28)	Zhong Ji (Rèn 3)	S 2

Jeder Organmeridian hat fünf Elementpunkte. Sie liegen im peripheren Anteil der Meridiane: auf den Armmeridianen zwischen den Fingerspitzen und den Ellbogen, auf den Beinmeridianen zwischen den Zehenspitzen und den Knien. Jeder der fünf Elementpunkte ist einem der Fünf Elemente zugeordnet. So hat jeder Organmeridian, unabhängig von seiner Elementqualität, einen Punkt des Feuers, einen Punkt der Erde, des Metalls, des Wassers und des Holzes. Die Fünf Elementpunkte bilden ein System der Elemente innerhalb jedes einzelnen Elements. Durch sie wirken auf jedes Organ die Fünf Kräfte (Fünf Wandlungsphasen) und die vier Zyklen, das heißt, die Gesetzmäßigkeiten der Beziehung der Elemente untereinander:

- der Zyklus der Erzeugung und des Gedeihens (Xiang Sheng oder Sheng-Zyklus)
- der Zyklus der Eindämmung und Kontrolle (Xiang Kè oder Ko-Zyklus)
- der Zyklus der Auflehnung (Xiang Wǔ)
- der Zyklus des Entziehens[1]

Durch Akupressur, Moxen oder Akupunktur eines Elementpunktes auf einem bestimmten Meridian wird die Kraft des entsprechenden Elements in dem Meridian verstärkt. So stärkt z.B. Qu Chí (Di 11), der Erdpunkt des Dickdarmmeridians, die Qualitäten der Erde innerhalb des Metalls. Da das Metall im Sheng-Zyklus auf die Erde folgt, ernährt Qu Chí nach dem Gesetz von Mutter und Sohn das Metallelement – er ist der Tonisierungspunkt des Dickdarmmeridians, des Metalls Yáng.

Tài Chong (Le 3), um ein anderes Beispiel zu nennen, stärkt als Erdpunkt des Lebermeridians die Qualitäten der Erde innerhalb des Holzes. Da die Erde im Shéng-Zyklus der Enkel des Holzes ist, beruhigt er, in seiner Funktion als Erdpunkt, bei Fülle das Holz (während er, in seiner Funktion als Quellpunkt, das Holz bei Energiemangel stärkt). Tài Chong ist, neben seiner Eigenschaft als Quellpunkt, zweiter Sedierungspunkt des Lebermeridians, da er das Qì – innerhalb der körperlichen, seelischen und geistigen Funktionen der Leber – von den expansiven Kräften des Holzes zu dem ruhigen Behagen, aber auch sturem Beharren der Erde leitet. So wirkt der Holzpunkt eines Feuermeridians tonisierend auf diesen, da das Holz die Mutter des Feuers ist, und der Erdpunkt eines Feuermeridians wirkt sedierend, da die Erde der Sohn des Feuers ist.

▶ **Tab. 3.4** Shu Xué einzelner Körperregionen.

Naò Shu (Dü 10)	leitet das Qì zum Oberarm
Jian Wài Shu (Dü 14)	leitet das Qì zur äußeren Schulterregion
Jian Zhong Shu (Dü 15)	leitet das Qì zur mittleren Schulterregion
Gé Shu (B 17)	leitet das Qì zum Zwerchfell
Yao Shu (Du 2)	leitet das Qì zur Hüfte

▶ **Tab. 3.5** Shu Xué verschiedener Energiebereiche.

Du Shu (B 16)	leitet das Qì zum Du Mài
Qì Hăi Shu (B 24)	leitet das Qì zum Zentrum der Kraft und Vitalität, zu Qì Hăi (Rèn 6)
Guan Yuán Shu (B 26)	leitet das Qì zum Zentrum der Kraft und Vitalität, zu Guan Yuán (Rèn 4)
Zhong Lǔ Shu (B 29)	leitet das Qì zum Zentralkanal der Wirbelsäule
Bái Huán Shu (B 30)	leitet das Qì von unten nach oben zu den Chakren
Huang Shu (N 16)	leitet das Qì zum Innersten
Shu Fǔ (N 27)	leitet das Qì zum Zentralen Palast

[1] Die einzelnen Zyklen sind ausführlich bei Eckert, A: Das heilende Tao. 11. Aufl. München: Müller & Steinicke; 2009 beschrieben.

Nach traditioneller Vorstellung ist der periphere Anteil der Meridiane den fünf äußeren klimatischen Einflüssen stärker ausgesetzt als der zentrale Verlauf. Jeder der Fünf Elementpunkte ist ein Leitungspunkt für eine bestimmte klimatische Energie: Feuerpunkte leiten gut die Hitze, Erdpunkte die Feuchtigkeit, Metallpunkte die Trockenheit, Wasserpunkte die Kälte und Holzpunkte den Wind.

Ein den Körper schädigendes Klima wird biopathogene Energie genannt. Ist das Wei Qì, die Abwehrenergie, geschwächt, kann die biopathogene Energie über die Körperöffnungen und energetisch unterversorgte Hautareale in den Körper eindringen und Störungen und Krankheiten verursachen. Die Elementpunkte haben eine besondere Leitfähigkeit für den entsprechenden Wettereinfluss des ihnen zugeordneten Elements. So dringt z. B. feng, der Wind, besonders über Punkte wie Feng Chí (G 20) und Feng Fŭ (Du 16) im Nacken und über Holzpunkte der Armmeridiane in den Körper ein und verursacht Windsymptome wie Kopfschmerzen, Reizbarkeit oder plötzlich auftretende und wandernde Schmerzen.

Unabhängig von ihrer Elementqualität befördern die Fünf Elementpunkte das Qì innerhalb der Meridiane auf bestimmte Art und Weise. In der Traditionellen Chinesischen Medizin werden sie in ihrer Wirkungsweise mit dem Lauf des Wassers verglichen. Von distal nach proximal entspricht der Fluss des Qì in den einzelnen Elementpunkten der Bewegung des Wassers in einer sprudelnden Quelle (Jĭng), in einem Bach (Yíng), einem Fluss (Shu), einem Strom (Jing) und einem Meer (Hé).

Das Zunehmen und Breiterwerden des Qì-Stroms von distal nach proximal hängt mit der Reihenfolge der Elementpunkte zusammen: Von distal nach proximal entspricht die Reihenfolge der Elemente in den Fünf Elementpunkten dem Zyklus des Förderns und Gedeihens oder dem Gesetz von Mutter und Sohn.

Nach der Lehre der Fünf Elemente schädigen biopathogene Energien bevorzugt die Organe des entsprechenden Elements. Hitze schädigt Herz und Kreislauf, Dünndarm und Dreifachen Erwärmer, Kälte schädigt Niere und Blase, Feuchtigkeit beeinträchtigt Milz und Magen, Trockenheit Lunge und Dickdarm und Wind schädigt Gallenblase und Leber. Krankheiten, die als unmittelbare Folge schädigender Wettereinflüsse auftreten, werden über die entsprechenden Elementpunkte behandelt.

Auf allen Organmeridianen folgt die Anordnung der Elementpunkte dem Sheng-Zyklus, die Sequenz der Elemente in den Wŭ Shu Xué ist jedoch auf Yin- und Yáng-Meridianen unterschiedlich. Auf den Yin-Meridianen beginnt die Sequenz im Brunnenpunkt (Jĭng Xué) mit dem Element Holz und endet im Meerpunkt (Hé Xué) mit dem Element Wasser. Auf den Yáng-Meridianen beginnt die Sequenz im Brunnenpunkt mit dem Element Metall und endet im Meerpunkt mit dem Element Erde (s. Tab. 3.6).

1. Jĭng Xué (Brunnenpunkte)

Die Brunnenpunkte sind die am meisten distal gelegenen Punkte der Organmeridiane. Sie befinden sich an den Nagelfalzwinkeln der Finger und Zehen – mit Ausnahme des Brunnenpunkts des Nierenmeridians, der auf der Fußsohle liegt.

Das Zeichen **Jĭng** bedeutet Brunnen oder Quelle. Der Jĭng Xué ist der Punkt, an dem das Qì des Meridians zu

► **Tab. 3.6** Zuordnung der Shu Xué zu den Fünf Elementen und den fünf klimatischen Energien.

	Jĭng	Yíng	Shu	Jing	Hé
Yin-Meridian	Holz	Feuer	Erde	Metall	Wasser
	Wind	Hitze	Feuchtigkeit	Trockenheit	Kälte
Yáng-Meridian	Metall	Wasser	Holz	Feuer	Erde
	Trockenheit	Kälte	Wind	Hitze	Feuchtigkeit
	Holz	Feuer	Erde	Metall	Wasser
	Wind	Hitze	Feuchtigkeit	Trockenheit	Kälte
Yin-Meridian	Jing- Quelle	Ying-Bach	Shu-Fluss	Jing-Strom	He-Meer
Yáng-Meridian	Shu-Fluss	Jing-Strom	He-Meer	Jing-Quelle	Ying-Bach

sprudeln beginnt. Der Name des Anfangspunkts des Nierenmeridians, Yǒng Quán, weist auf diese Eigenschaft der Jǐng Xué hin – er bedeutet sprudelnde Quelle.

Die Brunnenpunkte sind immer Anfangs- oder Endpunkte eines Meridians. Ihre energetische Funktion besteht in der Überleitung des in der Peripherie ankommenden Qì von einem Yin- zu einem Yáng-Meridian an den Armen, z. B. vom Herz- zum Dünndarmmeridian, und von einem Yáng- zu einem Yin-Meridian an den Beinen, z. B. vom Blasen- zum Nierenmeridian. Einige Brunnenpunkte sind nach dieser Funktion, die in der Umpolung von Yin- zu Yáng-Energie an den Armen und von Yáng- zu Yin-Energie an den Beinen liegt, benannt. So heißt z. B. der Endpunkt des Blasenmeridians Zhì Yin – äußerstes Yin – und der Endpunkt des Gallenblasenmeridians Qiào Yin – Höhle des Yin.

Die Brunnenpunkte sind „die Stellen, an denen die Energie von außerhalb der Meridiane in die Meridiane einströmt“. Sie wirken im Allgemeinen belebend und erfrischend, wie das Wasser einer sprudelnden Quelle. Sie eignen sich zur Ersten Hilfe in Notfällen und zur Behandlung von akuten Störungen und Beschwerden wie Atemnot, Sonnenstich, Schwindel, Ohnmacht, Kreislaufkollaps, Schock, Schlaganfall, Epilepsie, Unterzuckerung, Koliken und Regelkrämpfe. Deshalb werden sie oft auch als Notfallpunkte bezeichnet. Vor allem die Namen der Jǐng Xué der Feuermeridiane weisen auf die belebende Eigenschaft der Brunnenpunkte hin: Shào Chong (H 9) – Verloren gegangener Schwung; Shào Zé (Dü 1) – Spärlicher Glanz, fehlender Schimmer; Zhong Chong (HH 9) – Energieimpuls für die Mitte; und Guan Chong (SJ 1) – Voller Schwung und Energie in Zeiten der Bedrängnis.

Die Brunnenpunkte der Yáng-Meridiane sind dem Element Metall zugeordnet, die Brunnenpunkte der Yin-Meridiane dem Holz. Die Brunnenpunkte sind auch die Ausgangspunkte der zwölf **Jing Jing** oder **tendinomuskulären Meridiane**, die zu Kopf und Rumpf verlaufen und Muskeln und Sehnen mit Qì aus den Organmeridianen versorgen.

2. Yíng Xué (Bachpunkte)

Der Yíng Xué ist der zweite der Fünf Elementpunkte. Auf den Yáng-Meridianen der Arme und auf den Yin-Meridianen der Beine ist er der zweite Punkt des Meridians, auf den Yin-Meridianen der Arme und den Yáng-Meridianen der Beine der vorletzte Punkt. Die Bachpunkte befinden sich meist im Winkel zwischen Basis und Schaft des Grundglieds eines Fingers oder einer Zehe – wie z. B. Èr Jian (Di 2) und Dà Du (MP 2) – oder in den Schwimmhäuten zwischen Fingern und Zehen – wie z. B. Yè Mén (SJ 2) und Nèi Tíng (Ma 44). Einige Bachpunkte befinden sich auch im Bereich der Fußwurzel und der Mittelhand – wie z. B. Yú Jì (Lu 10) und Rán Gǔ (N 2).

Das Zeichen **Yíng** wird meist als Bach oder langsam fließender Fluss übersetzt. Der Fluss des Qì im Yíng Xué entspricht dem Lauf des Wassers in einem Bach. Nach traditioneller Vorstellung kann die Energie des Meridians im Bachpunkt aktiviert und beschleunigt werden. Die Bachpunkte der Yáng-Meridiane sind dem Element Wasser zugeordnet, die Bachpunkte der Yin-Meridiane dem Feuer. Die Wasserpunkte wirken kühlend, die Feuerpunkte wärmend. Daher werden über die Bachpunkte, neben ihren sonstigen Indikationen, Kälte- und Hitzesymptome und Krankheiten behandelt, die durch Kälte oder Hitze entstanden sind. Z. B. verwendet man die Wasserpunkte der Yáng-Meridiane der Arme – Yè Mén (SJ 2), Qián Gǔ (Dü 2) und Èr Jian (Di 2) – zur Behandlung von fieberhaften Erkrankungen, und Dà Du (MP 2), den Feuerpunkt des Milz-Pankreas, bei eiskalten Füßen und rheumatischen Fußgelenksbeschwerden, die durch Kälte und Feuchtigkeit entstanden sind.

Andererseits soll man die Feuerpunkte von Herz und Herzhülle – Láo Gong (HH 8) und Shào Fǔ (H 8) – nur bei Energieleere in diesen Organen nadeln oder moxen, da sonst eine Fülle im Feuer, mit Symptomen wie Herzklopfen und Herzrasen die Folge sein kann.

3. Shu Xué (Strömungspunkte)

Der Shu Xué ist der dritte Elementpunkt. Auf den Yáng-Meridianen der Arme und auf den Yin-Meridianen der Beine ist er der dritte Punkt des Meridians, auf den Yin-Meridianen der Arme und den Yáng-Meridianen der Beine der drittletzte Punkt.

Die Shu Xué der Beinmeridiane befinden sich im Mittelfußbereich – mit Ausnahme von Tài Xi (N 3), der zwischen Innenknöchel und Achillessehne liegt. Die Shu Xué der Yáng-Meridiane der Arme befinden sich am Handrücken, die Shu Xué der Yin-Meridiane der Arme liegen auf der Innenseite des Handgelenks.

Zur Bezeichnung dieser Gruppe von Punkten wird das gleiche Schriftzeichen verwendet wie für den übergeordneten Begriff der Shu Xué (Fünf Elementpunkte). Shu bedeutet transportieren, befördern, weiterleiten und leiten. Durch die Verwendung des gleichen Zeichens wird die Tatsache zum Ausdruck gebracht, dass der Strömungspunkt von allen Elementpunkten die größte Leitfähigkeit für die Kräfte der Elemente besitzt. Das bedeutet aber auch, dass biopathogene Energie, wenn das Wei Qì geschwächt ist, über die Strömungspunkte besonders leicht in den Körper eindringen kann. Das Strömen des Qì im Strömungspunkt entspricht dem Lauf des Wassers in einem kleinen Fluss mit rascher Strömung. Nach traditioneller Vorstellung beginnt hier das Qì schneller zu fließen. Man kann daher den Shu Xué sinngemäß als Strömungspunkt oder als Punkt des schnell fließenden Wassers übersetzen.

Da die Strömungspunkte der Yáng-Meridiane dem Element Holz und die Strömungspunkte der Yin-Meridiane der Erde zugeordnet sind, können vor allem Feuchtigkeit und Wind über die Punkte des schnell fließenden Wassers in den Körper gelangen. In der Klassischen Chinesischen Medizin werden über die Strömungspunkte Krankheiten und Störungen behandelt, die durch das Eindringen von Feuchtigkeit und Wind entstanden sind – wie z. B. rheumatische und arthritische Gelenksbeschwerden.

Auf allen Yin-Meridianen ist der Strömungspunkt mit dem Quellpunkt identisch. So ist z. B. Shén Mén (H 7) gleichzeitig Quellpunkt und Erdpunkt des Herzmeridians. In seiner Funktion als Quellpunkt wirkt er ausgleichend und stabilisierend, als Erdpunkt wirkt er sedierend auf den Herzmeridian.

4. Jing Xué (Flusspunkte)

Der Jing Xué (Flusspunkt) ist der vierte der Fünf Elementpunkte. Die Flusspunkte der Armmeridiane liegen im Bereich des Handgelenks, die der Beinmeridiane im Bereich des Sprunggelenks. **Jing** bedeutet Kette, Kanal, passieren, hindurchgehen und durchfließen. Dieses Zeichen wird allgemein zur Bezeichnung der Meridiane verwendet. Nach traditioneller Vorstellung wird hier die rasche Strömung des Qì zum breiteren Fluss. Man kann daher den Jing Xué (Flusspunkt) sinngemäß als Flusspunkt übersetzen.

Die Flusspunkte der Yáng-Meridiane sind dem Element Feuer zugeordnet. Sie leiten die Hitze und wirken wärmend. Einige von ihnen, wie z. B. Yáng Fǔ (G 38) und Zhi Gou (SJ 6) stärken den Shén. Die Flusspunkte der Yin-Meridiane sind dem Metall zugeordnet. Sie leiten die Trockenheit und geben Leichtigkeit, sie machen den Verstand wach und klar und wirken strukturierend auf die geistigen, seelischen und körperlichen Prozesse der jeweiligen Organe.

5. Hé Xué (Meerpunkte)

Der Hé Xué (Meerpunkt) ist der am meisten proximal gelegene Elementpunkt. Er befindet sich auf den Armmeridianen im Bereich des Ellbogens, auf den Beinmeridianen im Bereich des Knies. Das Zeichen **Hé** bedeutet vereinigen, zusammenschließen, entsprechen, zusagen und passen. Im Meerpunkt wird der Strom des Qì zum Meer, er wird breiter und tiefer. Der Punkt Hé Xué wird daher als „Punkt des im Meer zusammenfließenden Wassers" bezeichnet.

Das Qì eines Meridians sammelt und „vereinigt" sich im Meerpunkt und fließt von dort direkt zu seinem Ursprungsorgan. Daher sind diese Punkte bei der Behandlung von Erkrankungen der inneren Organe von großer Bedeutung. Viele der am häufigsten verwendeten Akupunkturpunkte sind Meerpunkte, wie z. B. Zú San Lǐ (Ma 36), Qu Chì (Di 11), Wěi Zhong (B 40), Yáng Líng Quán (G 34), Yin Líng Quán (MP 9) und Shào Hǎi (H 3). Die Meerpunkte der Yáng-Meridiane sind der Erde, die der Yin-Meridiane dem Wasser zugeordnet. Über sie werden auch Störungen und Krankheiten behandelt, die durch Feuchtigkeit und Kälte entstanden sind.

Die Yáng-Meridiane der Arme haben jeweils zusätzlich einen Xià Hé Xué (einen unteren Meerpunkt), von dem aus das Qì direkt zu dem entsprechenden Hohlorgan fließt. Die unteren Meerpunkte liegen in der Kniekehle und am Unterschenkel (s. Tab. 3.7).

6. Tonisierungspunkte

Jeder der zwölf Organmeridiane hat einen Tonisierungspunkt. Er wirkt anregend auf die Funktionen des entsprechenden Speicher- oder Hohlorgans. Man wählt ihn bei Energieleere oder Schwäche (Xu) und Unterfunktion des Organs und seines Meridians. Der Tonisierungspunkt ist immer einer der Fünf Shu- oder Elementpunkte.

Jeder Organmeridian ist einem Element zugeordnet. Tonisierend auf das entsprechende Organ und seinen Meridian wirkt immer jener Punkt, der dem Mutterelement im Shéng-Zyklus zugeordnet ist (s. Tab. 3.8).

Auf einem Feuermeridian wirkt der Holzpunkt tonisierend, da das Holz die Mutter des Feuers ist. So ist z. B. Shào Chong (H 9), der dem Holz und dem Wind zugeordnet ist, der Tonisierungspunkt des Herzmeridians. Auf einem Erdmeridian wirkt der Feuerpunkt tonisierend, da das Feuer die Mutter der Erde ist. Daher ist Jiě Xi (Ma 41), der das Feuer und seine Hitze leitet, der Tonisierungspunkt des Magenmeridians.

7. Sedierungspunkte

Jeder der zwölf Organmeridiane hat zwei Sedierungspunkte. Sie wirken dämpfend auf die Funktionen des entsprechenden Speicher- oder Hohlorgans. Man verwen-

▶ **Tab. 3.7** Wǔ Shu Xué (Fünf Elementpunkte) auf den zwölf Organmeridianen.

Meridian	Jǐng-Quelle	Yíng-Bach	Shu-Strömung	Jing-Fluss	Hé-Meer	Xià Hé-Unteres Meer
Gallenblase	G44	G43	G41	G38	G34	
Leber	Le1	Le2	Le3	Le4	Le8	
Lunge	Lu11	Lu10	Lu9	Lu8	Lu5	
Dickdarm	Di 1	Di 2	Di 3	Di 5	Di 11	Ma37
Magen	Ma45	Ma44	Ma43	Ma41	Ma36	
Milz-Pankreas	MP1	MP2	MP3	MP5	MP9	
Herz	H9	H8	H7	H4	H3	
Dünndarm	Dü1	Dü2	Dü3	Dü5	Dü8	Ma39
Blase	B67	B66	B65	B60	B40	
Niere	N1	N2	N3	N7	N10	
Herzhülle	HH9	HH8	HH7	HH5	HH3	
San Jiao	SJ1	SJ2	SJ3	SJ6	SJ10	B39

▶ **Tab. 3.8** Tonisierende und sedierende Punkte auf den zwölf Organmeridianen.

Meridian	Tonisierungspunkt	1. Sedierungspunkt	2. Sedierungspunkt	Yuán Xué (Quellpunkt)*
Gallenblase	G43	G38	G34	G40
Leber	Le8	Le2	Le3	Le3
Lunge	Lu9	Lu5	Lu11	Lu9
Dickdarm	Di 11	Di 2	Di 3	Di 4
Magen	Ma41	Ma45	Ma44	Ma42
Milz-Pankreas	MP2	MP5	MP9	MP3
Herz	H9	H7	H4	H7
Dünndarm	Dü3	Dü8	Dü1	Dü4
Blase	B67	B65	B60	B64
Niere	N7	N1	N2	N3
Herzhülle	HH9	HH7	HH5	HH7
San Jiao	SJ3	SJ10	SJ1	SJ4

* Sediert bei Fülle, tonisiert bei Leere.

det sie bei Überfunktion und Energiefülle (shi) des Organs und seines Meridians. Die Sedierungspunkte sind immer Shu- oder Elementpunkte (s. Tab. 3.8).

Der erste Sedierungspunkt eines Meridians ist jener Punkt, der dem nachfolgenden Element im Sheng-Zyklus zugeordnet ist. Nach dem Gesetz von Mutter und Sohn mindert er die Energiefülle eines Organs (der Mutter), indem er den Übergang der Energie zum nachfolgenden Element (dem Sohn) fördert und beschleunigt. Der erste Sedierungspunkt eines Feuermeridians ist der Erdpunkt, da die Erde der Sohn des Feuers ist. Daher ist z. B. Shén Mén (H 7), der dem Element Erde und der Feuchtigkeit zugeordnet ist, erster Sedierungspunkt des Herzmeridians. Der erste Sedierungspunkt eines Erdmeridians ist der Metallpunkt, da das Metall der Sohn der Erde ist. Daher ist Lì Duì (Ma 45), der das Metall und seine Trockenheit leitet, erster Sedierungspunkt des Magenmeridians – man verwendet ihn auch, um einen aufgewühlten Magen nach einer durchzechten Nacht zu beruhigen und einen Trinker, zumindest vorübergehend, „trocken zu machen".

Der zweite Sedierungspunkt eines Meridians ist jener Punkt, der dem übernächsten Element im Sheng-Zyklus zugeordnet ist. Nach dem Gesetz von Großmutter und Enkel mindert er die Energiefülle eines Organs (das in diesem Falle die Großmutter ist), indem er nach Energieübergang im nachfolgenden Teil des Shéng-Zyklus (über die Tochter zum Enkel) anregt. Der zweite Sedierungspunkt eines Feuermeridians ist der Metallpunkt, da das Metall der Enkel des Feuers ist. Daher ist Líng Dào (H 4), der das Metall und seine Trockenheit leitet, zweiter Sedierungspunkt des Herzmeridians. Der zweite Sedierungspunkt eines Erdmeridians ist der Wasserpunkt, da das Wasser der Enkel der Erde ist. Daher ist Nèi Tíng (Ma 44), der das Wasser und seine Kälte leitet, zweiter Sedierungspunkt des Magenmeridians – man verwendet ihn auch, um die Kiefer „zu vereisen".

8. Stundenpunkte

Jeder der zwölf Organmeridiane hat einen Stundenpunkt (s. Tab. 3.9). Dieser ist der Shu- oder Leitungspunkt, der dem gleichen Element zugeordnet ist wie der Meridian, auf dem sich der Punkt befindet. So ist z. B. auf dem Gallenblasenmeridian, der dem Element Holz zugeordnet ist, Zú Lín Qì (G 41) der Stundenpunkt, da er die Qualität des Elements Holz auf einem dem Holz zugeordneten Meridian vermittelt. Die Stundenpunkte werden während der dem Meridian entsprechenden ersten oder zweiten Hauptzeit (s. S. 6, Organuhr) gestochen oder gemoxt, um den Meridian und das ihm zugeordnete Organ zu stärken. Stundenpunkte sind Tonisierungspunkte, die nur während der Hauptzeiten ihre volle Wirkung entfalten.

Xì Xué (Spaltenpunkte)

Das Zeichen **Xì** bedeutet Spalt, Zwischenraum, Riss, Lücke, Kluft, Zwiespalt und Gelegenheit. Nach traditioneller Vorstellung sind die Xì Xué Zwischenräume oder tiefe Spalten zwischen Knochen, Sehnen und Muskeln, in denen sich das Qì sammelt, die aber auch bei einer plötzlich auftretenden Füllestörung einen Überschuss an Qì aufzunehmen vermögen. Bei Energiestau lässt sich das Qì eines Meridians vom Spaltenpunkt aus rasch aktivieren. Die Spaltenpunkte werden in der Akupunktur vor allem zur Behandlung von akuten Erkrankungen im Bereich eines Meridians und

▶ **Tab. 3.9** Die zwölf Organmeridiane: ihre Hauptzeiten und Stundenpunkte.

Meridian	erste Hauptzeit	Stundenpunkt	
Gallenblase	23–1 h	Zú Líu Qì (G 41), Holzpunkt des Holzes	Yáng
Leber	1–3 h	Dà Dun (Le 1), Holzpunkt des Holzes	Yin
Lunge	3–5 h	Jing Qú (Lu 8), Metallpunkt des Metalls	Yin
Dickdarm	5–7 h	Shàng Yáng (Di 1), Metallpunkt des Metalls	Yáng
Magen	7–9 h	Zú San Lǐ (Ma 36), Erdpunkt der Erde	Yáng
Milz-Pankreas	9–11 h	Tài Bái (MP 3), Erdpunkt der Erde	Yin
Herz	11–13 h	Shào Fǔ (H 8), Feuerpunkt des Feuers	Yin
Dünndarm	13–15 h	Yáng Gǔ (Dü 5), Feuerpunkt des Feuers	Yáng
Blase	15–17 h	Tong Gǔ (B 66), Wasserpunkt des Wassers	Yáng
Niere	17–19 h	Yin Gǔ (N 10), Wasserpunkt des Wassers	Yin
Herzhülle	19–21 h	Láo Gong (HH 8), Feuerpunkt des Feuers	Yin
San Jiao	21–23 h	Zhi Gou (SJ 6), Feuerpunkt des Feuers	Yáng

seines zugeordneten Organs verwendet. Bei einer akuten Störung, die durch eine Energiefülle (Shi) bedingt ist, wird der Spaltenpunkt des entsprechenden Meridians bei der Akupunktur durch kräftige manuelle Stimulation sediert.

Jeder Organmeridian hat einen Spaltenpunkt. Zusätzlich gibt es auf dem Blasen-, Nieren- und Gallenblasenmeridian noch vier Xì Xué für die Wundermeridiane Yáng Qiao und Yin Qiao Mài, Yáng Wéi und Yin Wéi Mài (s. Tab. 3.10). Mit Ausnahme von Liáng Qiu (Ma 34), Jin Mén (B 63) und Shuìquan (N 5) befinden sich die Spaltenpunkte auf den Unterschenkeln und Unterarmen – an Stellen, wo „Blut und Qì ganz nahe zusammenkommen".

Viele Spaltenpunkte fördern die Durchblutung und wirken wärmend. Man fühlt sich entspannt und gleichzeitig belebt und wach. Sie bringen das Qì in Fluss – man nimmt verstärkt das Strömen von Blut und Energie im Körper wahr – und geben Kraft.

Einige Spaltenpunkte – wie z.B. Xi Mén (HH 4) – nehmen die Angst. Bei anderen – wie z.B. Zhong Du (Le 6) und Yǎng Lǎo (Dü 6) – fühlt man sich beschützt, geborgen und glücklich. Bei Wen Liù (Di 7) fühlt man sich „von einer weißen Energiehülle umgeben und von einer sanften Strömung getragen", bei Yin Xi (H 6) empfindet man tiefes Wohlgefühl.

Jiao Huì Xué (Kreuzungspunkte)

Jiao Huì Xué sind alle Meridianpunkte, an denen sich zwei oder mehr Meridiane kreuzen. Sie sind in der Regel dem Organmeridian zugeordnet, auf den sie die stärkere Wirkung haben. In manchen Fällen wirken sie auf beide der sich kreuzenden Meridiane gleich stark. So hat z.B. Huán Tiào (G 30) sowohl eine ausgeprägte Wirkung auf den Gallenblasen- als auch auf den Blasenmeridian.

Jiao Huì Xué bewirken einen Energieausgleich zwischen den sich kreuzenden Meridianen und werden in diesem Sinne verwendet. Deshalb werden sie auch Reunions- oder **Vereinigungspunkte** genannt.

Die Wundermeridiane Yin Qiao und Yáng Qiao Mài, Yin Wéi und Yáng Wéi Mài, Dài Mài und Chong Mài haben keine eigenen Punkte; ihre Punkte sind immer Kreuzungspunkte mit Organmeridianen und werden nach diesen benannt (s. S. 7).

► **Tab. 3.10** Die sechzehn Xi Xué (Spaltenpunkte) der Organmeridiane und der Wundermeridiane.

Meridian	Xì Xué (Spaltenpunkt)
Gallenblase	Wài Qiu (G 36)
Leber	Zhong Du (Le 6)
Lunge	Kǒng Zuì (Lu 6)
Dickdarm	Wen Liù (Di 7)
Magen	Liáng Qiu (Ma 34)
Milz-Pankreas	Dì Ji (MP 8)
Herz	Yin Xi (H 6)
Dünndarm	Yǎng Lǎo (Dü 6)
Blase	Jin Mén (B 63)
Niere	Shuì Quan (N 5)
Herzhülle	Xi Mén (HH 4)
San Jiao	Huì Zong (SJ 7)
Yáng Qìao Mai	Fu Yáng (B 59)
Yin Qìao Mai	Jiao Xin (N 8)
Yáng Wéi Mài	Yáng Jiao (G 35)
Yin Wéi Mài	Zhú Bin (N 9)

▶ **Tab. 3.11** Ba Huì Xué – die Acht Meisterpunkte der Organsysteme und Gewebe.

Organsystem oder Gewebe	Meisterpunkt
Yin-Organe	Zàng Huì – Zhang Mén (Le 13)
Yáng-Organe	Fu Huì – Zhong Wăn (Rèn 12)
Atmungsorgane	Qì Huì – Shàn Zhong (Rèn 17)
Blutgefäße	Mai Huì – Tài Yuan (Lu 9)
Blut	Xuè Huì – Gé Shu (B 17)
Knochen	Gu Huì – Dà Zhù (B 11)
Knochenmark	Sui Huì – Xuán Zhong (G 39)
Muskeln und Sehnen	Jin Huì – Yáng Líng Quán (G 34)

Ba Huì Xué – Acht Meisterpunkte der Organsysteme und Gewebe

Das Zeichen **Xué** bedeutet Akupunkturstelle, **Ba** heißt acht und **Huì** bedeutet Zusammenkunft, Versammlung, Bund, Gesellschaft; Hauptstadt einer Provinz; verstehen, begreifen, erfassen und können. Die Zusammensetzung **Huì Xué** bedeutet auch Kreuzungspunkt – eine Stelle, wo zwei oder mehr Kanäle sich kreuzen.

Nach traditioneller Vorstellung sind die acht Meisterpunkte Konzentrationsstellen des Qì der entsprechenden Organsysteme und Gewebe (s. Tab. 3.11). Eine Schwäche oder Erkrankung in einem Organsystem oder Gewebe wird über den entsprechenden Meisterpunkt in Kombination mit lokalen und spezifischen Punkten behandelt.

Ba Mài Jiao Huì Xué – Meisterpunkte der Acht Wundermeridiane

In der englischen Literatur werden sie als **Confluent Points of the Eight Extra Channels** bezeichnet – als Punkte, an denen das Qì der Wundermeridiane und der Organmeridiane zusammenfließt und miteinander kommuniziert. In den deutschen Texten werden sie auch **Schlüsselpunkte**, **Kardinalpunkte** oder **Einschaltpunkte** genannt. Die Schlüsselpunkte befinden sich auf den Organmeridianen im Bereich der Hand- und Fußgelenke. Mit Ausnahme von Shén Mài (B 62) und Zhào Hăi (N 6) liegen sie nicht im Verlauf des von ihnen aktivierten Wundermeridians[2]. Ihre größte Wirksamkeit als Meisterpunkt entfalten sie, wenn man sie zu Beginn oder am Ende einer Behandlung sticht (s. Tab. 3.12).

Die Wundermeridiane bilden Energiereservoire, deren Verbindung zum Energiekreislauf der zwölf Organmeridiane durch Verspannungen von Körper und Geist manchmal verloren geht. Die Meisterpunkte aktivieren den Fluss des Qì in den Wundermeridianen und erschließen das Qì der Wundermeridiane für den Energiekreislauf in den Organmeridianen.

2 Die Wundermeridiane mit eigenen Punkten – Rèn Mài und Du Mài – werden in diesem Buch beschrieben. Die anderen sechs Wundermeridiane ohne eigene Punkte werden beschrieben in Eckert A: Acht Wundermeridiane. Psychische und physische Funktionen der Acht Außerordentlichen Gefäße der traditionellen Chinesischen Medizin. Wien: DAO Verlag; 2005.

▶ Tab. 3.12 Ba Mài Jiao Huì Xué – die Acht Meisterpunkte der Wundermeridiane.

Wundermeridian	Meisterpunkt
Du Mài	Hòu Xi (Dü 3)
Rèn Mài	Liè Que (Lu 7)
Yin Qiao Mai	Zhào Hăi (N 6)
Yáng Qiao Mài	Shén Mài (B 62)
Yáng Wéi Mài	Wài Guan (SJ 5)
Yin Wéi Mài	Nèi Guan (HH 6)
Chong Mài	Gong Sun (MP 4)
Dài Mài	Zú Lín Qì (G 41)

Die Meisterpunkte der Acht Regionen

Diese Punkte haben, neben ihren sonstigen Indikationen, eine heilende Wirkung auf die acht Körperregionen. Eine Schwäche oder Erkrankung in einem Körperbereich wird über den entsprechenden Meisterpunkt in Kombination mit lokalen und spezifischen Punkten behandelt (s. Tab. 3.13).

Tian Chuang Xué – Fenster zum Himmel

Fenster zum Himmel (s. Tab. 3.14) gleichen die Energie zwischen Kopf und Körper, zwischen Denken und Fühlen, zwischen linker und rechter Gehirnhemisphäre aus. Sie öffnen den Energiefluss durch Hals und Nacken und wirken der immer häufiger werdenden Energietrennung von Kopf und Körper entgegen. Sie geben ein rundes Ganzkörpergefühl, man fühlt sich wohlig, ausgeglichen und ruhig.

Die Gedankentätigkeit lässt nach und pendelt sich in der Gegenwart ein. Das Hintergrundrauschen des inneren Kommentators und Kritikers wird leiser oder verstummt ganz. Die Gedanken kommen zum Stillstand, der Kopf wird angenehm dunkel und leer, man gibt sich mehr den Gefühlen und Empfindungen hin.

Die meisten Fenster zum Himmel liegen im Bereich von Hals und Nacken. Sie helfen bei Verspannungen im Nacken und bei Erkrankungen im Halsbereich.

Die Fenster zum Himmel am hinteren Schädelrand – Tian Zhù (B 10) und Feng Chí (G 20) – sind wichtige Schleusen der Energie: Im Kopfbereich gestautes Qì kann über die Meridiane der Blase und Gallenblase abfließen. Tian Zhù und Feng Chí helfen daher bei Kopfschmerzen und Migräne, Spannungsgefühl in den Augen, verschwommenem Sehen und Kurzsichtigkeit.

▶ **Tab. 3.13** Die Meisterpunkte der Acht Regionen.

Körperbereich	Meisterpunkte	
Kopf und Gesicht	Hé Gŭ (Di 4)	Băi Huì (Du 20)
		Shén Tíng (Du 24)
Hinterkopf und Nacken	Liè Que (Lu 7)	Nào Huì (Du 17)
		Dà Zhui (Du 14)
Rücken	Kun Lún (B 60)	Shén Dào (Du 11)
		Jĭ Zhong (Du 6)
Lenden und Gesäß	Wĕi Zhong (B 40)	Mìng Mén (Du 4)
		Cháng Qiáng (Du 1)
Becken und Unterbauch	San Yin Jiao (MP 6)	Huì Yin (Rèn 1)
		Shí Mén (Rèn 5)
Bauch	Zú San Lĭ (Ma 36)	Guan Yuán (Rèn 4)
		Zhong Wăn (Rèn 12)
Oberbauch	Nèi Guan (HH 6)	Zhong Wăn (Rèn 12)
		Jiu Wĕi (Rèn 15)
Brust	Nèi Guan (HH 6)	Jiu Wĕi (Rèn 15)
		Shàn Zhong (Rèn 17)

▶ **Tab. 3.14** Tian Chuang Xué – die Himmelsfenster.

Die Himmelsfenster und ihre Namen	
Rèn Yíng (Ma 9)	Den Menschen entgegenkommen
Fú Tu (Di 18)	Unterstützt den Kamin
Tian Chuang (Dü 16)	Fenster zum Himmel
Tian Róng (Dü 17)	Der Himmel erlaubt es
Tian Yŏu (SJ 16)	Fenster zum Himmel
Feng Chí (G 20)	Teich des Winds
Tian Zhù (B 10)	Säule des Himmels
Tian Fŭ (Lu 3)	Palast des Himmels
Tian Chí (HH 1)	Himmlischer Weiher

4 Das Auffinden der Punkte

Akupressur- oder Akupunkturpunkte sind fühlbare Vertiefungen oder Eindellungen der Körperoberfläche, die man mit einiger Praxis leicht lokalisieren kann. Viele Punkte befinden sich an markanten Körperstellen, wie z. B. am äußeren Ende der Augenbraue (SJ 22), am inneren oder äußeren Ende einer Gelenkbeugefalte (Le 8, Di 11), am Ende einer Hautfalte (Dü 3), in der Nabelmitte (Rèn 8), direkt über dem Oberrand der Symphyse (Rèn 2) oder unterhalb der Spitze eines Dornfortsatzes.

Die Mehrzahl der Punkte aber liegt in einer bestimmten, genau definierten Entfernung zu anatomisch leicht zu erkennenden Körperstellen. Manche Punkte werden auch durch die Entfernung zu einem anderen Punkt lokalisiert. Um Entfernungen am Körper abzumessen, wird in der Chinesischen Medizin das Körperzoll oder cun verwendet.

4.1 Das Körperzoll oder cun

Das **cun** ist ein individuelles Körpermaß. Ein cun ist die Entfernung zwischen den Beugefalten des mittleren Glieds des Mittelfingers bei geringer Beugung, oder auch die Breite der Basis des distalen Daumenglieds. Abstände zwischen anatomisch markanten Körperstellen werden in der Chinesischen Medizin in cun und fen angegeben. Das **fen** ist ein Zehntel des cun.

Das an der Hand des Patienten ermittelte cun wird verwendet, um Punkte an den Armen und Beinen, am Rücken und am Kopf zu lokalisieren. Die cun-Angaben am Bauch und auf der Brust stimmen bei schlankem Körperbau mit dem Hand-cun überein. Bei körperlicher Fülle wird das cun am Bauch und auf der Brust länger und proportional zu den anatomischen Gegebenheiten ermittelt (s. Abb. 4.1).

Am Kopf beträgt der Abstand vom vorderen zum hinteren Haaransatz in der Mittellinie 12 cun, der Abstand von den Augenbrauen zum vorderen Haaransatz 3 cun. Am Hinterkopf misst man zwischen den Warzenfortsätzen 9 cun. Bei entspanntem Nacken ist der Dornfortsatz des siebten Halswirbels 3 cun von der hinteren Haarlinie entfernt.

Am Rücken beträgt der Abstand von der Mittellinie zur Innenkante des Schulterblattes normalerweise 3 cun.

Am Brustkorb beträgt der Abstand vom vorderen Ende der Achselfalte zur Spitze der elften Rippe 12 cun. Die Brustwarzen liegen bei Männern und bei Frauen mit kleinen Brüsten auf der Medioklavikularlinie, 4 cun von der vorderen Mittellinie entfernt. Bei Frauen mit großen, seitlich stehenden Brüsten orientiert man sich bei den Punkten des Magen- und des Milz-Pankreas-Meridians an der Brustwarze.

Am Oberbauch beträgt der Abstand von der Basis des Schwertfortsatzes zur Nabelmitte 8 cun. Am Unterbauch beträgt der Abstand vom Oberrand der Symphyse zur Nabelmitte 5 cun.

Am Oberschenkel misst man vom herausragendsten Punkt des Trochanter major zur Mitte der Kniescheibe 19 cun, vom Oberrand der Symphyse zum medialen Epikondylus des Oberschenkelknochens 18 cun. Am Unterschenkel beträgt der Abstand von der Mitte der Kniescheibe zur Spitze des Außenknöchels 16 cun, der Abstand vom Unterrand des medialen Kondylus des Schienbeins zur Spitze des Innenknöchels 13 cun.

Am Oberarm beträgt der Abstand vom vorderen Ende der Achselfalte zur Beugefalte des Ellbogengelenks 9 cun. Die Distanz von der Beugefalte des Ellbogengelenks zu der des Handgelenks beträgt 12 cun.

Die Breite der Hand beträgt in Höhe der proximalen Fingergelenke 3 cun (s. Abb. 4.2). Die Breite des Zeige- und Mittelfingers beträgt 15 fen oder 1,5 cun (s. Abb. 4.3).

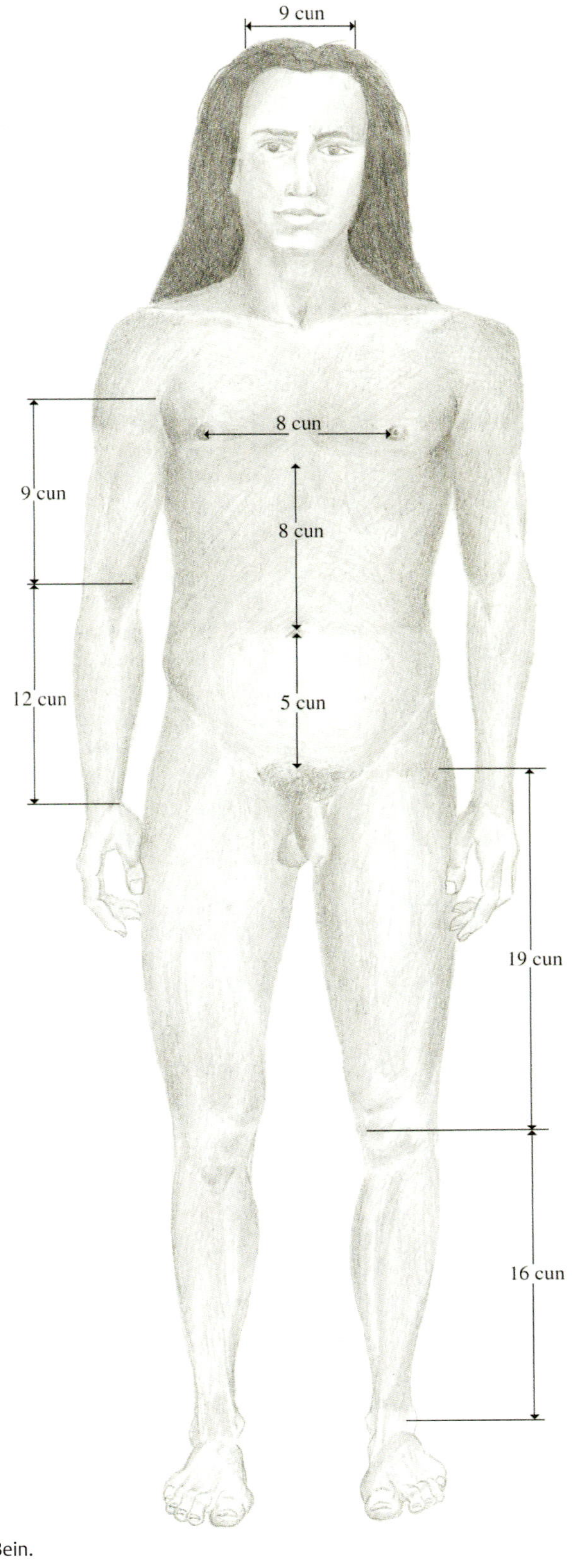

▶ **Abb. 4.1** Cun-Angaben am Kopf, am Bauch, am Arm und am Bein.

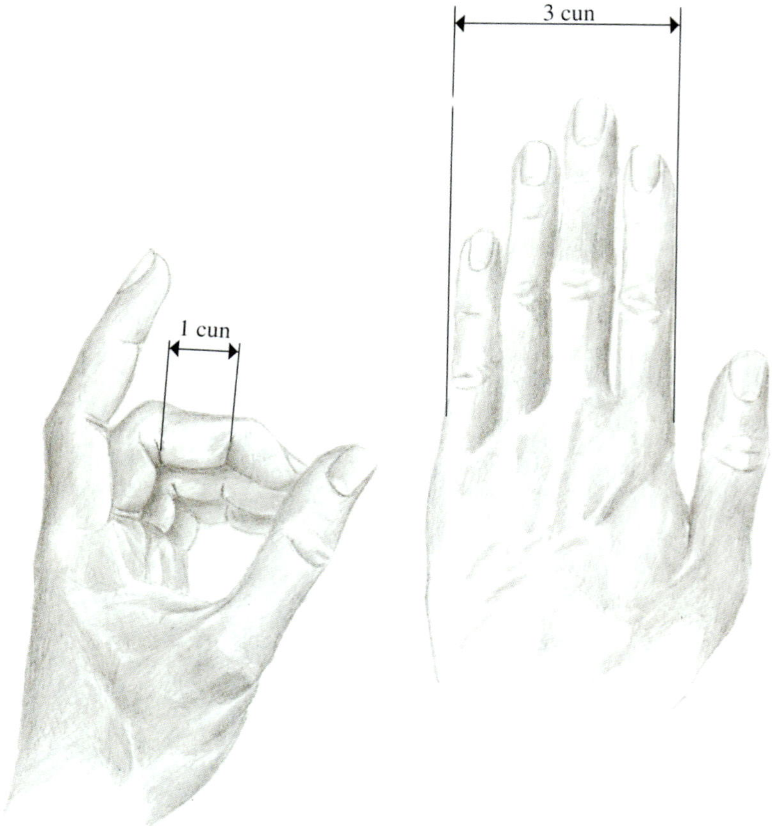

► **Abb. 4.2** Cun-Angabe für die Breite eines Fingerglieds und die Breite der Hand.

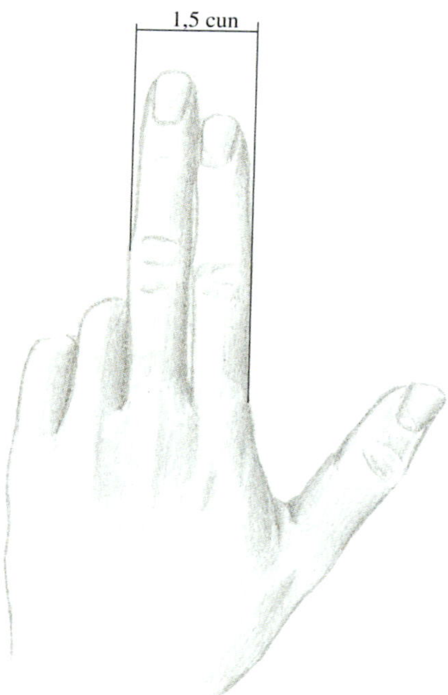

► **Abb. 4.3** Cun-Angabe für die Breite des Zeige- und Mittelfingers.

5 Meridianmassage und Akupressur

5.1 Formen der Akupressur

Akupressur ist die Berührung einer genau lokalisierten Stelle der Haut, die sich durch eine erhöhte elektrische Leitfähigkeit auszeichnet (s. S. 11). Die einfachste Form der Akupressur ist leichter, mittlerer oder fester Druck mit der Fingerkuppe des Daumens, Zeige- oder Mittelfingers auf den Akupressurpunkt. Die nötige Druckstärke ist bei verschiedenen Punkten recht unterschiedlich. Sie wird in diesem Buch auf einer Skala von 1 bis 10 angegeben:
Druckstärke 1 = ganz leichte Berührung des Punkts mit der Fingerkuppe, meist mit Zeige- oder Mittelfinger; das Gewicht des Armes darf keinen Druck ausüben. Diese Druckstärke wird bei Punkten angewandt, bei denen das Qì sehr oberflächlich fließt und bei denen man den Qì-Fluss sogar behindern würde, wenn man fest drückt. Beispiele für solche Punkte sind Tóng Zî Liáo (G 1), Chong Mén (MP 12) und Zhào Hâi (N 6).
Druckstärke 2–3 = leichter Druck mit der Fingerkuppe, meist mit Zeige- oder Mittelfinger; das Gewicht des Armes darf einen sanften Druck ausüben. Beispiele für Punkte mit dieser Druckstärke sind Ting Huì (G 2) oder Xíng Jian (Le 2).
Druckstärke 4–5 = mittlerer Druck mit der Fingerkuppe, meist mit dem Daumen, aber auch mit Zeige- oder Mittelfinger. Beispiele für Punkte mit dieser Druckstärke sind Tài Chong (Le 3) oder San Yin Jiao (MP 6).
Druckstärke 6–8 = fester und tiefer Druck mit dem Daumen. Beispiele für Punkte mit dieser Druckstärke sind Feng Shì (G 31) und Tian Shu (Ma 25).
Druckstärke 9–10 = fester und tiefer Druck mit dem Ellbogen. Ein Beispiel für einen Punkt mit dieser Druckstärke ist Huán Tiào (G 30).

Die hier in diesem Buch angegebenen Druckstärken sind Richtwerte. Die Druckstärke ist bei den einzelnen Punkten von Mensch zu Mensch verschieden – und bei jedem Menschen auch zu bestimmten Zeiten verschieden, je nachdem ob in dem Punkt gerade Leere oder Fülle an Qì vorhanden ist. Akupressur bei Leere wird als angenehm empfunden, Akupressur bei Fülle ist eher unangenehm und manchmal schmerzhaft. Wenn das Qì in einem Punkt blockiert ist, ist er schon bei leichter Berührung druckempfindlich. Er heißt dann Á Shì Xué – druckschmerzhafter Punkt. Diese Punkte werden bevorzugt genadelt, um die Blockade aufzulösen und das Qì wieder zum Weiterfließen zu bringen. Da die Akupunktur dieser Punkte auch meist schmerzhaft ist, ist es für den Klienten von Vorteil, wenn der druckschmerzhafte Punkt vor dem Nadeln ein oder zwei Minuten lang akupressiert oder mit kreisenden Bewegungen massiert wird, um Spannung aus dem Punkt zu nehmen. Die darauf folgende Akupunktur ist deutlich weniger oder sogar überhaupt nicht schmerzhaft.

Den Qì-Fluss kann man als ein Strömen oder Ziehen in der Fingerkuppe spüren, das sich nach und nach auf die ganze Hand, den Arm und andere Körperbereiche ausbreiten kann. Bei den meisten Punkten wird der Druck vertikal von der Hautoberfläche in die Tiefe gerichtet, um einen bestmöglichen Energiefluss zu erzielen. Druckrichtung, die nicht vertikal, sondern schräg in eine bestimmte Richtung erfolgt, wird in diesem Buch angegeben. Es ist Sache des Fingerspitzengefühls, die Druckstärke bei einem bestimmten Punkt herauszufinden, bei dem das Qì am besten fließt. Manche Punkte, wie z. B. die Jîng- oder Brunnen-Punkte (s. S. 17), werden, je nach Situation, leicht bis fest mit dem Fingernagel gedrückt.

Bei der Druckstärke ist zu beachten, dass leichtes und eher kurzes Drücken tonisierend, festes und eher langes Akupressieren sedierend wirkt.

Die Dauer der Akupressur eines bestimmten Punktes hängt ebenfalls von der Erfahrung und dem Fingerspitzengefühl des Therapeuten ab; es ist nicht von Vorteil, eine Akupressurdauer in Sekunden oder Minuten anzugeben. Grundsätzlich kann aber gesagt werden, dass eine eher kurze Akupressurdauer für die Anregung des Qì-Flusses meist ausreichend ist, sich aber die psychische Bedeutung eines Punktes erst bei längerem Druck erschließt. Solange Qì in einem Punkt fließt, fühlt es sich spannend und interessant an, man spürt, dass etwas Wesentliches passiert. Wenn der Qì-Ausgleich abgeschlossen ist, fühlt es sich nichtssagend und langweilig an – Langeweile ist Abwesenheit von Qì.

Unter Meridianmassage versteht man eine Akupressur, die den Fluss des Qì in den Meridianen anregt und fördert und den Energiefluss in den Meridianabschnitten wieder herstellt, in welchen er durch Verspannungen und Verhärtungen des Bindegewebes und der Muskelfaszien vermindert, verlangsamt, blockiert oder ganz unterbrochen ist.

Wie das Strömen des Wassers in einem Fluss durch einen Damm oder ein großes Hindernis verlangsamt, vermindert oder ganz aufgestaut werden kann, sich flussabwärts nur ein Rinnsal und ein Überlauf findet und die umliegenden Landstriche von Austrocknung bedroht sind, staut sich das Qì im verhärteten Bindegewebe und in angespannter Muskulatur. Vor allem zwischen miteinander verklebten Faszien benachbarter Muskeln und im Bereich der Gelenke finden sich häufig Blockadestellen des Qì. Bei körperlichen Fehlhaltungen, die fast immer durch Verkürzungen, Verhärtungen und Verklebungen bestimmter Muskeln und Muskelgruppen – und durch Überdehnung oder Erschlaffung der Antagonisten – bedingt sind, werden meist weite Meridianabschnitte, das umliegende Gewebe und in der Folge oft auch die dazugehörigen inneren Organe nicht genügend mit Qì versorgt.

Wird der Qì-Fluss in einem Meridian durch Verspannungen und Haltungsschäden behindert oder ganz unterbrochen, ist auch häufig der im Großen Kreislauf nachfolgende Meridian kaum mit Qì versorgt. So vermindern z. B. Verspannungen im Nacken und im Rücken, im Gesäß, an der Rückseite der Oberschenkel und in den Kniebeugen nicht nur den Energiefluss im Blasenmeridian, sondern auch das für Gesundheit und Vitalität unerlässliche Qì in der Blase, der Niere und im Nierenmeridian. Bei längerem Fortbestehen von Blockaden im Bereich des Blasenmeridians werden die Harn- und Geschlechtsorgane anfällig für Funktionsstörungen und Infektionen; Regelstörungen, Blasenentzündungen, Nierensteine, Geschlechtskälte und Impotenz können die Folge sein; die Lebenslust schwindet und macht leichter Erschöpfbarkeit und chronischer Müdigkeit Platz (s. Kap. 8.9, Akupressur und Akupunktur des Blasenmeridians). Später weitet sich der Energiemangel auch auf nachfolgende Meridiane und Organe wie die Herzhülle und den Dreifachen Erwärmer aus.

Es ist daher sinnvoll, die Meridiane in ihrem zyklischen Zusammenhang zu massieren[3], von einem Meridian mit Energiefülle zu einem Meridian mit Energieleere, vom Überschuss zum Mangel. Auf diese Weise gleicht man Fülle und Leere der einzelnen Meridiane und Organe untereinander aus und kann so den Boden für eine wirksame Akupressur- und Akupunkturbehandlung bereiten.

Die verschiedenen Techniken der Meridianmassage sind vielfältig und komplex und können nicht leicht in einem Buch dargestellt werden. Die chinesische Form der Meridianmassage wird als **Tui Ná** bezeichnet, die japanische unter dem Begriff **Shiatsu** zusammengefasst. Um Meridianmassage zu erlernen, ist es erforderlich, sich einen persönlichen Lehrer zu suchen und an entsprechenden Seminaren teilzunehmen.

[3] Im idealen Fall wird der Qì-Fluss in den Meridianen durch körperliche oder geistige Übungen bereits vor der Meridianmassage angeregt. Übungen zur Aktivierung der einzelnen Meridiane finden Sie in „Das heilende Tao" [27], Anleitungen für eine umfassende Körperkräftigung in „Traumkörper durch Tao Training" [28].

5.2 Der Wirkungsbereich der Akupressur

Die Hauptanwendungsgebiete der Akupressur sind leichte Schmerzen und Beeinträchtigungen des körperlichen und seelischen Wohlbefindens. Im Allgemeinen sprechen vegetativ-funktionale Störungen und psychische Beschwerden besser als leichte organische Erkrankungen auf Akupressur an. Bei schon eingetretenen organischen Veränderungen, wie sie z.B. eine Bronchitis, ein Ekzem oder eine Lymphknotenschwellung darstellen, ist die Akupunktur weitaus wirksamer und daher vorzuziehen.

Die häufigsten Indikationen für Meridianmassage und Akupressur sind im körperlichen Bereich Kopfschmerzen und Migräne, Zahnschmerzen, Schnupfen und Husten, Verspannungen und Schmerzen im Nacken, in den Schultern und am Rücken, Ischias und Hexenschuss, Regelbeschwerden und Geschlechtskälte, Verdauungsstörungen wie Verstopfung, Übelkeit, Brechreiz und Seekrankheit, und Notfälle wie Atemnot, Schwindel, Ohnmacht und Kreislaufkollaps.

Im psychischen Bereich hilft Akupressur vor allem bei innerer Unruhe und Nervosität, Schlaflosigkeit, Lampenfieber und Prüfungsangst, Konzentrationsschwäche, Reizbarkeit, Missmut und Freudlosigkeit, Erschöpfung, Stress und mangelnder Antriebsdynamik.

Meridianmassage und Akupressur sind aber nicht nur geeignet, leichtere Schmerzen und Beschwerden zu lindern und zu heilen. Meridianmassage und Akupressur können uns auch einen Zugang zur Innenwelt eröffnen, einen Zugang zu Bereichen des Geistes und der Seele, die sich uns sonst nur in tief entspannten Momenten, in Träumen und in Trancezuständen eröffnen und die unserem Alltagsbewusstsein normalerweise verborgen sind. Die Akupressurpunkte und Meridiane stellen eine Landkarte der Seele auf der Oberfläche des Körpers dar, die es uns ermöglicht, ganz unterschiedliche Teile unseres Selbst kennen zu lernen. Bei manchen Punkten tauchen Erinnerungen unserer persönlichen Geschichte auf, die manchmal bis in unsere frühe Kindheit zurückreichen, bei anderen haben wir schamanistische Visionen und mystische Erfahrungen, bei wieder anderen tauchen wir in Archetypen des kollektiven Unbewussten ein, ähnlich wie es Carl Gustav Jung beschrieben hat.

6 Moxibustion

Moxa ist getrockneter **Beifuß**, lateinisch **Artemisia vulgaris.** Moxibustion ist das Abbrennen von Moxa auf Akupunkturpunkten.

In Europa wird der Beifuß als Unkraut betrachtet, in der chinesischen Kräuterheilkunde hat er einen großen Stellenwert: Schon das Huáng Dì Nèi Jing, das klassische Lehrbuch des Gelben Kaisers, empfiehlt Moxibustion bei Erkrankungen durch Kälte und Feuchtigkeit und bei allen Krankheiten und Störungen, die durch einen Zustand der Energieleere, durch einen Mangel an Qì in einem Organ und seinem Meridian entstehen.

Das Abbrennen von Moxa auf einem Akupunkturpunkt erwärmt den zugehörigen Meridian, belebt das Yáng und fördert die Durchblutung und den Fluss des Qì. Dadurch eignet sich Moxa auch vorzüglich zur Vorbeugung gegen viele Krankheiten, vor allem in den kalten Jahreszeiten, im Herbst und im Winter. Neueren Untersuchungen in Japan zufolge regt Moxa auch die Bildung von Antikörpern an.

Die wichtigsten Indikationen für Moxibustion sind Kältegefühl, Schwäche und Erschöpfung, niedriger Blutdruck, Depressionen und alle chronischen Leiden, die einen Yin-Charakter haben und durch eine Schwäche der Lebensenergie in dem betreffenden Organ entstehen. So sind z. B. chronischer Husten und Asthma bronchiale vom Leeretyp, chronische Durchfälle und atonische Verstopfung, Muskelschwäche und Paresen, chronische Rücken- und Ischiasschmerzen bei Energieleere im Blasenmeridian, Geschlechtskälte und Impotenz häufige Anwendungsgebiete für Moxibustion.

Vorzugsweise wählt man dafür allgemeine Tonisierungspunkte, die entsprechenden Mu Xué und Shu Xué und den Feuerpunkt des geschwächten Organs, da dieser die Kraft des Feuers am besten leitet. So würde man z. B. bei atonischer Verstopfung und einer Energieleere im unteren Wärmer – neben allgemein tonisierenden Punkten wie Qu Chì (Di 11), Zhong Wăn (Rèn 12) und Qì Hăi (Rèn 6) – San Jiao Shu (B 22), den Shu Xué, Shí Mén (Rèn 5), den Mù Xué, und Zhi Gou (SJ 6), den Feuerpunkt des Dreifachen Erwärmers moxen.

Bei Krankheiten mit Yáng-Charakter ist Moxa kontraindiziert: Bei Fieber, akuten Entzündungen und Infektionen, allen Arten von Blutungen, auch während der Regel, bei hohem Blutdruck, Nervosität, Erregungszuständen und Schlaflosigkeit darf Moxibustion nicht angewandt werden. In der Nähe des Herzens und auf den Meridianen des Herzens und der Hülle des Herzens darf nur nach gründlicher Diagnose bei Energieleere im Herzen gemoxt werden, da es sonst zu Feuerfülle mit Herzdruck und Herzstichen kommen kann. Punkte am Schädel und im Gesicht werden im Allgemeinen nicht gemoxt, vor allem nicht in der Nähe der Schleimhäute und auf allen Punkten, die auf die Nase, das Geruchsvermögen und das Herz wirken, wie z. B. Wŭ Chù (B 5) und Chéng Guang (B 6). Im Sommer und bei Hitze moxt man nur bei eindeutigem Energiemangel und Schwächezustand.

6.1 Direkte Moxibustion

Bei der direkten Moxibustion wird ein Moxakegel auf die Haut gelegt und an der Spitze angezündet. Man lässt die Kegel nur so weit herunterbrennen, bis aus der Wärmeempfindung ein unangenehmes Hitzegefühl zu werden beginnt. Dann entfernt man rasch den Kegel. Meist entsteht eine Rötung der Haut.

Wartet man zu lange mit dem Entfernen des Kegels, entsteht eine Brandblase, die zu einer Narbe führen kann. Dadurch wird die Energieleitfähigkeit des Punkts zerstört oder zumindest stark beeinträchtigt. Es ist auch aus kosmetischen und forensischen Gründen ratsam, keine Narben zu hinterlassen. Im in dieser Beziehung wenig zimperlichen China lässt man, vor allem bei schwer zu behandelnden Erkrankungen wie Diabetes mellitus, das Moxa häufig ganz herunterbrennen, um durch die Brandblase eine dauerhaftere Wirkung zu erzielen.

6.2 Indirekte Moxibustion

Bei der indirekten Methode wird der Moxakegel auf eine 1–5 mm dicke Scheibe aus hitzedämmendem Material gelegt. Traditionell werden dazu **Ingwer**- oder **Knoblauchscheiben** von 1–2 cm Durchmesser verwendet. Wenn der Patient am Akupunkturpunkt ein Hitzegefühl zu verspüren beginnt, wird die Ingwerscheibe mit dem Moxakegel zum nächsten Punkt verschoben. In den meisten Fällen werden die ausgewählten Punkte bei einer Behandlung einige Male hintereinander erhitzt, um eine deutliche Wirkung zu erzielen.

Bei Shén Què (Rèn 8), der als allgemeiner Tonisierungspunkt häufig gemoxt wird, wird auch oft Salz als Unterlage verwendet: Der Nabel wird mit **Salz** gefüllt und darauf der Moxakegel gelegt.

Eine Form der indirekten Moxibustion ist das Anwärmen von Punkten und Meridianen mittels der **Moxazigarre**. Man zündet die Moxazigarre an einem Ende an und hält das glimmende Ende etwa 5–10 mm über den Punkt, bis ein deutliches Hitzegefühl auftritt. Dann entfernt man die Moxazigarre wieder, lässt den Punkt etwas abkühlen und wiederholt den Vorgang einige Male. Der Vorteil der Moxazigarre gegenüber den Kegeln liegt darin, dass man mit der Zigarre den Meridianverlauf knapp über der Haut entlang streichen kann, wodurch der Qì-Fluss in einem Meridian wirksamer angeregt wird als durch das Erwärmen von einzelnen Punkten.

7 Akupunktur

Die Techniken der Akupunktur wurden schon genügend oft beschrieben. Dem habe ich nichts Neues hinzuzufügen. Die Anwendung der in diesem Buch beschriebenen Indikationen setzt Erfahrung im Umgang mit den Nadeln voraus. Für eine detaillierte Beschreibung der vier Untersuchungsmethoden und der acht diagnostischen Kategorien der Traditionellen Chinesischen Medizin, der verschiedenen Formen der Akupunkturnadeln, der Stichtechniken, der tonisierenden und sedierenden Methoden der Akupunktur, des De Qì-Gefühls, der Reaktionsformen auf die Akupunkturbehandlung, der Behandlungsabstände, der möglichen Nebenwirkungen und Kontraindikationen, z. B. während der Schwangerschaft, sei auf die in der Bibliographie angegebenen Lehrbücher der Akupunktur verwiesen.

7.1 Der Wirkungsbereich der Akupunktur

Die Akupunkturnadel lenkt das Qì. Sie kann das nur tun, wenn ein Minimum an Qì-Fluss vorhanden ist. Bei an schweren chronischen Erkrankungen leidenden Menschen, vor allem wenn sie sich in fortgeschrittenem Alter befinden, kann der Fluss des Qì dermaßen versiegt sein, dass die Akupunkturnadel kaum eine Wirkung zeigt. In diesem Falle ist meist eine Behandlung mit Moxibustion, stärkeren Naturheilmitteln und allopathischen Medikamenten vorzuziehen, je nach Schwere und Beschaffenheit des Leidens.

Bei stark verspannten Menschen kann der Qì-Fluss auf eine Weise gehemmt sein, dass die Nadel ebenfalls kaum eine Wirkung hat. Das scheint mir einer der Hauptgründe zu sein, warum die Akupunktur manchmal überhaupt keine Linderung des Leidens erreicht. In diesem Falle ist es erforderlich, die Verspannungen und Verkrampfungen durch Akupressur und verschiedene Formen der Körperarbeit zu lösen und dadurch das Qì in den Meridianen wieder zum Fließen zu bringen. Meridianmassage und Shiatsu erweisen sich aber als besonders hilfreich, da es sich dabei um Akupressurtechniken handelt, die direkt auf den Verlauf der Meridiane einwirken und dafür konzipiert sind, den Fluss des Qì zu erhöhen. Bei tief sitzenden Verspannungen und Haltungsfehlern sind Methoden der strukturellen Körperarbeit wie Rolfing und Posturale Integration zu bevorzugen, da sie durch das Lösen von Spannungen und Verklebungen in tiefen Bindegewebs- und Muskelschichten den Qì-Fluss in Bereichen anregen und fördern, die durch die meisten Shiatsu- und Akupressurtechniken nicht erreicht werden können.

> Die Akupunkturnadel kann Impulse setzen, sie kann dem Qì-Fluss eine neue Richtung geben und dabei helfen, Fülle und Leere auszugleichen. Sie kann jedoch nur dort Qì oder einen Meridian bewegen, wo Qì fließt. Das bedeutet, dass Akupunktur eines Meridians mit Energieleere oder durch Verspannungen stark eingeschränktem Qì-Fluss sehr wenig Wirksamkeit zeigt.

In der Traditionellen Chinesischen Medizin ist die Akupunktur eine der Sieben Stufen des Heilens (s. S. 1). Mit Akupunktur erzielt man die besten Resultate dann, wenn sie unter Berücksichtigung der anderen Stufen angewandt wird. Vor allem bei schweren und akuten Erkrankungen im körperlichen Bereich, wie Infektionen, Herzrhythmusstörungen, Herzbeutel-, Nierenbecken- und Bauchspeicheldrüsenentzündung, Diabetes mellitus und Asthma bronchiale, ist eine Kombination von Akupunktur mit den Methoden der allopathischen Medizin meist unerlässlich. Sofern der Qì-Fluss im Organismus durch Röntgenstrahlen und Medikamente nicht zu sehr eingeschränkt ist, können sich Akupunktur und westliche Medizin bei vielen Erkrankungen hervorragend ergänzen.

Bei vielen Indikationen im psychischen Bereich, vor allem wenn sie schon länger bestehen und ihre Wurzel im Charakter und in der Lebensführung des betreffenden Menschen haben, ist Akupunktur meist nur in Kombination mit psychotherapeutischen Methoden sinnvoll und erfolgreich – im Besonderen in Zusammenarbeit mit körperorientierten Formen der Psychotherapie wie Reich'sche Arbeit und Bioenergetik, die durch die Lösung von körperlichen Spannungen und Gefühlsmustern den Fluss des Qì und damit die Wirksamkeit der Akupunktur erhöhen. Bei schweren psychischen Störungen wie endogener Depression, suizidalen Tendenzen und Psychosen ist die Zusammenarbeit mit dem behandelnden Psychiater, klinischen Psychologen oder Psychotherapeuten Bedingung für die Akupunktur.

Akupunktur kann dabei helfen, die Seele und das Denken zu ordnen, Energien zu klären, exzessive Gefühle zu mäßigen und unterdrückte Gefühlsregungen bewusst zu machen, sie kann aber nicht das Gespräch und die Interaktion mit einem Therapeuten und einer Gruppe ersetzen. Bei Vorhandensein der Grundvoraussetzungen – ausreichender Qì-Fluss, Flexibilität und Veränderungsfähigkeit der Persönlichkeit – kann die Akupunktur für viele Monate Impulse setzen und neues Wachstum ermöglichen. Sie kann Verhaltensänderungen, die im Rahmen der durch den Charakter gegebenen Möglichkeiten liegen, erleichtern.

Da Akupunktur eine der sieben Stufen des Heilens ist, ist es von Vorteil, sie nicht als isolierte Methode, sondern im Zusammenhang mit Atemübungen, Bewegung, Meditation, gesunder Ernährung, Meridianmassage und Akupressur zu verwenden, um bestmögliche Gesundheit zu erlangen.

7.2 Akupunktur nach den Fünf Elementen

Die traditionelle Akupunktur setzt eine eingehende Diagnostik nach den acht Kategorien und mit den vier Untersuchungsmethoden voraus. Die vier Untersuchungsmethoden sind: Betrachten und Sehen; Hören und Riechen; Erfragen; Tasten und Fühlen. Von allen diagnostischen Methoden kommt dem Erfühlen der Pulsqualitäten und der Zungendiagnostik eine herausragende Bedeutung zu.

Wenn man mit der traditionellen Diagnostik Fülle und Leere der einzelnen Organe festgestellt hat, kann man Erkrankungen und Störungen nicht nur symptomatisch, sondern auch nach den Gesetzmäßigkeiten der Fünf Elemente behandeln.

Mit der Akupunktur nach den Fünf Elementen wirkt man auf die Ganzheit des Menschen und seine momentanen körperlichen, seelischen und geistigen Entwicklungsprozesse ein. Das Symptom wird nicht isoliert vom denkenden und fühlenden Menschen mit seiner individuellen Geschichte, seinem persönlichen Lebensstil, seinem Weg und seiner Bestimmung gesehen. Eine Erkrankung wird als Störung des bioelektrischen Selbst begriffen [62], die sich schon Jahre vor diesem Ausbruch als Ungleichgewicht der Elemente erkennen lässt. Durch die Behandlung nach den Gesetzmäßigkeiten der Fünf Kräfte ist es daher möglich, das Entstehen von Krankheiten und psychischen Störungen weitgehend zu verhindern. Auch im Rahmen der Chinesischen Medizin ermöglicht erst die Berücksichtigung der Elemente ein im wahrsten Sinne des Wortes ganzheitliches und präventives Medizinisches System.

In der Fünf-Elemente-Akupunktur wird den Shu- oder Leitungspunkten der Fünf Kräfte (s. S. 14), kurz Elementpunkte genannt, eine vorrangige Bedeutung zugemessen. In den meisten Fällen kann ein Ungleichgewicht der Elemente und ein unterschiedlicher Fülle- und Leerezustand der Organe am wirksamsten über die Elementpunkte ausgeglichen werden, sowohl wenn schon eine Erkrankung durch dieses Ungleichgewicht entstanden ist, als auch lange bevor es zu einer manifesten Erkrankung kommt.

Mit der Fünf-Elemente-Akupunktur wird man z. B. bei der Behandlung einer Lungenerkrankung wie Bronchitis oder Asthma den Fülle- oder Leerezustand von allen anderen Organen, die über die vier Zyklen auf die Lunge einwirken [27], bei der Punkteauswahl berücksichtigen: Vor allem der Energiezustand des Dickdarms, des Milz-Pankreas, der Niere, des Dreifachen Erwärmers und des Dünndarms spielen bei der Diagnose und Behandlung von Lungenerkrankungen eine große Rolle.

8 Die zwölf Organmeridiane

In diesem Kapitel werden die zwölf Organmeridiane mit ihren Punkten und ihre zwölf tiefen Verläufe beschrieben. Die zwölf tiefen Verläufe befinden sich im Inneren des Körpers und verbinden jeden Organmeridian mit seinem Ursprungsorgan, seinem gekoppelten Organ und manchmal auch anderen Organen. So zieht z.B. der tiefe Verlauf des Gallenblasenmeridians von Que Pén (Ma 12) in der Grube oberhalb des Schlüsselbeins durch den Brustraum und das Zwerchfell zur Gallenblase und zur Leber, dem gekoppelten Organ, aber auch zum Magen und weiter abwärts durch den Bauchraum, entlang Zwölffingerdarm und Dünndarm und bei Frauen auch durch oder entlang der Gebärmutter bis zur Leiste. Von dort verläuft er oberflächlich entlang dem oberen Rand der Schambehaarung quer zur Hüfte und vereinigt sich mit dem oberflächlichen Verlauf in Huán Tiào (G 30) im Zentrum der Hinterbacke. Die Kenntnis des tiefen Verlaufs ermöglicht es, viele Wirkungen der Gallenblasenpunkte auf innere Organe zu verstehen – so z. B. die starke Wirkung von Jian Jǐng (G 21) und von Dài Mài (G 26) auf die Gebärmutter und von Shuài Gǔ (G 8) und Běn Shén (G 13) bei Übelkeit und Erbrechen auf den Magen.

Die zwölf Organmeridiane bilden Paare: Jeder Yin-Meridian ist einem Yáng-Meridian des gleichen Elements zugeordnet. Man spricht in diesem Zusammenhang von zwei gekoppelten Meridianen, deren Energie durch zwei Kanäle oder Schleusen – die Luò Mài – untereinander ausgeglichen wird. Jeder Organmeridian hat ein eigenes Luò-Gefäß, das von seinem Luò Xué (Verbindungspunkt) zum Yuán Xué (Quellpunkt) des gekoppelten Meridians führt. Die Möglichkeiten, ein unterschiedliches Qì-Gefälle zwischen zwei gekoppelten Meridianen über Quell- und Verbindungspunkte auszugleichen, werden in Kapitel 3.1.3 beschrieben.

Das Qì fließt in den zwölf Organmeridianen im Kreis, analog dem Kreislauf des Blutes. Genausowenig wie man feststellen kann, in welcher Arterie oder Vene der Blutkreislauf beginnt, kann man das für den Kreislauf des Qì in den zwölf Organmeridianen sagen. Da das Holzelement der Beginn jedes Zyklus ist, beginnt dieses Werk mit der Beschreibung des Gallenblasenmeridians.

> Das Qì fließt in den Organmeridianen in folgender Reihenfolge: Gallenblase – Leber – Lunge – Dickdarm – Magen – Milz-Pankreas – Herz – Dünndarm – Blase – Niere – Herzhülle – San Jiao – und von diesem wieder in den Meridian der Gallenblase.

Es ist mir ein Anliegen, in einem Buch über Akupressur und Akupunktur die positiven und lebensfördernden Wirkungen der Punkte darzustellen. Es scheint mir nicht ausreichend, die Wirkungen von Akupressur und Akupunktur allein in Krankheitsbegriffen zu definieren. Meridianmassage, Akupressur, Moxibustion und Akupunktur ebenso wie körperliche Übungen, die den Qì-Fluss in den Meridianen anregen, sind wunderbare Instrumente, um unser körperliches und seelisches Wohlbefinden zu erhalten und zu fördern. Akupressur und Akupunktur sind dafür bekannt, unsere Beschwerden lindern und einige unserer Krankheiten heilen zu können. Genauso wichtig erscheint mir jedoch die Tatsache, dass sie imstande sind, unsere Gesundheit und Vitalität zu bewahren, uns Momente der tiefen Entspannung und des Glücks zu schenken und uns dabei zu helfen, ganz unterschiedliche Teile unseres Selbst kennen zu lernen, die unserem Alltagsbewusstsein normalerweise verborgen sind.

Die Lehre der Fünf Elemente und die Energetik der Organe, Meridiane und ihrer Punkte sind ein seit Jahrtausenden empirisch bewährtes Konzept, das den Menschen als Einheit mit der Natur und als Einheit von Seele, Körper und Geist versteht. Akupressur und Akupunktur sind daher auch imstande, den Bruch zwischen Körper und Geist (und zwischen Medizin und Psychologie) heilen zu helfen, der die Grundlage für das Unbehagen in unserer Kultur bildet.

Die bei der Beschreibung der Indikationen der einzelnen Punkte unter Anführungszeichen gesetzten Passagen geben subjektive Wahrnehmungen von Menschen wieder, die sich einige Minuten bei geschlossenen Augen auf das Erspüren der Punktewirkung konzentrierten; die Probanden verfügten über kein Fachwissen und es war ihnen nicht einmal der Name des Punkts bekannt, aus dem heraus sie Schlüsse auf seine Wirkung hätten ziehen können. Von den zehntausenden Feedbacks, die vom Autor im Laufe der Jahre gesammelt wurden, wurden jene ausgewählt, die häufig die gleiche oder ähnliche Wirkung eines Punktes beschrieben und die den roten Faden der Hauptwirkung des entsprechenden Punktes darstellen. Die individuellen Bilder und Gefühle, die bei den meisten Punkten beschrieben werden, werden zitiert, um das Wirkungsspektrum des jeweiligen Punktes farbiger darzustellen und ihm eine Tiefenschärfe zu geben. Die psychischen Indikationen sind als Wegweiser für die Erkundung der Innenwelt gedacht; sie sind als Landkartenentwurf zu verstehen, der es sich zur Aufgabe gemacht hat, die Beziehungen von der Oberfläche des Körpers zu den Tiefen der seelischen und geistigen Bereiche des Menschen anzudeuten.

Die Landkarte ist nicht die Wirklichkeit selbst, und sie kann, da die Forschung auf diesem Gebiet erst am Anfang steht, auch nicht mehr Genauigkeit für sich in Anspruch nehmen als die Seekarten der Phönizier und Karthager. Es ist zu hoffen, dass das vorliegende Werk andere Forscher dazu anregen wird, genauere Karten über den Zusammenhang zwischen Akupunkturpunkten und der Bilderwelt der Seele zu zeichnen. Inwiefern jemand bei den einzelnen Punkten überhaupt eine Wirkung auf seelische und geistige Bereiche verspürt, hängt von der individuellen Wahrnehmungsfähigkeit und Sensitivität ab. Die Wahrnehmungsfähigkeit kann, wenn sie nicht als besondere Begabung von vornherein vorhanden ist, durch Meditation, Tantra und eine Vielzahl von körper- und gefühlsorientierten Therapien und Methoden so weit geschult und entwickelt werden, dass der Zusammenhang zwischen Akupressurpunkt und Psyche erfahrbar wird.

Die angeführten psychischen Wirkungen der einzelnen Punkte können dabei helfen, den vielfältigen seelischen Hintergrund vieler Krankheiten und Beschwerden besser zu verstehen. Dadurch können wir unser Bild von der jeweiligen Erkrankung differenzierter gestalten und unseren Handlungsspielraum erweitern. Bei einem spontan druckschmerzhaften Akupressurpunkt können Rückschlüsse auf die seelischen Ursachen und Querverbindungen zu den bestehenden Symptomen gezogen werden. Bei der Behandlung können uns die beschriebenen psychischen Wirkungen – bei genauer Kenntnis des Patienten – dabei unterstützen, Punkte auszuwählen, die seiner persönlichen Geschichte gerecht werden und seiner individuellen Eigenart entsprechen.

Die Verläufe einiger Wundermeridiane unterscheiden sich in japanischen und chinesischen Darstellungen. Beide Verlaufsformen sind in ihrer Wirkungsweise ähnlich, jedoch nicht identisch. Für Yáng Wéi Mài, Yin Wéi Mài, Yáng Qiao Mài und Yin Qiao Mài werden daher beide Verlaufsformen dargestellt.

8.1 Der Meridian der Gallenblase

Der Gallenblasenmeridian ist der Yáng-Meridian des Holzes.

- Gekoppeltes Yin-Organ: **Leber**
- Gewebe: **Muskeln und Sehnen**
- Ausdruck der Kraft: **Nägel**
- Sinnesorgan: **Augen**
- Sinn: **sehen**
- Körperflüssigkeit: **Tränen**
- Gesichtsfarbe bei Krankheit: **olive, grünstichig**
- Geruch bei Krankheit: **säuerlich, ranzig**
- Verhalten bei Stress: **Selbstbeherrschung und Kontrolle; explodieren**
- Klangfarbe der Stimme: **klar, laut, deutlich; befehlend, schreiend**
- Geistige Funktion: **zielorientiertes, strategisches Denken**
- Bei Leere anregendes, bei Fülle krankmachendes Wetter: **Wind, Sturm**
- Jahreszeit: **Frühling**
- Richtung der Kraft: **Ausdehnung**

Im Kreislauf der zwölf Organmeridiane fließt das Qì vom Meridian des San Jiao in den Gallenblasenmeridian und von diesem weiter in den Lebermeridian.

Die Gallenblase bildet zusammen mit dem San Jiao (Dreifachen Erwärmer) die mittlere Energieschicht des Yáng, das Shào Yáng.

8.1.1 Oberflächlicher Verlauf

Der Gallenblasenmeridian entspringt knapp seitlich des äußeren Winkels der knöchernen Augenhöhle, zieht zum Ohr und von dort in einer dreifachen Zickzackkurve über die Seite des Kopfes zu Feng Chí (G 20) am hinteren Schädelrand. Von Feng Chí verläuft er entlang des Trapeziusvorderrandes zur Schulterhöhe (G 21), wendet sich dann über den Trapezius nach hinten zum siebten Halswirbel, wo sein Qì in Da Zhuì (Du 14) in das „Meer des Yáng“ (den Du Mài) mündet.

Von Da Zhuì wendet er sich wieder nach außen, kreuzt den Dünndarmmeridian in Bing Feng (Dü 12) und zieht im Bindegewebsraum zwischen der Schulterblattgräte und dem Obergrätenmuskel zur Schulter. Er gelangt auf ihre Vorderseite und entlang der Oberkante des Schlüsselbeines zu Que Pén (Ma 12) im Zentrum der Fossa supraclavicularis, wo der tiefe Ast des Meridians vom oberflächlichen Verlauf abzweigt.

Von Que Pén fließt er unter dem Schlüsselbein hindurch zur vorderen Schulterfurche und im Bindegewebsraum zwischen dem großen Brustmuskel und dem Deltamuskel ein Stück abwärts, überquert dann den großen Brustmuskel an der Vorderseite der Achselhöhle und gelangt zur seitlichen Brustwand (G 22, G 23). Von dort zieht er über Ri Yue (G 24) im siebten Zwischenrippenraum und das freie Ende der zwölften Rippe (G 25) zur Taille (G 26), umrundet den vorderen oberen Darmbeinstachel, wendet sich wieder nach außen und gelangt über die Hüfte zum Gesäß, wo er sich in Huán Tiào (G 30) mit dem tiefen Ast des Gallenblasenmeridians und dem äußeren Ast des Blasenmeridians vereinigt.

Von Huán Tiào folgt er dem Verlauf des großen Gesäßmuskels zum Tractus iliotibialis, dem seitlichen, besonders verstärkten Teil der Oberschenkelfaszie. Auf dem Tractus iliotibialis zieht er seitlich den Oberschenkel hinab und gelangt über die Außenseite des Knies zu Yáng Líng Quán (G 34) vor und unterhalb des Wadenbeinköpfchens.

Am Unterschenkel zieht er das Wadenbein entlang zum Außenknöchel, zuerst an seinem vorderen Rand bis etwa zur Unterschenkelmitte (G 35), dann an seinem Hinterrand bis knapp vor den Knöchel, wo er das Wadenbein noch einmal überkreuzt. Über die Vorderseite des Außenknöchels gelangt er zum Fußgelenk (G 40) und von dort weiter über den Fußrücken zu seinem letzten Punkt (G 44) am äußeren Nagelfalzwinkel der vierten Zehe (s. Abb. 8.1).

Ein Nebenast des Gallenblasenmeridians entspringt in Tóng Zĭ Liáo (G 1) und zieht über das Gesicht abwärts zum Vorderrand des Masseteransatzes am Unterkiefer (Ma 5). Von dort steigt er wieder zum Jochbein auf, zum Punkt Quán Liáo (Dü 18), in den auch ein Nebenast des Meridians des Dreifachen Erwärmers mündet. Von Quán Liáo aus wendet er sich wieder abwärts zu Jiá Che (Ma 6) im Zentrum des Kaumuskels und gelangt über die Seite des Halses zu Que Pén (Ma 12) in der Mitte der Fossa supraclavicularis, wo er sich wieder mit dem Hauptstamm vereinigt.

8.1.2 Tiefer Verlauf

Der tiefe Ast des Gallenblasenmeridians beginnt in Que Pén (Ma 12), in der Grube oberhalb des Schlüsselbeins (s. Abb. 8.2). Von dort tritt er in den Brustraum ein, durchquert das Zwerchfell und gelangt zur Leber, seinem gekoppelten Yin-Organ. Von der Leber führt der tiefe Ast zur Gallenblase, seinem Ursprungsorgan, und weiter durch den Bauchraum bis zur Leistengegend, wo er wieder an die Oberfläche kommt, sich nach außen wendet und quer über die Hüfte zum Gesäß gelangt. In Huán Tiào (G 30) vereinigt er sich mit dem oberflächlichen Ast.

Der genaue Verlauf des tiefen Astes wird in den chinesischen Texten nicht überliefert. Aus den Wirkungen der Gallenblasenpunkte kann jedoch geschlossen werden, dass sich die tiefen Äste der rechten und der linken Seite im Brustraum vereinigen und entlang des Truncus vagalis anterior im Hiatus oesophageus durch das Zwerchfell ziehen. Nach Durchtritt durch das Zwerchfell fließt das Qì der tiefen Äste entlang der Rami hepatici zu verschiedenen Teilen der Leber und entlang der Rami gastrici anteriores zur Vorderfläche des Magens – wodurch die gute Wirkung von vielen Gallenblasenpunkten des Kopfes bei Übelkeit, Erbrechen und Magenkrämpfen verständlich wird.

8.1.3 Aufgaben der Gallenblase

Die physiologische Funktion der Gallenblase ist schnell umrissen – sie nimmt die von der Leber produzierte und zur Emulgierung der Fette im Darm bestimmte Galle auf, speichert sie und gibt sie bei Bedarf über den Gallengang an den Zwölffingerdarm ab. In der chinesischen Tradition hat die Gallenblase noch weitere, umfassendere Aufgaben: Sie ist der Sitz unserer Entschlusskraft, der Wohnsitz unserer Handlungsfähigkeit. Die Gallenblase verkörpert die Yáng-Energie des Holzes: die Fähigkeit, Entscheidungen zu treffen und uns mit unseren Bedürfnissen in der Außenwelt durchzusetzen.

Man kann die Leber mit einem Architekten vergleichen, der den Plan für ein Haus entwirft, und die Gallenblase mit einem Baumeister, der die vielen Entscheidungen und Anordnungen trifft, die nötig sind, um das Haus Wirklichkeit werden zu lassen. Die Funktionen beider Organe hängen eng zusammen. Ohne ein umfassendes Konzept sind unsere Handlungen zusammenhanglos und wenig sinnvoll. Gleichermaßen sind die schönsten Pläne und Projekte wertlos, wenn sie nicht durchgeführt werden können.

Die Gallenblase gibt die Impulse, zu handeln und unsere Vorhaben in die Tat umzusetzen. Wenn es starke innere oder äußere Hindernisse für die Verwirklichung unserer Wünsche und Vorhaben gibt, werden wir uns je nach Energiezustand der Gallenblase unterschiedlich verhalten: Bei Energiemangel oder Leere in der Gallenblase werden wir uns leicht geschlagen geben und uns schon bei geringen Schwierigkeiten handlungs- und bewegungsunfähig zeigen; bei Fülle werden wir ungeduldig und gereizt, verärgert oder, im Extremfall, mit Wut- und Zornausbrüchen reagieren. Bei einer ausgewogenen Funktionsweise der Gallenblase sind unsere Handlungen impulsiv und spontan, aber auch flexibel genug, um sich rasch an veränderte Bedingungen und neue Situationen anzupassen.

8.1.4 Akupressur und Akupunktur

Akupressur und Akupunktur des Gallenblasenmeridians stärken die Yáng-Energie des Elements Holz: Wir werden entschlusskräftiger und aktiver, dynamischer und beweglicher. Die Bereitschaft steigt, sich den Herausforderungen des Lebens zu stellen. In manchen Fällen kann das im Gallenblasenmeridian freigesetzte Qì aber auch unseren Ärger an die Oberfläche bringen und bereits bestehende Konflikte in unserer Arbeitswelt oder mit unseren Mitmenschen zu einer Lösung drängen. In seltenen Fällen kommt es auch zu Entgiftungsreaktionen des Organismus, die sich durch vorübergehende Übelkeit, Abgeschlagenheit oder Fieber äußern können.

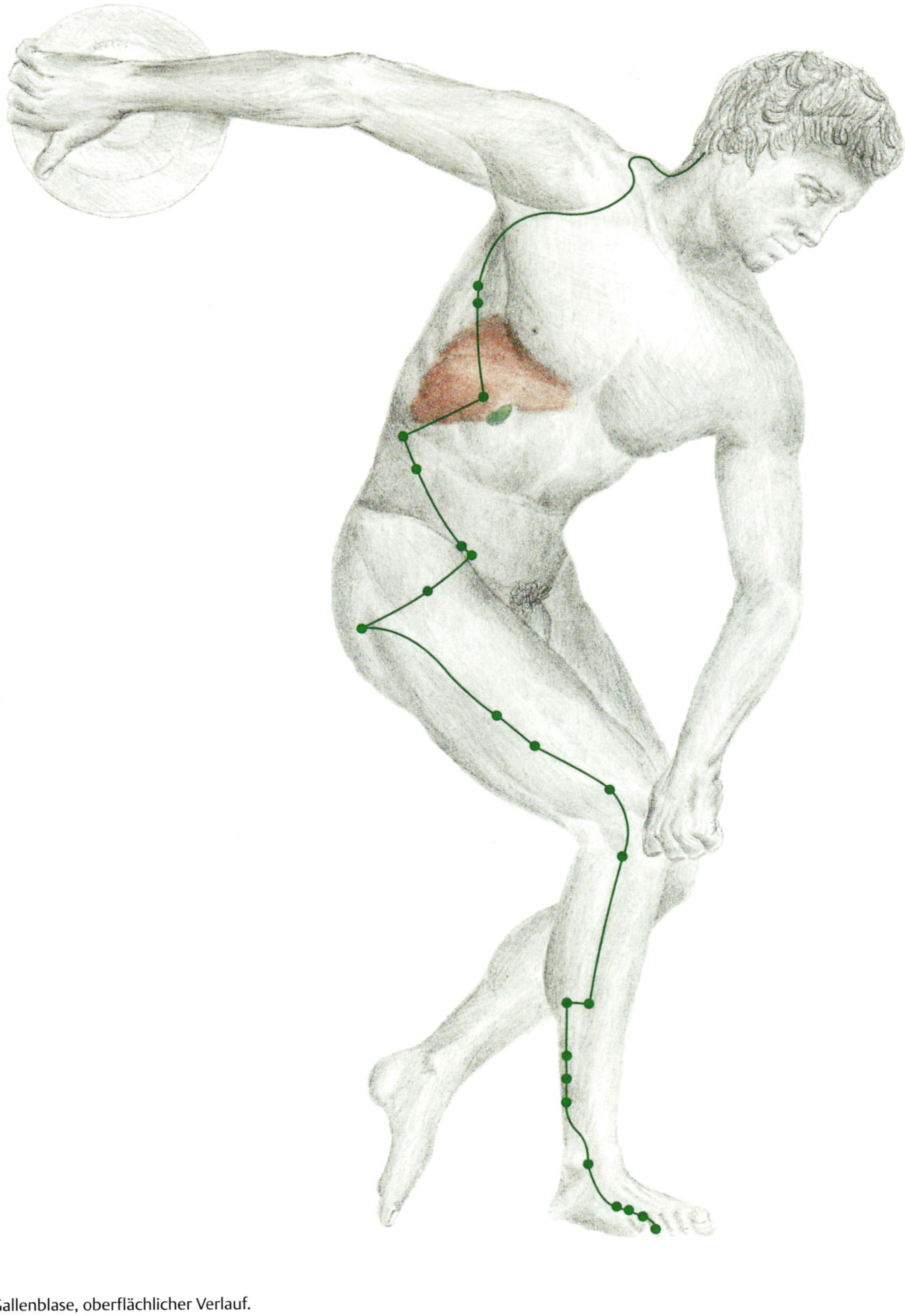

▶ **Abb. 8.1** Gallenblase, oberflächlicher Verlauf.

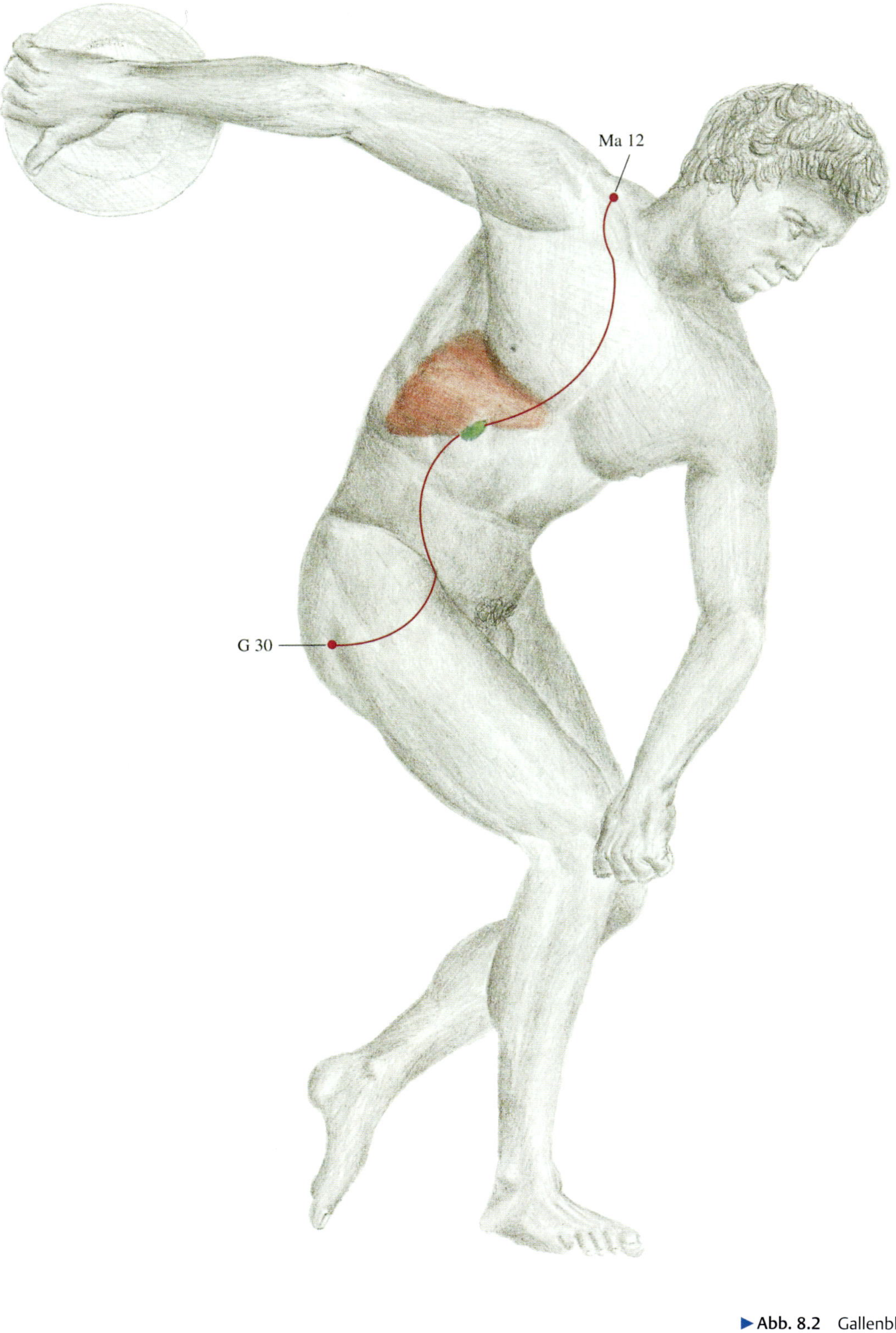

► **Abb. 8.2** Gallenblase, tiefer Verlauf.

Im langen und gewundenen Verlauf des Gallenblasenmeridians liegen viele energetische Stauzonen des Organismus: die Augen; die Schläfen und der Nacken; der seitliche Brustkorb und die Taille; die Hüfte; die Knie- und Fußgelenke. Wenn sich das Qì in einem dieser Bereiche staut, kommt es zu Füllesymptomen wie Starrheit, Hitze, Rötung, Schmerz oder Krampf.

Die Akupressur des Gallenblasenmeridians bringt die Energie vom Kopf zu den Hüften und Beinen hin in Fluss. Sie hilft bei Beschwerden, die durch angestautes oder unregelmäßig fließendes Qì in seinem Verlauf entstehen: bei schmerzenden Augen und Bindehautentzündung; bei Kopfschmerzen und Migräne in der Schläfen- und Scheitelgegend; bei Nackenverspannungen; bei Schmerzen in den Brüsten und Regelbeschwerden; bei Rücken- und Kreuzschmerzen und manchmal auch bei Hexenschuss und Ischias.

Die Akupressur des Gallenblasenmeridians entspannt den Kopf und lässt uns tiefer durchatmen: Die Flankenatmung wird angeregt, der Atemraum erweitert sich. Über den Gallenblasenmeridian wird die Energiezirkulation in den Muskeln und Sehnen verbessert, nach seiner Akupressur empfinden wir häufig mehr Lust und Freude an körperlicher Bewegung und Sport.

Mit Akupunktur lassen sich die oben angegebenen Beschwerden häufig erst dann wirksam und mit wenigen Akupunkturen behandeln, wenn das Qì im Gallenblasenmeridian durch Akupressur und auf den Meridian wirkende Körperübungen in Fluss gebracht worden ist. Darüber hinaus hilft Akupunktur des Gallenblasenmeridians bei Sensibilitätsstörungen des Gesichts, Fazialisparese, Trigeminusneuralgie und Stirnhöhlenentzündung; bei Sehfehlern und Augenleiden wie Keratitis, Optikusatrophie und Grünem Star; bei Erkrankungen des Ohres wie Ohrensausen, Schwerhörigkeit und Mittelohrentzündung; bei Gleichgewichtsstörungen und Schwindel.

Punkte des Gallenblasenmeridians im Bereich des Stammes und Fernpunkte am Unterschenkel und Fuß werden bei Schwellungen der axillären Lymphknoten, Brustdrüsenentzündung und Interkostalneuralgie verwendet; bei Rippenfellentzündung und Erkrankungen der Lunge wie Bronchitis und Asthma bronchiale; bei Erkrankungen von Leber und Gallenblase wie Gallenblasenentzündung, Gallensteinleiden und Hepatitis; die Punkte in der Taille (G25 bis G29; G41 als Fernpunkt) bei Erkrankungen von Niere, Blase, Prostata, Gebärmutter und Eierstöcken, bei Menstruationsstörungen und sexuellen Beschwerden – Lustlosigkeit, Impotenz und Frigidität. Die Punkte am Bein werden bei Sensibilitätsstörungen, Muskelschwäche und Paresen der Beine, z. B. in der Rekonvaleszenz nach Schlaganfällen, gestochen und erweisen sich bei der Behandlung von schmerzhaften und geschwollenen Knien und Fußgelenken als hilfreich.

Charakteristische Symptome eines aus dem Gleichgewicht geratenen Gallenblasenmeridians sind plötzlich oder blitzartig auftretende Schmerzen – Trigeminusneuralgie, Migräne, Hexenschuss; im Körper herumziehende, ständig ihren Ort wechselnde Schmerzen und Beschwerden; übergroße Wetterfühligkeit und Erkrankungen, die durch Zugluft und Wind verursacht oder verschlimmert werden.

8.1.5 Die wichtigsten Punkte

▶ **Tab. 8.1** Die wichtigsten Punkte des Gallenblasenmeridians.

G34	**Yáng Líng Quán** Hé Xué (Meerpunkt), Erdpunkt des Holzes – zweiter Sedierungspunkt Meisterpunkt der Muskeln und Sehnen
G40	**Qìu Xu** Yuán Xué (Quellpunkt)
G14	**Yáng Bái** Sehstörungen, Kopfschmerzen
G20	**Feng Chí** Sehstörungen, Kopf- und Nackenschmerzen
G21	**Jian Jǐng** Alarmpunkt der Gallenblase
G24	**Rì Yuè** Mù Xué (Sammelpunkt) der Gallenblase
G25	**Jing Mén** Mù Xué (Sammelpunkt) der Niere
G37	**Guang Míng** Luò Xué – Verbindungspunkt zu Le 3
G38	**Yáng Fǔ** Jing Xué (Flusspunkt), Feuerpunkt des Holzes – Sedierungspunkt
G39	**Xuán Zhong** Kreuzungspunkt der 3 Yáng-Meridiane des Beins Meisterpunkt des Knochenmarks
G41	**Zú Lín Qì** Shu Xué, Holzpunkt des Holzes – Stundenpunkt Meisterpunkt des Dài Mài
G43	**Xiá Xi** Yíng Xué (Bachpunkt), Wasserpunkt des Holzes – Tonisierungspunkt
B19	**Dǎn Shu** Leitet das Qì zur Gallenblase
Zeiten höchsten Energieflusses durch den Gallenblasenmeridian (beste Ansprechbarkeit für Akupressur; beste Zeit zur Sedierung): 23–1 Uhr und 11–13 Uhr. Beste Zeit zur Tonisierung: 1–3 Uhr und 13–15 Uhr	

8.1.6 Verzeichnis der Punkte

G1 Tóng Zǐ Liáo
Augapfelgrube

Funktion: Kreuzungspunkt mit dem Dreifachen Erwärmer- und Dünndarmmeridian.

Lage: 5 fen seitlich des äußeren Augenwinkels, in einer kleinen Vertiefung am Rande der knöchernen Augenhöhle (nach Meinung einiger Autoren befindet sich Tóng Zǐ Liáo 5 fen seitlich des äußeren Winkels der knöchernen Augenhöhle in einer deutlich tastbaren Vertiefung).

Akupressur: Den Punkt mit der Fingerkuppe ganz leicht berühren. Druckstärke 1.

Tóng Zǐ Liáo entspannt die Augen und stärkt die Sehkraft. Man sieht schärfer als vorher – als hätte man eine Brille auf.

Als Kreuzungspunkt dreier Yáng-Meridiane versorgt er die Gesichtshaut und das Kiefergelenk mit, das Gesicht entspannt sich und wird warm. Über den Gallenblasenmeridian bringt er zu Brust und Bauch, das entspannt und wärmt.

Bindehautentzündung, wechselnde Sehschärfe, Gesichtsschmerzen.

Akupunktur: 5–12 mm leicht schräg oder flach nach lateral.

Sehfehler und Augenerkrankungen wie Kurz- und Weitsichtigkeit, Astigmatismus, Grüner und Grauer Star, Keratitis und Optikusatrophie.

Schläfenkopfschmerz, Migräne.

Stirnhöhlenentzündung, Fazialisparese, Trigeminusneuralgie und Tics.

G2 Ting Huì
Hören können

Lage: In einer Vertiefung zwischen dem Processus condylaris des Unterkiefers und dem Ohr, in Höhe der Incisura intertragica.

Akupressur: Bei leicht geöffnetem Mund drücken. Druckstärke 2–3.

Ting Huì entspannt die Augen und verfeinert das Gehör. Er entspannt eine verbissene Miene und hellt die Stimmung auf.

Zahn- und Ohrenschmerzen.

Akupunktur: 5–10 mm senkrecht.

Ohrenerkrankungen wie Ohrensausen, Schwerhörigkeit, Mittelohrentzündung, Tubenkatarrh, funktionelle Taubheit.

Kiefergelenksentzündung, Kiefersperre, Kaumuskelkrampf. Schmerzen und Entzündungen im Bereich der Backenzähne, Zahnfleischschwund, gelockerte Zähne.

Fazialisparese, Trigeminusneuralgie, Schläfenkopfschmerz, ophthalmische Migräne.

Depressive Verstimmung, krankhafter Ehrgeiz.

Ting Huì wird bei Ohrenerkrankungen häufig in Kombination mit Ĕr Mén (SJ21) und Ting Gong (Dü 19) gestochen: Man sticht in Er Mén ein und führt die Nadel parallel zur Hautoberfläche in der Furche vor dem Ohr abwärts, durch Ting Gong bis zu Ting Huì.

G3 Shàng Guan
Auf dem Pass

Funktion: Kreuzungspunkt mit dem Dreifachen Erwärmer-, Dickdarm- und Magenmeridian: Über Shàng Guan kann die Energie zwischen Shào Yáng und Yáng Míng, den zwei inneren Energieschichten des Yáng, ausgeglichen werden.

Lage: In einer deutlich tastbaren Vertiefung am oberen Rand des Jochbeinbogens, direkt über Xià Guan (Ma 7).

Akupressur: Bei leicht geöffnetem Mund drücken. Druckstärke 2–3.

Bei Leere im Holz wirkt er angenehm belebend und aktivierend, er gibt Tatendrang, bringt in Fahrt.

Bei Holzfülle, gestauter Aggressivität und verhaltenem Ärger macht er diese Gefühle und damit zusammenhängende Situationen bewusst und gibt den Impuls, in sich hineingefressenen Ärger auszudrücken. Bei manchen schlägt er sich auch – über den Magenmeridian und den tiefen Ast des Gallenblasenmeridians – auf den Magen und löst dort einen Reinigungsprozess aus. Verwirrtheit, Reizbarkeit und Streit können durch Shàng Guan wie auch durch andere Punkte des Gallenblasen- und Lebermeridians ausgelöst werden, auch als Nachwirkung ein paar Stunden oder einen Tag später. Es ist von Vorteil, sie als Teil eines emotionalen Entgiftungsprozesses zu betrachten, der einer seelischen Klärung und Neuorientierung vorausgeht.

Shàng Guan stärkt die Sehkraft und verfeinert das Gehör. Er entspannt das Gehirn und konzentriert Energie auf das Stirn-Chakra: Über die Hypophyse kann er, auch vorzeitig, die Regel auslösen und bei übermäßiger Regelblutung helfen.

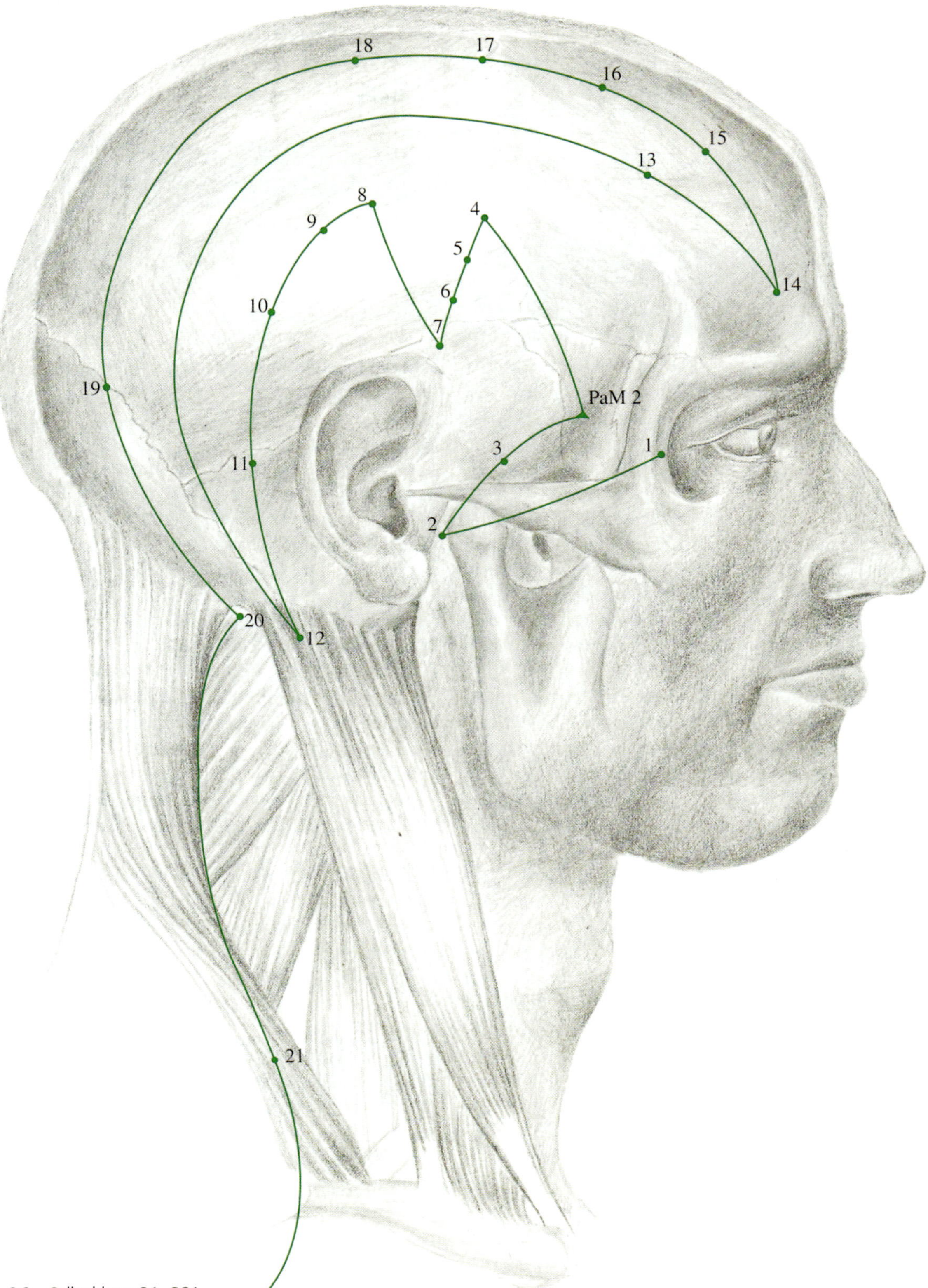

▶ **Abb. 8.3** Gallenblase: G 1–G 21.

Verschwommenes Sehen, müde Augen.
Gesichts- und Ohrenschmerzen.

Akupunktur: 2–6 mm senkrecht.
Schläfenkopfschmerz, Migräne, Trigeminusneuralgie, Fazialisparese.
Erkrankungen des Kiefergelenks, Ohrensausen, otogener Schwindel.

PaM 2 Tài Yáng[4] Sonnenlicht Äußerstes Yáng

Lage: In der Schläfengrube, 6–8 fen hinter dem Mittelpunkt der Verbindungslinie vom äußeren Winkel der Augenhöhle zum äußeren Ende der Augenbraue.

Akupressur: Bei leicht geöffnetem Mund drücken. Druckstärke 1–2.

Tài Yáng entspannt die Schläfen und die Augen. Er stärkt die Sehkraft und fördert die Visualisation: Man sieht klare Bilder, die Konzentrationsfähigkeit steigt, es fällt einem leichter, die eigenen Vorstellungen schon verwirklicht zu sehen.

Die meisten Bilder und Erinnerungen, die man hat, kreisen um Themen des Holzelements: sich bewegen, wachsen, planen und sehen.

„Eine Jugenderinnerung taucht auf: eine Burg auf einem bewaldeten Berg, die Araburg. Auf den Waldwegen sind vereinzelte Felsen. Die ‚Kameraeinstellung' lässt es so aussehen, als würde die Burg nach oben gehoben."

„Tài Yáng macht den Brustbereich weit und kräftig. Ich bin voll konzentriert. Ich sehe mich mit einem struppigen, haarigen Hund um die Wette laufen."

„Das Bild einer Ente, die zum Schwan wird – die Geschichte vom kleinen, hässlichen Entlein fällt mir ein. Dann seh ich eine Sternenkarte."

„Tài Yáng entspannt den vorderen Cortex. Ich sehe und fühle, wie aus der Stirn Antennen wachsen – aus der Gegend von G 15. Ein starker Qì-Fluss kreist in den Meridianen. Ich sehe und fühle mich als Lichtgestalt in der Tiefe meines Universums."

Nachlassen der Sehkraft, verschwommenes Sehen, müde und gerötete Augen.

Schläfenkopfschmerz, Spannung im Kiefer und in der Mundbodenmuskulatur.

Akupunktur: 3–10 mm flach nach hinten in Richtung G 3, oder nach oben in Richtung G 4.

Migräne, Stirnhöhlenentzündung, Zahn- und Gesichtsschmerzen, Trigeminusneuralgie und Fazialisparese.

Sehfehler und Augenerkrankungen wie Bindehaut- und Hornhautentzündung.

G 4 Hàn Yàn Ermüdeter Unterkiefer

Funktion: Kreuzungspunkt mit dem Dreifachen Erwärmer-, Dickdarm und Magenmeridian: Er gleicht die Energie zwischen Yáng Míng und Shào Yáng aus, den zwei inneren Energieschichten des Yáng.

Lage: Auf der Verbindungslinie von Ma 8 und G 7, ein Viertel der Entfernung Ma 8–G 7 unter Ma 8.

Akupressur: Druckstärke 1–2.

Hàn Yàn fokussiert die Vorstellungskraft auf zukünftige Situationen und gibt neuen Biss und neue Ideen für die Lebensgestaltung – wie einige der Punkte, die im Bereich des Schläfenmuskels liegen: Seine emotionale Funktion, als am Schläfen- und Scheitelbein entspringender Kaumuskel, ist Entschlossenheit und Selbstdurchsetzung.

Hàn Yàn gibt den Impuls, aktiv und dynamisch zu sein; er fördert besonnene Entschlusskraft.

In ruhigen Momenten vertieft er die Meditation: Man bekommt das Gefühl, dass die Schädeldecke weggeklappt wird und man vom Hirn aus in einen riesigen Sternenhimmel schaut.

Schläfenkopfschmerz, Migräne.
Augenflimmern, verschwommenes Sehen.
Ohren- und Gesichtsschmerzen.

Akupunktur: 5–15 mm schräg oder flach im Meridianverlauf, in Richtung G 5.

Migräne, Ohrenerkrankungen, Fazialisparese, Trigeminusneuralgie des ersten Astes.

Epilepsie, Hemiparesen.

G 5 Xuán Lú Besorgter Schädel

Funktion: Kreuzungspunkt mit dem Dreifachen Erwärmer-, Dickdarm- und Magenmeridian: Er gleicht die Energie zwischen Yáng Míng und Shào Yáng aus, den zwei inneren Schichten des Yáng.

Lage: Auf halbem Weg zwischen Ma 8 und G 7.

[4] S. Kap. 10, Punkte außerhalb des Meridiansystems.

Akupressur: Druckstärke 1–2.

Xuán Lú wirkt allgemein entspannend, man hat Urlaubsphantasien. Er räumt Unnötiges weg, fokussiert die Vorstellungskraft auf das hier und jetzt Notwendige. Er fegt das Gehirn leer, Gedanken und Bilder kommen zum Stillstand. „Der Kopf ist leer wie eine Laterne, er leuchtet von innen heraus."

Xuán Lú hilft bei Schläfenkopfschmerz, Migräne und Zahnschmerzen.

Akupunktur: 5–10 mm schräg oder flach im Meridianverlauf, in Richtung G 6.

Augenerkrankungen, Schwellungen des Gesichts, Neurasthenie.

G 6 Xuán Lí
Geringe Sorgen

Lage: Auf der Verbindungslinie von Ma 8 und G 7, ein Viertel der Entfernung Ma 8–G 7 oberhalb von G 7.

Akupressur: Druckstärke 1–2.

Seine psychische Wirkung hängt von der augenblicklichen Fülle oder Leere des Holzelements ab:

Einmal entspannt er den Geist, macht verträumt und romantisch; lässt innehalten.

Ein anderes Mal spürt man eine Kraft in der Stirn, im Dritten Auge, die nach vorn drängt, in die Zukunft schreitet.

Er spricht das „Zugehen auf einen anderen Menschen" oder „Weggehen von einem anderen Menschen" an – das Gehen, auch das „Miteinander Gehen", ist eine Funktion der Gallenblase. Manchmal erinnert er an Gefühle der Einsamkeit und an den Schmerz des Verlassenwerdens, manchmal sieht man den Lebensweg eines anderen Menschen auf sich zukommen.

Schmerzen in einer Kopfhälfte, Zahnschmerzen.

Akupunktur: 5–10 mm schräg oder flach im Meridianverlauf, in Richtung G 7.

Migräne, Augenleiden, Schwellungen des Gesichts.

Xuán Lí regt konkretes Planen der Zukunft an, er gibt Kraft und Klarheit für die Selbstdurchsetzung. Er hilft zu sehen, wofür man früher blind war – welche Eigenschaften und Einstellungen sich in der „Außenwelt" spiegeln.

G 7 Qu Bìn
Gelocktes Schläfenhaar

Funktion: Kreuzungspunkt mit dem Dreifachen Erwärmer-, Blasen- und Dünndarmmeridian: Er gleicht die Energie zwischen Tài Yáng und Shào Yáng aus, den zwei äußeren Schichten des Yáng.

Lage: In einer Vertiefung des Schläfenbeins, 1 cun frontal der Ohrmuschelspitze, im Schnittpunkt mit einer durch den Vorderrand der Ohrmuschel gelegten Senkrechten.

Akupressur: Druckstärke 1–2.

Qu Bìn entspannt die Augen, der Kopf wird schwer, man verspürt den Wunsch, sich fallen zu lassen, loszulassen. Er wirkt ausbalancierend auf die Gehirnhälften und spricht das limbische System an: Manchmal macht er Lust zu schreien; man möchte tiefer atmen; Lust wiederholen, Schmerz vermeiden.

Schläfenkopfschmerzen, verbissene Miene.

Akupunktur: 5–10 mm schräg oder flach im Meridianverlauf, in Richtung G 8.

Migräne, Augenleiden, Ohrensausen, Kiefersperre, Schmerzen und Schwellungen der Wange und des Kiefergelenks.

G 8 Shuài Gŭ
Dem Tal folgen

Funktion: Kreuzungspunkt mit dem Blasen- und Dünndarmmeridian.

Lage: In einem Knochengrübchen 15 fen über der Ohrmuschelspitze.

Akupressur: Druckstärke 1–2.

Shuài Gŭ macht hellhörig und wach. Er spricht eine archaische Schicht in uns an, in der es um die Entschlossenheit zu überleben geht; die Entschlossenheit, den eigenen Weg zu gehen, ohne Rücksicht auf Verluste, ohne feinnervige Empfindlichkeit.

„Ich spüre die Verbindung zwischen Shuài Gŭ links und rechts als eine feste Stange."

Man fühlt sich gewappnet, manche empfinden sich als Ritter, andere als dunkle Macht.

„Ich sehe den Körper als einen runden Turm. Der Kopf ist das Dach, oben ist ein Wetterhahn."

Rituale kommen in den Sinn, kalt, hart, aber nicht böse. Entschlossen, aber nicht boshaft. In einer südamerikanischen Kultur wird diese Schicht des Bewusstseins das

Reptiliengehirn genannt, in den abendländischen und fernöstlichen Drachenlegenden wird sie mythisch dargestellt.

Shuài Gŭ macht einem entweder den dunklen oder den hellen Pol bewusst. Manchmal sieht man ein helles Licht vor den Augen und spürt sonnige Wärme im Körper.

„Ich nehme ein helles Licht wahr, so als würde ich in der Sonne liegen."

„Ich sehe eine Sonnenblume vor'm Gesicht und fühle mich glücklich."

„Ich sehe orange-rotes Feuer, wogendes Feuer."

Akupunktur: 5–15 mm schräg oder flach nach dorsal, in Richtung G 9.

Schläfenkopfschmerz, Migräne, Erbrechen, Ohrensausen, Benommenheit, Schwindel.

G 9 Tian Chong Voller Schwung und Energie des Himmels

Funktion: Kreuzungspunkt mit dem Blasen- und Dünndarmmeridian.

Lage: In einer Vertiefung 5 fen hinter Shuài Gŭ (G 8).

Akupressur: Druckstärke 1–2.

Tian Chong macht hell und klar im Kopf, man spürt ein himmliches Wohlgefühl.

Bei sensitiven Menschen reinigt er das Dritte Auge, alles fällt weg, was nicht wichtig ist, er macht das Gesicht frei für ein visionäres Überschauen des eigenen Lebens:

Man mag sich an unangenehme oder nicht abgeschlossene Situationen der Vergangenheit erinnern und sieht darauf bezugnehmende Bilder und neue Lösungsmöglichkeiten, wie man solche Situationen in Zukunft bewältigen möchte. Z.B. mag sich jemand an eine aggressiv geladene Atmosphäre in seinem Elternhaus erinnern und sieht sich in Zukunft in ähnlichen Situationen, in denen es um Konflikt und Selbstdurchsetzung geht, mit Leichtigkeit und souverän agieren.

Tian Chong öffnet eine Tür aus der Vergangenheit in die Zukunft – und in der Öffnung sieht man, wie sich Vergangenheit in Zukunft wandelt.

Menschen mit Feuerfülle mögen spüren, wie „das Feuer aus Augen und Kopf rausgeht", es geht ins Herz und die Wirbelsäule hinunter. Der Kopf wird leer und leicht, der Brustkorb voll. Ein Symptom von „übermäßigem Feuer im Kopf" ist Epilepsie.

Scheitel- und Schläfenkopfschmerzen, Depressionen, Verzweiflung.

Akupunktur: 5–10 mm schräg oder flach im Meridianverlauf, in Richtung G 10.

Migräne, Zahnfleischentzündung, Epilepsie.

G 10 Fú Bái Durchschimmernde Helligkeit

Funktion: Kreuzungspunkt mit dem Blasen- und Dünndarmmeridian.

Lage: Hinter und oberhalb der Ohrmuschel, im Schnittpunkt einer Waagrechten in Höhe der Augenbrauen und einer Senkrechten durch den hinteren Rand des Warzenfortsatzes des Hinterhauptsbeins, auf halbem Weg zwischen G 9 und G 11.

Akupressur: Druckstärke 1–2.

Zuerst verstärkt Fú Bái die Körperwahrnehmung und verfeinert das Hören, er bringt die hier und jetzt erfahrbare Sinnlichkeit.

Dann spürt man manchmal ein energetisches Schutzschild helmartig über dem Kopf, „die Energie wendet sich nach innen", Fú Bái fördert Innenschau und Kontemplation. Er spricht einen Bereich des Geistes an, in dem man spürt, dass das Ich die Wahl hat, auf bestimmte Gedanken- oder Gefühlsinhalte zu fokussieren: Man kann eine Erinnerung wie mit einem Zoom „näher heranholen" – oder es auch bleiben lassen, man hat die Wahl. Man sitzt an der Quelle, wo Energie noch reine Energie ist, und kann beobachten, wie sie gedankliche Inhalte lebendig machen kann – aber nicht muss.

Er spricht alle Persönlichkeitsschichten in uns an, Sprüche aus der Kindheit wie „Nach getaner Arbeit ist gut ruhn" kommen in den Sinn. Manche bringt er in Verbindung mit einer erdhaften, tröstenden, dunklen und mystischen Energie, man spürt Heimat und Ursprung.

Akupunktur: 5–10 mm schräg oder flach abwärts im Meridianverlauf, in Richtung G 11.

Kopfschmerzen, Ohrensausen, Schwerhörigkeit, Augenleiden.

G 11 Tóu Qiào Yin Höhle des Yin

Funktion: Kreuzungspunkt mit dem Dreifachen Erwärmer, Blasen- und Dünndarmmeridian.

Lage: In einem Knochengrübchen am hinteren oberen Teil des Warzenfortsatzes, 1,6 cun über G 12, auf der Verbindungslinie von G 10 und G 12.

Akupressur: Druckstärke 1–2.

Tóu Qiào Yin fördert Meditation und Visualisation. Er gibt ein lebensbejahendes, zielstrebiges, vorwärtsgerichtetes Gefühl. Man hat die Empfindung, nach vorne hin Raum zu gewinnen, vielleicht stellt man sich auch Bevorstehendes vor. Wie im Traum sieht man häufig phantastische Bilder, in denen sich, mehr oder weniger verschlüsselt, unser Lebensgefühl ausdrückt.

Kopf- und Nackenschmerzen, Schlaflosigkeit.

Akupunktur: 5–10 mm schräg oder flach abwärts im Meridianverlauf, in Richtung G 12.

Ohrensausen, Schwerhörigkeit, Mittelohrentzündung, Augenleiden.

Nackenverspannungen, Tortikollis.

G 12 Wán Gŭ Ende des Schädelknochens

Funktion: Fenster zum Himmel.

Kreuzungspunkt mit dem Blasen- und Dünndarmmeridian.

Lage: In einer Vertiefung am hinteren Rand der Warzenfortsatzspitze, im Ansatzbereich des M. sternocleidomastoideus.

Akupressur: Bei vorgebeugtem Kopf ist der Punkt leicht zu tasten. Druckstärke 1–2.

Als Fenster zum Himmel verbindet Wán Gŭ die Energien von Kopf und Körper, im Kopf gestautes Qì fließt ab in den Körper. Das Scheitel-Chakra wird angeregt, man fühlt Entspannung, Offenheit und Hingabe.

Manchmal macht er „Feuer unterm Hintern“: Man fasst kurz und bündig Entschlüsse für die Zukunft, sieht die Bilder im Zeitraffer und fühlt neuen seelischen Antrieb.

Kopf- und Nackenschmerzen.

Schwindel, Schlaflosigkeit.

Akupunktur: 5–15 mm schräg abwärts.

Nackenverspannungen, HWS-Syndrom, Tortikollis.

Augen- und Ohrenleiden.

Gleichgewichtsstörungen, Fazialisparese, Zahnschmerzen.

G 13 Bĕn Shén Ursprung des Geistes

Funktion: Punkt des Wundermeridians Yáng Wéi Mài (chinesischer Verlauf).

Lage: In einer Vertiefung 3 cun seitlich von Du 24, 15 fen seitlich von B 4.

Akupressur: Druckstärke 1–2.

Bĕn Shén schärft die Sinne, macht wach, hell und klar. Man verspürt den Wunsch, sich von einengenden Verpflichtungen und Verkrampfungen zu lösen, sich über die Niederungen einer gestressten Existenz zu erheben. Man fühlt sich leicht und schwebend, wie in warmem Sonnenschein über Kumuluswolken.

Manchmal öffnet Bĕn Shén den Zugang zu einer phantastischen, traumhaften, psychedelischen Bilderweit des Gehirns.

„Ich habe ein Gefühl, als ob sich meine Kiefer- und Schädelknochen übereinander schieben.“

„Ich sehe meine Wirbelsäule von innen.“

„Ich sehe eine Blume mit dickem Stil, sie ist gelborange und kräftig. Ihr entströmt ein süßer Geruch.“

Verschwommenes Sehen, Kopfschmerzen, Schwindel.

Missmut, depressive Verstimmung.

Akupunktur: 5–12 mm schräg oder flach, nach hinten gerichtet oder im Meridianverlauf in Richtung G 14.

Augenleiden, Nackenverspannungen, Epilepsie.

Verzweiflung, Selbstmordgedanken.

Erbrechen – Bĕn Shén liegt in der Magen-Leber-Gallenblasen-Zone der Schädelakupunktur.

G 14 Yáng Bái Klares Yáng

Funktion: Kreuzungspunkt mit dem Meridian des Dreifachen Erwärmers.

Punkt des Wundermeridians Yáng Wéi Mài.

Lage: In einer Vertiefung der Stirn 1 cun oberhalb der Augenbraue, senkrecht über der Pupillenmitte, wenn man geradeaus schaut.

Akupressur: Druckstärke 1–2.

Yáng Bái entspannt den Kopf, gibt ein Gefühl von Weite in der Stirn und macht die Nasenatmung bewusst – er erleichtert den Einstieg in die Vipassana-Meditation, die Essenz der buddhistischen Lehre: über einen längeren Zeitraum konzentriert man sich auf das Aus- und Einströmen der Atemluft durch die Nasenwurzel.

Yáng Bái stärkt die Sehkraft und erweitert das Blickfeld, physisch wie psychisch.

„Ich sehe plötzlich am linken Auge besser – ich bin kurzsichtig."

Er regt das Stirn-Chakra an, verbessert die Fähigkeit zu visualisieren.

„Ich fühle und sehe die Sonne, wie sie von außen in mein Drittes Auge scheint."

„Ich bin über eine tiefe Schlucht mit einem riesen Wald geflogen – ein schönes Gefühl! Die Schlucht erinnert mich an den Grand Canyon."

„Mein Unterbewusstsein arbeitet auf Hochtouren, wie ein Film, den du dir total schnell durchziehst."

„Yáng Bái ist ein LSD-Punkt – ein bisschen berauschend."

„Ich sehe meine pulsierende Hirnmasse."

„Ich fühle eine vertikale Kopftrennung. Das rechte Hirn ist nach vorn, das linke nach hinten verschoben. Ich bin wie geometrisch skizziert."

Als Punkt des Yáng Wéi Mài verstärkt er den Energiekörper und dehnt die energetische Schutzhülle um Kopf und Körper aus – ähnlich wie Wài Guan (SJ 5), Yáng Gŭ (Dü 5) und Jian Zhong Shu (Dü 15). Manchmal spürt man verstärkten Fluss in der energetischen Zentralachse des Körpers, die die Chakren miteinander verbindet.

„Ich sehe eine blau-grüne Spirale."

„Ich verspüre einen Hustenreiz und rieche Menthol."

Stirnkopfschmerz, verstopfte Nase, müde, schmerzende Augen, schwankende Sehschärfe.

Akupunktur: 3–12 mm schräg oder flach in Richtung Augenbraue.

Stirnhöhlenentzündung, Migräne, Augenleiden und Sehstörungen, z. B. Kurzsichtigkeit, Nachtblindheit, Bindehautentzündung, Ptosis der Augenlider, Glaukom.

Trigeminusneuralgie, Epilepsie.

Bei Augenerkrankungen und Stirnhöhleneiterung kann man die Nadel auch bis zu Yú Yao (PaM 3) in der Augenbrauenmitte führen.

G 15 Tóu Lín Qì
Am Kopf – dem Weinen nahe

Funktion: Kreuzungspunkt mit dem Dreifachen Erwärmer- und Blasenmeridian.

Punkt des Wundermeridians Yáng Wéi Mài (chinesischer Verlauf).

Lage: Auf gleicher Höhe mit Du 24 und G 13, 5 fen innerhalb der natürlichen Haargrenze, senkrecht über G 14.

Akupressur: Druckstärke 1–2.

Lín Qì wirkt tief entspannend, man verspürt den Wunsch, alle Aktivitäten sein zu lassen, nichts mehr zu tun, sich fallen zu lassen.

Wie auch andere Punkte am Haaransatz – Shén Tíng (Du 24), Qu Chai (B 4) und Běn Shén (G 13) – löst er einen angespannten und verkrampften Gesichtsausdruck, er löst die Maske, dabei fließen auch manchmal die Tränen, das Gesicht verjüngt sich.

Stirnkopfschmerz, Spannungsgefühl in den Augen, Sehschwäche.

Akupunktur: 5–15 mm schräg oder flach im Meridianverlauf, in Richtung G 16.

Erkältung, verstopfte Nase, Migräne, Augenleiden.

Schwindel, Epilepsie.

G 16 Mù Chuang
Augenfenster

Funktion: Punkt des Wundermeridians Yáng Wéi Mài (chinesischer Verlauf).

Lage: 15 fen hinter G 15, auf gleicher Höhe mit Du 22, auf der Verbindungslinie von G 15 und G 20.

Akupressur: Druckstärke 1–2.

Ähnlich wie Lin Qì löst Mù Chuang das Gesicht. Er wirkt tief entspannend, man muss sein Gesicht nicht mehr wahren und gleitet sachte hinein in einen angenehmen Dämmerzustand. Manchmal verspürt man Offenheit und Hingabe, wunschloses Glück.

Kopfschmerzen, müde Augen, verschwommene Sicht.

Unzufriedenheit, Missmut, Schlaflosigkeit.

Akupunktur: 5–15 mm schräg oder flach im Meridianverlauf, in Richtung G 17.

Schwindel, Augenleiden, Lid- und Gesichtsödem.

Stress, Überarbeitung, Depressionen.

Mù Chuang wirkt fein und still, wie Streicheln: Es kommt Zuversicht und Zufriedenheit auf mit dem, was man tut, ein gutes Gefühl für die Zukunft.

G 17 Zhèng Yíng
Feldhauptquartier

Funktion: Punkt des Wundermeridians Yáng Wéi Mài (chinesischer Verlauf).

Lage: 15 fen hinter G 16; 3,5 cun hinter der natürlichen Stirnhaargrenze und 15 fen vor Du 20, auf der Verbindungslinie von G 15 und G 20.

Akupressur: Druckstärke 1–2.

Zhèng Yíng liegt in der Peripherie des Scheitel-Chakras und wirkt auf dieses. Er entspannt und erdet. Er regt strategisches Denken und Vorgehen an.

Kopfschmerzen, Spannungsgefühl in den Augen, verschwommene Sicht, unklare Ziele.

Akupunktur: 5–15 mm schräg oder flach im Merdianverlauf, in Richtung G 18.

Migräne, Augenleiden, Epilepsie.

Mutlosigkeit, Schwierigkeiten, zielgerichtet und effektiv zu handeln.

Er macht ruhig und gelassen und gibt Zuversicht im Hinblick auf zu erledigende Arbeiten oder bevorstehende Aufgaben.

G 18 Chéng Líng
Seele empfangen

Funktion: Punkt des Wundermeridians Yáng Wéi Mài (chinesischer Verlauf).

Lage: 15 fen hinter G 17, auf gleicher Höhe mit Du 20, auf der Verbindungslinie von G 15 und G 20.

Akupressur: Druckstärke 1–2.

Chéng Líng regt das Scheitel-Chakra an: Er entspannt, das Gesicht wird weich, man fühlt Einengung abfallen und Traumbilder kommen – sie zeigen das, was der Seele gerade wichtig ist und unter der Oberfläche verborgen war. Chéng Líng ist ein wohlwollender Spiegel; so berichtet z. B. eine Frau, die zum dritten Mal bei einer wichtigen Prüfung durchgefallen war: „Die Bücher beginnen sich zu drehen, alles gerät in Bewegung. Dann habe ich das Gefühl, schwerelos zu sein, bin durchsichtig, unsichtbar, es ist wunderbar angenehm.“

Kopfschmerzen, Anspannung, Schlaflosigkeit.

Akupunktur: 5–15 mm schräg oder flach im Meridianverlauf, in Richtung G 19.

Migräne, Nasenbluten, Schnupfen, man hat die Nase voll.

Egoismus, Neigung zu verdrängen, zu wenig Einsicht in sich selbst.

G 19 Năo Kong
Leeres Gehirn

Funktion: Punkt des Wundermeridians Yáng Wéi Mài (chinesischer Verlauf).

Lage: Seitlich des Hinterhaupthöckers, 15 fen über G 20, auf gleicher Höhe mit Du 17.

Akupressur: Druckstärke 1–2.

Năo Kong ist tief entspannend. Das Gehirn ist angenehm leer, die Gedanken sind weg. Er hebt aus der normalen Zeit-Raum-Orientierung heraus. Manchmal hat man das Gefühl, in einen weiten, tiefen und leeren Kosmos einzutauchen.

Kopf- und Nackenschmerzen, steifer Nacken.

Stress, Schlaflosigkeit.

Akupunktur: 5–15 mm schräg oder flach im Meridianverlauf, in Richtung G 20.

Nasenbluten, Augenleiden, rasende Kopfschmerzen, Überaktivität, ständiges Denken, nicht zur Ruhe kommen können.

G 20 Feng Chí
Teich des Winds

Funktion: Fenster zum Himmel.

Kreuzungspunkt mit dem Meridian des Dreifachen Erwärmers.

Punkt des Wundermeridians Yáng Wéi Mài.

Lage: Am Unterrand des Hinterkopfes in einer Vertiefung hinter dem Warzenfortsatz, zwischen den Ansätzen des M. Trapezius und M. sternocleidomastoideus.

Akupressur: Tief und lange mit Daumen oder Mittelfinger drücken, während der Klient in die Lungenspitzen atmet, sodass sich die Schlüsselbeine beim Ein- und Ausatmen heben und senken. Bei Akupressur im Sitzen legt der Klient den Kopf in den Nacken, wodurch sich die Nackenmuskulatur entspannt und die Wirkung des Punkts verstärkt. Druckstärke 4–7.

„Ich lege die Kopflast ab, bestehe nur mehr aus Kopf und Wirbelsäule. Ich hänge frei im Raum."

„Mein Kopf wird leicht, ich fühle keine Schädeldecke. Die Energie fließt nach oben."

Als Fenster zum Himmel gleicht Feng Chí die Energie zwischen Kopf und Körper aus. Er wirkt der immer häufiger werdenden Kopf-Körper-Trennung entgegen, im Kopfbereich gestautes Qì kann über den Meridian abfließen.

„Ich habe böse Gedanken, sie werden im Dritten Auge gereinigt."

Auch gestaute Aggression wird bewusst und kann sich lösen.

„Ein Bild von Asphalt – eine Rennstrecke für Autos."

„Ich sehe einen schnaubenden Stier, der nicht ich war."

„Ich spüre beginnenden Zorn."

„Ich blicke auf zwei Sumo-Ringer im Ring vor dem Kampf."

Feng Chí hilft bei Nackenverspannungen und Kopfschmerzen im Stirn-, Schläfen- und Hinterkopfbereich, bei Spannungsgefühl in den Augen, verschwommenem Sehen und Kurzsichtigkeit.

Er beugt Verkühlungen vor – nach der chinesischen Tradition tritt die Windenergie in Feng Chí und Feng Fǔ (Du 16) in den Körper ein – und er hilft bei verstopfter Nase, Schnupfen und chronischer Stirnhöhlenentzündung.

Feng Chí entspannt vor allem Nacken und Augen. Man lässt los. Bei längerer Akupressur versetzt er in einen Zustand entspannter Wachheit.

Akupunktur: 1–3 cm senkrecht, in Richtung Hypophyse.

Feng Chí hat eine regulierende Wirkung auf das autonome Nervensystem: bei Stress wirkt er vagoton – entspannend; bei Ruhe und Schläfrigkeit sympathikoton – anregend und belebend. Er senkt hohen und hebt niederen Blutdruck.

Schwindelzustände, Migräne, durch Wetterumschwung, Wind oder Zugluft bedingte Erkrankungen.

Mittelohrentzündung, Ohrensausen, Schwerhörigkeit. Sehschwäche und Augenerkrankungen wie Durchblutungsstörungen des Auges und Atrophie der Sehnerven.

Abgeschlagenheit und Muskelschwäche bei Infektionskrankheiten.

G 21 Jian Jǐng Schulterbrunnen

Funktion: Fenster zum Himmel.

Alarmpunkt der Gallenblase.

Kreuzungspunkt mit dem Dreifachen Erwärmer- und Magenmeridian.

Punkt des Wundermeridians Yáng Wéi Mài.

Lage: In einer Vertiefung am höchsten Punkt der Schulter, knapp hinter dem Vorderrand des Trapezius, auf halbem Weg zwischen dem Akromion und dem Dornfortsatz des siebten Halswirbels.

Akupressur: Tief und lange mit dem Daumen drücken, während der Klient in die Lungenspitzen atmet, sodass sich die Schultern beim Atmen heben und senken. Druckstärke 4–7.

Als Fenster zum Himmel wirkt er ähnlich wie Feng Chí (G 20), er gleicht die Energie zwischen Kopf und Körper aus. Jian Jǐng entspannt den Nacken und nimmt die Last von den Schultern, die Schultern lassen los. Er wirkt wohltuend bei Menschen, die sich viel Verantwortung auf die Schultern laden und unter dauernder Spannung stehen, und bei jenen, die vor Angst hochgezogene Schultern haben. Manchmal macht er auch Wut und Ärger bewusst.

„Ich fühle Aggression im Kiefergelenk."

Kopfschmerzen, Regelstörungen, flache Atmung.

Akupunktur: 5–20 mm leicht schräg nach hinten. Gefährlicher Punkt.

Jian Jǐng kann die Regel und auch eine Fehlgeburt auslösen – während der Schwangerschaft nicht stechen.

Menstruationsstörungen, postpartale Blutungen, Endometritis.

Brustdrüsenentzündung.

Bluthochdruck, Schilddrüsenüberfunktion.

Erkrankungen des Schultergelenks, HWS-Syndrom, Schiefhals.

Bei Schwierigkeiten, den Kopf zu einer Seite zu drehen, sticht man Jian Jǐng der Gegenseite.

In Kombination mit Yáng Líng Quán (G 34) und Zú San Lǐ (Ma 36) steigert Jian Jǐng die Muskelkraft der Beine.

G22 Yuan Yè
Tiefer Teich der Achselhöhle

Lage: 3 cun unter der Achselhöhle auf der mittleren Axillarlinie; im vierten, fünften oder sechsten Zwischenrippenraum, je nach Bau des Brustkorbes.

Akupressur: Tief und lange mit dem Daumen drücken, während der Klient in die Flanken atmet, gegen den Daumen atmet. Druckstärke 2–3, je nach Dicke und Festigkeit der Zwischenrippenmuskulatur.

Yuan Yè vertieft die oft dahinkümmernde Flankenatmung, er erweitert den Atemraum und stärkt die Lungen. Er entspannt Kopf und Schultern, da er das oft im Kopf- und Schulterbereich gestaute Qì des Gallenblasenmeridians zur Flanke „lockt" und im Meridianverlauf abwärts schickt. Manchmal gibt er ein ozeanisches Gefühl der Weite, man fühlt sich auseinanderfließen und Erinnerungen in sich hochsteigen, in denen man so entspannt und tief geatmet hat wie als Embryo im Mutterleib.

Er gibt Frauen ein gutes Gefühl in den Brüsten, voll und satt.

Akupunktur: 5–10 mm schräg im Verlauf des Zwischenrippenraums. Gefährlicher Punkt.

Husten, chronische Bronchitis und andere chronische Lungenerkrankungen. Rippenfellentzündung, Interkostalneuralgie.

Schwellung der Achselhöhle, Entzündung und Schwellung der axillären Lymphknoten.

Schmerzen der Schulter und der Brüste.

G23 Zhé Jin
Seitlich des Muskels

Funktion: Alarmpunkt der Gallenblase.

Lage: 1 cun vor G22, im gleichen Zwischenrippenraum.

Akupressur: Tief und lange mit dem Daumen drücken, während der Klient in die Flanken atmet. Druckstärke 2–3.

Zhé Jin regt die psychischen Funktionen der Gallenblase an: Selbstdurchsetzung, strategisches Vorgehen, das Planen und Arrangieren zukünftiger Situationen in der Vorstellung. Er weitet den Brustkorb und gibt Tapferkeit und Mut. Er gibt den Impuls, vorwärts zu gehen, zu handeln. Er entspannt den Oberbauch, die Brüste fühlen sich gut an.

Husten, Sodbrennen, Ziehen und Schmerzen der Brüste. Beklemmungsgefühle, Sorge und Seufzen, Hysterie. Man ist müde, aber kann nicht ruhig liegen. Man atmet schlecht im Liegen und ächzt und stöhnt.

Akupunktur: 5–10 mm schräg nach hinten im Verlauf des Zwischenrippenraumes. Gefährlicher Punkt.

Gallenblasenentzündung, Gallenkolik, Erbrechen.

Chronische Bronchitis, Rippenfellentzündung, Asthma bronchiale.

G24 Rì Yuè
Sonne und Mond

Funktion: Mù Xué (Sammelpunkt) der Gallenblase.

Kreuzungspunkt mit dem Milz-Pankreas-Meridian.

Lage: Im siebten Zwischenrippenraum senkrecht unter der Brustwarze. Bei großen Brüsten auf einer Senkrechten durch die Mitte des Schlüsselbeins, 4 cun seitlich der Mittellinie.

Akupressur: Mit dem Daumen drücken. Der Klient atmet gegen den Daumen, sodass sich der Rippenbogen hebt und senkt. Druckstärke 2–3, je nach Dicke und Festigkeit der Zwischenrippenmuskulatur.

Rì Yuè setzt häufig einen Prozess seelischer und körperlicher Reinigung in Gang, das Ausschwemmen abgelagerter Giftstoffe aus dem Gewebe wird gefördert, was in manchen Fällen zu einer Heilkrise – Schwäche, Abgeschlagenheit und Fieber – führen kann.

Rì Yuè verbindet Sonne und Mond in uns, die männlich-rationale und die weiblich-intuitive Seite. Er verbindet die obere Körperhälfte, die mehr Yáng und der Sonne zugeordnet ist, mit der unteren, die mehr Yin und vom Mond beeinflusst ist. Wenn Sonne und Mond in Einklang sind, spürt man seelische Weite, Freude und die Bereitschaft, sich hinzugeben.

Akupunktur: 5–10 mm schräg oder flach in Verlaufsrichtung des Zwischenrippenraumes nach außen. Gefährlicher Punkt.

Erkrankungen von Leber und Gallenblase wie Hepatitis, Gallenkolik und Gallenblasenentzündung.

Fettunverträglichkeit, Übelkeit, Erbrechen, Gastritis, Schluckauf.

G25 Jing Mén
Tor der Hauptstadt

Funktion: Mù Xué (Sammelpunkt) der Niere.

Lage: Vor dem freien Ende der 12. Rippe.

Akupressur: Tief und lange mit dem Daumen drücken, während der Klient in die Flanken atmet. Druckstärke 4–6.

Jing Mén gibt Gefühle der Wildheit, der Ausdehnung, der Freiheit – die in der Gallenblase ihren Ursprung haben – und bringt uns in Kontakt mit der eigenen Kraft, der eigenen Mächtigkeit – die in der Niere beheimatet ist. Ein Mensch, der seine Anlagen weitgehend verwirklicht, wird das Gefühl bekommen: „Nichts und Niemand kann mir im Weg stehen"; ein anderer, der in Enge und Beschränkung lebt, wird seinen Willen spüren, mit den Hindernissen aufzuräumen.

Akupunktur: 5–15 mm senkrecht.

Erkrankungen von Niere und Gallenblase wie Koliken und Dysurie.

Durchfall, Darmspasmen, Schmerzen im unteren Rücken.

Moxibustion bei Nierenschwäche zusammen mit Shèn Shu (B23) und Mìng Mén (Du4).

G26 Dài Mài
Gürtelgefäß

Funktion: Punkt des Gürtelgefäßes – des Wundermeridians Dài Mài.

Lage: Auf einer Senkrechten durch die Mitte zwischen den freien Enden der elften und zwölften Rippe, auf halbem Weg zwischen dem unteren Ende des Brustkorbs und dem Darmbeinkamm.

Akupressur: Tief mit dem Daumen drücken, während der Klient in die Flanken atmet. Druckstärke 5–8.

Ähnlich wie Rì Yuè (G24) gleicht Dài Mài die energetische Ladung zwischen oberer und unterer Körperhälfte aus.

Als Punkt des Gürtelgefäßes entspannt und wärmt er das Becken. Er wirkt anregend auf Eierstöcke, Gebärmutter und Scheide, die Schamlippen werden warm. Man verspürt sexuelle Lust, oft verbunden mit einem Gefühl der Befreiung und der Lust, sich zu bewegen.

Dài Mài hilft bei Regelschmerzen und Zyklusstörungen, Impotenz, Frigidität und Kältegefühlen in Unterbauch und Becken.

Völlegefühl im Bauchraum, Reizkolon und Reizblase, immer wiederkehrende Blasenentzündungen, Ausfluss.

Akupunktur: 1–2 cm senkrecht.

Erkrankungen der inneren Geschlechtsorgane wie Adnexitis, Para- und Endometritis, Prostatitis und andere Entzündungen im kleinen Becken.

Schmerzhafter oder erschwerter Stuhlgang, Schmerzen im unteren Rücken, Ischialgien.

G27 Wŭ Shu
Fünftes Zentrum

Funktion: Punkt des Wundermeridians Dài Mài.

Lage: In der Vertiefung knapp innerhalb des vorderen oberen Darmbeinstachels.

Akupressur: Die Fingerkuppe auf den Punkt legen, leichte Berührung oder schwacher Druck haben die größere Wirksamkeit. Druckstärke 1.

Ähnlich wie Dài Mài (G26) wirkt Wŭ Shu anregend auf Eierstöcke, Gebärmutter und Sexualität. Man bekommt Lust, zu schmelzen und sich hinzugeben, auch hier manchmal verbunden mit einem Gefühl großer Freiheit.

Schmerzen im Unterbauch, Regelstörungen, Impotenz, Orgasmusunfähigkeit, Lustlosigkeit, unbefriedigende Sexualität.

Akupunktur: 5–20 mm senkrecht.

Erkrankungen von Blase, Prostata, Gebärmutter und Eierstöcken. Fluor vaginalis, Schmerzen im unteren Rücken, Leistenbruch.

Moxibustion bei Impotenz, Frigidität und Unfruchtbarkeit.

G28 Wéi Dào
Verbindender Weg

Funktion: Punkt des Wundermeridians Dài Mài.

Lage: 5 fen medial und unterhalb von Wŭ Shu (G27).

Akupressur: Leichte Berührung mit der Fingerkuppe oder schwacher Druck. Druckstärke 1.

Wéi Dào entspannt das Becken und wirkt ähnlich wie Wŭ Shu (G27).

Akupunktur: 5–20 mm senkrecht.

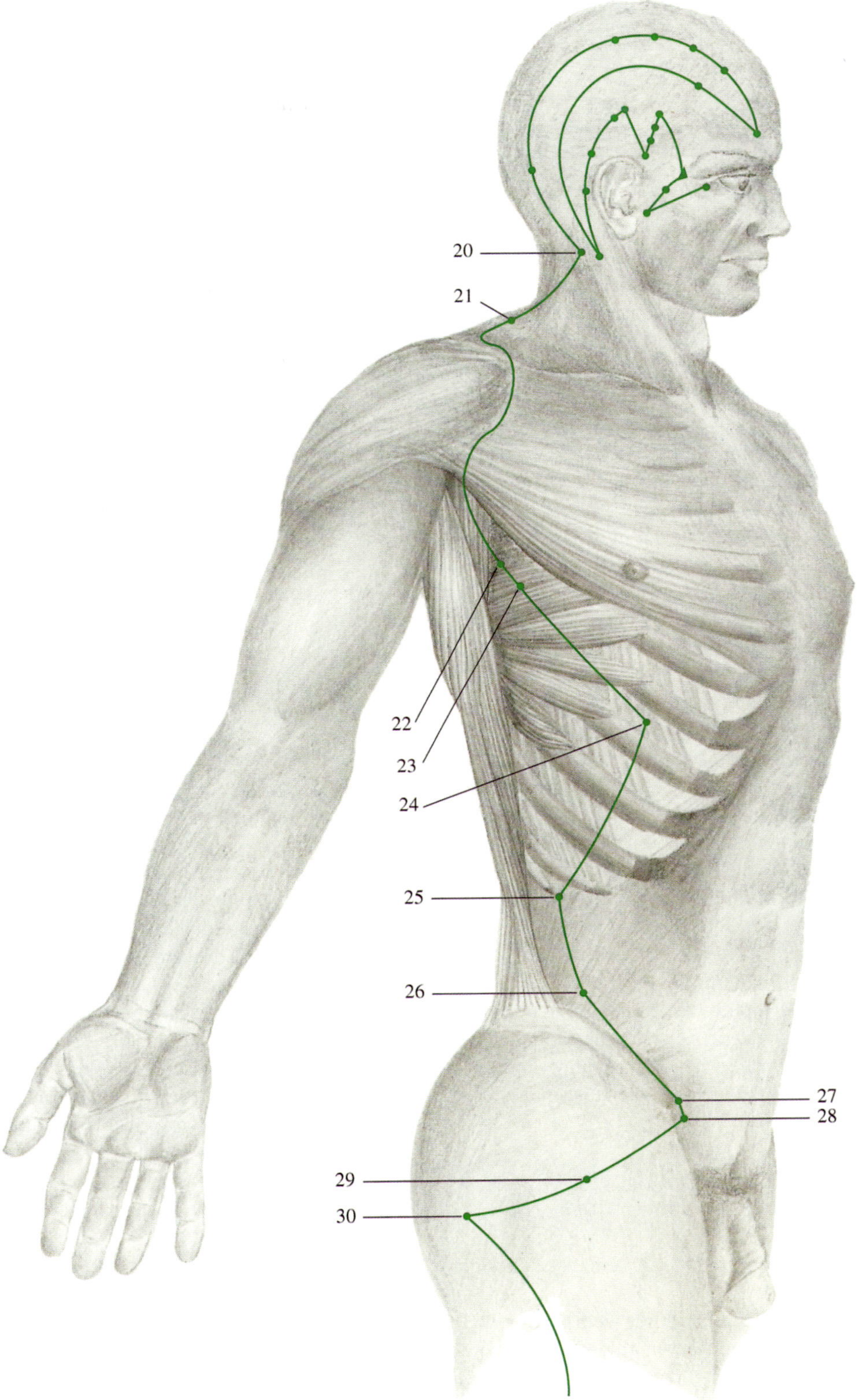

▶ **Abb. 8.4** Gallenblase: G 1–G 30.

Im Wesentlichen wie G27, zusätzlich bei Verstopfung, bei Bindegewebsschwäche im kleinen Becken und vorbeugend gegen Gebärmuttervorfall.

G29 Gŭ Ju Liáo
Wohngrube des Oberschenkels

Funktion: Punkt des Wundermeridians Yáng Wéi Mài.

Lage: Auf halbem Weg zwischen dem vorderen oberen Darmbeinstachel und dem höchsten Punkt des großen Trochanter. In Seitenlage mit halb angezogenem Bein ist er in einer deutlichen Vertiefung hinter dem M. tensor fasciae latae leicht zu ertasten.

Akupressur: Tief und lange mit dem Daumen drücken, während der Klient das Hüftgelenk ganz langsam beugt und streckt. Druckstärke 5–8.

Durch Gewebsverklebungen in der Leistengegend wird der Energiefluss von Wéi Dào (G28) nach Ju Liáo oft behindert oder unterbrochen. Die Folge sind schwere und langsame Beine. Ju Liáo lockt das Qì vom Rumpf zum Bein, die Beine werden kräftig und schnell.

„Ich habe ein Bild: Pralinen laufen ein Laufband entlang, sie haben weiße Beinchen, zu leichter Klaviermusik tanzen sie Cancan für mich und winken mir zu."

Ju Liáo vereinheitlicht den Energiefluss im Becken und erweckt warme, angenehme Lustgefühle in den Geschlechtsorganen – in Verbindung mit der Bereitschaft, sich dem/der Geliebten hinzugeben und für sie/ihn dazusein. Ähnlich wie bei Wŭ Shu (G27) spürt man Sex und Herz in einem, in einer gemeinsamen Schale ruhend.

Akupunktur: 10–25 mm senkrecht.

Schwäche, Atrophie und Paresen der Beinmuskulatur, z. B. in der Rekonvaleszenz nach Schlaganfällen.

Schmerzen im unteren Rücken und Unterbauch, Entzündungen von Hoden, Blase, Eierstöcken und Uterus.

G30 Huán Tiào
Im Kreise springen

Funktion: Kreuzungspunkt mit dem Blasenmeridian.

Lage: Auf der Verbindungslinie vom Hiatus sacralis zur Spitze des großen Trochanter, an der Grenze vom mittleren zum lateralen Drittel dieser Linie in einer deutlichen Grube.

Akupressur: Tief mit Daumen oder Ellbogen drücken, während der Klient das Bein langsam aus der Hüfte nach außen und wieder nach innen dreht. Druckstärke 9–10.

Der Punkt kann schmerzhaft sein, da hier die Energie im Übergang vom Becken zum Bein oft blockiert ist. Huán Tiào ist eine wichtige Schaltstelle des Qì. Er verbindet die Energie des Gallenblasen- und Blasenmeridians und verstärkt auch den Fluss des Qì den Blasenmeridian abwärts bis zum kleinen Zeh. Er entspannt allgemein und macht das Becken warm.

In Huán Tiào sind oft alter Ärger, nicht gelebte Lebenslust, blockierte Spontaneität und gehemmte Dynamik gespeichert, die durch die Akupressur freigesetzt werden können. Die Zähmung und Unterdrückung dieser Gefühle führen häufig zu Schmerzen im unteren Rücken und zu Ischialgien, die über Huán Tiào und Blasenpunkte des Beins behandelt werden.

Akupunktur: 2–8 cm senkrecht.

Kreuzschmerzen, Ischias, zusammengekniffenes Gesäß.

Bei Coxarthrose, schlaffen Paresen und Polyneuropathie der Beine ist ein tiefer Stich erforderlich.

G31 Feng Shì
Stadt des Winds

Lage: An der Außenseite des Oberschenkels, 7 cun über der Beugefalte des Kniegelenks, in einer Vertiefung des Tractus iliotibialis.

Akupressur: Akupressur mit dem Daumen; sie wirkt intensiver, wenn der Klient dabei den Oberschenkel mehrmals ab- und adduziert. Druckstärke 4–7.

Über Feng Shì werden psychische Funktionen der Gallenblase angelegt: Dynamik, Schnelligkeit und Kraft, ein mutiges Vorwärtsschreiten in die Zukunft.

Im Gewebe um Feng Shì werden Schlacken und Toxine vermehrt abgelagert. Der Punkt ist häufig schmerzhaft und empfindlich, denn in ihm sind oft unangenehme Erlebnisse und Erinnerungen gespeichert, die Ärger, Wut, Ekel, Horror und rohe Kraft zum Inhalt haben.

Reithosenspeck, unterdrückter Ärger, Antriebsschwäche und Apathie, schwache und müde Beine.

Akupunktur: 1–5 cm senkrecht.

Muskelschwäche, Paresen und Polyneuropathie der Beine.

Ischias und rheumatische Schmerzen im Kniegelenk.

Durch Wind und Zugluft ausgelöste oder verschlimmerte Beschwerden.

Hautjucken am ganzen Körper, Neurodermitis.

G 32 Gŭ Zhong Dŭ
Mitten in der Furche am Oberschenkel

Lage: An der Außenseite des Oberschenkels, 5 cun über der Beugefalte des Kniegelenks, 2 cun unter G 31, in einer Vertiefung des Tractus iliotibialis.

Akupressur: Mit dem Daumen drücken, während der Klient das Bein langsam ab- und adduziert. Druckstärke 4–7.

Ähnlich wie Feng Shì (G 31) regt Zhong Dú psychische Funktionen der Gallenblase an: Er wirkt meist aktivierend, man hat das Gefühl, aufstehen und etwas tun zu müssen; man bekommt Lust, mit Hindernissen aufzuräumen und neu zu beginnen; er macht fröhlich und leicht, gibt Kraft und die Gewissheit, sich entscheiden zu können, welchen Weg man geht – und ihn auch wieder verlassen zu können, wenn er zur Sackgasse zu werden droht.

Manchmal öffnet Zhong Dú den Zugang zu einer Haltung der Demut, die auf Kraft und Fülle beruht.

Antriebsschwäche, Unentschlossenheit und Apathie, schwache und müde Beine.

Akupunktur: 1–3 cm senkrecht.

Muskelschwäche, Paresen und Sensitivitätsstörungen der Beine, Ischias, Kreuz- und Knieschmerzen.

G 33 Xi Yáng Guan
Yáng-Pass am Knie

Lage: In einer deutlichen Vertiefung frontal und proximal des Epicondylus lateralis femoris. Er ist manchmal bei gebeugtem Knie leichter zu tasten.

Akupressur: Mit dem Daumen drücken. Druckstärke 4–5.

G 30 bis G 33 sind eine Schutthalde für emotionalen Müll. Sie sind Testpunkte, ob jemand alten Ärger und Ekel aus Kindheit und Schulzeit noch mit sich herumschleppt. Wenn das der Fall ist, kann Xi Yáng Guan die alte Galle zum Überfließen bringen – man mag Erinnerungen haben, in denen Wut, Rebellion, Ekel und Kotzgefühle die Hauptrolle spielen. Xi Yáng Guan stärkt das Holz: Er lädt den Körper energetisch auf, bei durchlässigen Menschen kann er einen Orgasmusreflex auszulösen und die Kundalini-Energie in der Wirbelsäule aktivieren.

Akupunktur: 1–2 cm senkrecht.

Muskelschwäche, Paresen und Sensibilitätsstörungen der Beine. Schwellungen und Schmerzen im Kniegelenk.

Energiemangel, Niedergeschlagenheit, Unfähigkeit, zornig zu werden und sich zur Wehr zu setzen.

G 34 Yáng Líng Quán
Quelle am Yáng-Hügel

Funktion: Hé Xué (Meerpunkt), Erdpunkt.

Meisterpunkt der Muskeln und Sehnen.

Lage: An der Vorderseite des Wadenbeins, in der Vertiefung im Winkel zwischen Wadenbeinköpfchen und Schaft.

Akupressur: Um den Energiefluss in Gang zu bringen, kann der Klient die Zehen häufig strecken und die Außenkante des Fußes mehrmals heben. Druckstärke 4–7.

Yáng Líng Quán bringt die Energie vom Kopf in Bauch und Beine. Als Erdpunkt verbindet er die Qualitäten von Holz und Erde – er macht kräftig und ruhig, gibt ein Gefühl von Entschlossenheit, Sicherheit und Stärke.

Er hat aber auch eine direkte Wirkung auf den Kehlkopf.

„Ich fühle einen Kloß im Hals."

„Ich werde am Hals gewürgt."

Psychische Labilität, Nervosität, Schmerzen im Kniegelenk.

Akupunktur: 1–3 cm senkrecht.

Erkrankungen von Muskeln und Sehnen – Myopathien, Muskeldystrophien, Paresen, Hemiplegien und Sehnenscheidenentzündungen.

Rheumatische und arthritische Beschwerden im Knie- und Hüftgelenk, Durchblutungs- und Sensibilitätsstörungen der Beine.

Erkrankungen der Gallenblase und Verdauungsstörungen wie Erbrechen, Durchfall, Darmkrämpfe, atonische Obstipation.

Yáng Líng Quán kräftigt die Muskulatur und erdet den Geist.

PaM 24 Dăn Náng
Gallenblase

Funktion: Zusätzlicher Alarmpunkt der Gallenblase.

Lage: An der Vorderseite des Wadenbeins, 1 cun unter Yáng Líng Quán (G 34).

Akupressur: Mit dem Daumen drücken. Druckstärke 4–5. Wenn Dăn Náng schon bei leichtem Druck schmerzt, ist das ein Anzeichen für eine chronische oder akute Erkrankung der Gallenblase und Gallenwege.

Um den Energiefluss in Gang zu bringen, kann der Klient die Zehen häufig strecken und die Außenkante des Fußes mehrmals heben.

Dăn Náng entspannt, beruhigt und erdet, ähnlich wie Yáng Líng Quán.

Akupunktur: 1–3 cm senkrecht.

Erkrankungen der Gallenblase und Gallenwege: Cholezystitis, Gallensand, Gallensteine, Gallenkolik.

Völlegefühl nach dem Essen, Schmerzen im rechten Oberbauch.

Schwäche und Lähmungen der Unterschenkelmuskulatur.

G 35 Yáng Jiao
Kreuzung des Yáng

Funktion: Punkt des Wundermeridians Yáng Wéi Mài (chinesischer Verlauf).

Lage: Am Vorderrand des Wadenbeins, 7 cun über der Spitze des Außenknöchels.

Akupressur: Mit dem Daumen drücken. Druckstärke 4–5. Um die Wirkung zu verstärken, kann der Klient die Zehen ein paarmal strecken und die Außenkante des Fußes mehrmals heben.

Ähnlich wie Feng Shì (G 31) und Zhong Dú (G 32) regt Yáng Jiao psychische Funktionen der Gallenblase an: Er richtet auf und macht wach, man spürt Kraft in den Beinen und wird unternehmungslustig, man möchte die Arme ausbreiten und aus sich herausgehen.

Manchmal bringt er auch Ärger zum Vorschein oder einen Wachtraum über eine bevorstehende Konfrontation.

Steifheit und Schmerzen im Kniegelenk.

Akupunktur: 10–25 mm senkrecht.

Sensibilitätsstörungen, Schwäche und Lähmungen der Unterschenkelmuskulatur.

Bronchitis, Rippenfellentzündung, Asthma bronchiale.

Angstzustände, Beklemmungsgefühle, Verschlossenheit.

G 36 Wài Qiu
Äußerer Hügel

Funktion: Xì Xué (Spaltenpunkt).

Lage: Am Hinterrand des Wadenbeins, 7 cun über der Spitze des Außenknöchels, auf gleicher Höhe mit G 35.

Akupressur: Mit dem Daumen drücken. Druckstärke 4–5. Um die Wirkung zu verstärken, kann der Klient die Ferse heben und senken. Während Yáng Jiao (G 35) zur Außenwelt hin orientiert, richtet Wài Qiu die Energie mehr nach innen.

Er macht ruhig, die Energie fließt nach unten: Der Kopf wird leer, der Oberbauch wird warm und entspannt sich, die Beine laden sich auf. Bei durchlässigen Menschen aktiviert er Strömungsgefühle und die Kundalini-Energie.

Nackenschmerzen, Wadenkrämpfe, stark verspannte Muskulatur.

Akupunktur: 10–25 mm senkrecht.

Als Xì Xué (Spaltenpunkt) bei akuten Erkrankungen der Gallenblase und bei akuten Störungen der Muskelfunktion wie plötzlich auftretende Verspannungen und Muskeltraumen.

Bei Jähzorn und explosiven Wutanfällen in Kombination mit Xíng Jian (Le 2) oder Tài Chong (Le 3), Zhong Wăn (Rèn 12), Jiu Wĕi (Rèn 15) und Băi Huì (Du 20).

G 37 Guang Míng
Licht

Funktion: Luò Xué – Verbindungspunkt zu Le 3.

Lage: Am Hinterrand des Wadenbeins, 5 cun über der Spitze des Außenknöchels (nach den chinesischen Texten befindet sich Guang Míng auf gleicher Höhe am Vorderrand des Wadenbeins: Dieser Punkt wirkt auch auf die Augen, hat aber nach meiner Erfahrung eine schwächere und weniger umfassende Wirkung als der hier angegebene).

Akupressur: Um den Energiefluss zu verstärken, kann der Klient die Ferse heben und senken. Druckstärke 4–5.

Als Verbindungspunkt gleicht Guang Míng ein Energiegefälle zwischen Leber und Gallenblase aus. Bei Fülle der Gallenblase leitet er überschüssiges Qì zum Lebermeridian: Man fühlt sich entspannt, erdig und verwurzelt wie eine Pflanze. Bei manchen Menschen wird das Stirn-Chakra hell.

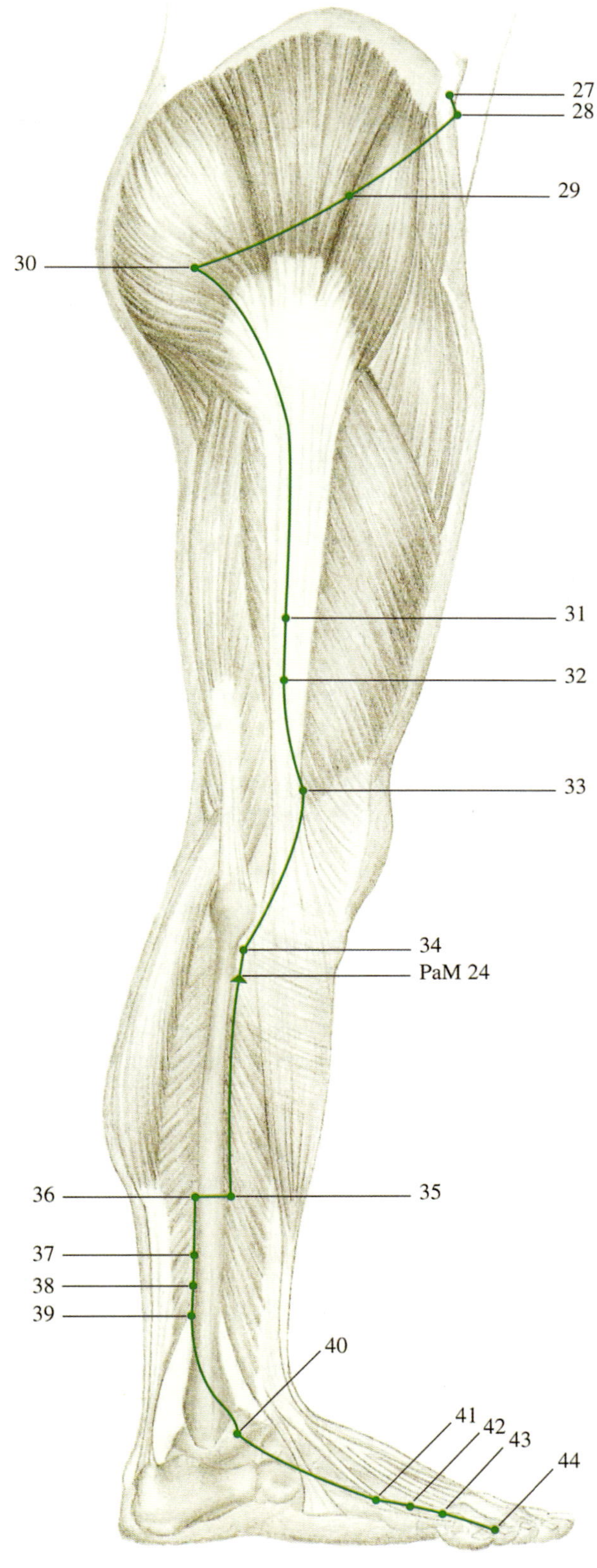

▶ **Abb. 8.5** Gallenblase: G 27–G 44.

Bei Fülle in der Leber bringt er überschüssiges Qì in die Gallenblase, es entsteht Aufbruchsstimmung.

Akupunktur: 10–25 mm senkrecht.

Erkrankungen von Leber und Gallenblase: Juckreiz.

Schläfenkopfschmerzen, Augenkrankheiten, Sehstörungen, Nachtblindheit.

Schmerzen, Muskelschwäche und Parästhesien der Unterschenkel.

Bei Gallenkoliken in Kombination mit Tài Chong (Le 3), Yáng Fŭ (G 38), Dăn Náng (PaM 24), Rì Yuè (G 24) und Dăn Shu (B 19).

G 38 Yáng Fŭ Ergänzung des Yáng

Funktion: Jing Xué (Flusspunkt), Feuerpunkt des Holzes – Sedierungspunkt.

Lage: Am Hinterrand des Wadenbeins, 4 cun über der Spitze des Außenknöchels (nach den chinesischen Texten befindet sich Yáng Fŭ auf gleicher Höhe am Vorderrand des Wadenbeins: Dieser Punkt wirkt auch beruhigend und entspannend, aber weniger intensiv als der hier angegebene; außerdem gibt er oft einen nach vorne, in die Zukunft gerichteten Impuls – wie viele Punkte, die **vor** der vertikalen Achse des Körpers liegen).

Akupressur: Um die Wirkung zu verstärken, kann der Klient die Ferse heben und senken. Druckstärke 4–5.

Yáng Fŭ beruhigt das Holz Yáng: Er gibt ein Gefühl süßer Entspannung, ein wohliges Rundumgefühl, als würde man schweben oder in einem weichen Bett liegen. Gleichzeitig bleibt man wach und klar. Atemraum und Herz werden weit.

Akupunktur: 10–25 mm senkrecht.

Akute oder durch einen Füllezustand bedingte Augenerkrankungen. Schläfenkopfschmerzen, Juckreiz, Reizbarkeit, Wutanfälle.

Bei Gallenkoliken in Kombination mit Dăn Náng (PaM 24), Tài Chong (Le 3), Rì Yuè (G 24) und Dăn Shu (B 19).

Flanken- und Knieschmerzen, Beklemmungsgefühl in der Brust.

G 39 Xuán Zhong Becher der Sorgen

Funktion: Kreuzungspunkt der drei Yáng-Meridiane des Beins

Meisterpunkt des Knochenmarks.

Lage: Am Hinterrand des Wadenbeins, 3 cun über der Spitze des Außenknöchels.

Akupressur: Um den Energiefluss zu verstärken, kann der Klient die Außenkante des Fußes heben und senken.

Druckstärke 4–5.

Xuán Zhong gleicht ein Energiegefälle zwischen den drei Yáng-Meridianen aus – er wird auch Gruppen-Verbindungspunkt der drei Yáng-Meridiane des Beins genannt. Er bringt stockendes Qì von Kopf, Nacken und Rumpf in die Beine und hilft bei Füllezuständen in diesen Bereichen: Schnupfen, Kopf-, Hals- und Rachenschmerzen, Verspannungen in Nacken und Rücken.

Xuán Zhong holt Sorgen und unnötige Gedanken aus dem Kopf, die Brust geht auf, man spürt Gelassenheit und Freude, ein Vorwärtsgleiten in die Zukunft.

Akupunktur: 1–2 cm senkrecht.

Migräne, fieberhafte Entzündungen im Kopf-, Hals- und Brustbereich, Schlaganfälle und deren Folgen, Epilepsie.

HWS-Syndrom, Tortikollis, Hexenschuss.

Appetitlosigkeit, Völlegefühl und Schmerzen im Oberbauch.

Als Meisterpunkt des Knochenmarks stimuliert Xuán Zhong die Blutbildung und hilft bei Schmerzen in Knochen und Gelenken, auch wenn sie rheumatischer Natur sind und im Körper herumwandern.

Cholerisches Temperament, ständige schlechte Laune.

G 40 Qiu Xu Kahler Hügel

Funktion: Yuán Xué (Quellpunkt) – Verbindung zu Le 5.

Lage: In der Mulde vor und unterhalb der Spitze des Außenknöchels.

Akupressur: Um den Energiefluss in Gang zu bringen, kann der Klient den Fuß langsam auf und ab bewegen.

Druckstärke 2–3.

Als Quellpunkt gleicht Qiu Xu Fülle wie Leere im Gallenblasenmeridian aus und verringert ein Energiegefälle zum

Lebermeridian. Wenn das Qì vermehrt zum Lebermeridian strömt, spürt man aufsteigende Wärme im Körper.

„Wärme strömt rauf ins Becken, besonders in die Iliosakralgelenke."

„Wärme strömt vorne hinauf, wellenförmig."

„Wärme strömt rauf in Wasserkreisen bis zum Brustbein."

„Ich spüre Wärme durch die Beine fließen, rauf bis zum Kopf. Der Kopf ist offen nach oben."

Qiu Xu hilft bei Kopf- und Nackenschmerzen, Schwellungen und Schmerzen im Sprunggelenk.

Akupunktur: 5–10 mm senkrecht.

Störungen, die durch Fülle oder Leere im Gallenblasenmeridian bedingt sind, Erkrankungen von Leber und Gallenblase.

Schwellungen der Achselhöhle, Brustdrüsenentzündung, Schmerzen und Beklemmungsgefühle in den Flanken.

Arthritis und Distorsionen des Sprunggelenks.

Müdigkeit und Energiemangel, ständiges Zögern, Lustlosigkeit, Entscheidungsschwäche.

G41 Zú Lín Qì
Am Fuß – dem Weinen nahe

Funktion: Shu Xué (Strömungspunkt), Holzpunkt des Holzes – Stundenpunkt.

Meisterpunkt des Wundermeridians Dài Mài.

Lage: In der Vertiefung zwischen der proximalen Gelenkverbindung des vierten und fünften Mittelfußknochens und der Sehne des M. extensor digiti minimi.

Akupressur: Um die Wirkung zu verstärken, kann der Klient die Zehen spreizen, beugen und strecken. Mit dem Zeigefinger in die Zwischenknochenmuskeln drücken. Druckstärke 4–5.

Zú Lín Qì aktiviert den Wundermeridian Dài Mài. Er bringt Energie vom Kopf in das Gürtelgefäß, man spürt mehr Qì in Unterbauch und Taille, in Becken und Beinen.

„Meine Beine möchten sich selbständig machen."

„Ich möchte aufspringen und mich selbständig machen."

Oft löst er eine Anspannung im Kopf. Man fühlt sich heiter und beginnt zu lachen.

Schlaflosigkeit, Kopfschmerzen und Regelbeschwerden.

Akupunktur: 5–12 mm senkrecht.

Wichtiger Fernpunkt für Erkrankungen von Auge und Ohr wie Sehschwäche, Bindehautentzündung, verschwommenes Sehen, Ohrensausen und Schwerhörigkeit.

Lymphknotenschwellungen der Achselgegend, Schmerzen in den Brüsten, Brustdrüsenentzündung, Dysmenorrhöe, Amenorrhöe.

Wichtiger Punkt bei Gelenkleiden und Rheumatismus, am besten in Kombination mit Wài Guan (SJ 5).

G42 Dì Wǔ Huì
Fünf Fähigkeiten der Erde

Lage: In der Mulde zwischen dem vierten und fünften Mittelfußknochen medial der Sehne des M. extensor digiti minimi.

Akupressur: Um den Energiefluss anzuregen, kann der Klient die Zehen spreizen, beugen und strecken. Druckstärke 4.

Dì Wǔ Huì stärkt die Fünf Fähigkeiten der Erde: Er wirkt entspannend auf den Oberbauch, regt die Darmperistaltik und damit die Verdauung an, beruhigt, entspannt und erdet den Geist.

Schmerzen im Fußrücken, Nervosität, Schlaflosigkeit, verkrampfter Bauch.

Akupunktur: 5–10 mm senkrecht.

Schwellungen und Schmerzen in den Achseln und Brüsten, Brustdrüsenentzündung.

G43 Xiá Xi
Ritterlicher Bach

Funktion: Yíng Xué (Bachpunkt), Wasserpunkt des Holzes – Tonisierungspunkt.

Lage: 5 fen proximal des Schwimmhautrandes zwischen der vierten und fünften Zehe.

Akupressur: Den Punkt mit dem Zeigefinger drücken, der Zeigefinger ist parallel zwischen der vierten und fünften Zehe. Druckstärke 2–3, Druckrichtung Ferse.

Xiá Xi wirkt bei manchen Menschen als Wasserpunkt – beruhigend und einschläfernd, bei anderen als Tonisierungspunkt der Gallenblase – aktivierend und beschleunigend.

Sehschwäche, Völlegefühl nach dem Essen, Backenzahn- und Kieferschmerzen.

Akupunktur: 5–10 mm schräg.

Erkrankungen und Beschwerden von Auge und Ohr wie Bindehautentzündung, verschwommenes Sehen, Astigmatismus, Weitsichtigkeit (wenn sie durch eine Schwäche der Augenmuskeln bedingt ist), Ohrensausen, Schwerhörigkeit und Schwindel.

Zusammen mit Tài Chong (Le 3) oder Xíng Jian (Le 2) bei akuter Erhöhung des Augeninnendrucks.

Träge Verdauung, atonische Obstipation.

G 44 Zú Qiào Yin
Höhle am Fuß

Funktion: Jǐng Xué (Brunnenpunkt), Metallpunkt.

Lage: 1 mm proximal und lateral vom äußeren Nagelwinkel der vierten Zehe.

Akupressur: Mit dem Fingernagel des Daumens drücken, der Zeigefinger fixiert den vierten Zeh an seiner Unterseite, dass er nicht weggleitet. Druckstärke 1.

Als Jǐng Xué (Brunnenpunkt) aktiviert Qiào Yin das Qì des Gallenblasenmeridians und leitet es über zum Lebermeridian. Man fühlt sich munter, vielleicht auch unruhig, will etwas tun.

Notfallpunkt bei Schmerzen in den Schläfen, Augen und Ohren, bei Schmerzen in den Brüsten und Atembeschwerden. In Notfällen und bei akuten Beschwerden fest mit dem Fingernagel drücken. Druckstärke 2–5.

Akupunktur: 1–2 mm schräg gegen den Meridianverlauf.

Notfallpunkt bei Migräne, Ohrensausen, plötzlicher Taubheit, Schmerzen in der Herzgegend und Asthma bronchiale.

8.1.7 Diagnostische Kriterien der Gallenblasenfunktion

▶ **Tab. 8.2** Diagnostische Kriterien der Gallenblasenfunktion.

Heiße Symptome, Fülle (Shi)	Kalte Symptome, Leere (Xu)
Volles Risiko Energische, aber unbeholfene Bewegungen Aufbrausendes Temperament Ungeduldig und impulsiv Ärgerlich und reizbar Jähzornig Mit dem Kopf durch die Wand Neigung zu Unfällen / Muskelkrämpfen	Ohne Initiative Bewegt sich wenig Glieder- und Muskelschwäche Energiemangel Müde und depressiv Schmollend und trotzig Hat Angst sich durchzusetzen Feige
Sehstörungen wie Kurzsichtigkeit und Astigmatismus Schläfenkopfschmerz Augenschmerzen Hyperaktiv Effektive Organisation	Sehstörungen wie Weitsichtigkeit und Grauer Star Migräne Licht- und Geräuschüberempfindlichkeit Schwindel Benommen und unkonzentriert
Bitterer Mundgeschmack Sodbrennen Galliges Erbrechen Neigung zu Furunkeln	Völlegefühl und Unwohlsein nach dem Essen Blähungen Aufgetriebener Bauch

8.1.8 Diagnostische Kriterien des Gallenblasenmeridians

▶ **Tab. 8.3** Diagnostische Kriterien des Gallenblasenmeridians.

Fülle	Leere
Schläfenkopfschmerz, gerötete Augen, Ohrenschmerzen, Nackenschmerzen, geschwollene Achselhöhlen, Schmerzen und Ziehen in den Brüsten vor und während der Regel, Flankenschmerzen, Interkostalneuralgie, Gürtelrose, spastische Verstopfung, Darmkrämpfe, Regelschmerzen, Ischias; verspannte, harte, steife und verkürzte Muskulatur, besonders an der Außen- und Rückseite der Beine.	Migräne, verschwommenes Sehen, juckende, leicht tränende Augen, Ohrensausen, Schwindel, chronische Nackenverspannungen, flache Atmung, Darmträgheit; Muskelschwäche der Gliedmaßen, schwache und leicht überdehnbare Bänder und Sehnen, Neigung zu Sehnenzerrungen und Bänderrissen, besonders an der Außenseite des Sprunggelenks.

8.2 Der Meridian der Leber

Der Lebermeridian ist der Yin-Meridian des Holzes.

- Gekoppeltes Organ: **Gallenblase**
- Gewebe: **Muskeln und Sehnen**
- Ausdruck der Kraft: **Nägel**
- Sinnesorgan: **Augen**
- Sinn: **sehen**
- Körperflüssigkeit: **Tränen**
- Gesichtsfarben bei Krankheit: **grünstichig, olive**
- Geruch bei Krankheit: **säuerlich, ranzig**
- Von der Leber ausgehende Gefühle: **Zorn; kalte Wut, Wut im Bauch, Hass, Rachsucht, Zynismus, Reizbarkeit; Bitterkeit, Resignation, Apathie, Interesselosigkeit und Depression**
- Verhalten bei Stress: **Selbstbeherrschung und Kontrolle; explodieren**
- Klangfarbe der Stimme: **klar, laut, deutlich; schreiend**
- Bei Leere anregendes, bei Fülle krankmachendes Wetter: **Wind, Sturm**
- Jahreszeit: **Frühling**
- Richtung der Kraft: **Wachstum**

Das Qì fließt vom Gallenblasen- in den Lebermeridian und von diesem in den Lungenmeridian.

Die Leber bildet mit der Herzhülle die mittlere Energieschicht des Yin, das Jué Yin.

8.2.1 Oberflächlicher Verlauf

Der Lebermeridian beginnt am äußeren Nagelfalzwinkel der großen Zehe, zieht zwischen erstem und zweitem Mittelfußknochen über den Fußrücken, unterkreuzt die Sehne des M. tibialis anterior und gelangt medial von ihr zu einer Mulde über dem Sprunggelenk (Le 4). Er passiert Jiao Xin (N 8) und San Yin Jiao (MP 6) in der Kreuzungszone der drei Yin-Meridiane und fließt gemeinsam mit dem Milz-Pankreas-Meridian an der Innenseite des Unterschenkels, in der Furche zwischen dem Hinterrand des Schienbeins und der medialen Unterschenkelmuskulatur (M. tibialis posterior, M. flexor digitorum longus, M. triceps surae).

8 cun über dem Innenknöchel verlässt er das gemeinsame Bett mit dem Milz-Pankreas-Meridian und zieht, etwas weiter dorsal als dieser, zum medialen Ende der Kniegelenksfalte (Le 8). Am Oberschenkel folgt er dem Innenrand des Schneidermuskels bis ungefähr eine Handbreit unter der Symphyse, von wo aus er im gleichen Bindegewebsbett mit der Arteria und der Vena femoralis (Le 10, Le 11, Le 12) zur Leistenbeuge zieht.

In Jí Mài (Le 12) wendet sich der Meridian wieder abwärts und nach innen, umfließt die äußeren Geschlechtsorgane und verbindet sich mit Huì Yin (Rèn 1). Von dort verläuft er entlang des Rèn Mài zum Unterbauch, passiert Rèn 2, Rèn 3 und Rèn 4 und zieht dann schräg über den Bauch nach oben zu Zhang Mén (Le 13) an der Spitze der elften Rippe. Der oberflächliche Verlauf endet in Qi Mén (Le 14), auf der Mamillarlinie im sechsten Zwischenrippenraum (s. Abb. 8.6).

8.2.2 Tiefer Verlauf

Der tiefe Ast des Lebermeridians beginnt in Zhang Mén (Le 13). Der linke Ast umrundet den Magen und gelangt zu Leber und Gallenblase, dem gekoppelten Organ. Der rechte Ast hat es leichter zur Leber. Eine weitere direkte Verbindung zur Leber besteht von Qi Mén (Le 14).

Von der Leber zieht der tiefe Ast entlang der Vena cava durch das Zwerchfell zu den Lungen und verbindet sich dort mit dem – nachfolgenden – Lungenmeridian. Ein weiterer Ast der Leber zieht entlang der Speiseröhre durch Brustkorb und Hals bis zu Rachen und Nase und gelangt von dort zu den Augen, dem Sinnesorgan des Holzes.

Von den Augen verläuft ein Nebenast über die Stirn zum Scheitelpunkt des Kopfes und verbindet sich dort mit dem Du Mài in Băi Huì (Du 20). Ein anderer Nebenast zieht von den Augen durch die Wangen in die Mundhöhle und umkreist die Innenseite der Lippen (s. Abb. 8.7).

8.2.3 Aufgaben der Leber

Die Leber ist ein großes Laboratorium. Eiweiß wird unter Wärmebildung zu Kohlenhydraten und Ammoniak umgebaut, Ammoniak zu Harnstoff aufgebaut. Unter der Mitwirkung von Insulin wird Blutzucker als Glykogen gespeichert und dient dem Organismus als Kraftreserve. In der Leber werden die meisten Faktoren der Blutgerinnung synthetisiert, unter anderem Fibrinogen und Heparin. Verschiedene Vitamine werden in ihr gespeichert, z. B. das Vitamin A. Viele komplexe körpereigene und körperfremde Substanzen werden in der Leber umgewandelt, sie werden von ihr in eine Form gebracht, die über die Nieren ausgeschieden werden kann. Zu diesen Substanzen zählen Hormone – wie das Adrenalin oder das Thyroxin –, Medikamente und andere Chemikalien. Eine Hauptaufgabe der Leber ist die Entgiftung des Körpers: in vielen Fällen, vor allem wenn jemand über einen längeren Zeitraum unter Medikamenten stand, empfiehlt es sich, zuerst die Leber mit Diät, Akupressur und Akupunktur zu behandeln.

Die Leber ist ein Blutspeicher. Bis zu 20 % der Gesamtblutmenge des Körpers können bei harter körperlicher Arbeit an den Blutkreislauf abgegeben werden. Nach Ansicht der Chinesischen Medizin hat sie eine regulierende Wirkung auf Blutdruck und Menstruation, die allerdings auch durch ihre enge Verbindung zur Hypophyse bedingt ist.

In der Traditionellen Chinesischen Medizin gilt die Leber als das Haus des Hun, das Haus der Seele: Es enthält die Bilder und Vorstellungen, die jemand von sich und der Welt hat; es enthält den persönlichen Lebensplan, Projekte und Ideen. Der Lebensplan ist den meisten Menschen nur zu einem geringen Teil bewusst: Er wird zu einem großen Teil durch Bilder und prägende Eindrücke unserer Kindheit bestimmt, die uns längst nicht mehr erinnerlich sind, und stellt ein Erbe der Familie dar, aus der wir stammen, ein Erbe der Lebenserfahrung, Verhaltensmuster und charakterlichen Eigenheiten der Generationen vor uns – das Zeichen für Zhang Mén (Le 13), einen der wirkungsvollsten Punkte des Lebermeridians, bedeutet Stempel und Siegel der Familie.

Über viele Punkte des Lebermeridians wird durch Akupunktur und Akupressur das geistige Auge oder Stirn-Chakra, die Hypophyse, angeregt: Man beginnt sein Leben wieder klarer zu sehen und plötzlich hat man die Lösung für ein Problem vor Augen, nach der man vielleicht lange gesucht hat; oder man macht sich gestaltende Gedanken über die Zukunft. Die Fähigkeit, Vergangenes oder Zukünftiges zu visualisieren, sich ein Bild zu machen, ist eine wichtige Funktion des Hun, und über den Lebermeridian können wir Entwicklung und Training des geistigen Sehens unterstützen.

Wenn ein Mensch schwer realisierbare Ziele verfolgt und seine Vorstellungen vom Leben nicht verwirklichen kann, wenn er mit sich selbst oder mit der Umwelt in Konflikt liegt und in seinem Wachstum und seiner Entfaltung behindert wird, wird er frustriert, reizbar oder wütend sein, rebellisch, trotzig oder depressiv – wie er sich im Fall von Schwierigkeiten und Widerständen verhält, hängt von der Funktion von Leber und Gallenblase ab.

8.2.4 Akupressur und Akupunktur

Akupunktur und Akupressur des Lebermeridians können Jähzorn, Reizbarkeit und Ärger verringern und ein cholerisches Temperament besänftigen, da überschüssiges Qì aus dem Gallenblasenmeridian – das der Aggressivität zugrunde liegt – in den Lebermeridian „gezogen" wird.

Akupunktur und Akupressur helfen auch bei Gefühlszuständen, die meist von einer Leberschwäche herrühren: bei Bitterkeit, Resignation und Apathie, bei Angst, Depressionen und Selbstmordgedanken. Akupunktur und Akupressur des Lebermeridians können neue Impulse geben, neue Ziele, neuen Lebensmut.

Der Lebermeridian hat eine enge Verbindung zu den Geschlechtsorganen und zur Sexualität. Akupunktur und Akupressur stärken sexuelle Lust und Kraft, sie helfen bei vorzeitigem Samenerguss, Erektionsschwäche und Impotenz, bei Regelstörungen, Frigidität und manchen Formen der Sterilität.

Akupunktur des Lebermeridians hilft bei Stoffwechselstörungen und Erkrankungen von Leber und Gallenblase, von Magen und Dickdarm. Gynäkologische und urogenitale Beschwerden – wie z. B. Fluor vaginalis, Miktionsbeschwerden, Harnwegsinfekte, Hodenentzündungen oder Prostataprobleme – werden häufig über den Lebermeridian behandelt.

Akupressur des Lebermeridians stärkt eine schwache Sehkraft und hilft bei Augenerkrankungen wie Bindehautentzündung oder Glaukom; darüber hinaus bei zu hohem oder zu niederem Blutdruck und bei manchen Formen von Migräne und Kopfschmerz; bei Erkrankungen der Lunge – die Leber versorgt die Lunge mit Qì – und bei chronischer Müdigkeit und Erschöpfung – die Leber gibt seelische und physische Kraft.

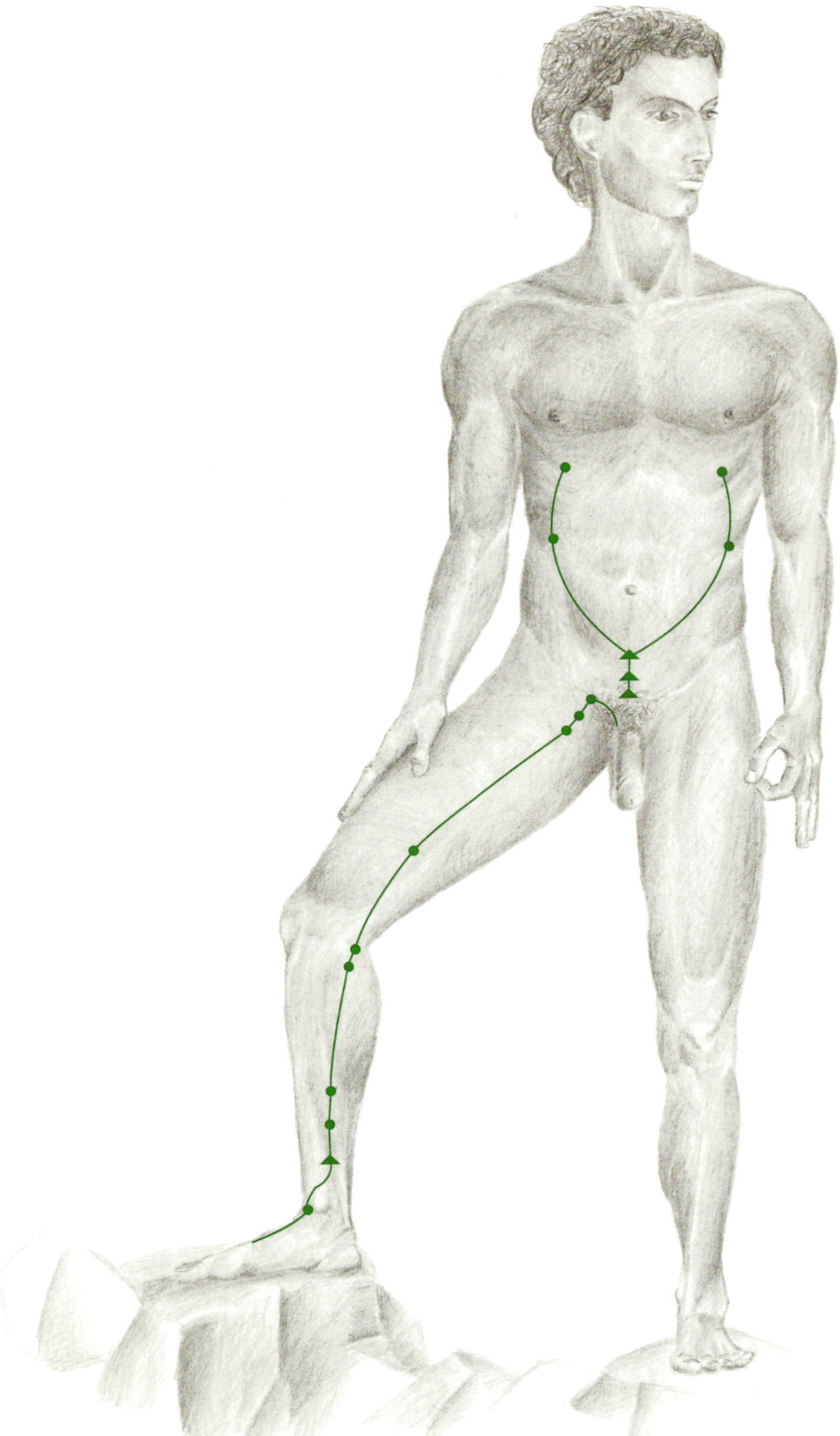

▶ **Abb. 8.6** Leber, oberflächlicher Verlauf.

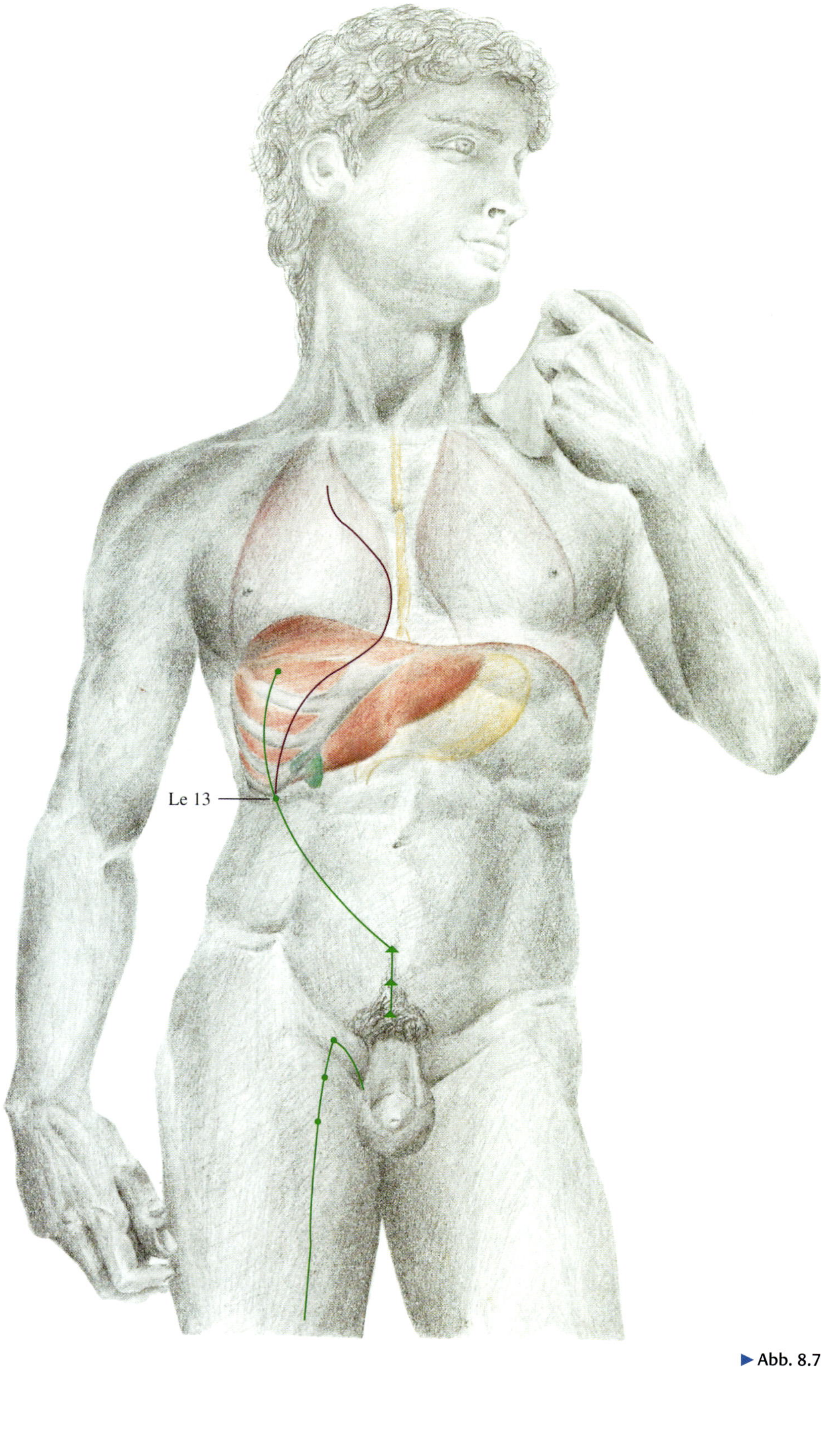

▶ **Abb. 8.7** Leber, tiefer Verlauf.

8.2.5 Die wichtigsten Punkte

▶ Tab. 8.4 Die wichtigsten Punkte des Lebermeridians.

Le 3	**Tài Chong** Yuán Xué (Quellpunkt), Shu Xué (Strömungspunkt), Erdpunkt
Le 8	**Qu Quán** Hé Xué (Meerpunkt), Wasserpunkt des Holzes – Tonisierungspunkt
Le 1	**Dà Dun** Jǐng Xué (Flusspunkt) – Notfallpunkt Holzpunkt des Holzes – Stundenpunkt
Le 2	**Xíng Jian** Yíng Xué (Bachpunkt), Feuerpunkt des Holzes – Sedierungspunkt
Le 13	**Zhang Mén** Mù Xué (Sammelpunkt) des Milz-Pankreas
Le 14	**Qi Mén** Mù Xué (Sammelpunkt) der Leber
B 18	**Gan Shu** Leitet das Qì zur Leber

Zeiten höchsten Energieflusses durch den Lebermeridian (beste Ansprechbarkeit für Akupressur; beste Zeit zur Sedierung): 1–3 Uhr und 13–15 Uhr.
Beste Zeit zur Tonisierung: 3–5 Uhr und 15–17 Uhr.

8.2.6 Verzeichnis der Punkte

Le 1 Dà Dun
Sehr aufrichtig

Funktion: Jǐng Xué (Brunnenpunkt), Holzpunkt des Holzes – Stundenpunkt.

Lage: 1 mm proximal und lateral des äußeren Nagelwinkels der großen Zehe.

Akupressur: Mit dem Fingernagel des Daumens drücken, der Zeigefinger fixiert den großen Zeh an seiner Unterseite, dass er nicht weggleitet. Druckstärke 1. In Notfällen und bei akuten Beschwerden fest mit dem Fingernagel drücken. Druckstärke 2–5.

Schwindelgefühl durch zu niedrigen Blutdruck, Ohnmacht, Kreislaufkollaps, Regelkrämpfe, kolikartige Bauchschmerzen und Blähungen, Schmerzen in den Geschlechtsorganen.

Schwindelgefühl durch Unterzuckerung bei Hunger oder bei Diabetikern nach Insulingabe.

Dà Dun wirkt einerseits tief entspannend und erdend, andererseits belebend und tonisierend.

„Ich spüre mein Fußgewölbe aktiviert: So, jetzt spring' ich los!"

Häufig spürt man Wärme und Helle im Körper aufsteigen, eine Welle bis zum Brustkorb, Weichheit, Weite, freudige Aufregung, inneres Lächeln.

Als Holzpunkt des Holzes macht er bei emotionaler Ladung in Gallenblase und Leber Ungeduld, Unruhe, Unwillen, Ärger bewusst, und vielleicht auch den Wunsch, zu treten und sich freizustrampeln.

„Ich sehe einen Holzstoß mit einem Baum in einer Winterlandschaft – eine Erinnerung an ein beim Spazierengehen gesehenes Bild."

Dà Dun sensibilisiert und verfeinert die Wahrnehmung: Man nimmt den Körper differenzierter wahr und hört jeden Ton und jedes Geräusch in der Umgebung klar und deutlich.

„Ich spüre mein Herz ruhig schlagen, fühle ein Pochen in den Genitalien. Er bewirkt eine angenehme Energie im Innenraum."

Er wirkt anregend auf das Dritte Auge und auch auf das oberste Chakra – der tiefe Ast des Lebermeridians führt über die Stirn zu Băi Huì (Du 20), dem Haupttor des Scheitel-Chakras.

„In mir ist eine schnelle Aufwärtsbewegung mit einem hellen, klaren Ton. Plötzlich steh ich auf einer Bergspitze. Es stürmt ... Ich habe das Gefühl, mit einem galaktischen Nachrichtensystem verbunden zu sein."

Dà Dun bedeutet Große Aufrichtigkeit in einem zweifachen Sinn: Zum einen gibt er den Impuls, aufrecht zu sitzen, Wirbelsäule und Rücken aufzurichten; zum anderen ist eine gerade Haltung auch Ausdruck einer charakterlich aufrechten Haltung.

Er unterstützt und vertieft die Meditation – Dà Dun am Beginn einer Meditation auf beiden Seiten leicht mit dem Fingernagel halten.

Akupunktur: 1–3 mm schräg oder flach im Meridianverlauf.

Als Brunnenpunkt wird er bei den oben angegebenen Notfällen und bei Stoffwechselentgleisungen eingesetzt.

Sowohl bei zu hohem wie zu niedrigem Blutdruck in Kombination mit Yǐn Bái (MP 1).

Als Zusatzmaßnahme oder Erste Hilfe bei diabetischem Koma und Leberkoma.

Dà Dun hilft bei Beschwerden im Unterbauch: atonische Verstopfung, Zwischenblutungen, Hypermenorrhöe, Gebärmuttersenkung, Leistenbruch, Harninkontinenz und Bettnässen.

Kraftlosigkeit und übergroßes Schlafbedürfnis.

Le 2 Xíng Jian Wirksamer Zwischenraum

Funktion: Yíng Xué (Bachpunkt), Feuerpunkt des Holzes – Sedierungspunkt.

Lage: In der Mitte der Schwimmhaut zwischen der ersten und der zweiten Zehe.

Akupressur: Den Punkt mit dem Zeigefinger drücken, der Zeigefinger ist parallel zwischen der großen und 2. Zehe. Druckstärke 2–3, Druckrichtung Ferse.

Während Dà Dun (Le 1) aufrichtet und den Fluss des Qì nach oben lenkt, zur Brust und zum Kopf, entspannt Xíng Jian als Sedierungspunkt die Yáng-Kraft des Holzes, er bringt die Energie vom Kopf in den Bauch, vom Denken und Handeln ins Gefühl.

Xíng Jian entspannt Bauch und Eingeweide, er wirkt entkrampfend bei Bauch- und Regelschmerzen und hilft bei zu starker Regelblutung, Kopfschmerzen und brennenden Augen.

Er entspannt und beruhigt vor allem nach Gefühlsausbrüchen, bei Jähzorn, Reizbarkeit und Ärger.

Man fühlt sich runder, kompakter und „breiter" als bei Dà Dun. Manchmal bekommt man das Gefühl, so entspannt zu sein, dass „der Körper wie eine zähflüssige Masse zerfließt".

Xíng Jian macht Grundgefühle bewusst – vor allem aus dem Bereich der Elemente Wasser, Holz und Feuer.

Gefühle des Wassers: Stille und Ruhe. Geborgenheit. Man fühlt sich in ein tiefes Staunen versetzt. Eine sanfte sexuelle Erregung. „Ich gehe ohne Angst und Besorgnis durch die Welt."

Gefühle des Holzes: man kommt mit Ärger in Kontakt, mit Erinnerungen an vergangenen Ärger, aber auch mit Selbstdurchsetzungskraft und „positiver Aggression".

„Ich bin durch nichts umzuhau'n."

Gefühle des Feuers: Xíng Jian leitet Energie vom Holz zum Feuer, er kräftigt das Herz. Inneres Lächeln. Große innere Freude.

Xíng Jian ist ein guter Punkt für die Meditation und für Tantra – er beruhigt das Lodern des sexuellen Feuers und schafft eine konstante Glut.

Akupunktur: 3–10 mm schräg aufwärts.

Bindehautentzündung und andere entzündliche Augenerkrankungen, Sehstörungen, Erhöhung des Augendrucks.

Brechreiz, Darmkrämpfe, Lebererkrankungen, Diabetes mellitus.

Schmerzhafte und zu starke Regelblutung, Fluor vaginalis, Schmerzen der Harnröhre, Harnverhaltung, Bettnässen, Harninkontinenz.

Als Sedierungspunkt des Holzes verwendet man ihn bei einer cholerischen Persönlichkeit, bei Schlafstörungen und bei Epilepsie; er kann aber auch eine depressive Stimmungslage aufhellen, die oft durch einen Energiestau in der Leber bedingt ist.

Le 3 Tài Chong Voller Schwung und Energie Höchster Energieschwung

Funktion: Yuán Xué (Quellpunkt) – Verbindung zu G 37. Shu Xué (Strömungspunkt), Erdpunkt.

Lage: In der Vertiefung distal der proximalen Gelenkverbindung des ersten und zweiten Mittelfußknochens.

Akupressur: Mit dem Daumen drücken. Druckstärke 4–5.

Als Quellpunkt gleicht Tài Chong Fülle und Leere im Holzelement aus.

Bei Leere spürt man seine aktivierende und belebende Wirkung, vielleicht bekommt man auch Lust, sich zu rühren, sich zu bewegen. Man spürt Wärme im Körper pulsierend aufsteigen.

„Mein Körper beginnt zu schwingen wie eine Schlange."

„Ich fühle mich wie eine Rakete, das Triebwerk ist im Becken, ich zische nach oben. Nach längerem Druck sackt die Energie wieder zusammen, wie ein schlaff werdender Penis. Ich bekomme ein mulmiges Gefühl in der Leber- und Magengegend."

Recht häufig kommt man bei diesem Punkt mit unterdrücktem Ärger, mit dem eigenen Trotz, mit unterdrückter Wut in Kontakt. Man erinnert sich an vergangenen Ärger und manchmal auch an körperliche Verletzungen in der Kindheit, z. B. beim Turnen oder Raufen.

Bei Fülle im Holzelement wirkt er auf eine erdige Weise entspannend, man spürt die Erdqualität des Punkts, häufig sieht man auch Erde in den Bildern. „Ich liege entspannt auf einer Wiese, ich liege am Rücken und schau in die Wolken."

Über den tiefen Ast des Lebermeridians stärkt Tài Chong die Sehkraft und regt das Dritte Auge an – man spürt mehr Qì in der Stirnmitte, bei entwickelter Wahrnehmung sieht man „ein helles, blendendes Licht vor den Augen". Tài Chong stärkt die Fähigkeiten der Visualisation und der Imagination – die Fähigkeiten, innere seelische Prozesse in Form von Bildern wie im Traum zu sehen und sich von etwas oder jemandem ein Bild zu machen.

Über den Shéng-Zyklus wird auch manchmal das Feuerelement angeregt. Man fühlt Freude, vielleicht erinnert man sich auch an die Freude, die man als Kind empfunden hat, oder sieht Bilder wie dieses: „Ein Sommerfest auf einem Bauernhof, es ist warm, alle tragen helle Kleidung, die Stimmung ist fröhlich und ausgelassen, Tanzen mit viel Beckenbewegung, ich habe Lust auf Sex."

„Ich habe ein sattes Gefühl in den Genitalien; ein erdiges im Körperinnenraum."

Sehschwäche, Kopfschmerzen, Regelstörungen.

Akupunktur: 5–12 mm senkrecht.

Erkrankungen von Leber und Gallenblase, Stoffwechselstörungen, Diabetes mellitus.

Als Quellpunkt beeinflusst Tài Chong die Funktion der Leber, Blut zu speichern und die Menge des zirkulierenden Blutes zu regulieren: venöse Stauungen im Bauchraum und im kleinen Becken, Hämorrhoiden und Menstruationsstörungen wie Hypermenorrhöe und Amenorrhöe.

Hypertonie – bei hohem Blutdruck nicht im Sitzen nadeln, da der Blutdruck in manchen Fällen so rasch absinken kann, dass der Patient ohnmächtig wird.

Erkrankungen der Harn- und Geschlechtsorgane, Impotenz und Frigidität.

Tài Chong wirkt spasmolytisch wie Xíng Jian (Le 2), z. B. bei krampfartigen Leibschmerzen und spastischer Obstipation.

Trockenheit und Entzündungen der Mund- und Rachenschleimhaut, Augenerkrankungen, Sehstörungen, Kopfschmerzen, Gehirnerschütterung und Epilepsie.

Wie Xíng Jian kann er eine depressive Stimmungslage aufhellen.

Bei Nervenzusammenbruch und Erregungszuständen in Kombination mit Hé Gǔ (Di 4).

Le 4 Zhong Feng
Versiegelung der Mitte

Funktion: Jing Xué (Flusspunkt), Metallpunkt.

Lage: In der Vertiefung an der Innenseite des Sprunggelenks, medial der Sehne des M. tibialis anterior.

Akupressur: Mit Daumen oder Zeigefinger drücken. Druckstärke 2–3.

Als Metallpunkt des Holzes regt er vor allem Qualitäten dieser beiden Elemente an.

Metall: zielgerichtetes, klares, zukunftsorientiertes Denken und Erkenntnisse über sich selbst. Zuversicht und eine positive Haltung zum Alleinsein.

Holz: ähnlich wie bei Tài Chong (Le 3) kann man mit dem eigenen Trotz und Groll in Berührung kommen. Manchmal spürt man auch einen Drang, sich zu bewegen, z. B. weit und lange zu laufen.

Über den Shéng-Zyklus kann auch das Feuerelement angeregt werden: Freude, Fröhlichkeit und Verspieltheit.

Zhong Feng vertieft die Atmung und regt über den Lebermeridian den Energiefluss zu den Geschlechtsorganen an. Manchmal löst er einen kleinen Orgasmusreflex aus – eine angenehme, wellenartig sich im Körper ausbreitende Entladung und Entspannung. Manchmal sieht man erotische Bilder. Offenbar sind bei manchen Menschen in diesem Punkt auch sexuelle Erlebnisse der Kindheit gespeichert. Einer mir bekannten Frau wurde bei Zhong Feng zum erstenmal eine Szene aus ihrer frühen Kindheit bewusst, in der sie zuerst angenehme Erregung verspürte – und dann sexuell missbraucht wurde.

Ähnlich wie Tài Chong regt Zhong Feng Visualisation und Imagination an – man sieht klare Bilder.

Wie Xíng Jian (Le 2) ist Zhong Feng ein unterstützender Punkt für die Meditation und für das Praktizieren von Tantra – er beruhigt das Lodern des sexuellen Feuers und erleichtert es, Kontrolle über die Ejakulation zu erlangen.

Frühzeitiger Samenerguss, Samenerguss im Schlaf, kalte und feuchte Füße, Schmerzen im Sprunggelenk.

Akupunktur: 5–10 mm senkrecht.

Urogenitalerkrankungen: Schmerzen beim Harnlassen, Harnverhaltung, Blasen-, Harnröhren- und Hodenentzündung, Penisschmerzen.

Appetitlosigkeit, Blähungen, Unwohlsein nach dem Essen.

Moxibustion bei Schmerzen im unteren Rücken.

Le 5 Lí Gou
Muschelrinne

Funktion: Luò Xué – Verbindungspunkt zu G 40.

Lage: An der Innenseite des Unterschenkels, 5 cun oberhalb der größten Vorwölbung des Innenknöchels, zwischen der Hinterkante des Schienbeins und dem langen Zehenbeuger.

Akupressur: Mit dem Daumen drücken. Druckstärke 4–5.

Als Verbindungspunkt gleicht Lí Gou ein Energiegefälle zwischen Leber und Gallenblase aus.

Wenn er überschüssiges Qì zum Gallenblasenmeridian leitet, erhöht er die Bereitschaft, Bedrohungen abzuwehren und sich zu verteidigen, und stärkt das Selbstvertrauen: Man fühlt sich wachsam und lässt sich nicht unterkriegen!

Wenn er überschüssiges Qì zum Lebermeridian leitet, wirkt er entspannend und weckt sexuelle Gefühle, manchmal auch Sehnsucht nach einer Umarmung, nach Geborgenheit und Liebe.

Lí Gou wirkt heilend auf die Geschlechtsorgane und entkrampfend bei Schmerzen im Unterbauch.

Akupunktur: 1–2 cm senkrecht.

Urogenitale Erkrankungen und Beschwerden wie Schmerzen beim Harnlassen, Menstruationsstörungen, Fluor vaginalis, Impotenz, Frigidität, lustlose und unbefriedigende Sexualität.

Erkrankungen von Leber und Gallenblase wie Hepatitis, Gallenbeschwerden, heller Stuhl und allgemeines Hautjucken.

Nervöses Herzklopfen, Angstgefühle, vor allem unverhältnismäßig große Angst vor realen oder möglichen Gefahren und Bedrohungen.

Traurigkeit und Verzagtheit.

Schmerzen im Unterschenkel.

Le 6 Zhong Du
Mitten in der Hauptstadt

Funktion: Xì Xué (Spaltenpunkt).
Zweiter Alarmpunkt der Leber.

Lage: An der Innenseite des Unterschenkels, 7 cun oberhalb der größten Vorwölbung des Innenknöchels, in der Rinne zwischen der Hinterkante des Schienbeins und dem langen Zehenbeuger.

Akupressur: Mit dem Daumen drücken. Druckstärke 4–5.

Zhong Du verlangsamt und vertieft die Atmung. Man fühlt eine wohlige Entspannung, der Kopf wird weit und angenehm leer.

Zhong Du beruhigt und nimmt die Angst: Manchmal fühlt man sich souverän und furchtlos, dann wieder fühlt man sich in einem geschützten Raum, geborgen und glücklich.

Unterbauchschmerzen, Regelstörungen und Durchfall.

Akupunktur: 1–2 cm senkrecht.

Als Alarmpunkt ist er druckempfindlich bei Erkrankungen der Leber, als Xì Xué (Spaltenpunkt) hilft er bei akuten Störungen der Leberfunktion.

Zwischenblutungen und Blutungen nach der Entbindung, nach einer Fehlgeburt oder Abtreibung.

Koliken im Unterbauch und Hernienbeschwerden.

Schmerzen im Innenknöchel, Unterschenkel und Knie.

Le 7 Xi Guan
Grenze des Knies

Lage: Hinter und unter dem Innenknorren des Schienbeins, im oberen Teil des medialen Kopfes des Wadenmuskels, 1 cun hinter Yin Líng Quán (MP9).

Akupressur: Mit dem Daumen drücken. Druckstärke 4–5.

Xi Guan entspannt die Beine und den Bauch. Manchmal spürt man ein sanftes Lustgefühl, fühlt sich hingebungsvoll und weich.

Wie Tài Chong (Le 3) und Zhong Feng (Le 4) regt er Visualisation und Imagination an. Man sieht klare Bilder, manche aus der Kindheit, manche phantastisch wie im Traum. „Ich sehe eine Gegend, wo lauter Glaspyramiden in verschiedensten Größen stehn – eine nach der anderen öffnet sich wie ein Tor."

Frigidität, Impotenz, unbefriedigende Sexualität.

Verspannungen in den Waden, Schmerzen im Knie.

Akupunktur: 1–2 cm senkrecht.

Rheumatische und arthritische Schmerzen im Kniegelenk.

Urogenitale Erkrankungen und Beschwerden.

Le 8 Qu Quán
Bogenförmige Quelle

Funktion: Hé Xué (Meerpunkt), Wasserpunkt des Holzes – Tonisierungspunkt.

Lage: Am medialen Ende der Beugefalte des Kniegelenks bei gebeugtem Knie, zwischen den Sehnen des Schlank- und des Schneidermuskels.

Akupressur: Zuerst leicht und oberflächlich, dann tiefer und fester drücken, der Punkt löst je nach Druckstärke unterschiedliche Empfindungen aus. Druckstärke 1–4.

Qu Quán entspannt den Bauch, man beginnt wieder tiefer durchzuatmen und Stress loszulassen.

Er regt den Energiefluss zu den Geschlechtsorganen an und weckt weiche, hingebungsvolle und sexuelle Gefühle. In Zusammenhang mit diesen Gefühlen sieht man oft Bilder in sanften blaugrünen Tönen – Qu Quán ist der Wasserpunkt des Holzes.

„Ich habe das Gefühl, in einem blaugrünen See zu liegen."

„Mein Kopf öffnet sich. Von vorn gesehen sieht er wie eine Mondsichel aus – drinnen ist eine blaugrüne helle Scheibe, die mich an eine Mondgöttin denken lässt."

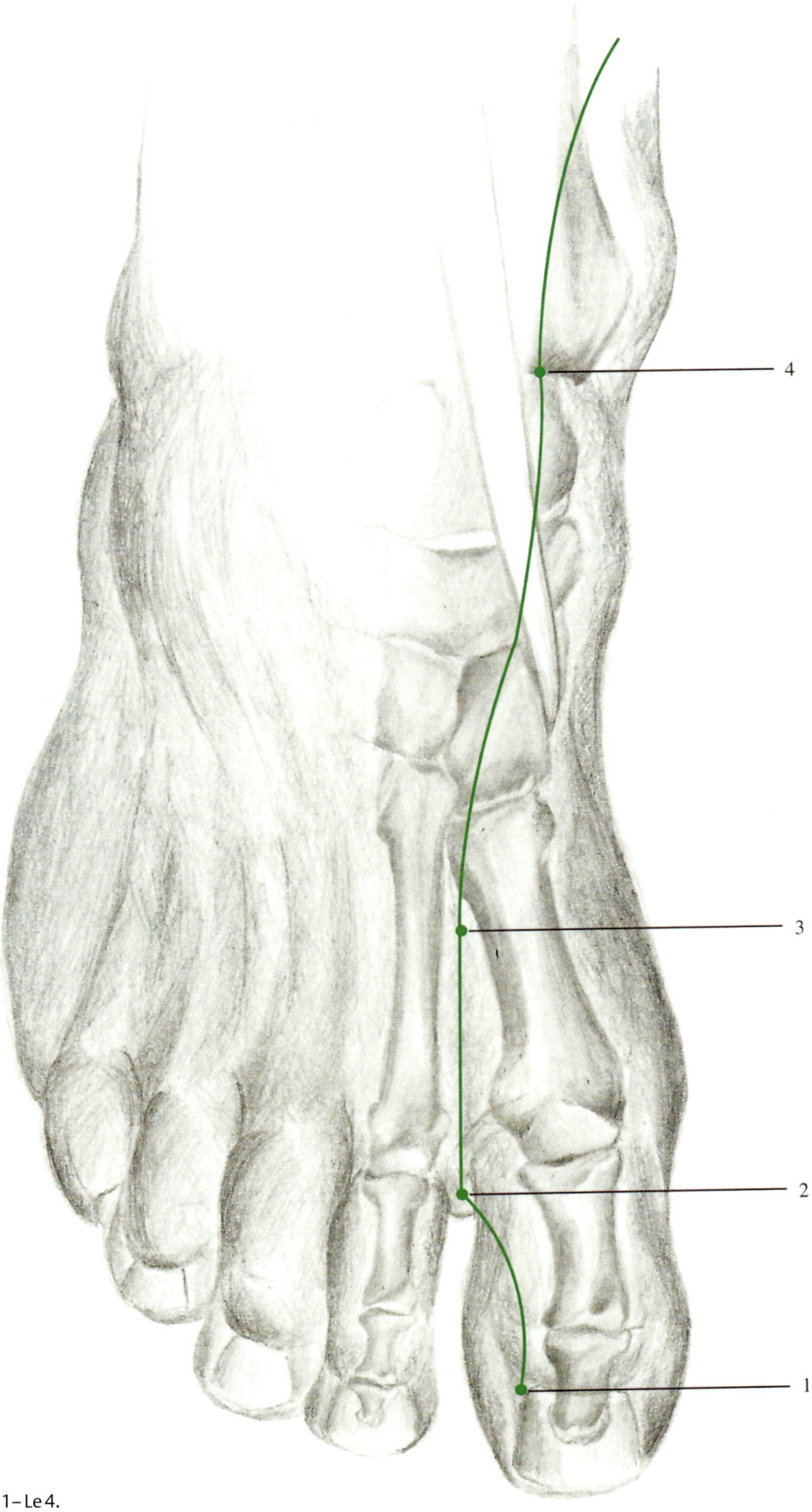

▶ **Abb. 8.8** Leber: Le 1 – Le 4.

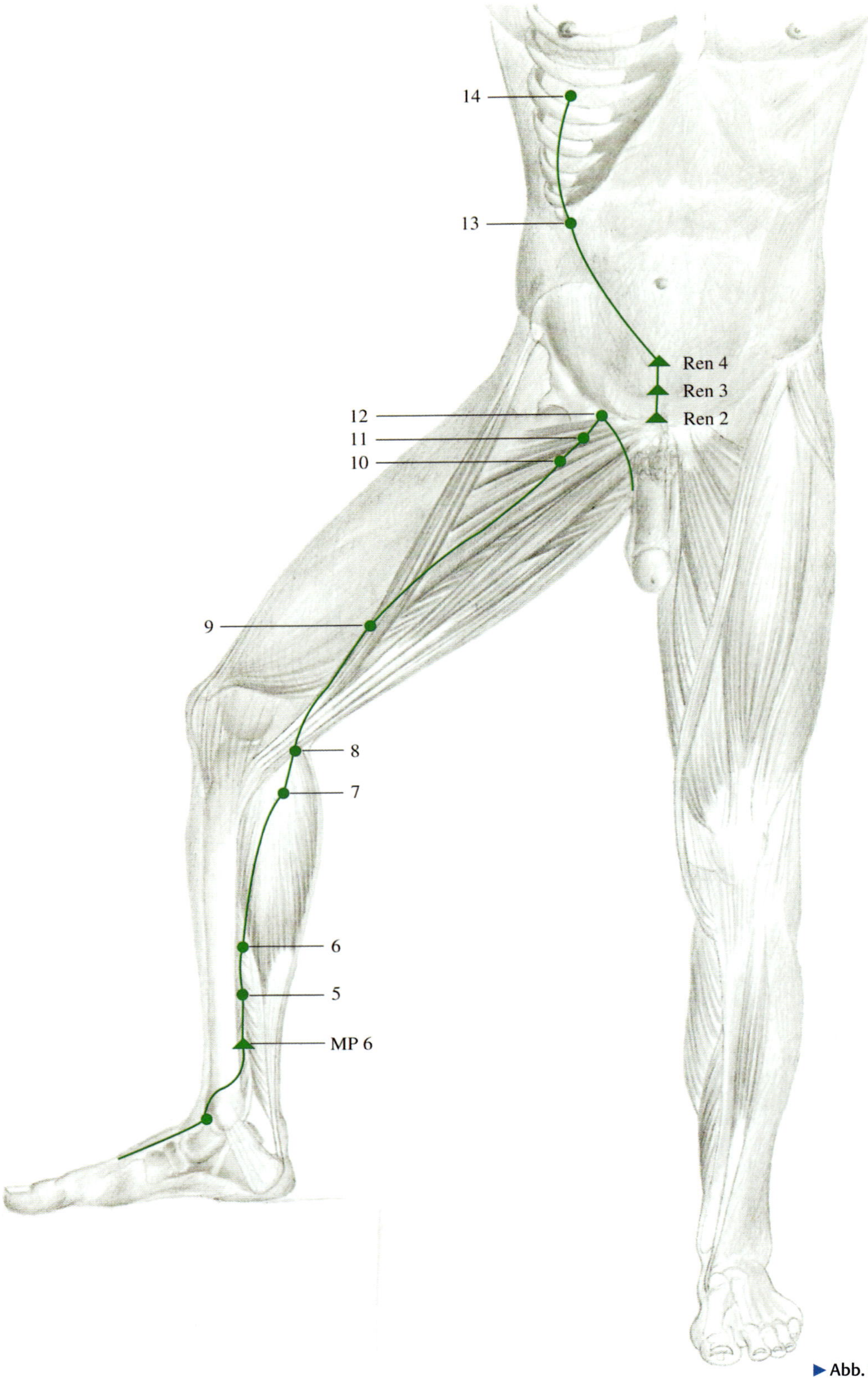

▶ **Abb. 8.9** Leber: Le 5 – Le 14.

„Ich habe rausgeschaut aus dem Kopf, als hätt' ich nur ein Aug'."

„Bin aufgewühlt. Die Wärme strömt hinauf bis in den Kopf. Fühle zunehmende Durchblutung in der Vagina."

Qu Quán macht das Holz biegsam – ohne Wasser wird das Holz brüchig und splittert leicht. Er gibt Muskeln und Seele Kraft und hilft bei Unruhe, Reizbarkeit, Bitterkeit, Trägheit, Müdigkeit und depressiver Verstimmung.

„Qu Quán aktiviert mich sehr, ich spüre eine starke zunehmende körperliche Energie. Es schüttelt mich, ich knurre und gebe tierische Laute von mir. Er weckt animalische Kraft und inspiriert mich: ich bekomme die Idee, wann ich zum Starnberger See fahre."

„Ich bin mitten in einem Aufstand, in einer Rebellion im Mittelalter. Viele Menschen, übelst gekleidet, an einem trüben Tag, rebellieren gegen drei bis vier Leute im Sattel: Wir lassen uns das nicht mehr gefallen!!"

Wie Xíng Jian (Le 2) und Zhong Feng (Le 4) wirkt er unterstützend in der Meditation und in der taoistischen Praxis, im Zustand sexueller Erregung entspannt zu bleiben. Er wirkt ausgleichend auf Libido und Sexualität: anregend bei zu schwachem oder erloschenem sexuellen Feuer, beruhigend bei übergroßer Erregbarkeit.

Vorzeitiger Samenerguss, Impotenz und Frigidität.

Bauch- und Regelschmerzen, Kniebeschwerden.

Akupunktur: 1–2 cm senkrecht.

Qu Quán bringt das Qì vom Wasser ins Holz, er wird am Ende des Winters gestochen, um der Frühjahrsmüdigkeit zu begegnen, und um Kraft zu geben für einen Neubeginn.

Fettleber, Insuffizienz der Leberfunktionen, heller Stuhl, allgemeiner Juckreiz, Cholangiopathien.

Urogenitale Erkrankungen und Beschwerden wie Schmerzen beim Harnlassen, Harnwegsinfekte, Juckreiz und Schmerzen der äußeren Geschlechtsorgane, Hodenentzündung und Gebärmuttersenkung.

Darmkrämpfe, Magen- und Darmgeschwüre, Hämorrhoiden.

Erkrankungen des Kniegelenks.

Sehschwäche und Nachtblindheit.

Le 9 Yin Bao
Hülle des Yin

Lage: An der Innenseite des Oberschenkels, in einer Mulde zwischen den Mm. sartorius und vastus medialis, 4 cun oberhalb des Epicondylus medialis.

Akupressur: Mit dem Daumen drücken. Druckstärke 3–5.

Yin Bao bewirkt eine tiefe Entspannung. Oft hat man ein weiches Gefühl des Schmelzens, aus dem man sich gar nicht mehr lösen möchte. Man fühlt sich klar, hell und ruhig.

Yin Bao führt in tiefe Schichten der Seele und in tiefe Bereiche der Sexualität: Gefühle und Bilder, manche eindeutig, andere verschlüsselt wie im Traum, können ausgelöst werden, die aus dem Kindesalter stammen und sexuelle Prägungen, Verhaltensmuster und Traumen zum Inhalt haben. In diesem Zusammenhang können Gefühle von sexueller Verkrampfung und Hemmung, Panik, Ekel, zwanghaftem Rückzug in sich selbst und seelischer Eiseskälte auftauchen.

Yin Bao entspannt den Unterbauch und die Sexualität, er hilft bei Bauchschmerzen, Regelkrämpfen und unregelmäßiger Menstruation. Da er ein unbelastetes und entspanntes Verhältnis zur Sexualität fördert, ist er, ähnlich wie Xíng Jian (Le 2), Zhong Feng (Le 4) und Qu Quán (Le 8), für Tantra und Meditation gut geeignet.

Akupunktur: 1–3 cm senkrecht.

Urogenitale Beschwerden wie Dysurie, Harninkontinenz und Bettnässen. Schmerzen an der Innenseite des Oberschenkels, Adduktorenzerrung.

Schmerzen im unteren Rücken, Beckenboden und Steißbein.

Le 10 Zú Wǔ Lǐ
Heimat der Fünf Organe am Bein

Lage: An der Innenseite des Oberschenkels am Außenrand des M. adductor longus, über der A. femoralis, 2 cun unter Le 12.

Akupressur: Mit dem Daumen drücken. Druckstärke 2–3.

Bei manchen Menschen hat Zú Wǔ Lǐ eine angenehm entspannende Wirkung; man kann das Gefühl haben, tief in der Seele wird etwas zum Schwingen gebracht – „etwas Blumiges, gut Duftendes, ganz Leichtes".

Bei anderen wirkt er anregend auf das Herz, er belebt, der Brustkorb füllt sich mit Freude.

Zú Wǔ Lǐ entspannt die Sexualität. Er hilft bei Harnverhaltung, übermäßigem Schlafbedürfnis und Schlaflosigkeit.

Akupunktur: 1–4 cm senkrecht, die Arterie vermeiden.

Urogenitale Beschwerden wie genitaler Juckreiz, Ekzem des Hodensacks, Harninkontinenz, Bettnässen.

Blähbauch. Herzschwäche – Zú Wǔ Lǐ steigert die Kontraktionskraft des Herzens.

Schlafsucht und Erschöpfung nach Erkrankung.

Le 11 Yin Lián Redliches Yin

Lage: An der Innenseite des Oberschenkels am Außenrand des M. pectineus, über der A. femoralis, 1 cun unter Le 12.

Akupressur: Leichter Druck hat hier oft stärkere Wirkung. Druckstärke 2–3.

Verspannung und Schmerzen der Adduktoren, unregelmäßige Menstruation.

Yin Lián führt eine tiefe Entspannung herbei, man hat das Gefühl, in warmes, weiches Wasser einzutauchen und zu ruhen. Man fühlt sich geborgen, vertrauensvoll und offen, bekommt Lust auf Hingabe.

Akupunktur: 1–3 cm senkrecht, die Schlagader vermeiden. Ein guter Punkt für Moxibustion.

Urogenitale Beschwerden wie vaginaler Ausfluss, Samenstrangneuralgie, Hodenentzündung, weibliche Sterilität.

Schmerzen in der Leistengegend, Schwellung der inguinalen Lymphknoten.

Durchblutungsstörungen der Beine, Schmerzen im unteren Rücken.

Le 12 Jí Mài Hitziger Puls

Lage: In der Leistenbeuge, 2,5 cun seitlich der Mitte der Schambeinfuge.

Akupressur: Daumen oder Mittelfinger zuerst leicht auf den Punkt legen, das Qì fließt hier sehr oberflächlich. Wenn sich die Leiste entspannt hat, sanft drücken. Druckstärke 2–3.

Schmerzen in der Leistengegend, Hoden- und Penisschmerzen.

Jí Mài entspannt die vordere Beckenregion und verbindet die Energien von Ober- und Unterkörper. Er wirkt sexuell anregend; bei sexueller Problematik kann er ähnlich wirken wie Yin Bao (Le 9).

Akupunktur: 5–15 mm senkrecht, den Verlauf der Blutgefäße und des N. femoralis beachten. Ein guter Punkt für Moxibustion.

Urogenitale Beschwerden wie Hodenentzündung oder Gebärmuttersenkung.

Schwellung der inguinalen Lymphknoten. Schmerzen und Krämpfe im Unterbauch.

Le 13 Zhang Mén Stempel und Siegel der Familie Familienkonstitution

Funktion: Meisterpunkt der Yin-Organe.

Mù Xué (Sammelpunkt) des Milz-Pankreas.

Kreuzungspunkt mit dem Gallenblasenmeridian.

Teilungsstelle des Lebermeridians: Hier zweigt der tiefe Ast ab – zu Magen, Milz, Bauchspeicheldrüse, Leber und Gallenblase; und weiter zu den Lungen, zu Hals und Rachen, zu den Augen und zum Scheitelpunkt des Kopfes.

Lage: Vor dem freien Ende der elften Rippe.

Akupressur: Tief und lange mit dem Daumen drücken, während der Klient den Bauch beim Atmen bewegt. Druckstärke 4–7.

Zhang Mén regt die Yin-Organe an und wirkt auf Gallenblase, Magen und Dickdarm. Er entspannt den Bauch und hilft bei allen Verdauungsstörungen.

„Ich empfinde was Braunes, Ungutes, Schlammiges, hab an die SS gedacht. Ein Gefühl sexueller Unlust überkommt mich, wie ich sie oft bei meinem ersten Freund Udo erlebt hab'. Fühlte mich oft von Männern zum Sex genötigt und hatte oft das Gefühl, nicht das Recht zu haben, mich zu wehren."

„Die Energie geht in die Lunge. Ich sehe einen weißen Ritter mit gerechtem Zorn, weißem Pferd, riesen Metallpanzer und silbernem Schwert, der alleine für die Gerechtigkeit kämpft."

Er macht zufrieden, belebt die Augen und gibt gute Ideen.

Akupunktur: 1–2 cm senkrecht oder schräg.

Ein wunderbarer Punkt, der wenig gestochen wird, weil es anscheinend vielen zu unbequem ist, die elfte Rippe zu suchen.

Erkrankungen von Leber und Gallenblase – Lebervergrößerung, Fettleber, Hepatitis, Schmerzen und Entzündungen der Gallenblase und Gallenwege.

Appetitlosigkeit, Erbrechen, Anorexie, Gastritis, Magen- und Zwölffingerdarmgeschwür, Enteritis, Durchfall und Verstopfung, Blähungen, Kolitis; Aszites.

Erkrankungen des Milz-Pankreas: Diabetes mellitus, exkretorische Pankreas-Insuffizienz, Anämie.

Bauch- und Kreuzschmerzen.

Husten und Asthma bronchiale.

Zhang Mén regt den Stoffwechsel an und hilft bei Energiemangel und sich dahin schleppender Müdigkeit.

Als Meisterpunkt der Yin-Organe kann er einen Menschen in einen tiefen Yin-Zustand versetzen, in dem alles klar ist, in dem es keine Fragen mehr gibt. Er ist eine Tür zu einer inneren Zentriertheit, in der es keine Einsamkeit mehr gibt, nur All-ein-sein und tiefe Zufriedenheit mit der Existenz, so wie sie ist.

Einer meiner Freunde sagte nach Zhang Mén: „Es ist fein mit mir allein … es ist wie das Zentrum des Seins."

Le 14 Qi Mén Tor zur Hoffnung

Funktion: Mù Xué (Sammelpunkt) der Leber.

Kreuzungspunkt mit dem Milz-Pankreas-Meridian, Punkt des Wundermeridians Yin Wéi Mài.

Lage: Im sechsten Zwischenrippenraum senkrecht unter der Brustwarze; bei großen Brüsten auf einer Senkrechten durch die Mitte des Schlüsselbeins (Ma 12).

Akupressur: Mit dem Daumen drücken, während der Klient den Brustkorb mit dem Einatmen zum Daumen hin ausdehnt. Druckstärke 2–3.

Qi Mén und Rì Yuè (G 24) können, mehr als andere Punkte, Entgiftungsreaktionen auslösen, die sich durch Frösteln, Fieber, Abgeschlagenheit und Krankheitsgefühl äußern.

Qi Mén entspannt den Bauch und vertieft die Atmung.

Ähnlich wie Zhang Mén leitet er das Qì von der Leber zur Lunge und hilft bei Beklemmungsgefühl und Atemnot, bei Husten und Heiserkeit. Im emotionalen Bereich hilft er reizbaren und cholerischen Persönlichkeiten, Dampf abzulassen, er ist das Ventil für übermässiges Leber Qì, für ständig kreisende Bereitschaft zu Wut und Ärger – wenn dieses Qì zur Lunge gelangt, wird das das Holz kontrollierende Metall gestärkt und die Contenance leichter wiedererlangt.

Qi Mén macht die unter Ärger und Wut liegende Verletzung und Trauer bewusst.

„Ich fühle Trauer, fühle mich von Resi verletzt. Ich habe mit elf bei ihr Reiten gelernt, sie war eine Freundin von mir. Sie hat mich nur ausgenutzt. Ich hab' damals keine Wut empfunden. Jetzt empfinde ich Trauer, dass ich keine Wut empfinden kann. Ich habe mir von anderen gutmütig zu viel Arbeit aufhalsen lassen."

Völlegefühl und Kopfschmerzen nach dem Essen, Blähbauch, Erbrechen, Schluckauf. Brustschmerzen.

Akupunktur: 5–8 mm im Zwischenrippenraum schräg nach außen. Gefährlicher Punkt.

Akute und chronische Erkrankungen von Leber und Gallenblase.

Verdauungsstörungen, Gastritis.

Lungenerkrankungen wie Asthma bronchiale.

8.2.7 Diagnostische Kriterien der Leberfunktion

▶Tab. 8.5 Diagnostische Kriterien der Leberfunktion.

Heiße Symptome, Fülle (Shi)	Kalte Symptome, Leere (Xu)
Guter Appetit Verträgt viel Fett und Alkohol Harte und schmerzhafte Leber Bitterer Mundgeschmack Galliges Erbrechen Dunkler, schwarzer Kot Schmerzhafte Verstopfung durch Darmverkrampfung	Schlechter Appetit Völlegefühl und Unwohlsein nach dem Essen Wässriger Durchfall durch Schwäche der Schließmuskeln Heller, weißlicher Kot Darmträgheit, atonische Verstopfung
Gute Blutgerinnung Hypomenorrhöe (schwache Regel) Dysmenorrhöe (Regelkrämpfe)	Schlechte Blutgerinnung Neigung zu blauen Flecken Krampfadern, Hämorrhoiden Hypermenorrhöe (sehr starke Regel) Menorrhagie (lang gezogene Regel)
Finger- und Zehennägel wachsen schnell, fest und dick; werden gelblich und brüchig	Finger- und Zehennägel wachsen langsam, sind weich und dünn, brechen leicht
Augen sind trocken, gerötet, leicht schmerzend, durch Staub oder Fremdkörper leicht reizbar Bindehautentzündung Astigmatismus, Kurzsichtigkeit Linsentrübung, grüner Star	Augen sind stumpf; jucken oder tränen leicht; ermüden schnell Schwankende Sehschärfe, verschwommenes Sehen Weitsichtigkeit
Harte, verspannte, verkürzte und steife Muskulatur Sehnenscheidenentzündung	Schwache, schlaffe, überflexible und überdehnbare Muskeln und Sehnen Bänderrisse
Hoher Blutdruck Kopfschmerzen hinter den Augen Spannungskopfschmerz	Niedriger Blutdruck Seitenstechen bei körperlicher Anstrengung
Schlaflosigkeit Epilepsie	Schwindel Ohnmachtsanfälle
Impulsive, ungeduldige Energie Gutes Durchhaltevermögen Arbeitet hart und bis zur Erschöpfung; kann nicht aufhören zu arbeiten, ehe alles beendet ist; gibt nicht auf Zielorientiertes Denken Effektive Planung und Organisation Unzufriedenheit Leicht aufbrausend und reizbar Cholerisches Temperament Neid, Eifersucht Kalter Hass, Rachsucht	Energiemangel Rasche Ermüdbarkeit Unbeständige Arbeitsleistung Mangel an Entschlossenheit, kann seine Energie nicht fokussieren, leicht ablenkbar Mangel an Vorstellungsvermögen Stets wechselnde Ziele und Pläne Apathie und Resignation Leicht aus der Fassung zu bringen Trotz und Schmollen Bitterkeit, Zynismus Depressionen mit Todeswunsch
Starker Sexualtrieb Lang anhaltende Erektion	Schwache Libido, Impotenz und Frigidität Erektionsschwäche, frühzeitiger Samenerguss
Krampfhaftes Suchen nach dem Sinn des Lebens Verbeißt sich oft in einer Religion oder Weltanschauung	Unbeständige Suche nach einem Lebenssinn Wechselt häufig Kirchen, Meister und Therapien

8.2.8 Diagnostische Kriterien des Lebermeridians

▶ **Tab. 8.6** Diagnostische Kriterien des Lebermeridians.

Fülle	Leere
Der Körper ist steif und ungelenk, vor allem Beine und Unterleib sind wenig flexibel; Schmerzen im Kreuz und in den Flanken; Regelkrämpfe, Entzündung der weiblichen Geschlechtsorgane, Hodenschmerzen, Orchitis, Prostatitis, Dysurie, akuter Harnwegsinfekt, schmerzende Erektion; lichtempfindliche, gerötete Augen	Muskeln, Bänder und Sehnen des Unterkörpers sind überflexibel und überdehnbar; Bänderrisse im Fuß- und Kniegelenk, Leistenbruch; Seitenstechen bei körperlicher Anstrengung; unregelmäßige Menstruation, Prostatavergrößerung, Erektionsschwäche, frühzeitiger Samenerguss; Ausfluss; schwankende Sehschärfe, trübe Augen

8.2.9 Der Holztypus

▶ **Tab. 8.7** Der Holztypus

Was ihm wichtig ist	Was ihm in Liebe und Sexualität wichtig ist
Handeln, Aktion, Expansion Initiative, Beweglichkeit Arbeit, Leistung, Geschäft Nützlichkeit, Zweck, Lösung und Ziel Herausforderung, Risiko und Selbstdurchsetzung Überlegenheit, Wettbewerb, Kampf; Eroberung Entdeckung, Erforschung; Kreativität und Innovation Freiheit, Unabhängigkeit und Selbstbestimmung	Sich beweisen, Eroberung Es auf die Schnelle tun Mehr, besser, länger Kräftige, robuste Körperlichkeit Gemeinsame Entwicklung
Seine starken Seiten	**Womit er Schwierigkeiten hat/wovor er Angst hat**
Kraftvoll, entschlossen und selbstbewusst Kühn, mutig und direkt Dynamisch, leistungsbereit und verantwortungsbewusst	Begrenzung, Langsamkeit, Umständlichkeit Beständigkeit Zusammenarbeit, Einmischung, Kompromiss Ziellosigkeit; Untätigkeit, Arbeitslosigkeit und Ruhe Hilflosigkeit, Machtlosigkeit, Unterlegenheit Abhängigkeit, Unterwerfung, Autorität
Seine Schattenseiten bei Fülle	**Seine Schattenseiten bei Leere**
Reizbar, aggressiv, jähzornig Streitsüchtig, verletzend Eifersüchtig, tyrannisch Immer geschäftig, getrieben Ehrgeizig, rücksichtslos Einseitig leistungsorientiert	Bitter; zynisch und sarkastisch Schmollend und trotzig Neidisch und boshaft Ziellos, untätig, träge Uneffektiv, entscheidungsschwach Ambivalent und unbeständig

8.3 Der Meridian der Lunge

Der Lungenmeridian ist der Yin-Meridian des Metalls.

- Gekoppeltes Yáng-Organ: **Dickdarm**
- Gewebe: **Haut**
- Ausdruck der Kraft: **Körperhaar**
- Sinnesorgan: **Nase**
- Sinn: **riechen**
- Körperflüssigkeit: **Schleim**
- Klangfarbe der Stimme: **metallisch, näselnd**
- Geruch bei Krankheit: **verdorben, fischelnd**
- Gekoppeltes Yáng-Organ: **Dickdarm**
- Gewebe: **Haut**
- Ausdruck der Kraft: **Körperhaar**
- Sinnesorgan: **Nase**
- Sinn: **riechen**
- Körperflüssigkeit: **Schleim**
- Klangfarbe der Stimme: **metallisch, näselnd**
- Geruch bei Krankheit: **verdorben, fischelnd**
- Gesichtsfarbe bei Krankheit: **bleich**
- Verhalten bei Stress: Verweigerung; **Husten**
- Von der Lunge ausgehende Gefühle: **Trauer, Kummer; Einsamkeit; Härte, Kälte; Niedergeschlagenheit, Hoffnungslosigkeit, Verzweiflung**
- Bei Leere anregendes, bei Fülle krankmachendes Klima: **Trockenheit**
- Jahreszeit: **Herbst**
- Richtung der Kraft: **Austausch und Rhythmus**

Das Qì fließt vom Leber- in den Lungenmeridian und von diesem in den Meridian des Dickdarms. In der chinesischen Tradition wird die Lunge als erste Organenergie im Energiekreislauf angesehen, weil das Leben außerhalb des Mutterleibes und damit der eigene Kreislauf des Qì mit dem ersten Atemzug beginnt.

Die Lunge bildet zusammmen mit Milz-Pankreas die Energieschicht des Tài Yin, des höchsten, äußersten Yin.

8.3.1 Tiefer Verlauf

Der tiefe Ast des Lungenmeridians entspringt im Solarplexus, dem Zentrum des mittleren Erwärmers. Er zieht abwärts und windet sich um den quer liegenden Teil des Dickdarms. Von dort fließt er wieder aufwärts, gelangt zum Magen und zieht entlang des Mageneingangs im Hiatus oesophageus durch das Zwerchfell. Oberhalb des Zwerchfells teilt er sich in zwei Äste für die linke und rechte Lunge, die über die Stammbronchien wieder aus den Lungen herausfließen und sich in der Luftröhre zu einem Ast vereinigen.

Der tiefe Ast zieht aufwärts bis zum Kehlkopf, teilt sich dort neuerlich, die beiden Energiebahnen leiten das Qì schräg abwärts zu den Schultern, wo der Lungenmeridian in der vorderen Schulterfurche im Bindegewebsraum zwischen dem großen Brustmuskel und dem Deltamuskel an die Oberfläche kommt (s. Abb. 8.10).

8.3.2 Oberflächlicher Verlauf

Der erste Teil des Lungenmeridians fließt in der vorderen Schulterfurche aufwärts bis knapp unter das Schlüsselbein (Lu 2). Dort wendet sich der Meridian nach außen, zieht schräg über den vorderen Anteil des Deltamuskels und am Oberarm an der Außenseite des Bizeps entlang (Lu 3, Lu 4).

In der Ellenbeuge fließt er radial der Bizepssehne (Lu 5), am Unterarm zuerst entlang des Oberarmspeichenmuskels (M. brachioradialis), dann durchquert er diesen und tritt in den Bindegewebsraum der radialen Gefäß-Nerven-Straße ein. Dort verläuft er parallel zum Speichennerv (N. radialis), zur Speichenschlagader (A. radialis) und ihren Begleitvenen (Vv. radiales) bis zum Handgelenk, in der Furche radial der Sehne des M. flexor carpi radialis. Auf der Handinnenseite zieht er über den Daumenballen zum Daumen und endet an seinem radialen Nagelfalzwinkel (s. Abb. 8.10).

8.3.3 Aufgaben der Lunge

Die Lunge ist das Organ, das die ständige Verbindung mit der Umwelt aufrecht erhält. Mit jedem Atemzug nehmen wir Sauerstoff und Qì, Lebensenergie, auf und geben Kohlendioxid und Qì ab. Das „Qì des Himmels" wird von den Lungen an den mittleren Wärmer abgegeben, wo es sich mit dem „Qì der Erde" (der Nahrung) zu körpereigenen Energieformen verbindet.

8.3.4 Akupressur und Akupunktur

Akupunktur des Lungenmeridians hilft, wenn bei einem Menschen der wie beim Ein- und Ausatmen fließende Kontakt und Austausch mit seiner Umgebung ins Stocken geraten oder behindert ist. Im emotionalen Bereich drückt sich der verletzte Kontakt in übermäßiger Trauer, Kummer, Besorgnis, Enttäuschungen und einem allgemeinen Lebenspessimismus aus, in chronischer Form in Einsamkeit und in dem Gefühl, keinen Zugang zu anderen Menschen zu haben, isoliert zu sein, abgeschnitten zu sein.

Im geistigen Bereich bewirkt eine Störung der Lungenfunktion religiösen Puritanismus, rigide Moralanschauungen und intoleranten Fanatismus, im körperlichen Bereich Asthma bronchiale, Bronchitis, Husten, Entzündungen

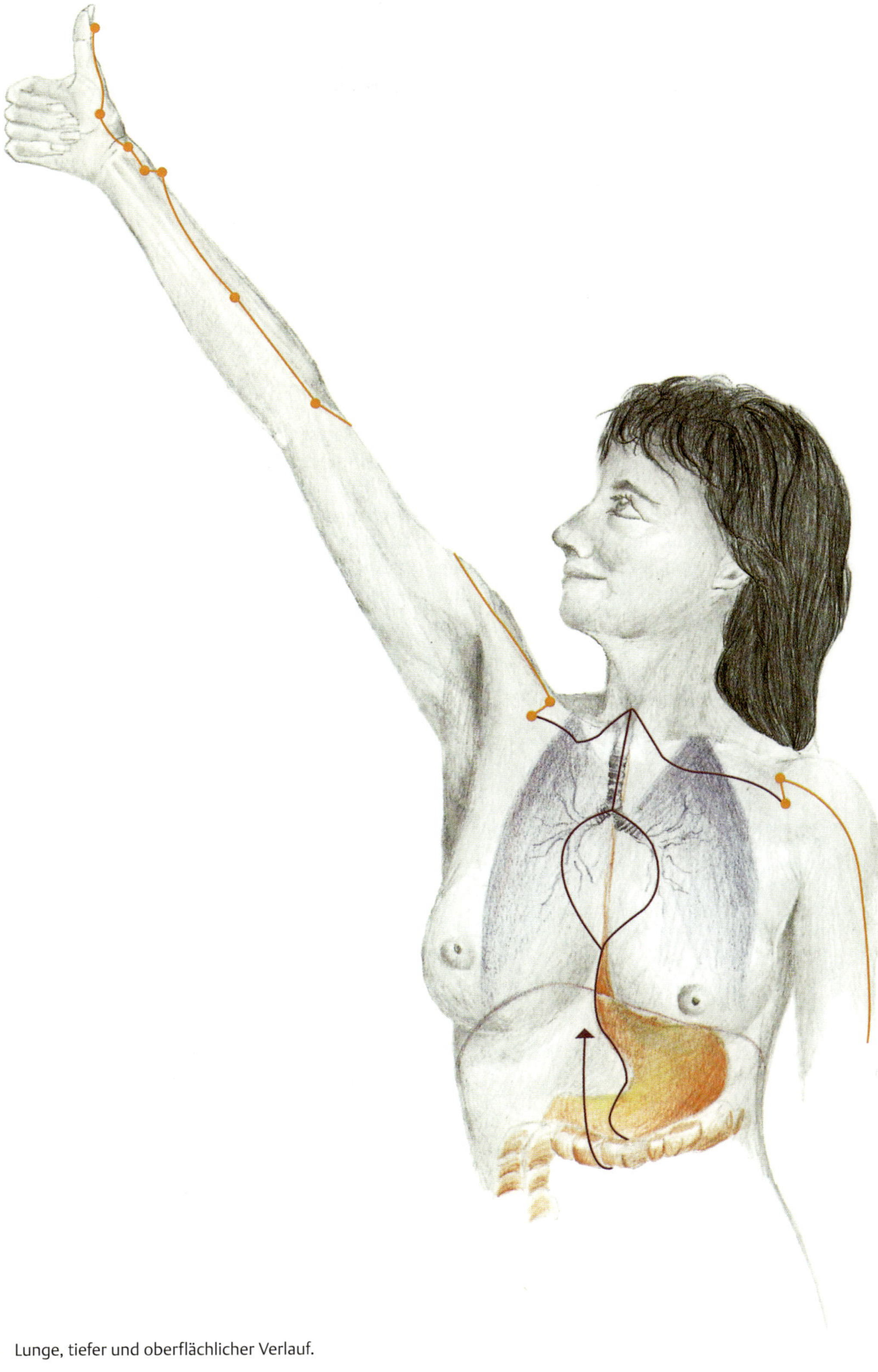

▶ **Abb. 8.10** Lunge, tiefer und oberflächlicher Verlauf.

im Nasen-Rachen-Raum und andere Erkrankungen der Atmungsorgane. Akute und chronische Hauterkrankungen wie z. B. Akne und Schuppenflechte. Weiterhin Störungen im Meridianverlauf: Muskel- und Gelenkschmerzen, Arthritis der Schulter-, Ellbogen- und Handgelenke, Parästhesien und Neuralgien, um einige Beispiele zu nennen.

Die Akupressur des Lungenmeridians hilft uns, tiefer durchzuatmen und neuen Lebensmut zu schöpfen. Sie hilft bei Traurigkeit und Kummer, bei Husten und Bronchitis. Das Atemvolumen wird vergrößert, mehr Sauerstoff und Qì werden aufgenommen, das allgemeine Energieniveau steigt.

Durch eine vertiefte Atmung werden viele Prozesse im Organismus erst ermöglicht, die Verbrennung von Schlacken wird angeregt, aber auch viele Gefühle können erst wahrgenommen und ausgedrückt werden, wenn die dafür nötige Energie zur Verfügung steht. Im Geist sorgt die Akupressur des Lungenmeridians für frischen Wind: für neue Ideen, Klarheit und Ordnung des Denkens.

Manchmal hört man bei der Akupressur oder Akupunktur von Lungenpunkten ein Rumpeln oder Gluckern im Bauch – ein Anzeichen dafür, dass das Qì im tiefen Ast des Lungenmeridians zu fließen begonnen hat. Er regt die Peristaltik des Dickdarms an und entspannt damit den Bauch.

8.3.5 Die wichtigsten Punkte

▶ **Tab. 8.8** Die wichtigsten Punkte des Lungenmeridians.

Lu 7	**Liè Que** Luò Xué – Verbindungspunkt zu Di 4 Meisterpunkt des Rèn Mài
Lu 9	**Tài Yuan** Yuán Xué (Quellpunkt), Shu Xué (Strömungspunkt), Erdpunkt des Metalls – Tonisierungspunkt Meisterpunkt der Blutgefäße
Lu 1	**Zhong Fŭ** Mù Xué (Sammelpunkt)
Lu 5	**Chĭ Zé** Hé Xué (Meerpunkt), Wasserpunkt des Metalls – Sedierungspunkt
Lu 6	**Kŏng Zuì** Xì Xué (Spaltenpunkt) – akute Lungenerkrankungen
Lu 11	**Shào Shang** Jĭng Xué (Brunnenpunkt) – Notfallpunkt
B 13	**Fèi Shu** Leitet das Qì zur Lunge

Zeiten höchsten Energieflusses durch den Lungenmeridian (beste Ansprechbarkeit für Akupressur; beste Zeit zur Sedierung): 3–5 Uhr und 15–17 Uhr.
Beste Zeit zur Tonisierung: 5–7 Uhr und 17–19 Uhr.

8.3.6 Verzeichnis der Punkte

Lu 1 Zhong Fŭ Amtssitz der Mitte

Funktion: Mù Xué (Sammelpunkt)

Kreuzungspunkt mit dem Milz-Pankreas-Meridian.

Punkt des Wundermeridians Yin Wéi Mài (japanischer Verlauf).

Lage: Wenn man die Furche zwischen Schulter und vorderer Brustwand vom Schlüsselbein bis zum vorderen Ende der Achselfalte in drei Teile teilt, befindet sich Lu 1 am Ende des mittleren Drittels (von oben nach unten gemessen), in einer deutlich tastbaren Vertiefung mitten in der Ansatzsehne des großen Brustmuskels, 6 cun von der Mittellinie entfernt.

Akupressur: Mit dem Daumen drücken, den Klienten durch den leicht geöffneten Mund tief in die Brust atmen lassen, sodass sich das Brustbein und die Schlüsselbeine heben und senken. Druckstärke 4–6.

Zhong Fŭ öffnet die Schleuse, er fördert den Eintritt des Qì vom Solarplexus und vom Leber- in den Lungenmeridian.

Zhong Fŭ gibt Zuversicht.

Man spürt Kraft in den Lungen, Kraft in Brust und Armen.

Yáng-Wirkung: Man fühlt sich groß, stark, unverwundbar, manchmal auch schlagkräftig und aktiv.

Yin-Wirkung: Man fühlt sich zuversichtlich, weich und ruhig, geborgen. Man hat das Gefühl, in der Welt zu Hause zu sein – die Lunge stellt die Verbindung her, das Eingebundensein in die Welt.

„Die Atmung verlangsamt sich und wird tiefer. Ich sehe mich, wie ich nackt, mit ausgebreiteten Armen, am Strand im Sand liege. Der Wind streichelt sanft meine Haut. Es stellt sich ein Gefühl des Loslassens und der Entspannung ein.“

Schulterschmerzen, Husten, flache Atmung, Depression.

Akupunktur: Gefährlicher Punkt. Schräge Nadelrichtung nach lateral, 5–10 mm tief, um eine Verletzung der Pleura und Pneumothorax zu vermeiden.

Alle Lungenerkrankungen wie Bronchitis, Asthma bronchiale, Bronchiektasen, Tuberkulose und deren Begleitsymptome wie Husten, Atemnot, Thoraxschmerzen und Nachtschweiß.

Schmerzende und juckende Haut, chronische Hautkrankheiten.

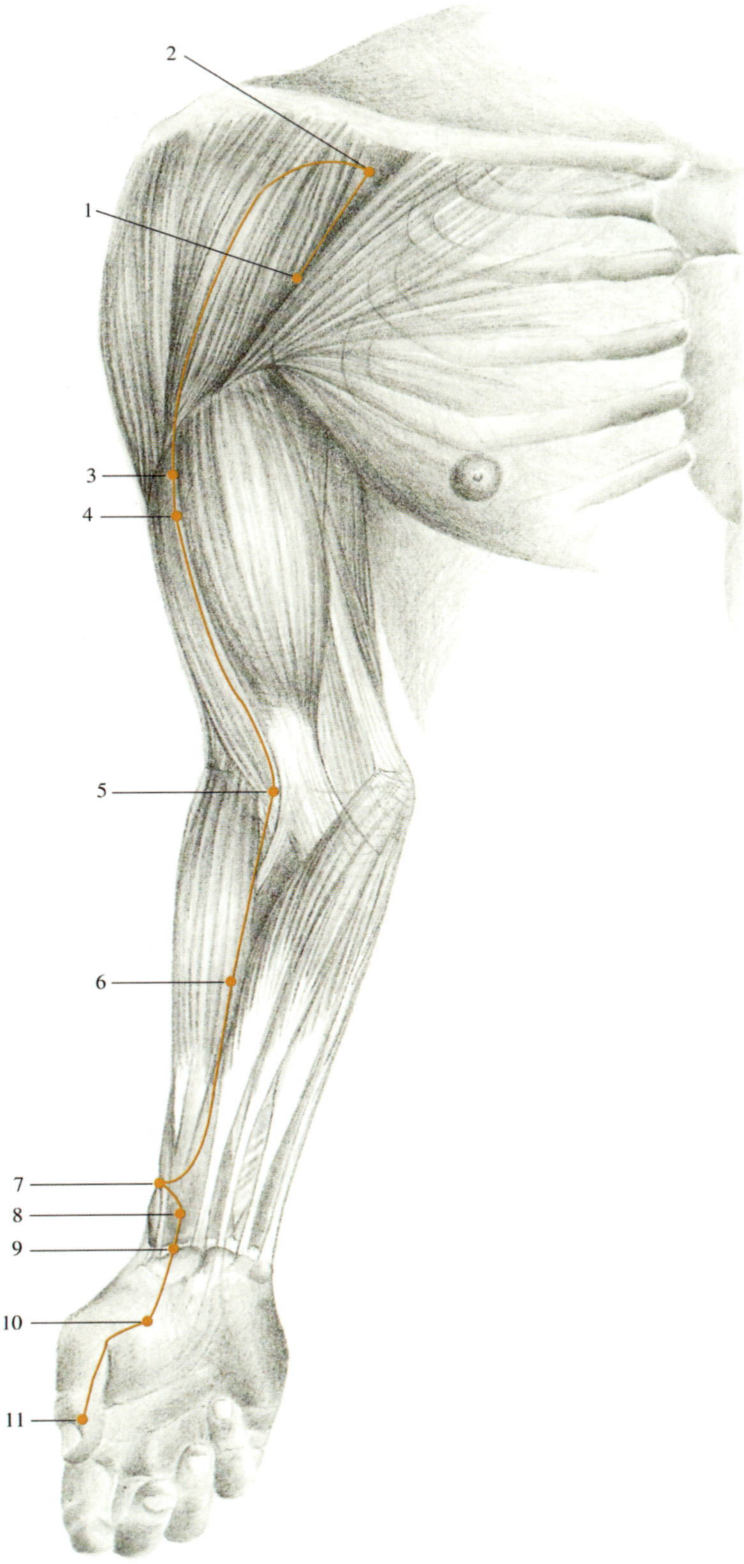

▶ **Abb. 8.11** Lunge: Lu 1 – Lu 11.

Depressionen (wenn sie durch eine zu flache Atmung mitbedingt oder bedingt sind), graue und trübe Zukunftsaussichten (subjektiv), Kummer, Sorge, Traurigkeit, Verzweiflung.

Lu 2 Yún Mén Wolkentor

Lage: Am oberen Ende der vorderen Schulterfurche, in der Lücke zwischen den Ursprüngen des großen Brustmuskels und des Deltamuskels unter dem Schlüsselbein, ungefähr 5,5 cun seitlich der Mittellinie.

Akupressur: Mit dem Daumen drücken, den Klienten durch den leicht geöffneten Mund in die Lungenspitzen atmen lassen, sodass sich die Schlüsselbeine heben und senken. Druckstärke 2–4, je nach Stärke des Brustmuskels.

Yún Mén verstärkt das Yin: Man fühlt sich entspannt, dahintreibend, verträumt. Alles Überflüssige fällt ab, man geht nach innen. Man kann sich seiner Kraft sicher sein, daraus erwächst ruhiges Selbstvertrauen in der Verbindung zu anderen Menschen.

Das Bild: „Eine mit einer Flüssigkeit gefüllte Mondschale in einem dunklen Raum."

Yún Mén regt manchmal auch dazu an, über den vergangenen Tag Bilanz zu ziehen und die Ereignisse in der Vorstellung so umzuarrangieren, wie man es gerne gehabt hätte. Wie auch andere Lungenpunkte schärft er den Blick für das Wesentliche.

Schulterschmerzen, Husten, flache Atmung, Depression.

Akupunktur: Wie Zhong Fŭ (Lu 1).

Lu 3 Tian Fŭ Palast des Himmels

Funktion: Fenster zum Himmel.

Lage: An der Außenseite des Bizeps, 3 cun unter dem Ende der vorderen Achselfalte oder 6 cun oberhalb der Ellenbeuge. Wenn man den lateralen Rand des Bizeps an die Nasenspitze drückt, spürt man Tian Fŭ.

Akupressur: Druckstärke 2–3.

Tian Fŭ vertieft die Atmung in Brust und Bauch, er macht den Brustkorb weiter, er richtet auf und gibt kontinuierliche Kraft und Ausdauer. Er fördert den Qì-Fluss in die Hände, man bekommt das Gefühl, große, kraftvolle Hände zu haben.

„Ich denke an die Liebe. In meiner Phantasie gestalte ich einige Situationen in der Zukunft, um Liebe und Erotik genießen zu können. Qì fließt zu den Genitalien."

Tian Fŭ wirkt reinigend auf die Lunge, er fördert das Aushusten von Schleim. Im emotionalen Bereich macht er Unruhe, Ungeduld und aktuelle Probleme bewusst.

Als Fenster zum Himmel wirkt er tief entspannend auf den Geist, der Kopf wird angenehm dunkel und leer. Manchmal konfrontiert er auch mit grundsätzlichen Fragen des Seins.

„Die Frage tauchte auf: Ja, wohin jetzt? Immer wieder die Fragen, suchend: Wohin? Was jetzt ? Ist es das jetzt? War's das jetzt?" Metall ist das Element der Philosophie.

Husten, Bronchitis, Schluckauf, Oberarmschmerzen, flache Atmung.

Akupunktur: 5–10 mm senkrecht.

Atembeschwerden mit Völlegefühl in der Brust, Asthma bronchiale, rheumatische Schulterschmerzen.

Lu 4 Xiá Bái Ritterliches, gerechtigkeitsliebendes Weiß

Lage: An der Außenseite des Bizeps, 4 cun unter dem Ende der vorderen Achselfalte, 1 cun unter Lu 3.

Akupressur: Druckstärke 2–3.

Xiá Bái kräftigt die Lungen und das Energieschild vor der Brust. Er entspannt die hintere Schulterpartie und die Beine.

Man fühlt sich wohl und entspannt, sicher und geborgen.

Husten, Oberarmschmerzen.

Akupunktur: 5–20 mm senkrecht.

Brustschmerzen, Atemnot, Lungenerkrankungen.

Lu 5 Chĭ Zé Teich der Elle

Funktion: Hé Xué (Meerpunkt), Wasserpunkt des Metalls – Sedierungspunkt.

Lage: In der Beugefalte des Ellbogens, an der radialen Seite der Bizepssehne.

Akupressur: Bei gebeugtem Ellbogen mit dem Daumen drücken. Druckstärke 4–5.

Chǐ Zé regt tiefe Atmung an und kräftigt die Lungen. Zuerst entspannt er, dann macht er oft schnell wieder munter und wach.

Gähnzwang, Beklemmungsgefühle, Husten, Ellbogenschmerzen.

Er macht warme Hände und Unterarme, man spürt Bewegungsdrang in den Armen, man möchte handeln, anpacken, sich mit der Realität konfrontieren.

Akupunktur: 1–2 cm senkrecht.

Der Meerpunkt wirkt direkt auf das zum Meridian gehörige Organ und Gewebe, Daher wird Chǐ Zé bei allen Lungen- und Hauterkrankungen eingesetzt.

Gute Wirkung bei Hautkrankheiten des Gesichts wie Akne.

Bei Psoriasis und anderen chronischen Hauterkrankungen sticht man Chǐ Zé mit einer dreikantigen Nadel und lässt den Punkt ein wenig bluten.

Arthritis des Ellbogengelenks, Tennisellbogen.

Blasenschwäche, häufiger Harndrang.

Lu 6 Kǒng Zuì
Deutliche Höhlung
Loch größter Wirksamkeit

Funktion: Xì Xué (Spaltenpunkt).

Lage: An der Innenseite des Unterarms, auf dem Oberarmspeichenmuskel, 7 cun proximal der Beugefalte des Handgelenks, auf der Verbindungslinie von Lu 5 und Lu 9.

Akupressur: Mit dem Daumen drücken. Druckstärke 4–5.

Als Spaltenpunkt aktiviert er rasch den Energiefluss in den Lungen und im Lungenmeridian. Er macht die Nase frei, die Hände warm, weckt auf und bündelt die Kraft.

„Der Qì-Fluss im ganzen Körper, besonders im Nacken, wird angeregt. Ich sehe und fühle die Augen wie Stielaugen nach vorne. Die Augen, die Brauen und die untere Stirn sind besonders energetisiert. Ich habe ein allgemeines Gefühl von Kraft."

Über den Lungenmeridian hinausgehend aktiviert er oft auch den Qì-Fluss im nachfolgenden Dickdarmmeridian und so im Verdauungskanal.

„Ich fühle mich ruhig, dann spüre ich Hunger. Ich muss alles kontrollieren und mache die Augen auf, gucke, was da los ist. Dann fühle ich ein Brennen im Brustbereich."

„Ich spüre den absteigenden Dickdarm."

„Die Darmperistaltik nimmt zu, besonders links unten im absteigenden Dickdarm. Die Nase wird frei."

„Ich habe das Gefühl, die Vorderseite zieht sich runter, Unterkiefer und Unterlippe sind ganz schwer."

Im geistigen Bereich bringt Kǒng Zuì oft mit der Essenz des Metallelements in Kontakt: Man sieht Bilder, in denen Stahl oder Metall eine wesentliche Rolle spielen, oder in denen es um Präzision, Struktur, Timing und das Verhältnis von Input und Output geht.

„Ich sehe das Rotorblatt eines Helikopters über meinem Kopf und spüre eine spiralförmige Bewegung auf verschiedenen Ebenen im Oberkörper."

„Ich fühle ein fast nicht biegsames Metall im Verlauf des Lungenmeridians bis zur Schulter."

„Deutliche Klarheit in Bezug auf ein Lebensziel: dass ich meinen Weg gehe. Traurigkeit, dass die Familie dabei zu kurz kommt. Es ist unveränderlich, es läuft so."

Ellbogen- und Unterarmschmerzen, Hustenanfälle.

Akupunktur: 1–2 cm senkrecht. Kräftige Stimulation bei Verwendung als Xì Xué (Spaltenpunkt) bei akuten Lungenerkrankungen.

Lungenentzündung, Asthmaanfall, Status asthmaticus.

Chaotisches Innenleben, Unfähigkeit, zum Wesentlichen zu gelangen.

Lu 7 Liè Que
Fehlende Ordnung
Fehler in der Reihe

Funktion: Luò Xué – Verbindung zu Di 4.

Meisterpunkt des Wundermeridians Rèn Mài.

Meisterpunkt von Nacken und Hinterkopf.

Lage: In einer kleinen Vertiefung knapp proximal des Processus styloideus radii, zwischen zwei kleinen Sehnen, 15 fen proximal der Beugefalte des Handgelenks.

Man findet Liè Que, indem man die Innenfläche der einen Hand auf den Handrücken der anderen legt und die Daumen verschränkt. Dort, wo auf der Speichenkante, proximal des deutlich tastbaren Processus styloideus radii und in einer Vertiefung zwischen zwei kleinen Sehnen, die Zeigefingerspitze zu liegen kommt, ist Lu 7.

Akupressur: Leicht drücken, den Zeigefinger auf dem Punkt ruhen lassen. Der Fluss des Qì ist hier sehr oberflächlich. Wenn man fest drückt, klemmt man ihn ab. Druckstärke 1.

Liè Que entfaltet die Lungen, der Brustkorb dehnt sich, die Atmung vertieft sich. Er regt den Solarplexus – den Ursprung des Lungenmeridians – an, aktiviert die Zwerchfellamtung und die Dickdarmperistaltik.

Als Meisterpunkt des Rèn Mài koordiniert er den Energieausgleich zwischen den sechs Yin-Organen. Kraft und Empfindungen des Yin werden gesteigert. Man wird sensibler, Brust und Bauch fühlen sich warm, weich und rund an, man entspannt sich und wird ruhig. Liè Que „öffnet die Vorderseite", man wird offener für die eigene Gefühlswelt. Es kann eine helle und freundliche Stimmung entstehen – oder überschäumende Lebenslust. Manchmal werden aber auch Mutlosigkeit, Trauer, Verzweiflung und Verletzlichkeit bewusst. Liè Que wirkt als Verstärker, als Lupe, als Mikroskop: Er verstärkt und vergrößert vorhandene Gefühle und Gedanken, ändert aber zuerst einmal nichts daran. Er macht sie einfach in ihrer Qualität bewusst. Man bleibt im Zwiespalt, so man einen hat.

„Ich fühle eine akute Traurigkeit. Sie steigt mit tiefem Seufzen vom Herzen auf, als würd' ich am Grab eines nahen Verwandten steh'n, als könnt' ich sofort losheulen."

„Ich sehe die Farbe schwarz, habe Angst vor der Einsamkeit."

„Ich habe einen guten Jahresrückblick über das Jahr 1995 bekommen – es war für mich das Jahr der Fehlschläge, sowohl beruflich wie privat. Ich rekapituliere nochmals meine Reise nach Indien, Schwierigkeiten bei Seminaren, eine missglückte Urlaubsreise mit meiner Freundin nach Spanien und eine grauenhafte Zeit als Turnusarzt im Spital."

Als Luò Xué des Metalls versetzt er manchmal in einen Zustand, in dem man über den Dingen steht: Man sieht alles aus der Vogelperspektive, das Denken klärt sich, man spürt Vertrauen und Zuversicht und ist lieber über den Wolken als auf der Erde.

„Ich geh' in einem exotischen Park spazieren; in Kimonos gekleidete Frauen, weiße Blüten, Pagoden, überraschend!"

„Eine Energie steigt vom unteren Rücken zu den Lungen auf. Ich sehe Blütenkelche, die aufgehen."

„Ich bin absolut entspannt. Ein Gefühl wie in der Vipassana-Meditation: Der Körper nicht mehr wahrnehmbar, nur Ströme der Luft durch die Nase und ein weiß-goldenes Licht vor den Augen."

„Ich atme durch die Stirn: gute, kühle, klare Bergluft strömt durch die Stirn, so als ob man das Fenster öffnet."

„Ein helles, feines Weihnachtsglöckchen erklingt." „Steigende Heiterkeit."

„Hab' mich wesentlich größer gesehen als ich bin – und aus mehreren Perspektiven."

„Meine Daumen sind ganz groß und dick, der Körper ganz leicht und fast nicht wahrnehmbar. Ich fühle ein Brennen in den Fußsohlen."

„Ich spüre einen metallischen Geschmack im Mund."

Husten, Bronchitis, Nackenverspannungen, Hinterkopfschmerzen, Migräne.

Akupunktur: 3–10 mm flach (in einem Winkel von ca. 15 Grad zur Hautoberfläche), im Meridianverlauf.

Liè Que ist der wirksamste Fernpunkt bei Erkrankungen der Atmungsorgane – bei Atemnot, ständigem Hustenreiz, Asthma bronchiale, Keuchhusten und Bronchiektasen. Er beseitigt oder verringert „Stauungen" im Brustbereich, das heißt durch Lungenerkrankungen bedingten Blutrückstau und Hypoxämie.

Kopf- und Nackenschmerzen, HWS-Syndrom, Verspannungen und Myogelosen der Nackenmuskulatur. Bei einseitiger Migräne wird er oft nur auf der Gegenseite gestochen.

Als Luò Xué hilft er über den Dickdarmmeridian bei Zahnschmerzen und Fazialisparese.

Als Meisterpunkt des Rèn Mài wirkt er bei Schwächezuständen, chronischen Durchfällen, Impotenz, Frigidität und allgemeiner Gefühllosigkeit.

Beziehungsschwierigkeiten, Hauterkrankungen.

Sehnenscheidenentzündung und Arthritis des Handgelenks.

Lu 8 Jing Qú Meridiangraben

Funktion: Jing Xué (Flusspunkt), Metallpunkt des Metalls – Stundenpunkt.

Lage: In der Furche radial der Sehne des M. flexor carpi radialis knapp neben der Speichenschlagader, 1 cun proximal der Handgelenksbeugefalte.

Akupressur: Mit dem Zeigefinger drücken. Druckstärke 2.

Jing Qú macht den Kopf klar und wirkt auf Lungen und Hals.

Er fördert ein Gefühl der Verbundenheit mit anderen Menschen, man nimmt den Austausch mit der Umgebung wahr, „wie eine riesige Satellitenschüssel" ist man auf Senden und Empfangen gerichtet.

Als Metallpunkt des Metalls eröffnet er einen Zugang zu Bildern von silbriger Qualität: „Der Körper als kristallines Netzwerk, von einer silbrigen Hülle in Eiform umgeben – das Ei gibt Energie an die Umgebung ab und nimmt Energie im Austausch von ihr auf." „Wie ein Ritter in einer silbernen Rüstung liege ich da und ruhe."

Als Metallpunkt des Metalls kreisen seine emotionalen Themen um Beziehung, um Verbundenheit und Trennung, um Urteil und Distanz.

„Ich steige aus meiner Körperhülle aus. Noch bin ich mit dem Schleier der Füße verbunden. Ein Mann setzt sich neben mich und atmet tief. Ich atme mich. Ich spüre den Astralkörper meines Tài Ji Lehrers neben mir. Er berührt mich am Ellbogen. Ich will jemandem einen Schlag mit dem Ellbogen in die Magengrube versetzen – es war Albert. Mit ihm hatte ich eine Liebesbeziehung von 17 bis 20. Die erste Trennung war, weil er mit einer anderen Frau schlief. Die Trennung war okay, aber er schlief in jener Nacht, als er mir das sagte und wir uns trennten, in meinem Bett und ich auf der Couch! Ein Schlag war das, was ich ihm damals in Wirklichkeit geben wollte."

Halsweh, trockener Husten.

Akupunktur: 3–6 mm schräg oder flach im Meridianverlauf. Die Schlagader vermeiden.

Stimmschwäche, Rachen- und Kehlkopfentzündung, Asthma bronchiale.

Lu 9 Tài Yuan
Sehr tiefes Wasser

Funktion: Yuán Xué (Quellpunkt) – Verbindung zu Di 6.

Shu Xué (Strömungspunkt), Erdpunkt des Metalls – Tonisierungspunkt.

Meisterpunkt der Blutgefäße.

Lage: In einer deutlich tastbaren Vertiefung am radialen Ende der Handgelenksbeugefalte, zwischen der Speichenschlagader und der Sehne des M. abductor pollicis longus.

Akupressur: Mit dem Zeigefinger drücken. Druckstärke 2–3.

Tài Yuan vergrößert das Atemvolumen, er macht die Brust weit und gibt neuen Lebensmut. Er hilft, wenn man sich in seiner Lebenssituation beengt und eingesperrt fühlt.

Er schafft Distanz und schärft den Blick.

Beklemmungsgefühl in der Brust, Atemnot, Husten, Handgelenksschmerzen.

Akupunktur: 3–6 mm senkrecht. Die Schlagader vermeiden.

Als Quellpunkt wirkt er ausgleichend bei Fülle wie bei Leerezuständen der Lunge, bei akuten wie bei chronischen Lungenerkrankungen.

Als Meisterpunkt der Blutgefäße wird er zur Vorbeugung und Behandlung von Gefäßkrankheiten eingesetzt: Arteriosklerose, Claudicatio intermittens, Raynaud-Syndrom, Endarterienentzündung, Krampfadern. Mit dieser Eigenschaft wirkt er auch bei Herzschmerzen, Tachykardie, Hypotonie und Arrhythmien.

Psychasthenie, Erregungszustände, Klaustrophobie.

Arthritis des Handgelenks.

Lu 10 Yú Jì
Fischbauchrand

Funktion: Yíng Xué (Bachpunkt), Feuerpunkt.

Lage: In einer deutlich tastbaren Vertiefung in der Mitte des Daumenballens, auf der Zeigefingerseite der Mitte des ersten Mittelhandknochens – wo der Farbton der Haut von rötlich in weiß übergeht wie am Rande eines Fischbauchs.

Akupressur: Mit dem Daumen drücken. Druckstärke 3–5.

Yú Jì regt eine tiefe, weiche Atmung an, die Flanken werden weit, der obere Rücken dehnt sich aus.

Er regt das sechste und siebte Chakra an und gibt Entschlossenheit und Entscheidungskraft.

Flache Atmung, Husten, Übermüdung und Halsschmerzen.

Akupunktur: 5–10 mm senkrecht.

Yú Jì bringt Feuer ins Metall, er bringt Wärme in dogmatische Härte und Humor in nüchterne Klarheit und rigiden Perfektionismus.

Schmerzen und Taubheit der Hand infolge peripherer Gefäßerkrankungen, Arthrose des Daumengrundgelenks.

Rachen- und Kehlkopfentzündung, Fieber.

Katerpunkt nach einer durchzechten Nacht, in der man zu viel geraucht und zu wenig geschlafen hat – am besten in Kombination mit Lì Duì (Ma 45).

Lu 11 Shào Shang
Junger Händler
Junges Metall[5]

Funktion: Jǐng Xué (Brunnenpunkt), Holzpunkt des Metalls – zweiter Sedierungspunkt.

Lage: 1 mm proximal und lateral vom radialen Nagelwinkel des Daumens.

Akupressur: Mit dem Fingernagel des Daumens drücken, der Zeigefinger fixiert den Daumen an seiner Unterseite, sodass er nicht weggleitet. Druckstärke 1.

5 Shang ist auch der zweite Ton der Pentatonik, der dem Metallelement entspricht.

In Notfällen und bei akuten Beschwerden – bei Kreislaufkollaps, Ohnmacht, Schock, drohendem Herz- und Lungenversagen, epileptischem Anfall, Asthmaanfall, Hysterie – fest mit dem Fingernagel drücken: Druckstärke 2–5.

Entzündungen und Schmerzen im Hals- und Rachenbereich. Vor allem bei Kindern bringt die Akupressur des Punkts meist eine deutliche Besserung bei Halsbeschwerden und Erkältungen.

Shào Shang bringt eine Holzqualität ins Metall: Er macht die Lungen weit, bringt frischen Wind, wirkt entgiftend, macht lebendig und fördert eine positive Einstellung zu Kommunikation und Austausch mit anderen Menschen – wie sein Name sagt: „Junger Händler", „Junges Metall".

Er leitet das Qì zum Dickdarmmeridian über; wenn man gerade seelisch an etwas festhält, spürt man den Beginn des Loslassens.

Akupunktur: 1–2 mm schräg oder flach gegen den Meridianverlauf.

Indikationen wie bei der Akupressur.

Shào Shang ist einer der wirkungsvollsten Fernpunkte bei Erkrankungen im Hals- und Rachenbereich.

8.3.7 Diagnostische Kriterien der Lungenfunktion

▶ **Tab. 8.9** Diagnostische Kriterien der Lungenfunktion.

Heiße Symptome, Fülle (Shi)	Kalte Symptome, Leere (Xu)
Aufgeblasener, fassartiger Brustkorb Erschwerte, mühsame Atmung Schwierigkeiten beim Ausatmen Kräftige Konstitution Abneigung gegen Wärme Halsschmerzen und Husten Asthma bronchiale Bronchial- und Nasensekret dickflüssig und gelbgrün-eitrig Trockene Schleimhäute Guter Geruchsinn Nasenpolypen	Enger, schmaler Brustkorb Flache und kurze Atmung Schwierigkeiten beim Einatmen Schwache Konstitution Abneigung gegen Kälte Verkühlungen und Infekte Lungenentzündung und Tuberkulose Bronchial- und Nasensekret dünnflüssig-wässrig Angeschwollene Schleimhäute mit erschwerter Nasenatmung Beeinträchtigtes Geruchsvermögen Nebenhöhlenentzündung
Grobe Haut mit großen Poren Schwitzt kaum Trockene, schuppende Haut Schuppende Hauterkrankungen Steife, rigide, förmliche Haltung Steife Wirbelsäule, steifer Nacken Warme Hände	Zarte, empfindliche Haut Schwitzt leicht Nachtschweiß Muttermale und Warzen Schlampige, takt- und instinktlose Haltung Krampfadern Klamme, feuchtkalte Hände
Weint kaum, starke Gefühlskontrolle Reserviert Spricht nicht über seine Gefühle Fühlt sich im Grunde einsam und isoliert, gibt es aber nicht zu Oder: hat starke Gefühle und zeigt sie sehr offen Kann seine Gefühle gut formulieren und analysieren	Weint häufig aus geringem Anlass Trauriger Gesichtsausdruck Schleppt Kummer mit sich herum Mutlos und niedergeschlagen Depressiv Pessimistisch Hoffnungslos Verzweifelt

8.3.8 Diagnostische Kriterien des Lungenmeridians

▶ **Tab. 8.10** Diagnostische Kriterien des Lungenmeridians.

Fülle	Leere
Schmerzen im oberen Rücken, Entzündungen und Schmerzen im Meridianverlauf	Taubheitsgefühl, Sensibilitätsstörungen und ödematöse Schwellungen im Meridianverlauf, schwache Oberarme, Kältegefühl in Armen und Händen

8.3.9 Der Metalltypus

▶ Tab. 8.11 Der Metalltypus

Was ihm wichtig ist	Was ihm in Liebe und Sexualität wichtig ist
Klarheit, Reinheit, Essenz Denken, Vernunft Methode, System, Disziplin Korrektheit, Distanz Schönheit, Ästhetik, Meisterschaft	Verbundenheit mit rhythmischem Wechsel von Nähe und Distanz Geistiger Austausch Gemeinsame kulturelle, politische und religiöse Interessen Geordnete Verhältnisse, klare Abmachungen Wahrung der äußeren Form Zeremonie und Ritual
Seine starken Seiten	**Womit er Schwierigkeiten hat – wovor er Angst hat**
Klar und ruhig Annehmend und anerkennend Gewissenhaft, diszipliniert, methodisch Sauber; geschickt, präzise Handelt nach ethischen Gesichtspunkten	Unrecht und Unrichtigkeit Unbestimmtheit und Formlosigkeit Spontaneität und Chaos Unsinn, Sorglosigkeit Unmäßigkeit, Ungehörigkeit, Taktlosigkeit Enttäuschung Intimität
Seine Schattenseiten bei Fülle	**Seine Schattenseiten bei Leere**
Perfektionistisch Rechthaberisch, überkritisch Sieht das Trennende mehr als das Verbindende Gleichgültig, kalt, hart Verurteilend, moralisch, voller Vorurteile	Dilettantisch, hat keine Überzeugungskraft Schlampig, unklar Mangel an Unterscheidungskraft Instinktlos und taktlos Heuchlerisch und scheinheilig

8.4 Der Meridian des Dickdarms

Der Dickdarmmeridian ist der Yáng-Meridian des Metalls.

- Gekoppeltes Yin-Organ: **Lunge**
- Gewebe: **Schleimhaut – die Auskleidung der inneren Oberflächen des Körpers**
- Körperflüssigkeit: **Schleim**
- Sinnesorgan: **Nase**
- Sinn: **riechen**
- Klangfarbe der Stimme: **metallisch und näselnd**
- Gesichtsfarbe bei Krankheit: **bleich und weiß**
- Geruch bei Krankheit: **verdorben und fischelnd**
- Verhalten bei Stress: **Rückzug und Härte**
- Geistige Funktion: **analytisches, systematisches und differenzierendes Denken. Der Blick für das Wesentliche**
- Jahreszeit: **Herbst**
- Richtung der Kraft: **Unterscheidung und Konzentration**

Das Qì fließt vom Lungen- in den Dickdarmmeridian und von diesem weiter in den Magenmeridian.

Der Dickdarm bildet mit dem Magen die innerste Energieschicht des Yáng, das Yáng Míng, das strahlende, helle Yáng.

8.4.1 Oberflächlicher Verlauf

Der Dickdarmmeridian beginnt am radialen Nagelfalzwinkel des Zeigefingers. Er zieht über die radiale Seite des Zeigefingers und der Mittelhand zur Tabatière (Di 5), der Vertiefung an der Daumenseite des Handgelenks, die von den Sehnen des langen und des kurzen Daumenstreckers gebildet wird.

Er folgt der radialen Kante des Unterarms, überkreuzt zuerst den langen Daumenabzieher (M. abductor pollicis longus) und verläuft dann zwischen den Faszien des Oberarmspeichenmuskels (M. brachioradialis) und des langen radialen Handstreckers (M. extensor carpi radialis longus) zum Ellbogen (Di 7 bis Di 12).

An der Außenseite des Oberarms fließt er im Faszienraum zwischen dem lateralen Kopf des Trizeps und dem Armbeuger (M. brachialis), gelangt zum Vorderrand des Deltoideusansatzes (Di 14) und zieht im Bindegewebe zwischen vorderem und mittlerem Anteil des Deltamuskels zur Außenkante der Schulter (Di 15).

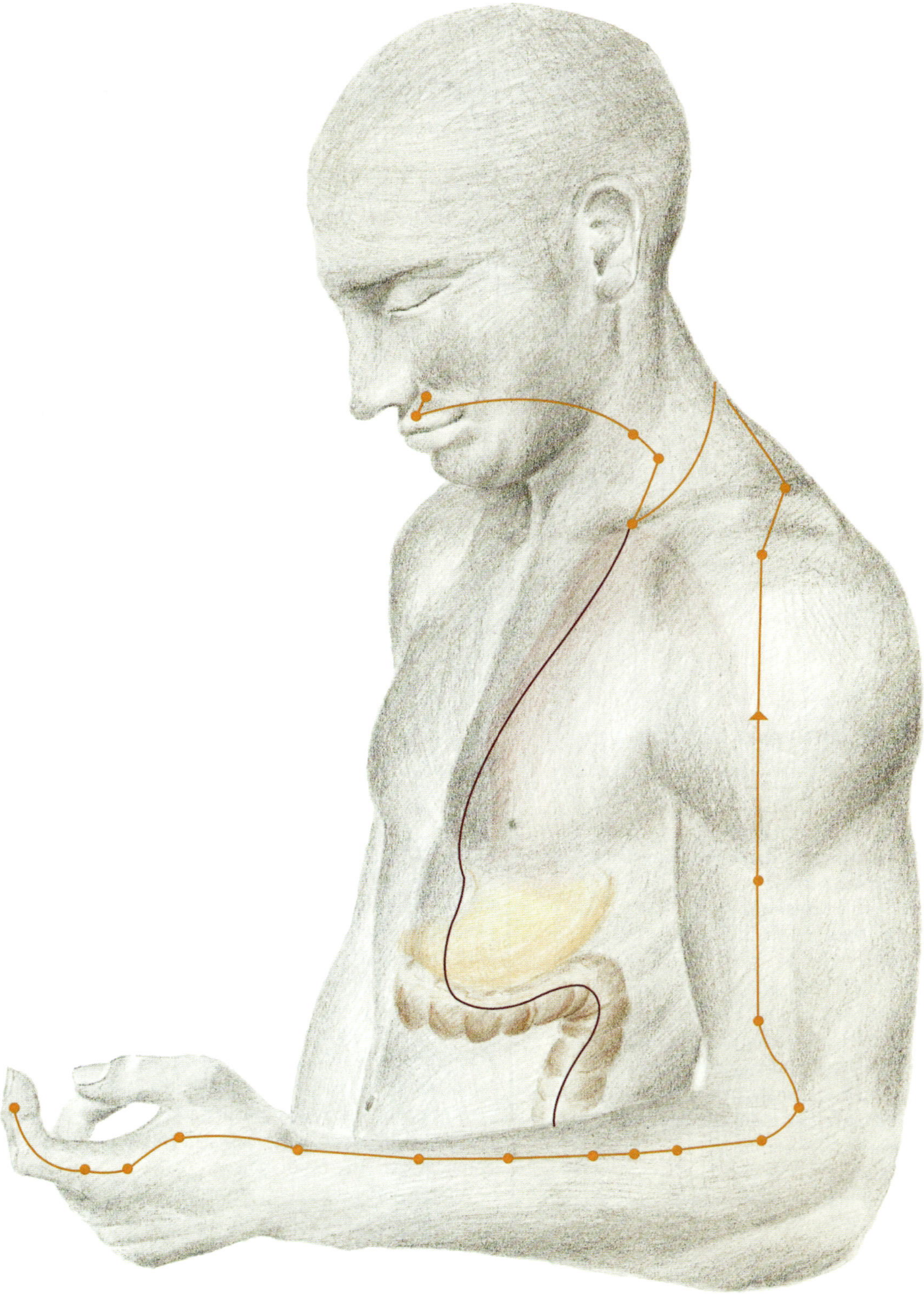

► Abb. 8.12 Dickdarm, oberflächlicher und tiefer Verlauf.

Entlang der Vorderfläche des Akromion zieht er über die Schulter und entlang mittlerer Trapeziusfasern zum siebten Halswirbel, wo sein Qì – wie das aller anderen Yáng-Meridiane – in Daz Huì (Du 14) in das „Meer des Yáng" (den Du Mài) mündet.

Von Daz Huì wendet sich der Dickdarmmeridian wieder nach außen und nach vorne, er überquert die oberen Trapeziusfasern und gelangt zu Que Pén (Ma 12) im Zentrum der Fossa supraclavicularis, wo der tiefe Ast vom oberflächlichen Verlauf abzweigt.

Der oberflächliche Verlauf zieht weiter an der Seite des Halses hinauf. Er überquert den Kopfwender (Di 17 und Di 18), gelangt zum Unterkiefer und über die Wange zur Oberlippe. Die Oberlippe entlang fließt er zum Punkt Rèn Zhong (Du 26) im Philtrum, wo er (als einziger Meridian) auf die andere Körperseite wechselt und zwischen Nasenflügel und Nasolabialfalte endet. In Rèn Zhong kreuzt er den Dickdarmmeridian der Gegenseite.

Ein Seitenast durchquert die Wange und versorgt die untere Zahnreihe und das Zahnfleisch mit Qì. Er ist für die Wirkung vieler Dickdarmpunkte bei Zahnschmerzen und Parodontose verantwortlich (s. Abb. 8.12).

8.4.2 Tiefer Verlauf

Der tiefe Ast des Dickdarmmeridians beginnt in Que Pén (Ma 12), in der Grube oberhalb des Schlüsselbeins. Von dort zieht er gemeinsam mit dem tiefen Ast des Magenmeridians zur Lunge, durchquert das Zwerchfell mit ihm im Hiatus oesophageus, gelangt zum Magen und von dort weiter zum Dickdarm, seinem Ursprungsorgan.

Vom Dickdarm führt ein Energiekanal unter dem Leistenband hindurch und über die Vorderseite des Beines abwärts bis zu Shàng Jù Xu (Ma 37), dem unteren Hé Xué (Meerpunkt) des Dickdarms am Unterschenkel (s. Abb. 8.12).

8.4.3 Die Aufgaben des Dickdarms

Der chinesische Organbegriff des Dickdarms umfasst auch die Schleimhäute des Organismus: die Schleimhaut des Verdauungstraktes, die Schleimhautauskleidung von Nase und Nebenhöhlen und die Schleimhäute von Gallenblase und Urogenitaltrakt. Seine zentrale Funktion ist nicht nur Ausscheidung von Giftstoffen und Schlacken, sondern auch Schutz: Die Schleimhaut der Nase filtert die Atemluft, die Schleimhaut von Verdauungs- und Urogenitaltrakt bildet eine Barriere gegenüber Bakterien, Pilzen und Viren. Seine Schutzfunktion ist eng verknüpft mit der Arbeit des Immunsystems, das in der chinesischen Tradition dem Element Erde und insbesondere Milz-Pankreas zugeordnet wird. Dementsprechend finden sich auch die wirkungsvollsten Punkte zur Regulierung und Stärkung des Immunsystems auf den Meridianen von Dickdarm und Milz-Pankreas: Qu Chì (Di 11), San Yin Jiao (MP 6) und Xuè Hăi (MP 10).

Zusammen mit dem Magen bildet der Dickdarm die Energieschicht des Yáng Míng, die innerste der drei Yáng-Schichten des Körpers: den innersten Verteidigungsring des Organismus gegenüber schädlichen klimatischen Einflüssen und Mikroben.

Eine weitere Funktion des Dickdarms ist die Resorption von Flüssigkeit – ein wichtiger Beitrag zur Aufrechterhaltung des inneren Wassermilieus, ohne den der Flüssigkeitshaushalt des Körpers zusammenbrechen würde. Das Metall ist die Mutter des Wasserelements. Bei schweren Durchfallerkrankungen, Cholera oder Typhus, kann es rasch zur tödlichen Austrocknung des Organismus kommen.

8.4.4 Akupressur und Akupunktur

Die Akupunktur des Dickdarmmeridians aktiviert die Selbstreinigung der Schleimhäute des Organismus. Vor allem der Nasen-Rachen-Raum und die Nebenhöhlen sprechen gut darauf an. Mit Punkten des Dickdarmmeridians werden Erkältungen, Stirn- und Kieferhöhlenentzündung, Halsschmerzen und Angina behandelt, aber auch Kolitis und Erkrankungen der Lunge und der Haut. Die in Gang gesetzte Selbstreinigung führt zu einem spürbaren Anstieg der Vitalität, man fühlt sich kräftiger und gesünder. Seinem Verlauf entsprechend wird der Dickdarmmeridian auch zur Behandlung von Beschwerden im Arm-, Schulter- und Kopfbereich verwendet, insbesondere bei Zahnschmerzen und Migräne.

Mit Akupressur und Akupressur können leichte Fälle von Kopf-, Hals- und Zahnschmerzen, von Verstopfung und Durchfall gebessert oder ganz geheilt werden. Die Akupressur des Dickdarmmeridians regt ebenso wie die des Lungenmeridians die Atmung an und „macht den Kopf frei". Sie unterstützt unsere Fähigkeit, immer wieder gleich oder ähnlich ablaufende Gedankenketten und Denkmuster loszulassen. Hé Gŭ (Di 4) ist ein wunderbarer Punkt bei gedanklicher Starre. Analog zum körperlichen Bereich bewirkt die Akupressur des Dickdarmmeridians eine Reinigung der Oberfläche des Geistes, das Alltagsdenken klärt sich, der Geist kann wieder zur Ruhe kommen.

8.4.5 Die wichtigsten Punkte

▶ Tab. 8.12 Die wichtigsten Punkte des Dickdarmmeridians.

Di 4	**Hé Gŭ** Yuán Xué (Quellpunkt) – Verbindung zu Lu 7 Meisterpunkt des Schmerzes Meisterpunkt von Kopf und Gesicht
Di 11	**Qu Chí** Hé Xué (Meerpunkt), Erdpunkt des Metalls – Tonisierungspunkt Tor der Kraft und Vitalität Regulierende Wirkung auf das Immunsystem.
Di 10	**Shŏu San Lĭ** Tor der Kraft und Vitalität
Ma 25	**Tian Shu** Mù Xué (Sammelpunkt)
B 25	**Dà Cháng Shu** Leitet das Qì zum Dickdarm
Zeiten höchsten Energieflusses durch den Dickdarmmeridian (beste Ansprechbarkeit für Akupressur; beste Zeit zur Sedierung): 5–7 Uhr und 17–19 Uhr. Beste Zeit zur Tonisierung: 7–9 und 19–21 Uhr.	

8.4.6 Verzeichnis der Punkte

Di 1 Shang Yáng
Händler des Yáng

Funktion: Jĭng Xué (Brunnenpunkt), Metallpunkt des Metalls – Stundenpunkt.

Lage: 1 mm proximal und lateral vom radialen Nagelwinkel des Zeigefingers.

Akupressur: Mit dem Fingernagel des Daumens drücken, der Zeigefinger fixiert den Zeigefinger an seiner Unterseite, sodass er nicht weggleitet. Druckstärke 1.

Bei Notfällen, Zahnschmerzen und prophylaktisch beim Zahnarzt fest mit dem Fingernagel drücken. Druckstärke 2–5. Bei Kreislaufkollaps, Ohnmacht, Schock, Epilepsie, Schlaganfall, hohem Fieber, akuten Schmerzen und Schwellungszuständen im Rachen.

Shang Yáng macht die Nase frei und entspannt den Kopf, die Gedanken kommen zum Stillstand.

Er regt die Unterbauchatmung und die Dickdarmperistaltik an, hilft bei Heiserkeit und vorbeugend beim Zahnarzt.

Die Bilder, die man sieht, sind oft in rötliches Licht getaucht, er wirkt „wärmer" als die Lungenpunkte – man spürt den Unterschied zwischen Yin und Yáng im Metallelement.

„Ich sehe eine Sonnenblume, dann einen roten VW-Golf und empfinde ein Lustgefühl in den Schamlippen."

„Eine Blutwurst. Dann dunkle Frühlingserde, eine Stimme sagt: Warte bis die Krokusse sprießen!"

„Ich sehe einen Regenwurm in der Erde."

„Eine Made im Speck, die sich wohlfühlt – grauslich und schön. Dann ein intensiver Geschmack an der Zungenspitze: sauer und bitter."

Akupunktur: 1–2 mm schräg oder flach im Meridianverlauf.

Nofallindikationen wie bei der Akupressur.

Shang Yáng wird in der Zahnanalgesie zusammen mit Hé Gŭ (Di 4) vor allem für die unteren Backenzähne und die oberen Eckzähne verwendet.

Mandel-, Rachen- und Kehlkopfentzündungen.

Gingivitis, Stomatitis, Herpes labialis.

Bronchitis, Fieber, asthmaartige Atembeschwerden.

Bei Gesichtsakne in Kombination mit Chi zé (Lu 5).

Di 2 Èr Jian
Zweites Intervall

Funktion: Yíng Xué (Bachpunkt), Wasserpunkt des Metalls – Sedierungspunkt.

Lage: An der radialen Zeigefingerseite, im Winkel zwischen Basis und Schaft des Grundglieds.

Akupressur: Mit dem Daumen drücken, der Zeigefinger fixiert das Grundglied des Zeigefingers des Klienten auf der anderen Seite. Druckstärke 2–3.

Als Wasserpunkt des Metalls beruhigt Èr Jian den Geist und entspannt. Er wirkt reinigend auf die Stirnhöhlen, man fühlt die Stirn weit und klar, die Nasenatmung wird frei. Man fühlt sich heiter.

Manchmal hat man den Wunsch, sich zurückzuziehen und sich in Wesentliches zu vertiefen.

„Ich bin auf Rückzug, gekränkt und beleidigt."

„Habe das Gefühl, allein gelassen zu werden. In der Kindheit hab ich am Gaisberg Kühe hüten müssen. Der Vater ist mit mir rauf, dann aber alleine weitergegangen."

Èr Jian unterstützt und fördert die Fähigkeit zu tiefer Konzentration und Versunkenheit.

„Ich sehe einen menschlichen Körper mit geöffnetem Bauch. Der Dickdarm schimmert bläulichrosa."

Der Energiefluss im Bauchraum wird angeregt, der Bauch wird wohlig warm.

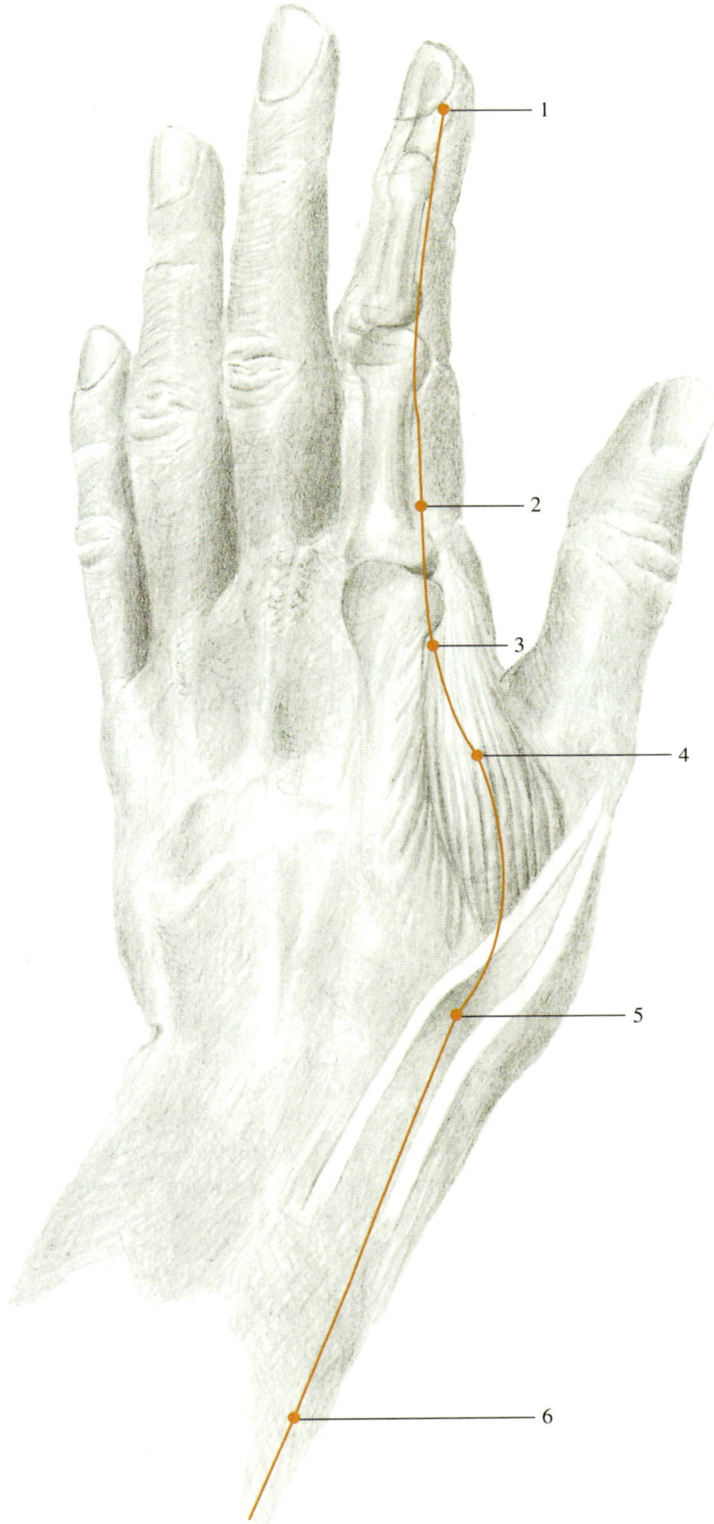

▶ **Abb. 8.13** Dickdarm: Di 1 – Di 6.

Bei vielen Wasserpunkten fällt man weich in den Panoramablick: Man öffnet die Augen und nimmt die Umgebung als Ganzes wahr – und nicht ein Einzelteil.

„Ich spüre meine Hände und wie ich mit ihnen unterschiedliche Formen und Körper berühre und spüre. Die Haut ist glatt und warm. Ich forme mit meinen Händen eine gelbe Tonschale, in der ist unendlich viel Energie, jeder kann sich nehmen, was er möchte."

Bindehautentzündung, Erkältung, Fieber, Zahnschmerzen.

Akupunktur: 3–6 mm senkrecht, an der Knochenbiegung vorbei.

Rachen- und Halsentzündungen, Sinusitis, Reizkolon, spastische Obstipation.

Eine wirksame Kombination zur Fiebersenkung ist Èr Jian, Wài Guan (SJ 5) und Dà Zhui (Du 14).

Parodontose, Zahnanalgesie.

Hauterkrankungen, insbesondere Akne.

Di 3 San Jian Drittes Intervall

Funktion: Shu Xué (Strömungspunkt), Holzpunkt des Metalls – zweiter Sedierungspunkt.

Lage: An der radialen Mittelhandseite, im Winkel zwischen Köpfchen und Schaft des zweiten Mittelhandknochens.

Akupressur: Am besten mit dem Daumen drücken. Druckstärke 3–4.

San Jian wirkt ähnlich auf den Kopf wie Èr Jian (Di 2). Er wirkt reinigend auf Kehle und Stirnhöhlen und gibt Klarheit und Konzentration.

Er beruhigt, man fühlt ein tiefes Loslassen im Körper, eine tiefe Entspannung.

Manchmal sieht man Bilder, in denen es um die persönliche Art und Weise der Begegnung mit anderen Menschen geht. Sie zeigen, welche Aspekte der Begegnung und des Kontaktes im Augenblick wichtig sind.

Bindehautentzündung, Erkältung, Halsweh, Fieber und Zahnschmerzen.

Akupunktur: 4–10 mm senkrecht, an der Knochenbiegung vorbei.

Indikationen wie Èr Jian.

Di 4 Hé Gŭ Zusammenschluss des Tals

Funktion: Yuán Xué (Quellpunkt) – Verbindung zu Lu 7.

Meisterpunkt des Schmerzes. Meisterpunkt von Kopf und Gesicht.

Lage: Auf der höchsten Stelle des M. adductor pollicis (auf der höchsten Stelle des Muskelwulstes zwischen erstem und zweitem Mittelhandknochen), wenn der Daumen am Zeigefinger anliegt.

Akupressur: Den Punkt mit dem Daumen tief drücken, während man die Palmarseite des Muskels mit dem Zeigefinger stützt oder gegendrückt. Man knetet den Muskel langsam durch. Wenn er schmerzfrei ist, ist das ein Zeichen von Gesundheit und Vitalität. Wenn er schmerzt, sollte man die Akupressur so oft wiederholen, bis sie als angenehm und belebend empfunden wird. Druckstärke 4–6.

Hé Gŭ ist ein allgemeiner Tonisierungspunkt, er gibt ein Gefühl von Kraft und Vitalität, macht unternehmenslustig und wach.

„Innen der Satz: Setz' Dich gerade hin, Mädchen! Um das Dritte Auge wird es weiter."

Mit der Akupressur kann man Schmerzzustände im Meridianverlauf lindern: Arm- und Schulterschmerzen, Halsweh, Zahnschmerzen, Kopfschmerzen, Migräne.

Hé Gŭ regt die Darmperistaltik an. Bei Verstopfung am besten in Kombination mit Shǒu San Lĭ (Di 10) und Qu Chí (Di 11).

Er macht die Nase frei. „Eine frische Brise weht durch den Kopf."

Im geistigen Bereich unterstützt er unsere Fähigkeit, Gedanken und Gefühle loszulassen, die uns sehr beschäftigt und vielleicht sogar gemartert haben. Er wirkt geistiger Verstopfung und starren Denkmustern entgegen.

Hé Gŭ entspannt tief und bringt ins Hier und Jetzt. Bei Meditationspraxis bringt er leicht in den Zustand des inneren Beobachters, der die Phänomene der Außen- wie der Innenwelt – Sinneswahrnehmungen, Gedanken und Gefühle – von einem angenehm wertfreien, angenehm losgelösten und rein wahrnehmenden Standpunkt aus betrachtet.

Akupunktur: 5–15 mm senkrecht.

Vorsicht in den ersten und letzten Monaten der Schwangerschaft, er kann eine Fehlgeburt auslösen.

Hé Gŭ ist der wichtigste analgetische Punkt. Insbesondere durch „Stimulation" (d.h.: Sedierung) können Schmerzzustände im ganzen Körper beseitigt werden. Der

Wirkungsmechanismus ist die Ausschüttung von Endorphinen.

Hé Gŭ wird häufig bei Migräne, Trigeminusneuralgie, in der Zahnanalgesie und bei Bauch- und Rückenschmerzen verwendet.

Er bewirkt eine allgemeine Kräftigung des Organismus. Gute Kombinationen bei körperlichen und psychischen Erschöpfungszuständen sind: Hé Gŭ mit Qu Chì (Di 11) und Zú San Lĭ (Ma 36); Hé Gŭ mit Liè Que (Lu 7) und Zú San Lĭ; Hé Gŭ mit Zú San Lĭ und San Yin Jiao (MP 6).

Atonische und spastische Obstipation, Durchfall, Kolitis.

Halsentzündungen, Schnupfen (dieser kann bei seinen allerersten Anzeichen – Frösteln und Niesen – durch Di 4 am Ausbruch gehindert werden).

Sehstörungen, Bindehautentzündung, Akne des Gesichts.

Amenorrhöe und Hypermenorrhöe.

Hé Gŭ wird zur Einleitung und zur Erleichterung des Geburtsverlaufes verwendet.

Di 5 Yáng Xi
Flüsschen des Yáng

Funktion: Jing Xué (Flusspunkt), Feuerpunkt.

Lage: An der Radialseite des Handgelenks, in einer Vertiefung, die von den Sehnen des langen und des kurzen Daumenstreckers gebildet wird. Die Vertiefung wird als Tabatière bezeichnet, man hat sie früher zum Schnupfen von Tabak verwendet.

Akupressur: Den Punkt bei leicht gestrecktem Daumen des Klienten mit Zeigefinger oder Daumen drücken. Druckstärke 2–3.

Yáng Xi bringt Feuer ins Metall, pulsierendes Leben in gläserne Kühle.

Er wirkt auf die Sehkraft und die Haut, denn das Feuer bringt in seiner Zeit, dem Sommer, das Qì an die Oberfläche der Dinge – in die Blumen, in die Blüten und in die Haut.

Yáng Xi macht warm, belebt den Brustkorb und macht ihn weit. Die Atmung vertieft sich, der Bauch wird weich. Er entspannt die Schultern, den Nacken und das Gesicht.

Yáng Xi bringt die Gefühle in Fluss – Flüsschen des Yáng. Oft spürt man Leichtigkeit und Befreiung und hat positive, optimistische Gefühle in Bezug auf die Zukunft.

Handgelenkschmerzen, Schreibkrampf, übermäßiges Schwitzen, Juckreiz, Stirnkopfschmerz.

Akupunktur: 3–6 mm senkrecht.

Arthritis des Handgelenks, juckende Ekzeme, Allergien, Augenerkrankungen.

Di 6 Pian Lì
Schräge Abzweigung

Funktion: Luò Xué – Verbindung zu Lu 9.

Lage: An der Radialseite des Unterarms, 3 cun proximal von Di 5, auf der Verbindungslinie von Di 5 und Di 11.

Akupressur: Den Punkt mit Zeigefinger oder Daumen drücken. Druckstärke 1–2.

Als Luò Xué gleicht er ein unterschiedliches Energieniveau von Lunge und Dickdarm aus.

Bei relativer Leere in der Lunge fließt überschüssiges Qì vom Dickdarm in die Lungen: Die Atmung wird aktiviert, der Brustkorb weitet sich. Man fühlt sich weich und hingebungsvoll und mit der Umgebung verfließend – und nicht so auf sich konzentriert, wie es bei Dickdarmpunkten im Allgemeinen der Fall ist. Manchmal spürt man eine weiche, weiße Energie im Oberkörper, die weit über die Körpergrenzen hinausgeht, und ein helles, weißes Licht in der Mitte der Stirn. Oder man kann das Gefühl bekommen, in der Luft zu schweben, luftig zu sein. Vermehrter Qì-Fluss in die Lunge wirkt entgrenzend.

„Ein weiches Gefühl: ozeanische Wellen der Traurigkeit, liebkost von östlichen Winden; die Traurigkeit meiner Augen wird zum Meer hinuntergezogen, zu der Tiefe der Erde; ein Gefühl, dass die Augen auf der Oberfläche des Meeres treiben, sie ziehen mich hinab, mein Körper wird das Meer."

„Fühle mich wie ein Löwenzahn, fühle den Wind, der mich in alle Richtungen pustet, wie ein Traum."

„Eine gleichmäßige Energieverteilung im ganzen Körper, ein Gefühl der Leichtigkeit des Seins."

„Habe ein Vipassana-Gefühl. Sehe ein ägyptisches Auge, das ausstrahlt."

Bei relativer Fülle in der Lunge fließt überschüssiges Qì von den Lungen in den Dickdarm: man spürt das Becken, der Bauch wird vor allem in der Nabelgegend warm. Im geistigen Bereich fühlt man sich in seinen Absichten bestärkt, Zielvorstellungen werden konkreter, vielleicht hat man auch den Wunsch, unabhängiger zu sein. Vermehrter Qì-Fluss in den Dickdarm wirkt konzentrierend und konkretisierend, definierend und grenzsetzend.

„Fühle eine innere Spaltung – etwas, das von Innen beobachtet, der innere Beobachter."

„Ein Bewegungsimpuls wie ein Kreisel. Der Bauch ist geerdeter, der Kopf abgehoben, meditativ."

„Sehe und fühle, wie sich die Hand- und Fuß-Chakren öffnen. Dann das positive Gefühl, im sechsten und siebten Chakra geschlossen zu sein."

Pian Lì macht die Nase frei und verfeinert das Geruchsvermögen.

„Habe das Gefühl, im Bett mit einem Mann zu sein. Ich empfinde die Farben und die Gerüche in dieser sexuellen Situation besonders intensiv – ekstatisch und traurig zugleich."

Müde Augen, Sehschwäche, Halsweh, Verstopfung.

Akupunktur: 5–15 mm schräg oder flach im Meridianverlauf.

Als Verbindungspunkt wird er häufig bei Füllezuständen des Dickdarms und seines Meridians verwendet: bei Kolitis und spastischer Obstipation, bei Unterarmschmerzen, Zahnschmerzen und Nasenbluten. Das überschüssige Qì wird über die Luò-Querverbindung dem Lungenmeridian zugeführt.

Sehstörungen, Fazialisparese.

Eine wirksame Kombination bei unaufhörlichem Redefluss ist Pian Lì mit Zú San Lǐ (Ma 36), Jiu Wěi (Rèn 15) und Yǎ Mén (Du 15), dem Zugang zum Schweigen.

Di 7 Wen Liù
Erfrischende Strömung
Erfrischendes Gleiten

Funktion: Xì Xué (Spaltenpunkt).

Lage: An der Radialseite des Unterarms, 5 cun proximal von Di 5 oder 1 cun distal der Unterarmmitte, auf der Verbindungslinie von Di 5 und Di 11, zwischen dem M. brachioradialis und dem M. extensor carpi radialis longus.

Akupressur: Den Punkt mit Zeigefinger oder Daumen drücken. Druckstärke 1–3.

Wen Liù bringt in einen gleitenden Zustand, in dem man entspannt, wach und präsent ist. Manchmal fühlt man sich in einer durchsichtigen weißen Energiehülle, von einer sanften Strömung getragen, „auf einer endlosen Wasserfläche mit einem unendlichen Horizont dahintreiben".

Bevor man in den Zustand der Strömung gelangt, werden oft Verspannungen in Schultern und Rücken bewusst, die ein dahingleitendes Lebensgefühl behindern. Man fühlt die Beengung und Anspannung vor allem in den Rückenstreckern und Rautenmuskeln zwischen den Schulterblättern und verspürt das Bedürfnis, gelöster zu sein.

Unterarmschmerzen, Halsweh, Kopfschmerzen.

Akupunktur: 5–15 mm senkrecht.

Akute Dickdarmerkrankungen: Blähbeschwerden, Darmkrämpfe, Kolitis.

Akute Beschwerden im Meridianverlauf: Arm- und Schulterschmerzen, Angina, Entzündungsprozesse und Schmerzen in der Mundhöhle, Entzündungen der Nebenhöhlen.

Di 8 Xià Lián
Unter der Kante

Lage: An der Radialseite des Unterarms, 4 cun distal von Di 11, auf der Verbindungslinie von Di 5 und Di 11.

Akupressur: Den Punkt mit Zeigefinger oder Daumen drücken. Druckstärke 2–3.

Xià Lián entspannt, fördert die Bauchatmung und macht ein sattes und zufriedenes Gefühl im Bauch. Beine und Bauch werden warm.

Oft regt er – wie auch andere Dickdarmpunkte – geistige Verdauungs- und Ausscheidungsprozesse an: Gedanken und Bilder strömen rasch vorbei, man zieht Bilanz über vergangene Ereignisse oder kommt in Berührung mit dem Grundgefühl der letzten Zeit. Nach einer Phase der Reinigung und Klärung kann sich die geistige Energie wieder im Dritten Auge konzentrieren und man blickt nach vorne in die Zukunft.

Arm- und Ellbogenschmerzen.

Bauch- und Kopfschmerzen.

Akupunktur: 5–10 mm senkrecht.

Paresen und Parästhesien des Arms.

Durchfall, Verstopfung.

Unklarheit, Verwirrung, Geisteskrankheiten und Schwindel.

Di 9 Shàng Lián
Über der Kante

Lage: An der Radialseite des Unterarms, 3 cun distal von Di 11, auf der Verbindungslinie von Di 5 und Di 11.

Akupressur: Den Punkt mit Zeigefinger oder Daumen drücken. Druckstärke 2–3.

Wie auch andere Dickdarmpunkte regt Shàng Lián emotionale und geistige Verdauungs- und Ausscheidungsprozesse an. Oft kommt man mit Grundgefühlen der letzten Zeit in Berührung, man erinnert sich an Träume oder sieht Bilder, in denen sich das gerade vorherrschende Element ausdrückt. Die bewusst werdenden Gefühle sind oft zum

Elementaren verdichtet und auf ihre Essenz reduziert: Trauer, Alleingelassenwerden, Wut, Ekel, Süße, Sanftheit, Fülle und innere Stille. Shàng Lián ist ein Spiegel für das in dieser Lebensphase vorherrschende Element.

„Der Schultergürtel ist mir zu eng. Ich sehe rot, empfinde Wut. Ich habe den Impuls, aufzuspringen und herumzudreschen."

„Ich sehe einen Obstgarten, dort steht eine rundliche Frau. Es ist ein Gefühl von Süße und Blumen in mir, ein Gefühl von Fülle."

Unterdrückte Gefühle.

Schmerzen und Taubheitsgefühle im Arm.

Akupunktur: 5–12 mm senkrecht.

Shàng Lián wirkt über ein Nebengefäß auf den Magenmeridian und daher stärkend auf die Erde.

Bauchschmerzen und Darmkrämpfe, unterdrückte Gefühle.

Kopfschmerzen, Unklarheit, Verwirrung.

Paresen und Parästhesien des Arms.

Di 10 Shŏu San Lĭ
Drei Meilen der Hand

Funktion: Tor der Kraft und Vitalität.

Lage: An der Radialseite des Unterarms, 2 cun distal von Di 11, auf der Verbindungslinie von Di 5 und Di 11.

Akupressur: Mit dem Daumen drücken. Druckstärke 4–6.

Shŏu San Lĭ wirkt aktivierend und tonisierend, regelmäßige Akupressur gibt Kraft und Vitalität.

Shŏu San Lĭ vertieft die Atmung und bewegt die Gefühle der Brust – Beklemmung, Offenheit, Hingabe, Mut.

Manchmal sieht man einen roten Wirbel oder eine sich schnell drehende Sonne vor dem Gesicht.

Tennisellbogen, Schmerzen in Arm und Schulter.

Kopfschmerzen, Verstopfung.

Akupunktur: 5–20 mm senkrecht.

Durchfall, Darmkrämpfe, Dickdarmentzündung.

Hals- und Rachenentzündungen, Zahnfleischbluten und Zahnschmerzen.

Migräne, Fazialisparese, Trigeminusneuralgie.

Epicondylitis und Paresen des Arms.

Energiemangel, Schwäche und chronische Müdigkeit.

Di 11 Qu Chí
Teich in der Biegung

Funktion: Hé Xué (Meerpunkt), Erdpunkt des Metalls – Tonisierungspunkt.

Tor der Kraft und Vitalität.

Regulierende Wirkung auf das Immunsystem.

Lage: In einer kreisrunden Vertiefung am lateralen Ende der Beugefalte des Ellbogens bei rechtwinklig gebeugtem Arm.

Akupressur: Qu Chí bei rechtwinklig gebeugtem Arm mit dem Zeigefinger feinfühlig ertasten, dann mit dem Daumen drücken. Druckstärke 4–7.

Qu Chí bewirkt eine tiefe Entspannung und Atmung, die zu Regeneration und energetischer Aufladung führt. Wie bei Shŏu San Lĭ (Di 10) gibt regelmäßige Akupressur Kraft und Vitalität und stärkt die Fähigkeit, sich im Leben zu behaupten. Qu Chí gibt „Ellbogen".

Er verstärkt den Qì-Fluss in Armen und Händen, wärmt den Unterbauch und regt die Darmperistaltik an.

Qu Chí hilft bei Durchfall und Verstopfung, bei trockenem Mund, Halsweh und Kopfschmerzen, bei Tennisarm und Ellbogenschmerzen.

Akupunktur: 1–3 cm senkrecht.

Qu Chí wirkt homöostatisch auf Stoffwechsel und Hormonhaushalt: Er wirkt ausgleichend bei endokrinen Störungen, Hypotonie und Hypertonie. Da er das Immunsystem stimuliert und die Antikörper-Produktion steigert, wird er bei Infektionen und Fieber verwendet. Zur Steigerung der Abwehrkraft wird er häufig in Kombination mit San Yin Jiao (MP 6), Qì Hǎi (Rèn 6) und Dà Zhui (Du 14) gestochen oder gemoxt. Andererseits reguliert er überschießende Reaktionen des Immunsystems – daher seine Wirksamkeit bei Allergien und Juckreiz.

Als Meerpunkt wirkt er direkt auf den Dickdarm und seine Erkrankungen, als Tonisierungspunkt kräftigt er eine schlaffe Darmmuskulatur und ist daher einer der wichtigsten Punkte bei atonischer Obstipation.

Hals- und Rachenentzündungen, Zahnschmerzen, Migräne.

Chronische Hauterkrankungen wie Psoriasis, Ekzeme und Furunkulose.

Epicondylitis, Parästhesien und Paresen des Arms, z. B. bei Halbseitenlähmung.

„Die Hände beginnen zu glühen."

Di 12 Zhǒu Liáo Grube des Ellbogens

Lage: Bei gebeugtem Ellbogen 2 cun oberhalb des Oberrandes des Epicondylus lateralis, am Rande des Oberarmspeichenmuskels (M. brachioradialis), 1 cun schräg kraniodorsal von Di 11.

Akupressur: Bei rechtwinkelig gebeugtem Arm mit Daumen oder Zeigefinger drücken. Druckstärke 3–4.

Zhǒu Liáo entspannt. Er regt die Bauchatmung und die Darmperistaltik an. Er färbt den Innenraum oft rot und macht den Körper warm. Meist gibt er ein Gefühl von Weite und Horizont. Ähnlich wie bei Shàng Lián (Di 9) kommt man mit Grundgefühlen der letzten Zeit in Berührung und man sieht Bilder, die gerade ablaufende Prozesse in einem Element symbolhaft verdichten.

„Ich habe das Gefühl, mein Gesicht mit meinen Armen schützen zu müssen ... dann seh ich mich in einsamer Winterlandschaft im Schneetreiben."

„Ich sehe eine rote, feurige Energie, die sich im Körper ausbreitet."

Schmerzen in Ellbogen und Oberarm.

Akupunktur: 5–20 mm senkrecht.

Rheumatische und arthritische Schmerzen im Ellbogengelenk, Parästhesien des Arms.

Di 13 Shǒu Wǔ Lǐ Heimat der Fünf Organe am Arm

Lage: Auf der Außenseite des Oberarms zwischen dem Armbeuger (M. brachialis) und dem lateralen Kopf des Trizeps, 3 cun oberhalb von Di 11, auf der Verbindungslinie von Di 11 und Di 15.

Akupressur: Bei rechtwinkelig gebeugtem Arm mit Daumen oder Zeigefinger drücken. Druckstärke 3–4.

Shǒu Wǔ Lǐ kräftigt den Oberarm und klärt den Kopf. Er regt die Bauchatmung und die Darmperistaltik an.

Shǒu Wǔ Lǐ bringt die Energie nach innen zu den Fünf Dörfern der Heimat – zu den Yin-Organen. Wenn sich das Qì im Kern des Körpers, in den drei Yin-Schichten, sammelt, fühlt man sich warm und weich und hat ein herzliches Verhältnis zur Welt, man fühlt Freude, Glück und Freiheit.

Akupunktur: 5–20 mm senkrecht. Bei Störungen, die durch Energieleere verursacht werden, ist Moxibustion vorzuziehen.

Neuralgische, arthritische und rheumatische Beschwerden des Arms und der Schulter, Lähmung des Arms.

Schwellung und Entzündung der Lymphknoten in der Halsregion.

Allgemeine Schwäche und chronische Krankheiten durch Energiemangel im Yin.

Erkrankungen der Lunge wie Bronchitis, Lungenentzündung und Tuberkulose.

Erbrechen, Verdauungsstörungen, Bauchfellreizung, Malaria und Gelbsucht.

Man ist zu sehr im Kopf und zu wenig bei sich.

Di 14 Bì Nào Oberarmmuskel

Funktion: Punkt des Wundermeridians Yáng Wéi Mài (japanischer Verlauf).

Sammelpunkt des Yáng Míng.

Lage: An der Außenseite des Oberarms am Vorderrand des Deltamuskels, auf der Verbindungslinie von Di 11 und Di 15.

Akupressur: Mit dem Zeigefinger drücken. Druckstärke 1.

Bì Nào kräftigt die Schultern und Arme, wärmt den Körper und entspannt den Kopf.

Wie auch andere Punkte des Yáng Wéi Mài, z. B. Wài Guan (SJ 5), Naò Shu (Dü 10) und Yáng Bái (G 14), stärkt er die Energiehülle des Körpers, vor allem um den Kopf, den Nacken und die Brust.

Wie Wài Guan und Yáng Bái regt er den Qì-Fluss zum Dritten Auge an und stärkt die Verbindung von Geist und Handeln.

Bì Nào wirkt entkrampfend und heilend auf das Herz. Man fühlt Hingabe und Vertrauen und manchmal einen Energiestrom vom Herzen zu den Händen.

„Ich fühle eine Entlastung, das Herz wird ganz leicht und warm. Dann spüre ich einen Energiefluss vom Herzen in die Hände – Liebe in den Händen. In der Mitte des Brustkorbs bricht etwas Hartes auseinander..."

„Ich spüre eine Dreiecksverbindung von Bì Nào zum Dritten Auge. In dem Dreieck, unter dem Brustbein, ist ein alter, dunkler Raum, an den ich nicht rankomme. Drüber liegt eine wohlig weiche Schicht, wie wenn ein Säugling auf meiner Brust liegt."

„Ich habe das Gefühl von starken Armen, die sich zum Fliegen ausbreiten. Dann ein Bild: bin im Wasser, gehe langsam unter, absolut vertrauensvoll, fühle totale Entspannung, Hingabe und die Gewissheit, dass mir nichts passiert."

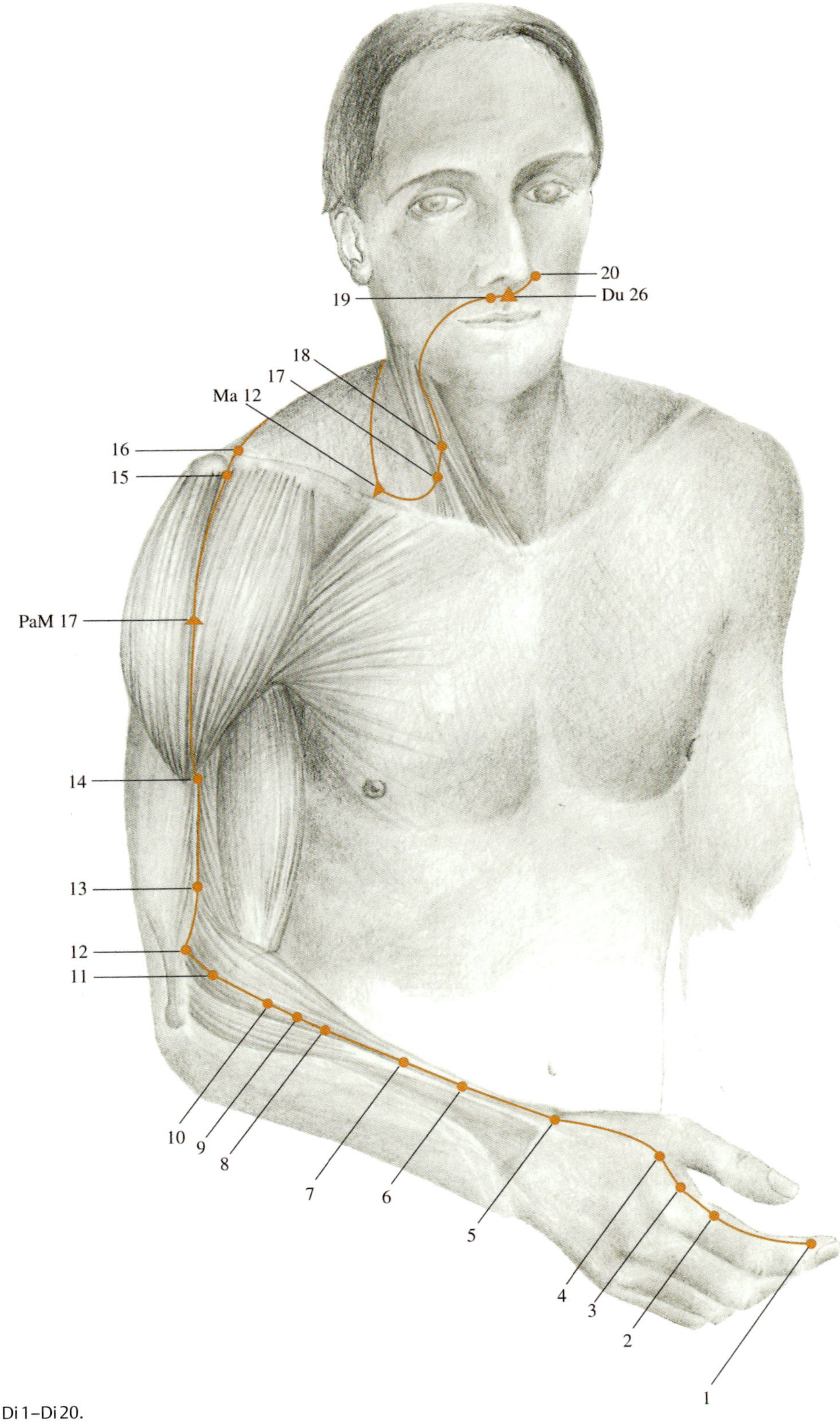

▶ **Abb. 8.14** Dickdarm: Di 1–Di 20.

Akupunktur: 5–20 mm senkrecht. Bei Störungen, die durch Energieleere verursacht werden, ist Moxibustion vorzuziehen.

Schmerzen und Kraftlosigkeit im Oberarm und in der Schulter, Paresen des Arms, rheumatische und arthritische Beschwerden im Schultergelenk. Bei Hemiparesen und Periarthritis humeroscapularis, wenn der Arm nicht mehr zur Seite gehoben werden kann, in Kombination mit Tiáo Kǒu (Ma 38).

Schläfenkopfschmerz, Migräne, Sehstörungen und Erkrankungen der Augen.

PaM 17 Jian Zhong Mitten in der Schulter

Lage: Auf dem Deltamuskel, im Bindegewebe zwischen dem mittleren und dem vorderen Teil des Deltoideus, auf halbem Weg zwischen Bì Nào (Di 14) und Jian Gǔ (Di 15).

Akupressur: Mit Daumen oder Zeigefinger drücken. Druckstärke 3–4.

Jian Zhong regt das Metallelement an. Er stärkt Funktionen der Lungen: Er gibt Kraft, Zuversicht, Selbstvertrauen und Optimismus. Man spürt Kraft in den Händen, Kraft zum Handeln.

Er stärkt Funktionen des Dickdarms – Ausscheidung und Konzentration – im körperlichen wie im geistigen Bereich. Man verarbeitet die Erlebnisse der letzten Tage. Er macht klar und wach.

Jian Zhong regt das Stirn-Chakra an – manchmal spürt man ein Energiedreieck von den Punkten zum Dritten Auge.

„Ich sehe und fühle mich als Gorilla. Er sitzt entspannt, aber hellwach da, ist sich seiner Kraft bewusst und sieht aus einer gewissen Distanz dem Treiben der quengelnden Kinder zu. Ich spüre Kraft im Mund und in den Kiefern, Feuer in den Gedärmen, von meinen Händen strahlt Energie."

Arm- und Schulterschmerzen, Energiemangel, Mutlosigkeit.

Akupunktur: 5–30 mm senkrecht.

Kraftlose Arme und Schultern, Parese des M. deltoideus, Arthritis und Periarthritis des Schultergelenks.

Konzentrationsmangel, Verwirrtheit, Mangel an Selbstkritik.

Di 15 Jian Gǔ Schulterknochen

Funktion: Punkt des Wundermeridians Yáng Qìao Mai (chinesischer Verlauf).

Lage: In einer Vertiefung an der Vorderseite der Schulter, knapp distal vom Akromioklavikulargelenk, zwischen den Ursprüngen des vorderen und des mittleren Teiles des Deltamuskels – in der vorderen der beiden Gruben, die sich bilden, wenn man den Arm abduziert (in der hinteren Grube liegt Jian Liáo SJ 14).

Akupressur: Bei ca. 45° abduziertem Arm mit Daumen oder Zeigefinger drücken. Druckstärke 2–3.

Jian Gǔ stärkt die Schultern: Man bekommt das Gefühl breiter und weicher Schultern, Arme und Schultern fühlen sich warm und kräftig an.

Er leitet das Qì von den Armen entlang des Dickdarmmeridians zu Hals und Kopf und über den tiefen Ast zur Brust – zu Lunge und Herz.

Im psychischen Bereich fördert Jian Gǔ das Loslassen, Abschiednehmen und eine gesunde Distanz zu den Dingen (Funktionen des Dickdarms), aber auch die Verbundenheit mit der Welt (Funktion der Lunge).

„Ich sehe Urmenschen in einer Höhle, einen hohlen Gang wie der Darm. Die Urmenschen verarbeiten die Nahrung, die kommt."

„Eine braune Mülltonne in Fassform, wie ein Bierfass. Oben hat sie einen schwarzen Rand. Sie steht auf der Grenze zwischen einer grünen Wiese und einem Kiesfeld."

Als Punkt des Yáng Qìao Mai bewirkt er eine tiefe Entspannung, vor allem auch der Rückenstrecker, regt eine tiefe Brustatmung an und beruhigt das Herz.

Wenn sich die Schultern entspannen, entspannt sich das Handeln – Jian Gǔ ist eine Brücke vom Handeln zum Sein.

„Innere Freude. Ich habe das Gefühl zu levitieren, abzuheben. Ich bin von einer Hülle umgeben. In meiner Seele tut sich ein großer weiter Raum auf."

„Ich fühle mich schwer, wie in Beton gegossen. Ich sehe mich als Frauenstatue, wie sie an Seitentürmen gotischer Kirchen hängen. Ich bin hoch oben und schaue runter. Es ist ein ekelhaftes Gefühl, starr zu sein, mich nicht bewegen zu können."

Jian Yu entspannt verkrampfte Schultern und verkrampftes Handeln, er lindert Schmerzen beim Heben des Armes.

Akupunktur: 5–15 mm senkrecht.

Schmerzen und Kraftlosigkeit der Schulter und des Oberarms, Paresen des Arms, rheumatische und arthritische Beschwerden im Schultergelenk, Periarthritis humeroscapularis.

Eine wirksame Kombination bei Erkrankungen der Schulter ist Jian Gŭ mit Jian Liáo (SJ 14), Jian Zhen (Dü 9) und als Fernpunkt Tiáo Kŏu (Ma 38) – Tiáo Kŏu besonders dann, wenn der Arm nicht mehr zur Seite gehoben werden kann.

Verspannungen im Nacken, Schiefhals, Nacken- und Rückenschmerzen.

Als Punkt des Yáng Qiao Mài fördert er die Rekonvaleszenz, z. B. nach einem Schlaganfall, und hilft bei hohem Blutdruck, Stirn- und Hinterkopfschmerzen, ophthalmischer Migräne und schmerzenden Augen.

Entzündliche Ausschläge und andere Erkrankungen der Haut.

Di 16 Jù Gŭ
Großer Knochen

Funktion: Punkt des Wundermeridians Yáng Qiao Mài (chinesischer Verlauf).

Verbindungspunkt zum Du Mài und Blasenmeridian über Dà Zhui (Du 14).

Lage: Auf der Schulter im Winkel zwischen der Gräte des Schulterblatts und dem Schlüsselbein.

Akupressur: Mit dem Daumen langsam in die Tiefe drücken, während der Klient die Schultern beim Atmen hebt und senkt. Druckstärke 4–6.

Jù Gŭ löst Verspannungen in Schultern und Nacken, insbesondere Verspannungen des Kapuzenmuskels. Durch seine Verbindung zum Blasenmeridian entspannt er auch die Rückenstrecker und regt eine tiefe und regelmäßige Bauchatmung an.

Jù Gŭ macht häufig die emotionalen Ursachen bewusst, die zu verkrampften und hochgezogenen Schultern führen: eine starre Verteidigungshaltung, Abwehr, Angst, Verweigerung und Trotz.

„Ich spüre, dass ich den Schultergürtel schwer loslassen kann. Ich sehe mich mit hochgezogenen Schultern und dem Gesicht eines alten Babys, das ganz böse schaut: An mich kommt keiner ran, habe das Gefühl totaler Abwehr, darunter ist brodelnde Trauer."

„Bin an einem Strand in Portugal, es ist Winter, bin warm angezogen. Die Brandung ist sehr laut, ich schreie, die Wellen sind noch lauter, keiner hört mich."

In den Abwehrmustern ist viel Qì gebunden. Wenn ein Teil dieser Energie frei wird, fühlt man sich wach und aktiv, man möchte seine Ideen umsetzen und zur Tat schreiten.

„Bild und Gefühl: ich tauche in flüssiges Gold ein, spüre mich warm und lebendig."

Flache Atmung, steife Haltung, ständiges Denken.

Akupunktur: 5–10 mm senkrecht.

Verspannungen und Schmerzen von Schultern, Nacken und Rücken, Schiefhals, Arthritis und Arthrose des Schultergelenks, Bewegungseinschränkungen des Arms.

Chronische Lungenschwäche, verkümmerte Lungenspitzen, Bluthusten und Lungenstauung.

Chronische Entzündung und Schwund des Zahnfleisches, Zahnschmerzen im Oberkiefer.

Epilepsie.

Di 17 Tian Dĭng
Himmlischer Kessel

Funktion: Fenster zum Himmel.

Lage: Am hinteren Rand des Kopfwenders in Höhe der Unterkante des Adamsapfels, 1 cun unter Di 18.

Akupressur: Mit dem Zeigefinger drücken, während der Klient den Kopf anfangs ein wenig hin und her dreht. Druckstärke 1–3.

Wie auch andere Fenster zum Himmel – z. B. Tian Chuang (Dü 16) und Tian Róng (Dü 17) – fördert Tian Dĭng den Qì-Fluss durch den Hals und gleicht die Energie zwischen Kopf und Körper aus. Er entspannt die Kehle, das Gesicht und verringert Kopflastigkeit.

Oft hat man Gefühle und Bilder, die das Verhältnis von Kopf und Körper bewusst machen.

„Ich spüre, wie der Körper eine viel größere Energiemasse ist als der Kopf und ein viel größeres Gewicht hat."

„Um den Kopf herum sehe ich eine reich verästelte Baumkrone. Im Astwerk verirren sich meine Gedanken. In dem Astwerk sehe ich Verschaltungen wie in einem Computer. Die Gedanken sind irrsinnig schnell. Ich habe das Gefühl, ein gut funktionierender Computer zu sein, habe ein Gefühl von Kopflastigkeit."

„Mein Kopf wird zu einem einheitlichen goldenen Raum – zu einem himmlischen Kessel. Ich sehe den Kopf als die Krone eines Baumes, den Hals als Stamm und die Bronchien als seine Wurzeln."

Wie Tian Chuang und Tian Róng regt Tian Dĭng das Kehlkopf-, Stirn- und Scheitel-Chakra an und fördert die Meditation. Wenn man etwas Übung hat, bringt er die Gedanken zum Stillstand und man findet sich in einem angenehm leeren, stillen Raum.

Manche der Bilder, die man sieht, machen die Kehle und die Art und Weise unseres persönlichen Ausdrucks bewusst.

„Der Hals wird lang wie bei Vogel Strauß. Der Mund wird ganz breit wie bei Dagobert Duck: Bla-bla-bla kommt heraus, dann spuckt er Knödel aus."

„Ich erinnere mich an ein gestriges Telefonat mit einer alten Liebe, die in einem anderen Land lebt: ich liebe ihre melodische, weiche, liebevolle Stimme, die mir nach so vielen Jahren noch immer zu verstehen gibt, dass sie sich freut, mich zu hören, und dass ich ihr vertraut bin. Ich schreibe ihr im Geiste einen Brief, in dem ich ihr das sage."

„Ich sehe die Luftröhre als einen hohlen Baumstamm mit einzelnen Öffnungen, in einer der Öffnungen sitzt ein Rotkehlchen."

„Eine Brust ebenso vorgewölbt wie ein Singvogel – und bebend und plusternd."

Heiserkeit, Halsweh und Schluckbeschwerden.

Kommunikationsprobleme und Stress.

Akupunktur: 3–5 mm senkrecht. Die Gefäße und Nerven vermeiden. Gefährlicher Punkt.

Rachen-, Mandel- und Kehlkopfentzündung, Tracheobronchitis, Lymphknotenschwellung der seitlichen Halsregion.

Sprachstörungen, Stimmlosigkeit, Flüsterstimme – es hat einem die Rede verschlagen.

Zur Nikotinentwöhnung zusammen mit Yíng Xiang (Di 20), Băi Huì (Du 20) und Shen Mài (B 62).

Di 18 Fú Tu – Unterstützt den Kamin

Funktion: Fenster zum Himmel.

Lage: An der Seite des Halses zwischen den beiden Muskelbäuchen des Kopfwenders, in Höhe der Spitze des Adamsapfels.

Akupressur: Leicht mit dem Zeigefinger drücken, bis man den Puls der Halsschlagader fühlt. Druckstärke 2.

Wie auch andere Fenster zum Himmel öffnet Fú Tu den Energiefluss durch den Hals und gleicht die Energie zwischen Kopf und Körper aus. Fú Tu wirkt tief entspannend auf Körper und Geist. Er erleichtert das Loslassen gedanklicher Kontrolle. Das Hintergrundrauschen des inneren Kommentators und Kritikers wird leiser oder verstummt ganz. Manchmal fühlt man im Körper ein feines Vibrieren oder auch wellenförmige Bewegungen – „als ob man auf einer Luftmatratze liegt und die Wellen spürt." Fú Tu löst bisweilen einen Orgasmusreflex aus. Er fördert tantrische Entspannung, Hingabefähigkeit und Meditation.

Fú Tu entspannt das Gesicht, und wie bei Shén Tíng (Du 24) wird man sich manchmal seiner starren Mimik und Maske bewusst.

Wie Tian Dĭng (Di 17) regt er das Kehlkopf-Chakra und damit den Ausdruck von Gefühlen an.

„Das Gesicht, besonders das Kinn, ist ganz entspannt, habe das Gefühl, jemand nimmt mir die Maske runter – eine venezianische Porzellanmaske mit Lächeln. Dann habe ich kein Gefühl mehr, als ob ich nicht empfinden könnte."

„Bin eine verkorkte Flasche – der Kopf sitzt wie ein Stoppel auf der Körperflasche."

„Den Mund weit auf und schreien!"

Husten, Halsweh, Heiserkeit und Schluckbeschwerden.

Mangelnde Hingabefähigkeit und übermäßige Selbstkontrolle.

Unterdrückter Gefühlsausdruck und Anpassungsstress.

Akupunktur: 3–5 mm flach oder schräg zwischen den Bäuchen des Kopfwenders. Die Halsschlagader vermeiden. Gefährlicher Punkt.

Rachen-, Mandel- und Kehlkopfentzündung, Lymphknotenschwellung der seitlichen Halsregion.

Tracheobronchitis und Asthma bronchiale.

Schiefhals und Vergrößerung der Schilddrüse.

Fú Tu wirkt ausgleichend auf Blutdruck und Schilddrüsenfunktion.

Di 19 Hé Liáo – Grube des Reisfelds

Lage: Unter dem Nasenflügel, 5 fen seitlich von Rèn Zhong (Du 26) – Du 26 liegt in der Mittellinie unter der Nase, an der Grenze zwischen mittlerem und oberem Drittel der Rinne von der Oberlippe zur Nase.

Akupressur: Mit dem Zeigefinger, eventuell auch mit dem Fingernagel drücken. Druckstärke 1–2.

Hé Liáo macht die Nase frei, verbessert den Geruchssinn und schärft den Instinkt. Er macht nüchtern, wach und aufmerksam.

„Ein Bild: ein Leopard, wie er durch den Dschungel streift und alles genau abcheckt, was sich bewegt. Er hat funkelnde, strahlende Augen."

Hé Liáo entspannt das Gesicht und man beginnt zu strahlen.

„Ich halte eine hell erleuchtete Glassäule vor meinem Körper umarmt. Vor einem schwarzen Hintergrund geht das Strahlen auf mich über: ich fange auch hell und durchscheinend zu strahlen an."

„Ein Bild: ich liege auf einer riesengroßen gelben Sonnenblume und strahle."

Verstopfte Nase und Nasenbluten.

Akupunktur: 1–2 mm senkrecht oder 2–3 mm schräg in Richtung RènZhong. Hé Liáo ist, ebenso wie Hé Gŭ (Di 4) und Yíng Xiang (Di 20), ein Hauptpunkt bei Erkrankungen der Nase und der Nebenhöhlen: Schnupfen, rinnende Nase, chronische Schleimhautschwellung, Heuschnupfen, Einschränkung oder Verlust des Geruchssinns, Polypen, Entzündung und Vereiterung der Kieferhöhlen.

Zahnschmerzen im Oberkiefer, Entzündung und Schwund des Zahnfleisches.

Trigeminusneuralgie, Fazialisparese, schiefer Mund und Sprachstörungen.

Keine Moxibustion – sie würde dem Geruchssinn schaden.

Zur Nikotinentwöhnung zusammen mit Shen Mài (B 62) und Băi Huì (Du 20).

Di 20 Yíng Xiang
Den Geruch empfangen
Den Duft willkommen heißen

Funktion: Sammelpunkt des Yáng Míng.

Lage: In der Mitte des Dreiecks, das von Nasenflügel, Nasolabialfalte und einer Horizontalen in Höhe des Nasenflügelrandes gebildet wird.

Akupressur: Mit dem Zeigefinger, eventuell auch mit dem Fingernagel drücken. Druckstärke 2–3.

Yíng Xiang macht die Nase frei und entspannt die Augen und die Stirn. Er regt das Ausscheiden und Loslassen von Gedanken an, die den Verstand gerade beschäftigen. Er entspannt den Kopf und gibt eine angenehme Klarheit und Ruhe.

Yíng Xiang vertieft die Atmung durch die Nase, regt das Stirn- und Scheitel-Chakra an und erleichtert die Meditation.

„Der Kopf macht auf nach oben, die Gedanken können sich freilaufen. Eine angenehme Klarheit breitet sich aus."

„Der Kopf wird zu einer weißen Lichtkugel – wie die Figur auf dem Umschlag der „Reise nach Ixtlan" [18].

„Zwei helle Strahlen zum Dritten Auge. Im Dritten Auge tanzt Ganesha in ganz intensivem Blau."

Sehschwäche, Nasenbluten.

Akupunktur: 2–5 mm schräg nach medial.

Yíng Xiang ist, ebenso wie Hé Liáo (Di 19), ein Hauptpunkt bei der Behandlung von Erkrankungen der Nase und der Nebenhöhlen: Schnupfen, rinnende Nase, chronische Schleimhautschwellung, Heuschnupfen, Polypen, Einschränkung oder Verlust des Geruchssinns, Nasenfurunkel, Nasenbluten, Entzündung und Vereiterung der Kieferhöhlen.

Zahnschmerzen im Oberkiefer, Analgesie der oberen Frontzähne, Entzündung und Schwund des Zahnfleisches.

Trigeminusneuralgie, Fazialisparese, schiefer Mund.

Sensibilitätsstörungen und juckende Hauterkrankungen im Gesicht, allergisches Gesichtsödem.

Atemnot und asthmatische Beschwerden, in Verbindung mit chronischer Nasenschleimhautentzündung.

Eine gute Kombination bei Erkrankungen der Stirnhöhlen, der Nase und bei Sehstörungen und Verschluss des Tränenkanals ist Yíng Xiang mit Zăn Zhú (B 2) und Hé Gŭ (Di 4).

Zur Nikotinentwöhnung zusammen mit Băi Huì (Du 20), Tian Dĭng (Di 17) und Shen Mài (B 62).

Keine Moxibustion – sie würde dem Geruchssinn schaden.

8.4.7 Diagnostische Kriterien der Dickdarmfunktion

▶Tab. 8.13 Diagnostische Kriterien der Dickdarmfunktion.

Heiße Symptome, Fülle (Shi)	Kalte Symptome, Leere (Xu)
Erhöhter Tonus der Dickdarmmuskulatur: spastische Obstipation, Stuhlzwang (ohne Entleerung), Schmerzen und brennendes Gefühl im Anus Häufiges Rumpeln und Gluckern Häufig Bauchschmerzen, Darmkrämpfe, Kolik Reizkolon, Kolitis	Zu geringer Tonus der Muskulatur: atonische Obstipation im Wechsel mit ungeformter, wässriger Stuhlkonsistenz mit unverdauten Partikeln, Durchfall Kaum hörbare Darmgeräusche Erweiterter, schlaffer Kotbauch
Eine Dickdarmfülle beleidigt das Herz, das Herz wird leer, der Dünndarm voll: es entstehen Hitze, Übererregbarkeit, Schlaflosigkeit; die Hitze wiederum erzeugt schlecht riechende Winde Eine Dickdarmfülle drückt auf die Leber, die Leber wird leer, die Gallenblase voll: Es entstehen Reizbarkeit und Migräne	Eine Dickdarmleere kann die Leber nicht zügeln, die Leber wird voll, die Gallenblase leer: die Symptome sind Träumerei, mangelnde Tatkraft, depressive Verstimmung Eine Dickdarmleere bedeutet oft Fülle der Lunge, die die Neigung zu depressiven Zuständen verstärkt (Überschuss an Qì im Yin, Mangel im Yáng)
Trockene Haut	Kalte Gliedmaßen
Zunge: trocken, rot oder pink, gelblicher Belag, schlechter Mundgeruch	Bleiche Zunge mit weißlichem Belag

8.4.8 Diagnostische Kriterien des Dickdarmmeridians

▶Tab. 8.14 Diagnostische Kriterien des Dickdarmmeridians.

Fülle	Leere
Entzündungen und Schmerzen im Meridianverlauf, z. B. Arthritis, Tennisellbogen, Schulter- und Nackenschmerzen, Halsentzündungen, Zahnschmerzen	Taubheitsgefühl, Sensibilitätsstörungen und ödematöse Schwellungen im Meridianverlauf, z. B. Gesichtsödem, chronisch verstopfte Nase, chronische Sinusitis, verloren gegangener Geruchssinn

8.5 Der Meridian des Magens

Der Magenmeridian ist der Yáng-Meridian der Erde.

- Gekoppeltes Yin-Organ: **Milz-Pankreas**
- Gewebe: **Binde- und Fettgewebe**
- Ausdruck der Kraft: **Lippen**
- Sinnesorgan: **Mund**
- Sinn: **schmecken**
- Körperflüssigkeit: **Speichel**
- Gesichtsfarbe bei Krankheit: **gelblich**
- Geruch bei Krankheit oder Störung: **unangenehm süßlich, ekelerregend**
- Klangfarbe der Stimme: **angenehm, melodisch, singend; jammernd, kläglich**
- Verhalten bei Stress: **Sturheit, Uneinsichtigkeit**
- Geistige Funktion: **logisches und rationales Denken, detailgenauer Intellekt und gutes Gedächtnis**
- Krankmachendes Klima: **Feuchtigkeit**
- Jahreszeit: **Nachsommer und der Übergang zwischen den Jahreszeiten**
- Richtung der Kraft: **Aufnehmen und Ordnen**

Das Qì fließt vom Dickdarm- in den Magenmeridian und von diesem in den Meridian des Milz-Pankreas. Der Magen bildet mit dem Dickdarm die innerste Energieschicht des Yáng, das Yáng Míng, das Strahlende, Helle Yáng.

8.5.1 Oberflächlicher Verlauf

Die Verbindung von Yíng Xiang (Di 20), dem letzten Punkt des Dickdarmmeridians, zu Chéng Qì (Ma 1) verläuft über Jing Míng (B 1) im inneren Augenwinkel. Von Jù Liáo (Ma 3) aus zieht die Energiebahn über Du 26–27–28 ins obere Zahnfleisch (über den Magenmeridian werden Parodontose und andere Zahnfleischerkrankungen behandelt), kommt am seitlichen Mundwinkel wieder an die Oberfläche (Ma 4), umrundet die Lippen (raue, rissige, leicht blutende oder verkniffene Lippen werden ebenfalls über den Magenmeridian behandelt) und kreuzt das Konzeptionsgefäß in Chéng Jiang (Rèn 24).

Von dort verläuft der Meridian seitlich den Unterkiefer entlang zu Dà Yíng (Ma 5). Der Gesichtsast zieht weiter nach hinten und oben über den M. masseter (Ma 6) und

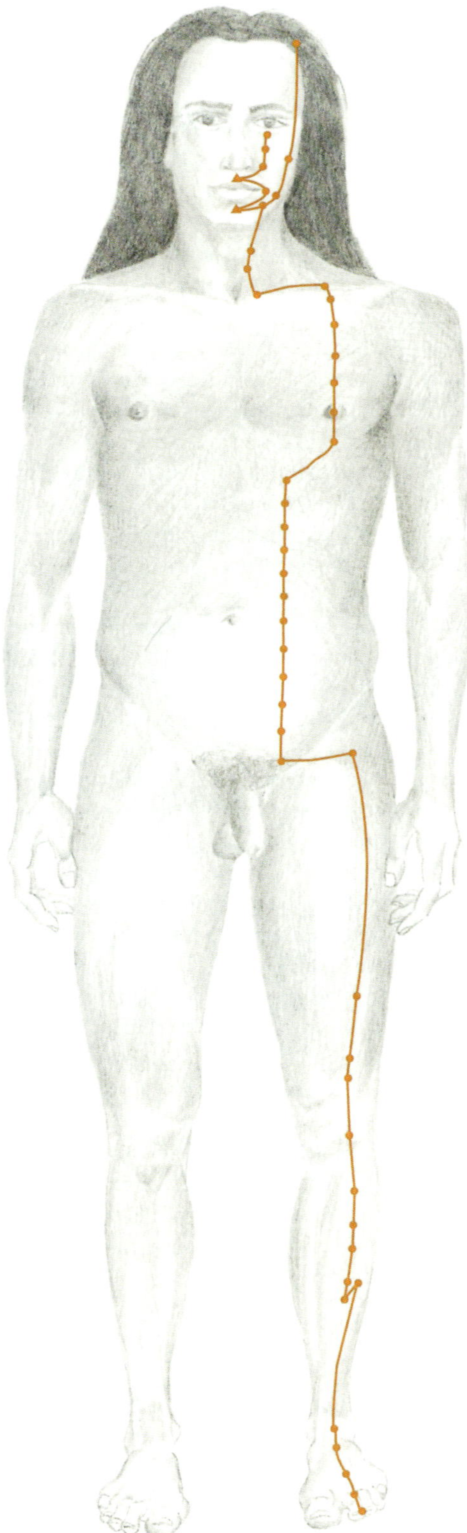

▶ **Abb. 8.15** Magen, oberflächlicher Verlauf.

das Kiefergelenk (Ma 7), die vordere Haarlinie entlang zu Tóu Wéi (Ma 8).

Der Hauptstamm zieht von Dà Yíng aus über die Vorderseite des Halses in der Furche zwischen dem Kopfwender (M. sternocleidomastoideus) und dem Kehlkopf abwärts, überkreuzt den sternalen Ursprung des Kopfwenders und gelangt zum Schlüsselbein (Ma 11). Von dort zieht er horizontal an der Oberkante des Schlüsselbeines entlang zu Que Pén (Ma 12) im Zentrum der Fossa supraclavicularis (s. Abb. 8.15). In diesem Punkt entspringt der tiefe Ast des Magenmeridians.

Der oberflächliche Ast zieht von Que Pén aus fast senkrecht abwärts über die Brust zur Brustwarze (Ma 17), die bei Männern und Frauen mit kleinen Brüsten 4 cun von der Mittellinie entfernt liegt. Bei Frauen mit großen, seitlich stehenden Brüsten verläuft der Meridian schräg nach außen zur Brustwarze als Fixpunkt. Die Lokalisation von Ma 14–16 entspricht dann auch nicht den Zwischenrippenräumen, sondern wird proportional der Form der Brüste angepasst.

In Rǔ Gen (Ma 18) wendet sich der Meridian wieder schräg nach innen und über den Rippenbogen zum Bauch, verläuft dort, 2 cun seitlich der Mittellinie, vertikal abwärts über den geraden Bauchmuskel (M. rectus abdominis). Er gelangt zur Oberkante des Schambeins (Ma 30), wendet sich von dort nach außen und zieht unter dem Leistenband hindurch zu einer Vertiefung senkrecht unter dem vorderen oberen Darmbeinstachel zwischen den Ursprüngen des Oberschenkelspanners und des Schneidermuskels (Ma 31).

Am Oberschenkel verläuft der Meridian in einer schwach geschwungenen Kurve die Außenkante des M. rectus femoris entlang und am Knie an der Außenkante der Patellarsehne (Ma 35).

Am Unterschenkel verläuft der Hauptstamm in dem Bindegewebsraum zwischen M. tibialis anterior und M. extensor digitorum superficialis und erreicht zwischen den Sehnen dieser beiden Muskeln die Vorderfläche des Fußgelenks (Ma 41). Er zieht dann zwischen zweitem und drittem Mittelfußknochen über den Fußrücken und endet am lateralen Nagelfalzwinkel des zweiten Zehs.

In Ma 36 zweigt ein Nebenast ab. Er zieht die Lateralseite des M. extensor digitorum superficialis entlang und endet am lateralen Nagelfalzwinkel des dritten Zehs.

8.5.2 Tiefer Verlauf

Der tiefe Ast entspringt in Ma 12, zieht im Brustraum die Oberfläche der Lungen entlang abwärts (daher die schleimlösende Wirkung von Ma 40 auf die Bronchien und die Lungen), durchbricht das Zwerchfell im Hiatus oesophageus und gelangt zum Magen. Vom Magen geht ein energetischer Seitenast zu Milz und Pankreas, den gekoppelten Organen.

Der Hauptstamm zieht über Dickdarm und Dünndarm durch den Bauchraum nach unten und vereinigt sich mit dem oberflächlichen Ast in Ma 30 (s. Abb. 8.16). Einige Punkte des Magenmeridians, vor allem Ma 36, Ma 37, Ma 39 und Ma 41 wirken über den tiefen Ast bei Erkrankungen und Funktionsstörungen von Dünndarm und Dickdarm.

8.5.3 Aufgaben des Magens

Der Magen nimmt die Nahrung auf und wirkt an der Bildung der Nahrungsenergie (des Yong Qì) mit, die im mittleren der Drei Erwärmer entsteht. Der chinesische Organbegriff des Magens umfasst neben psychischen und geistigen Funktionen auch den Zwölffingerdarm und den Anfangsteil des Dünndarms, in dem der Hauptteil der in Magen und Zwölffingerdarm enzymatisch gespaltenen Nährstoffe resorbiert wird. Das durch Leber, Galle, Pankreas und Magen gebildete Yong Qì dient dem Aufbau und der Erhaltung des physischen Körpers. Es wird von Magen und Dünndarm an den Blutkreislauf und an den Kreislauf des Qì abgegeben und in alle Körperregionen transportiert.

8.5.4 Akupressur und Akupunktur

Die Akupunktur des Magenmeridians hat eine aufbauende und regenerierende Wirkung auf den Körper, besonders auf den Verdauungsbereich. Kraft und Ausdauer werden gesteigert. Man fühlt das Selbstvertrauen in der Brust, den Schwierigkeiten des Lebens gut begegnen zu können, und die Kraft in den Beinen, viele Meilen laufen zu können.

Die Punkte im Gesichtsbereich werden regional angewandt, für Augenerkrankungen, Kieferhöhlenentzündung, Zahnschmerzen, Fazialisparese und Trigeminusneuralgie. Die Punkte am Thorax werden für Bronchitis, Brustschmerzen und Erkrankungen der Brustdrüse verwendet. Die Punkte am Bauch für Magen- und Darmerkrankungen wie z. B. Verstopfung, Durchfall und Darmentzündungen, die Punkte am Unterbauch auch zur Behandlung schmerzhafter, unregelmäßiger oder ausbleibender Menstruation.

Die Punkte am Bein werden bei Paresen, z. B. in der Rekonvaleszenz nach Schlaganfällen, gestochen und sind sehr hilfreich bei der Behandlung von schmerzhaften und/oder geschwollenen Knien und Fußgelenken. Die Punkte am Unterschenkel und Fuß dienen als Fernpunkte für die Bauchorgane (Ma 36, Ma 37, Ma 39, Ma 41), für die Lunge (Ma 40), die Schulter (Ma 38) und für die Zähne (Ma 43, Ma 44).

Bei der Akupressur des Magenmeridians wird der Energiefluss vom Kopf zu Bauch und Beinen hin angeregt. Die meisten energetischen Blockaden befinden sich im Bereich von Gelenken oder beim Übergang von einer Körperregion in die andere, wie z. B. am Hals oder im Rippenbogen

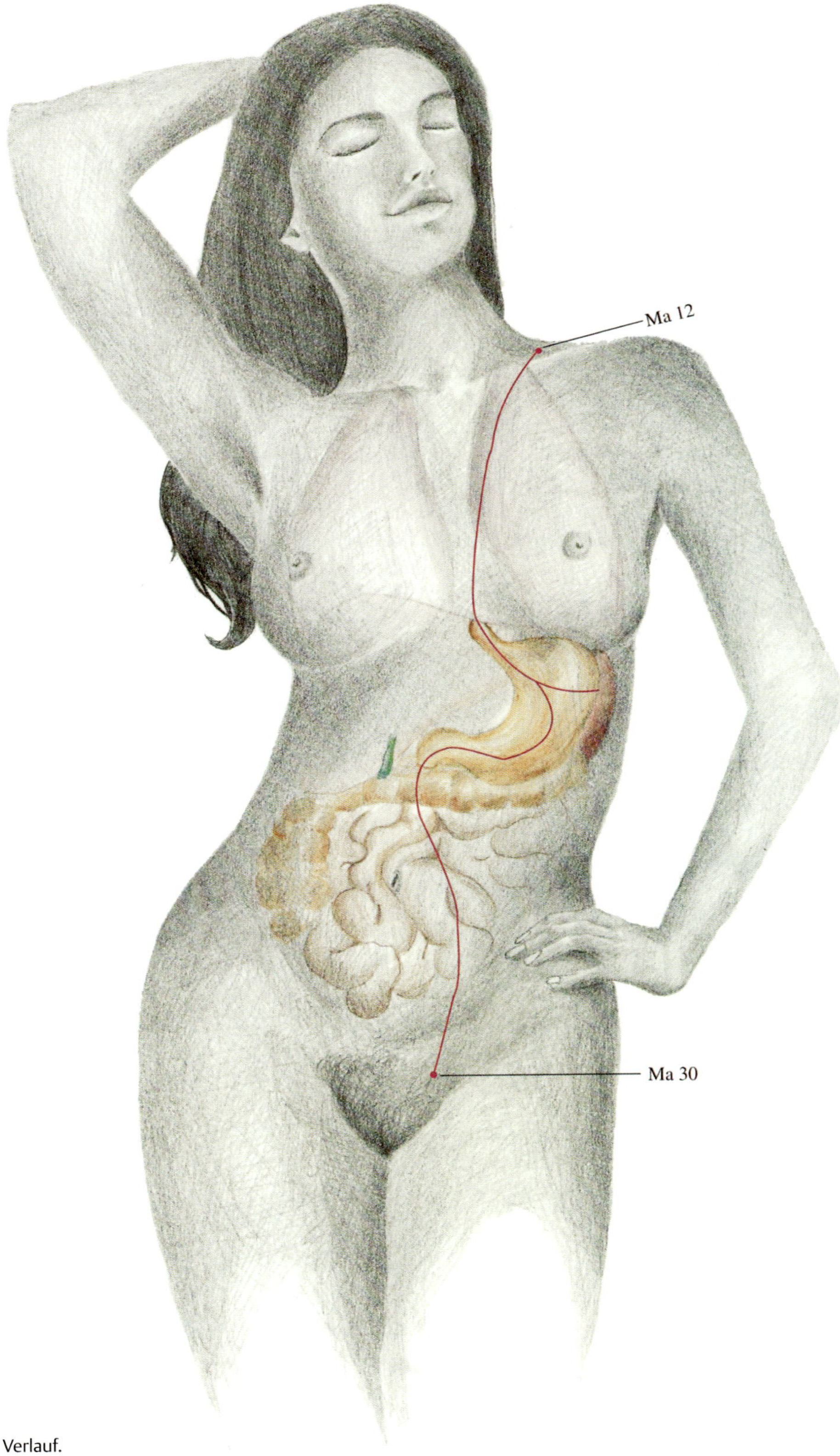

▶ **Abb. 8.16** Magen, tiefer Verlauf.

und Zwerchfell. Da der Magenmeridian die verschiedenen Regionen der Vorderseite des Körpers miteinander verbindet, wird die Energie zwischen Kopf, Brust und Bauch ausgeglichen und die Verbindung von Bauch, Becken und Bein fühlbar gestärkt. Nach einer Akupressur des Magenmeridians fühlt man sich einheitlich und ganz, weich und rund. Man fühlt sich geerdet, in Kontakt mit der Wirklichkeit. Geben und Annehmen fallen leichter, weil man sich mehr in seinem Zentrum fühlt.

Das Element Erde bildet das Zentrum unserer physischen und sozialen Realität. Wenn ein Mensch sehr aus dem Gleichgewicht geraten ist, wenn er schwach ist und verwirrt, wenn er nicht mehr weiß, wo oben und wo unten ist, wenn er die Hoffnung aufgibt oder wenn er von einer Idee oder einem anderen Menschen zwanghaft besessen wird, hilft am ehesten das Element Erde, Ordnung in das Chaos zu bringen. Manchen Menschen nützt es, sich anderen gegenüber besser abzugrenzen, anderen hilft es, von anderen anzunehmen, wenn sie sich vorher isoliert hatten.

8.5.5 Die wichtigsten Punkte

▶ **Tab. 8.15** Die wichtigsten Punkte des Magenmeridians.

Ma 36	**Zú San Lĭ** Hé Xué (Meerpunkt), Erdpunkt der Erde – Stundenpunkt Meisterpunkt des Bauches Großer Heiler der Füße und Knie Tor der Ausdauer und Vitalität
Ma 25	**Tian Shu** Mù Xué (Sammelpunkt) des Dickdarms
Ma 37	**Shàng Jù Xu** Xià Hé Xué (Unterer Meerpunkt) des Dickdarms
Ma 38	**Tiáo Kŏu** Fernpunkt der Schulter
Ma 39	**Xià Jù Xu** Xià Hé Xué (Unterer Meerpunkt) des Dünndarms
Ma 40	**Feng Lóng** Luò Xué – Verbindung zu MP 3 Fernpunkt der Lunge
Ma 41	**Jiĕ Xi** Jing Xué (Flusspunkt), Feuerpunkt der Erde – Tonisierungspunkt
Ma 42	**Chong Yáng** Yuán Xué (Quellpunkt Tor zu den Fuß-Chakren
Ma 43	**Xiàn Gŭ** Shu Xué (Strömungspunkt), Holzpunkt Fernpunkt bei Kopf-, Zahn- und Bauchschmerzen
Ma 44	**Nèi Tíng** Yíng Xué (Bachpunkt), Wasserpunkt der Erde – zweiter Sedierungspunkt Fernpunkt bei Kopf-, Zahn- und Bauchschmerzen
Ma 45	**Lì Duì** Jing Xué (Flusspunkt), Metallpunkt der Erde – Sedierungspunkt
Rèn 12	**Zhong Wăn** Mittlerer Mù Xué (Sammelpunkt) des Magens Mù Xué (Sammelpunkt) des mittleren Wärmers Meisterpunkt der Yáng-Organe Haupttor zum Solarplexus
Rèn 13	**Shàng Wăn** Oberer Mù Xué (Sammelpunkt) des Magens
Rèn 10	**Xià Wăn** Unterer Mù Xué (Sammelpunkt) des Magens
B 21	**Wèi Shu** Leitet das Qì zum Magen

Zeiten höchsten Energieflusses durch den Magenmeridian (beste Ansprechbarkeit für Akupressur; beste Zeit zur Sedierung): 7–9 Uhr und 19–21 Uhr.
Beste Zeit zur Tonisierung: 9–11 Uhr und 21–23 Uhr.

8.5.6 Verzeichnis der Punkte

Ma 1 Chéng Qì
Gefäß der Tränen

Funktion: Kreuzungspunkt mit dem Wundermeridian Rèn Mài.

Punkt des Wundermeridians Yáng Qìao Mai (japanischer Verlauf).

Lage: Im lockeren Bindegewebe der Augenhöhle, auf halbem Weg zwischen dem Augapfel und der Mitte des Unterrandes der knöchernen Augenhöhle – auf einer Senkrechten durch das Zentrum der Pupille bei geradeaus gerichtetem Blick.

Akupressur: Den Zeigefinger bei geschlossenem Auge leicht auf den Punkt legen. Den Finger allmählich in das lockere Bindegewebe einsinken lassen. Druckstärke 1–2.

Chéng Qì entspannt die Augäpfel und stärkt die Sehkraft. Zusammen mit anderen augenwirksamen Punkten – wie z. B. Jing Míng (B 1), Zăn Zhú (B 2), Tóng Zi Liáo (G 1), Yáng Bái (G 14) und Feng Chí (G 20) – verbessert er bei regelmäßiger Anwendung Sehfehler wie Astigmatismus, Kurz- und Weitsichtigkeit. Eine genauere Beschreibung der Behandlung von Sehfehlern findet sich bei Jing Míng (B 1).

Chéng Qì regt den Fluss des Qì über die Sehbahn bis zur Sehrinde am Hinterhauptslappen des Gehirns an und entspannt das Augensegment – ein horizontales Kopfsegment in Augenhöhe, das die Augen, Schläfen, Ohren und den unteren Anteil des Hinterhauptes umfasst. Chéng Qì bringt die Energie vom Dickdarmmeridian und vom Metallelement in die Erde. Er wirkt allgemein entspannend und gibt oft ein sattes, wohliges und angenehm kräftiges Gefühl an der Vorderseite des Körpers. Chéng Qì stärkt den Sinn für die Wirklichkeit.

„Ich sehe mich als Kind kräftig dastehen – und blicke fragend und hinterfragend in die Welt, überprüfe die Welt auf ihren Wahrheitsgehalt."

Akupunktur: 1–10 mm senkrecht, entlang des unteren Bodens der Augenhöhle. Akupunktur bei Blick nach oben und bei genauer Kenntnis der Anatomie. Gefährlicher Punkt.

Augenerkrankungen und Sehfehler wie Kurz- und Weitsichtigkeit, Astigmatismus, akute und chronische Bindehautentzündung, Grüner und Grauer Star, Keratitis, Netzhautentzündung und Opticusatrophie.

Ma 2 Sì Bái
Vierfache Helle

Lage: Auf dem Foramen infraorbitale, 7 fen senkrecht unter Ma 1.

Akupressur: Den Zeigefinger leicht auf das Grübchen legen. Druckstärke 1–2.

Sì Bái löst Spannungen in den Augen und wirkt reinigend auf die Schleimhäute der Kieferhöhlen und der Nase, die Nasenatmung wird frei.

Er regt den Fluss des Qì im Magenmeridian an und entspannt Körper und Geist.

Der Name Vierfache Helle ist ein Hinweis auf die geistige Wirksamkeit des Punkts: das Zeichen bai bedeutet „weiß", „klar" und „hell" und wird zur Bezeichnung von Punkten – wie z. B. Yáng Bái (G 14) und Tài Bái (MP 3) – verwendet, die das Dritte Auge und damit die Fähigkeiten der Visualisation und Imagination anregen. Sì Bái eröffnet häufig einen Zugang zu Bildern, in denen es um Wahrnehmung und Selbst-Wahrnehmung geht.

„Den Oberkörper nach vorn geneigt, sitze ich auf einem Felsvorsprung und schaue mit dem Dritten Auge in die Weite."

„Rechts von mir ist eine unbegrenzte orange-rote Wand. Davor steht ein tibetischer Mönch und schlägt rhythmisch auf die Wand. Ich frage ihn, was er da macht. Er sagt: Wie draußen, so drinnen!"

Akupunktur: 1–5 mm senkrecht.

Akute und chronische Kieferhöhlenentzündung.

Trigeminusneuralgie und Fazialisparese.

Ma 3 Jù Liáo
Große Grube

Funktion: Punkt der Wundermeridiane Yáng Qiao Mài (chinesischer Verlauf) und Yin Qiao Mài (japanischer Verlauf).

Lage: In einer Grube unter dem Jochbein, senkrecht unter der Pupillenmitte bei geradeaus gerichtetem Blick, senkrecht unter Ma 2.

Akupressur: Zuerst eher tief mit dem Daumen drücken, dann den Druck schräg nach oben auf das Jochbein richten. Druckstärke 3–5.

Jù Liáo regt den Fluss des Qì im Oberkiefer und in der Mundhöhle an und wirkt reinigend auf die Schleimhäute der Kieferhöhlen und der Nase.

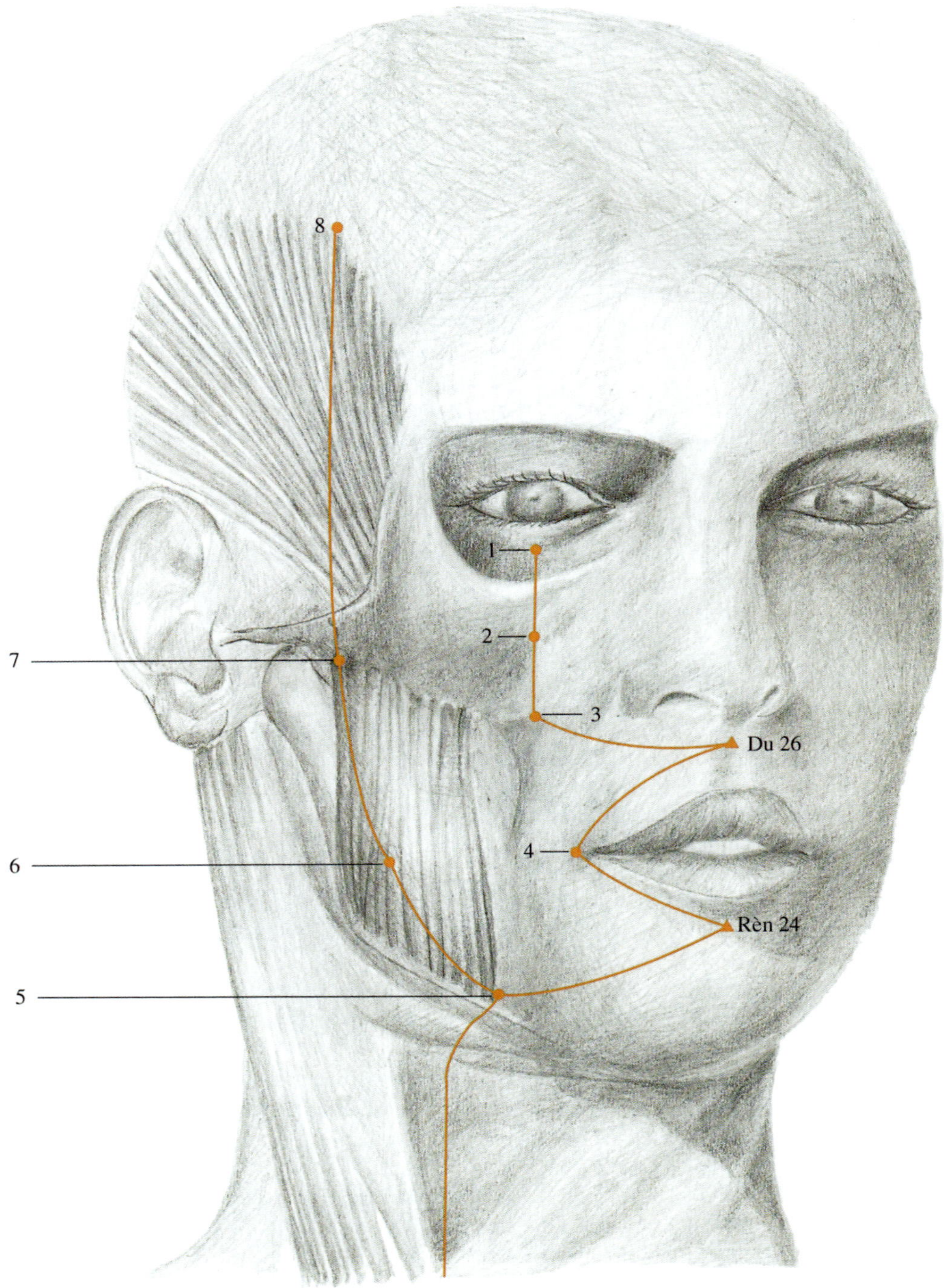

▶ **Abb. 8.17** Magen: Ma 1–Ma 8.

Manchmal sieht man skurrile Bilder aus tiefen Schichten der Seele.

Zahnschmerzen im Oberkiefer, verstopfte Nase, Schnupfen, Verschleimung der Kieferhöhlen.

Akupunktur: 3–6 mm senkrecht.

Akute und chronische Kieferhöhlenentzündung, Neigung zu Zahnabszessen im Oberkiefer.

Trigeminusneuralgie und Fazialisparese.

Ma 4 Dì Cang Speicher der Erde

Funktion: Punkt des Wundermeridians Yáng Qiao Mài (chinesischer Verlauf).

Lage: 5 fen seitlich des Mundwinkels.

Akupressur: Leicht mit dem Zeigefinger drücken. Druckstärke 1.

Dì Cang löst Spannungen im Mundsegment: rund um die Lippen, im Mund und in den Kiefern. Er regt den Speichelfluss an und macht Appetit. Dì Cang erleichtert das Lächeln. Oft weckt er frühkindliche Gefühle: man bekommt Lust, zu nuckeln und zu saugen, vor sich hin zu brabbeln und irgendwelche Töne von sich zu geben. Dì Cang ist ein Speicher oraler Gefühle, ein Speicher unserer Sehnsucht nach der Mama.

Dì Cang bewirkt oft eine erdige Entspannung und Ruhe; wenn man eher hektisch und nervös ist, bekommt man vielleicht Lust auf ein ordentliches ruhiges, gemessenes Leben, eine Sehnsucht nach einem stabilen Leben, in dem alles gemütlich seinen Gang geht.

Akupunktur: 5–10 mm schräg zur Seite.

Zahnschmerzen, Neigung zu Zahnabszessen und Kiefereiterung, Erkrankungen der Mundhöhle und des Zahnfleisches wie Parodontose und Gingivitis.

Trigeminusneuralgie und Fazialisparese.

Ma 5 Dà Yíng Herzlich willkommen

Funktion: Teilungsstelle des Magenmeridians in einen Hauptast und einen Gesichtsast.

Kreuzungspunkt mit dem Gallenblasenmeridian.

Lage: Im Winkel zwischen dem Unterkiefer und dem Vorderrand des Kaumuskels.

Akupressur: Zuerst mittlerer Druck, nach einer Weile fester und dann leichter Druck. Druckstärke 2–4.

Wie Dì Cang (Ma 4) löst Dà Yíng Spannungen im Mundsegment: in der Kaumuskulatur, im Unterkiefer und in der Mundhöhle. Er entspannt die Gesichtsmaske und verbissene Kiefer. Wie Dì Cang zaubert er manchmal ein Lächeln auf die Lippen.

Manchmal weckt er auch Erinnerungen an die Kindheit, vor allem solche, die Schmecken, Trinken und Schreien zum Inhalt haben. „An der Beinrückseite entwickelt sich ein sanft strömendes Glühen, als würde sich dort eine tiefe psychische Spannung lösen – plötzlich erinnere ich mich, dass ich als Vierjähriger nach rückwärts stolperte und mit dem Po voran in den Waschbottich stürzte, der mit kochend heißem Wasser gefüllt war.“

Dà Yíng regt den Energiefluss über den Magenmeridian zu Brust und Bauch an: man fühlt eine angenehme Kräftigung der Brust und Selbstvertrauen – ein Gefühl von „Ich“, ein Gefühl von „Da bin ich“.

Akupunktur: 3–6 mm senkrecht.

Schmerzen der unteren Backenzähne, Ohrspeicheldrüsenentzündung. Trockener Mund, Trigeminusneuralgie und Fazialisparese.

Ma 6 Jiá Che Wangenmechanik

Funktion: Kreuzungspunkt mit dem Gallenblasenmeridian.

Lage: Am höchsten Punkt des Kaumuskels bei angespanntem Kiefer, eine Fingerbreite vor und oberhalb des Unterkieferwinkels.

Akupressur: Den Klienten auffordern, den Kaumuskel mehrmals anzuspannen und wieder zu entspannen und dabei zu fauchen, zu beißen und zu knurren wie ein Tier. Druckstärke 4–5.

Wie Dì Cang (Ma 4) und Dà Yíng (Ma 5) löst Jiá Che Spannungen im Mundsegment: Er entspannt maskenartige Gesichtszüge und löst im Kiefer festgehaltene Aggressionen.

Das freigesetzte Qì fließt über den Magenmeridian zu Brust und Bauch, macht den Oberbauch warm und regt eine tiefe und regelmäßige Bauchatmung an. Jiá Che wirkt zentrierend und erdend.

Akupunktur: 3–8 mm senkrecht.

Zahnschmerzen, Ohrspeicheldrüsenentzündung.

Trigeminusneuralgie und Fazialisparese.

Verbissenheit, verbissene Miene, unterdrückte Aggressionen, nächtliches Knirschen mit den Zähnen.

Ma 7 Xià Guan
Unterhalb des Passes

Lage: In einer Vertiefung unter dem Jochbeinbogen, vor dem Gelenkfortsatz des Unterkiefers, im hinteren Teil des Kaumuskelansatzes am Jochbein.

Akupressur: Den Klienten auffordern, den Kaumuskel beim Massiertwerden mehrmals anzuspannen und wieder zu entspannen und dabei zu fauchen, zu beißen und zu knurren wie ein Tier.

Wie Jiá Che (Ma 6) löst Xià Guan Spannungen der Kaumuskulatur: Er entspannt starre Gesichtszüge und löst im Kiefer festgehaltene Aggressionen, bisher nicht ausgedrückter Ärger wird bewusst. Druckstärke 2–4.

Xià Guan entspannt die Augen. Er leitet Qì zum Dritten Auge, Visualisation und Imagination werden angeregt. Die Bilder, die man sieht, haben oft eine spirituelle Bedeutung und haben mit dem persönlichen religiösen Hintergrund zu tun. „Ich sehe eine massive Kathedrale, die auf dem Wasser schwimmt. Sie schwimmt dorthin zurück, wo sie hergekommen ist, zu ihrem Ursprung."

Akupunktur: 3–6 mm senkrecht. Keine Moxibustion.

Ohrensausen, Ohrenschmerzen, Fazialisparese, Zahnschmerzen.

Arthritis des Kiefergelenks, Verbissenheit, unterdrückte Aggressionen, nächtliches Knirschen mit den Zähnen.

Ma 8 Tóu Wéi
Hält den Kopf zusammen

Funktion: Punkt des Wundermeridians Yáng Wéi Mài (chinesischer Verlauf).

Lage: Senkrecht über Ma 7, am Oberrand des Schläfenmuskels, 3 cun oberhalb der Augenbrauen und 4,5 cun seitlich der Mittellinie.

Akupressur: Durch leichtes Auf- und Zubeißen der Kiefer spannt der Klient den Schläfenmuskel an und man kann die genaue Lage tasten. Druckstärke 1–2.

Tóu Wéi wirkt entspannend. Man fühlt sich zufrieden und genießt es, nichts zu denken. Tóu Wéi fördert Sammlung und Meditation. „Ich fühle eine glückselige Zufriedenheit. Eine mattgelbe lichte Energie füllt wie eine Halbkugel meinen Kopf oberhalb von Tóu Wéi."

Die Bilder, die man sieht, enthalten oft gelbe Farben und erdige Themen – wie z. B. wohl beleibte Menschen oder ein wogendes Kornfeld.

Müde Augen, Scheitel- und Schläfenkopfschmerz.

Akupunktur: 5–10 mm flach oder schräg in der Kopfhaut. Keine Moxibustion.

Migräne der Schläfen- und Scheitelregion – der Kopf fühlt sich an, als ob er in einen Schraubstock gespannt wäre.

Sehfehler und Augenerkrankungen.

Ma 9 Rén Yíng
Den Menschen entgegenkommen

Funktion: Fenster zum Himmel.

Tor zum Kehl-Chakra.

Lage: In der Rinne zwischen Kehlkopf und Kopfwender, in Höhe des Oberrandes des Adamsapfels.

Akupressur: Den rechten und linken Rèn Yíng mit Daumen und Zeigefinger einer Hand leicht drücken, längere Zeit halten. Druckstärke 2.

Rén Yíng fördert die Gesichtsdurchblutung und belebt die Gesichtshaut. Regelmäßige Akupressur klärt den Teint und gibt ihm Schimmer.

„Das Gewebe um die Augäpfel entspannt sich. Es bilden sich Wellen, wie wenn man einen Stein in einen Teich wirft. In letzter Zeit habe ich viel mit den Augen gesehen. Bis gestern abend ein Tennis Turnier und anschließend, vor allem nachts, 450 km Autobahn."

Rén Yíng hat einen regulierenden Einfluss auf die Funktion der Schilddrüse und damit auf den Wärmehaushalt.

„Der Qi-Fluss ist im ganzen Körper in Bewegung."

„Ich empfinde ein pulsierendes Gefühl in der Mitte des Stammes – in der Niere und im Rèn Mài. Dieses geht rauf und runter von Magen 9 bis zum Becken."

„Ich spüre ein Sprudeln am Kreuzbein. Weiters spüre ich einen Reifen um den Bauch – meine Energie-Hülle ist reifenförmig – es ist angenehm und ich fühle mich ruhig. Meine Wangen sind gut durchblutet."

„Ich spüre viel Qi im ganzen Körper – ich spüre viel Deutlichkeit und Entschiedenheit. Ich erinnere mich an meine Schilddrüsen-Operation – ein Knoten wurde entfernt."

Wie Táo Dào (Du 13) und Dà Zhui (Du 14) regt er das mit der Schilddrüse in Verbindung stehende Fünfte Ener-

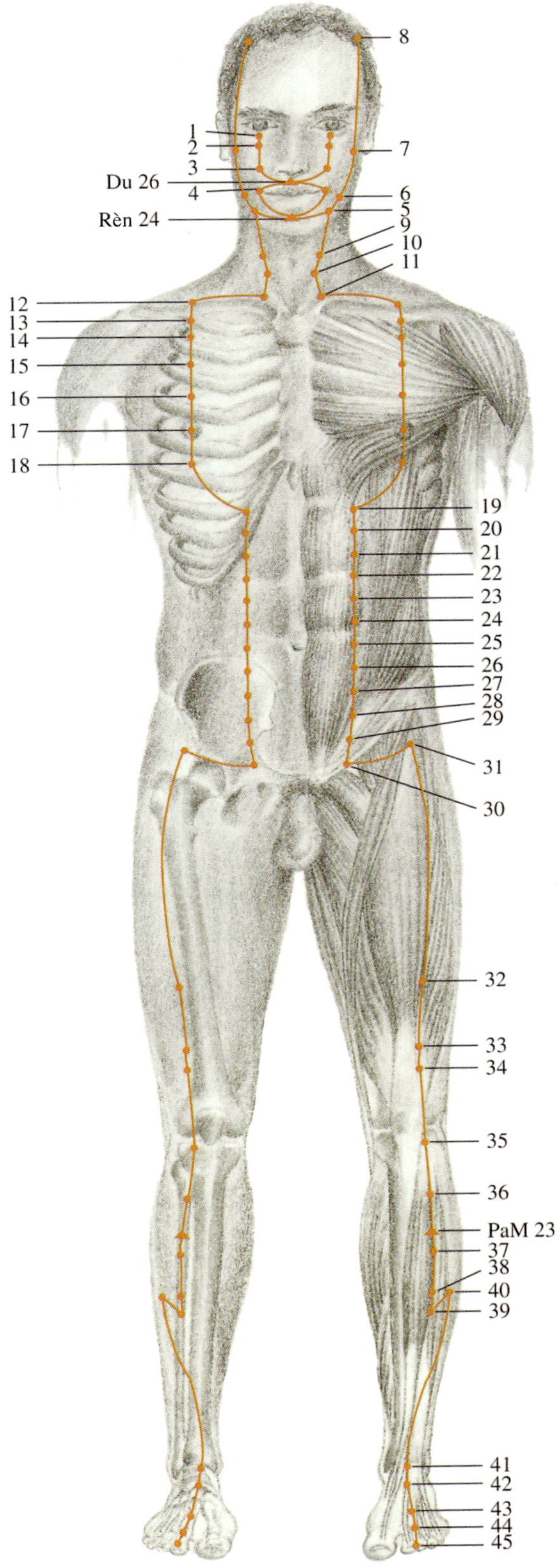

▶ **Abb. 8.18** Magen: Ma 1–Ma 45.

giezentrum oder Kehl-Chakra an: Er gibt den Impuls, sich mitzuteilen, sich auszusprechen und schwelende Konflikte zu bereinigen. Rèn Yíng unterstützt klaren Ausdruck und Kommunikation.

Halsweh, Heiserkeit, Schluckbeschwerden und Hemmungen, zu sagen, was Sache ist.

Akupunktur: 3–6 mm senkrecht. Die Halsschlagader vermeiden. Gefährlicher Punkt. Keine Moxibustion.

Laryngitis, Tracheitis und Rekurrensparese.

Hoher Blutdruck.

Ausdruckshemmungen, Stottern.

Ma 10 Shuǐ Tu
Sprudelndes Wasser

Lage: In der Rinne zwischen Kehlkopf und Kopfwender, in Höhe der Schildknorpelmitte, auf halbem Weg zwischen Ma 9 und Ma 11.

Akupressur: Den rechten und linken Shuǐ Tu mit Daumen und Zeigefinger einer Hand leicht drücken. Druckstärke 2–3.

Shuǐ Tu regt eine tiefe und regelmäßige Atmung an und erhöht das Körperbewusstsein.

Oft macht er Spannungen in der Magengegend und damit zusammenhängende emotionale Ladungen wie z. B. Abwehr und Wut bewusst.

Stimmermüdung, Heiserkeit, Halsweh – Shuǐ Tu ist ein wichtiger Punkt für Redner und Sänger.

Akupunktur: 3–6 mm senkrecht. Die Halsschlagader vermeiden. Gefährlicher Punkt. Keine Moxibustion.

Laryngitis, Tracheitis, Rekurrensparese und Schluckbeschwerden.

Sprachfehler und Ausdruckshemmungen.

Ma 11 Qì Shě
Heim der Lebensenergie

Lage: In einer Vertiefung oberhalb des Schlüsselbeins, zwischen dem sternalen und klavikulären Ursprung des Kopfwenders.

Akupressur: Mit Daumen und Zeigefinger einer Hand drücken. Den Druck schräg nach abwärts, hinter das Schlüsselbein, richten. Zuerst leicht, dann allmählich tiefer drücken. Den Klienten in die Lungenspitzen atmen lassen, sodass sich die Schlüsselbeine heben und senken. Druckstärke 3–4.

Qì Shě verstärkt die Schlüsselbein- und Lungenspitzenatmung. Diese Form der Atmung macht optimistisch und zuversichtlich. Sie kann dabei helfen, in aussichtslos erscheinenden Situationen einen Ausweg zu finden.

Pessimistisches Denken, Niedergeschlagenheit, Halsschmerzen.

Regelmäßige Akupressur verringert die Häufigkeit und Schwere von Asthmaanfällen.

Akupunktur: 3–6 mm schräg. Die Gefäße vermeiden.

Laryngitis, Tracheobronchitis und Asthma bronchiale.

Ma 12 Que Pén
Unvollkommenes Becken

Funktion: Teilungsstelle des Magenmeridians. Von hier zweigt der tiefe Ast zu Magen, Milz und Pankreas ab. Er vereinigt sich wieder mit dem oberflächlichen Ast in Ma 30.

Lage: Oberhalb der Schlüsselbeinmitte, im tiefsten Punkt der Fossa supraclavicularis.

Akupressur: Zuerst leicht drücken. Mit jedem Atemzug etwas tiefer gehen. Den Klienten in die Lungenspitzen atmen lassen. Druckstärke 3–5.

Que Pén fördert die Schlüsselbein- und Lungenspitzenatmung: Die Lunge kann sich besser entfalten, eine depressive Stimmungslage hellt sich auf.

Da auch die tiefen Äste des Dickdarm-, Dünndarm-, San Jiao- und Gallenblasenmeridians von Que Pén aus zu ihren Ursprungsorganen und gekoppelten Organen ziehen, ist er ein Schlüsselpunkt in Meridianmassage und Körperarbeit.

Que Pén leitet das Qì vom Kopf zum Bauch. Der Geist wird klar. Der Energiefluss durch alle inneren Organe, außer Niere und Blase, wird angeregt. Man fühlt Entspannung und manchmal auch Hitze im Rumpf. Oberbauch und Zwerchfell werden weit, die Darmperistaltik wird angeregt und auch die Leistengegend und der Rücken entspannen sich.

Que Pén ist ein wichtiger Punkt für Kopfmenschen, eine Schwingtür vom Kopf zum Bauch.

Allgemeine Anspannung, flache Atmung, Verzagtheit, Mutlosigkeit, pessimistische Haltung und Depressionen aus Lungenschwäche.

Akupunktur: 5–8 mm schräg nach außen. Die Lungenspitze und die Gefäße vermeiden. Gefährlicher Punkt!

Husten, Halsschmerzen, Atembeschwerden und Beklemmungsgefühle.

Thoraxschmerzen, Asthma bronchiale.

Aufstoßen, Sodbrennen, Reizmagen, Gastritis, Magen- und Zwölffingerdarmgeschwür.

Ma 13 Qì Hù
Tür der Lebensenergie

Funktion: Punkt des Wundermeridians Yin Qiao Mài (japanischer Verlauf).

Lage: In einer Vertiefung unterhalb der Schlüsselbeinmitte, 4 cun seitlich der Mittellinie.

Akupressur: Den Klienten in die Lungenspitzen atmen lassen. Druckstärke 2–3.

Qì Hù fördert die Atmung in die Lungenspitzen und eine tiefe, langsame und regelmäßige Brust- und Bauchatmung.

Er wirkt tief entspannend, man fühlt sich zuversichtlich, wohlig und zufrieden.

Beklemmungsgefühle, Brustschmerzen, Husten, Bronchitis.

Akupunktur: 5–8 mm schräg nach außen. Gefährlicher Punkt.

Atembeschwerden und Lungenerkrankungen wie Asthma bronchiale.

Niedergeschlagenheit, Hoffnungslosigkeit und Depressionen aus Lungenschwäche.

Ma 14 Kù Fáng
Vorratskammer

Lage: Im ersten Zwischenrippenraum, 4 cun seitlich der Mittellinie.

Akupressur: Zuerst leicht, dann fester mit Daumen oder Mittelfinger drücken. Den Klienten tief in die Brust atmen lassen. Druckstärke 2–4.

Kù Fáng wirkt allgemein entspannend und regt die Darmperistaltik an. Er macht die Brust weit und gibt ein Gefühl von Kraft und Fülle im Brustraum: „Mit Optimismus und Zuversicht etwas beginnen, mit Herz und Klarheit tun und sein."

Manchmal spürt man auch Beklemmung, Angst und Enge – Gefühle, die meist im kleinen Brustmuskel „wohnen" und durch diesen Punkt bewusst gemacht und gelöst werden können.

Kù Fáng fördert die Durchblutung von Kopf und Gesicht, man fühlt Wärme oder Hitze im Kopf und die Nasenatmung wird frei.

Brustschmerzen und Husten.

Akupunktur: 5–8 mm schräg nach außen, in Verlaufsrichtung des Zwischenrippenraumes. Gefährlicher Punkt.

Rippenschmerzen, Herzangst und Lungenerkrankungen wie Bronchitis und Asthma.

Ma 15 Wu Yì
Schirmwand des Hauses

Lage: Im zweiten Zwischenrippenraum, 4 cun seitlich der Mittellinie.

Akupressur: Zuerst leicht, dann fester mit Daumen oder Mittelfinger drücken. Den Klienten gegen den Finger atmen lassen. Druckstärke 2–3. Den Punkt bei Frauen leicht drücken, da hier manchmal schon die Brustdrüse beginnt. Auf dem Brustdrüsengewebe immer nur Druckstärke 1.

Wu Yì regt die Brustatmung an, die Flanken werden weit, das Herz öffnet sich – er gibt ein Gefühl von Kraft und Fülle im Brustraum.

Wie bei Kù Fáng (Ma 14) können bei Wu Yì Traurigkeit, Angst und Herz-Verletzungen bewusst werden und sich lösen – auch dieser Punkt liegt über dem kleinen Brustmuskel, in dem oft alte Herz-Schmerzen und traumatische Erlebnisse gespeichert sind.

Meist fühlt man sich danach wohlig und entspannt, licht und hell.

Brustschmerzen und Husten.

Akupunktur: 5–8 mm schräg nach außen, in Verlaufsrichtung des Zwischenrippenraumes. Gefährlicher Punkt.

Herzschmerzen, Herzangst und Lungenerkrankungen wie Bronchitis und Asthma.

Stillschwierigkeiten und Brustdrüsenentzündung.

Vorbeugend gegen Brustkrebs.

Ma 16 Ying Chuang
Brustfenster

Funktion: Punkt des Wundermeridians Yin Qiao Mài (japanischer Verlauf).

Lage: Im dritten Zwischenrippenraum, 4 cun seitlich der Mittellinie.

Akupressur: Bei Männern zuerst leicht, dann fester mit dem Daumen oder Mittelfinger drücken. Den Klienten gegen den Finger atmen lassen. Druckstärke 2–3. Bei

Frauen leicht drücken – auf dem Brustdrüsengewebe immer nur Druckstärke 1.

Ying Chuang vertieft die Brustatmung und wirkt reinigend auf die Atemwege und Nebenhöhlen – „als ob man Eukalyptusöl einatmet".

Ying Chuang wirkt oft unterschiedlich bei Männern und Frauen. Bei Männern weckt er eher Fröhlichkeit, Kraft, Mut und Furchtlosigkeit, bei Frauen eher sanfte und weiche Gefühle, Sehnsucht nach Hingabe und Liebe.

Ying Chuang stärkt den „inneren Beobachter", die sich in der Meditationspraxis entwickelnde Fähigkeit, sich nicht im Geschehen zu verlieren: man bleibt selbst im ärgsten Getümmel nichtwertender Beobachter der Ereignisse, selbst beim Einkaufen zur Stoßzeit, beim Autofahren im Stau und beim Tratsch. Man bleibt sich in jedem Moment des Handelns seiner selbst bewusst.

Schüchternheit, Ängstlichkeit, Mutlosigkeit.

Vorzeitiger Samenerguss. Spannungsgefühl in den Brüsten vor und während der Regel.

Akupunktur: 3–8 mm schräg nach außen. Bei Frauen weniger tief stechen, um die Brustdrüse nicht zu verletzen, bei Männern in Verlaufsrichtung des Zwischenrippenraumes.

Schmerzen in den Brüsten, Stillschwierigkeiten, Brustdrüsenentzündung.

Mangelnde emotionale und sexuelle Hingabefähigkeit.

Zur Behandlung des vorzeitigen Samenergusses nur rechts stechen.

Angstgefühle, Schlafstörungen.

Ma 17 Rŭ Zhong Brustmitte

Lage: Im Zentrum der Brustwarze.

Akupressur: Die Brustwarzen sanft und fein zwischen Daumen und Zeigefinger halten, bis die Atmung tiefer wird. Druckstärke 1.

RŭZhong wirkt energetisch aufladend und verstärkt Gefühle der Brust, Gefühle der Lebensfreude und Liebe.

Man fühlt sich mitten in seinem Zentrum, man fühlt sich wohl. „Mein Körper ist eine Hülle, er bleibt ruhig liegen und schläft ein. In mir gibt's mich noch mal, ich freue mich und tanze."

Manchmal fühlt man sich anschmiegsam und romantisch.

Rŭ Zhong verbindet Gefühle des Herzens mit sexueller Hingabe. „Ich spüre eine leichte sexuelle Erregung … dann sehe ich eine Höhle mit Schatztruhen voller Edelsteine in leuchtenden, kräftigen Farben."

Rŭ Zhong unterstützt die Integration von Herz und Sexualität.

Akupunktur und Moxibustion: Nicht angezeigt.

Ma 18 Rŭ Gen Brustbasis

Lage: Im fünften Zwischenrippenraum, senkrecht unter der Brustwarze. Bei Frauen mit großen Brüsten ungefähr 1 cun unterhalb und etwas medial von der Brustwarze.

Akupressur: Bei Männern zuerst leicht, dann fester mit dem Daumen drücken. Den Klienten gegen den Daumen atmen lassen. Druckstärke 2–3. Bei Frauen leicht drücken – auf dem Brustdrüsengewebe immer nur Druckstärke 1.

Rŭ Gen liegt auf der linken Seite über der Herzspitze, er hat eine direkte Wirkung auf das Herz. Meist fühlt man tiefe Ruhe und Entspannung; Besinnlichkeit und Zentriertheit; Zufriedenheit oder auch ein tiefes Glücksgefühl.

Manchmal werden aber auch plötzlich Leistungsstress, Angst und Verkrampfung bewusst. RŭGen regt dann einen Prozess an, in dem man von Stress- und Angstgefühlen zu Ruhe und Offenheit kommt.

Husten, Spannungsgefühl in den Brüsten vor und während der Regel.

Akupunktur: 3–8 mm schräg nach außen. Bei Frauen weniger tief stechen, um die Brustdrüse nicht zu verletzen, bei Männern in Verlaufsrichtung des Zwischenrippenraums. Gefährlicher Punkt.

Schmerzen in den Brüsten, Stillschwierigkeiten, Milchmangel, Brustdrüsenentzündung.

Atemnot, Bronchitis, Interkostalneuralgie und Herzbeschwerden wie Angina pectoris und Tachykardie.

Ma 19 Bù Róng Nicht zulassen

Lage: An der Verbindungsstelle der knorpeligen Anteile der siebten und achten Rippe in Höhe von Rèn 14 (6 cun über dem Nabel), 2 cun seitlich der Mittellinie.

Akupressur: Mit dem Daumen drücken. Den Klienten gegen den Daumen atmen lassen, sodass die Zwerchfellatmung angeregt wird. Druckstärke 2–3.

Bù Róng leitet das Qì von der oberen Körperhälfte zu Bauch, Becken und Beinen – dadurch entspannen sich Kopf, Nacken und Rücken und es entsteht eine Qì-Fülle im Bauchraum; man fühlt sich zufrieden, beruhigt und geerdet.

„Ich steige runter in eine dunkle Höhle, unten ist ein Raum mit einer hohen Decke. In der Decke ist ein Loch, durch das ein goldener Sonnenstrahl auf einen großen Rauchquarzkristall fällt. Die Farben des Bildes sind goldgelb und braun. Ich liege in einer kuscheligen Erdmulde und bin sehr zufrieden."

Bù Róng bringt häufig Licht ins Dunkel: Man spürt, dass man zurückhält, etwas in seinem Leben nicht zulässt oder unterdrückt. Er bringt uns häufig der Schattenzone unseres Bewusstseins einen Schritt näher. „Der obere Teil meines Kopfes wird wie eine Klappe aufgerissen, ein Haufen Licht hereingeworfen und die Klappe wieder zugemacht."

Völlegefühl, Übelkeit und Brechreiz.

Akupunktur: 5–10 mm flach entlang des Rippenbogens.

Schmerzen im Bereich des Rippenbogens, Interkostalneuralgie und Herzschmerzen.

Erkrankungen des Magens wie Gastritis und Magengeschwür.

Ma 20 Chéng Măn
Voll und ganz auffangen

Lage: 2 cun seitlich der Mittellinie in Höhe von Rèn 13–5 cun oberhalb des Nabels.

Akupressur: Den Punkt mit dem Daumen zuerst leicht, dann zunehmend tiefer drücken, während der Klient in den Oberbauch atmet. Druckstärke 3–5.

Chéng Măn entspannt das Zwerchfell und den Oberbauch, regt die Bauchatmung und die Darmperistaltik an.

Der Zwerchfellbereich ist häufig verspannt und verkrampft. Bei Chéng Măn und anderen Punkten in dieser Region können Gefühle, die diese Blockaden verursachen, bewusst werden – wie z. B. Verzagtheit, Angst und Panik.

Übelkeit, Völlegefühl, Brechreiz und Magenschmerzen.

Akupunktur: 5–10 mm senkrecht. Auf der rechten Seite wegen der Nähe zur Gallenblase weniger tief stechen.

Erkrankungen des Magens wie Gastritis und Magengeschwür.

Ma 21 Liáng Mén
Balkentor

Lage: 2 cun seitlich der Mittellinie in Höhe von Rèn 12–4 cun oberhalb des Nabels.

Akupressur: Mit dem Daumen zuerst leicht, dann zunehmend tiefer drücken, während der Klient in den Oberbauch atmet. Druckstärke 4–6.

Liáng Mén liegt über dem querliegenden Teil des Dickdarms, er regt die Darmperistaltik und die Bauchatmung an. Im Zusammenhang mit der verstärkten Dickdarmperistaltik können Gefühle und gedankliche Prozesse des Metallelements bewusst werden: z. B. Trauer und Verzagtheit; Abgeschnittensein und Isolation; oder auch die Frage, wie man sich selbst definiert.

Liáng Mén stärkt das Sonnengeflecht und regt den Energieausgleich zwischen dem Hara und dem Dritten Auge an – man fühlt sich auf angenehme Weise ausgeglichen und in Balance wie eine Waage.

Völlegefühl, Übelkeit, Brechreiz, Magenschmerzen und Verstopfung.

Akupunktur: 5–10 mm senkrecht. Rechts die Gallenblase und links den Dickdarm vermeiden.

Appetitmangel und Verdauungsbeschwerden wie Erbrechen und Durchfall. Erkrankungen des Magens wie Gastritis und Magengeschwür.

Erkrankungen der Gallenblase und des Dickdarms wie Gallenblasenentzündung, Dyskinesie der Gallenblase und spastische Kolitis.

Niedergeschlagenheit und Schlaflosigkeit.

Man ist im Gefühlsbereich wie gelähmt, aber denkt und denkt.

Ma 22 Guan Mén
Tor zum Pass
Tor in die Unterwelt

Lage: 2 cun seitlich der Mittellinie in Höhe von Rèn 11–3 cun oberhalb des Nabels.

Akupressur: Mit dem Daumen zuerst leicht, dann zunehmend tiefer drücken, während der Klient in den Oberbauch atmet. Druckstärke 4–6.

Guan Mén entspannt tief. Er wirkt vor allem auf Magen und Dickdarm.

Guan Mén wie auch andere Punkte im Bereich des Sonnengeflechts – You Mén (N 21), Liáng Mén (Ma 21) und Chéng Măn (Ma 20) – sind ein Zugang zu den dunklen

Seiten der eigenen Persönlichkeit. Man kann mit Gefühlsmustern wie Ängsten oder Hoffnungslosigkeit in Kontakt kommen. Manchmal sieht man diese Muster mehr oder weniger verschlüsselt wie im Traum. Guan Mén gibt dann oft den Impuls, zu selbstzerstörerischen Gedanken und Haltungen Nein zu sagen, und stärkt die eigene Entscheidungsfähigkeit, welche Verhaltensweisen man „ausscheiden" möchte – Funktionen von Dickdarm und Magen im geistigen Bereich.

Appetitlosigkeit, Völlegefühl, Blähungen, Bauchschmerzen und Verstopfung.

Akupunktur: 5–15 mm senkrecht.

Magenschmerzen, Durchfälle, Erkrankungen von Dickdarm und Magen.

Neurosen und Psychosen.

Ma 23 Tài Yĭ
Der Ranghöchste im zweiten Himmelsstamm

Lage: 2 cun seitlich der Mittellinie in Höhe von Rèn 10–2 cun oberhalb des Nabels.

Akupressur: Mit dem Daumen zuerst leicht, dann zunehmend tiefer drücken, während der Klient in den Oberbauch atmet. Druckstärke 4–6.

Tài Yĭ wirkt angenehm entspannend. Man fühlt sich zufrieden und zentriert. Bei entwickelter Wahrnehmung gibt er feine psychedelische Bilder. „Ich ziehe mit dem Kopf voran ganz schnell durch eine schwarz-weiß-geringte Röhre. Am Ende des Tunnels gibt's weder Licht noch Dunkel, wahrscheinlich gibt's kein Ende – sehr angenehmer Flug ins Ungewisse."

Appetitlosigkeit, Völlegefühl, Übelkeit, Brechreiz und Bauchschmerzen.

Akupunktur: 5–20 mm senkrecht.

Verdauungsbeschwerden wie Erbrechen und Durchfall.

Erkrankungen des Magens wie Gastritis, Pylorospasmus, Magen- und Zwölffingerdarmgeschwür.

Ma 24 Gŭ Ròu Mén
Glattes Fleischtor

Lage: 2 cun seitlich der Mittellinie in Höhe von Rèn 9–1 cun oberhalb des Nabels.

Akupressur: Mit dem Daumen zuerst leicht, dann zunehmend tiefer drücken, während der Klient in den Oberbauch atmet. Druckstärke 4–6.

Gŭ Ròu Mén wirkt entspannend auf den Kopf und den Bauch, die Darmperistaltik wird angeregt. Manchmal hat man das Gefühl, der Kopf wird größer und weiter – als hätte man mehr Raum im Kopf.

Gŭ Ròu Mén stärkt die Selbstbehauptung, man bekommt das Gefühl, sich mit ruhiger Kraft seinen Weg bahnen zu können.

Appetitmangel, Völlegefühl, Übelkeit, Brechreiz und Bauchschmerzen.

Akupunktur: 5–20 mm senkrecht.

Verdauungsbeschwerden wie Erbrechen, Durchfall und Verstopfung. Erkrankungen des Dünndarms und Magens wie Gastroenteritis, Magen- und Zwölffingerdarmgeschwür.

Psychische Störungen wie Neurasthenie, Hysterie und leichte Psychosen.

Ma 25 Tian Shu
Zentrum des Himmels

Funktion: Mù Xué (Sammelpunkt) des Dickdarms.

Lage: 2 cun seitlich der Nabelmitte.

Akupressur: Mit dem Daumen zuerst leicht, dann zunehmend tiefer drücken, während der Klient in den Bauch atmet. Druckstärke 4–8.

Tian Shu regt die Darmperistaltik an und wirkt entspannend auf Kopf, Hals und Nacken. Der Kopf leert sich, man fühlt Frieden. Man fühlt sich weich und sanft und liegt gelöst und offen da.

Bauch- und Regelschmerzen, Verstopfung, Blähungen, Völlegefühl und Übelkeit.

Akupunktur: 5–20 mm senkrecht.

Verdauungsbeschwerden wie Erbrechen, Darmkrämpfe und Durchfall. Erkrankungen des Magens wie Gastritis, Magen- und Zwölffingerdarmgeschwür.

Erkrankungen des Dünn- und Dickdarms durch Bakterien, Viren, Pilze und Parasiten wie z. B. Soor oder Amöben, atonische und spastische Obstipation, Dünn- und Dickdarmentzündung, Bauchwassersucht.

Hypermenorrhöe.

Tian Shu stellt das seelische Gleichgewicht wieder her, stärkt den Bezug zur Wirklichkeit und macht ruhig und gelassen. Eine gute Punktekombination bei hysterischem Delirium und psychotischen Zuständen ist Tian

Shu mit Jiu Wĕi (Rèn 15), Fú Tu (Ma 32) und Zú San Lĭ (Ma 36).

Ma 26 Wài Líng Außen am Hügel

Lage: 2 cun seitlich der Mittellinie in Höhe von Rèn 7–1 cun unterhalb des Nabels.

Akupressur: Mit dem Daumen zuerst leicht, dann zunehmend tiefer drücken, während der Klient in den Bauch atmet. Druckstärke 5–8.

Der Bauch ist das Gefühlszentrum des Körperbewusstseins. Viele unserer Emotionen und Leidenschaften entstehen in diesem Bereich. Sie wachsen aus den Gedärmen [25].

Wie auch andere Punkte am Bauch ist Wài Líng ein Zugang zu unseren Bauchgefühlen, die individuell meist sehr unterschiedlich sind.

„Ich spüre eine Eiseskälte vom Bauch hochsteigen. Kopf und Oberkörper scheinen abzuheben. Becken und Beine sind warm."

„Ich schwanke zwischen Sicherheit und Unsicherheit – wer bin ich? Eine Abwehrspannung in der Lendenwirbelsäule wird mir bewusst. Als sie sich löst, spüre ich Angst. Ich fühle den Wunsch, dass der Bauch mehr zu mir dazugehört."

„Ich fühle mich aufgewühlt und ärgerlich."

„Ich fühle eine tiefe Entspannung. Kopf und Körper bilden einen einheitlichen Energieraum. Dann sehe ich ein großes Shopping-Center, in dem alle Leute auf einmal ihre Energie spüren: Ihre Kopf-Körper-Trennung ist aufgehoben, sie fühlen sich alle miteinander verbunden, als hätten sie eine Erleuchtungsdroge geschluckt. Einige heben auch vom Boden ab, schweben in der Luft und rufen einander zu. Es herrscht Überraschung, allgemeine Freude und Verbundenheit."

Bauch- und Regelschmerzen, Blähungen und Verstopfung.

Akupunktur: 5–20 mm senkrecht.

Durchfall und Darmkrämpfe.

Erkrankungen des Dünn- und Dickdarms.

Ma 27 Dà Jù Sehr groß

Lage: 2 cun seitlich der Mittellinie in Höhe von Rèn 5–2 cun unterhalb des Nabels.

Akupressur: Mit dem Daumen zuerst leicht, dann zunehmend tiefer drücken, während der Klient in den Bauch atmet. Druckstärke 5–8.

Ähnlich wie Wài Líng (Ma 26) ist Dà Jù ein Zugang zu unseren Bauchgefühlen. Häufig spürt man auch eine angenehme Distanz bei der Erinnerung an unangenehme Situationen: Man bekommt das Gefühl, sich abgrenzen zu können, ohne dabei zu verdrängen oder seine Offenheit zu verlieren. Dà Jù unterstützt eine gesunde Distanz zu den Dingen: Man kann Ereignisse auf sich wirken lassen, ohne gleich emotional zu reagieren. Dà Jù gibt innere Ruhe.

Manchmal sieht man bei Dà Jù auch phantastische Bilderwelten und Landschaften, deren Farben und Lichtverhältnisse meist schnell wechseln.

Schlaflosigkeit, Stress und Angstgefühle.

Bauch- und Regelschmerzen, Blähungen und Verstopfung.

Akupunktur: 5–20 mm senkrecht.

Urogenitale Störungen und Beschwerden wie häufiger Harndrang, Schmerzen beim Wasserlassen und Blasenentzündung.

Erkrankungen des Dünndarms, Darmkrämpfe und Durchfall.

Überempfindlichkeit, Mimosenhaftigkeit, Neurasthenie und Hysterie.

Ma 28 Shuĭ Dào Weg des Wassers

Lage: 2 cun seitlich der Mittellinie in Höhe von Rèn 4–3 cun unterhalb der Nabelmitte.

Akupressur: Mit dem Daumen zuerst leicht, dann zunehmend tiefer drücken, während der Klient in den Bauch atmet. Druckstärke 5–8.

Shuĭ Dào erhöht den Energiefluss im Becken, regt die Darmperistaltik an und wirkt tief entspannend.

Manchmal hat man sonnige, manchmal erotische Gefühle, manchmal spürt man Unruhe und Bewegungsdrang.

Wie sein Name sagt, stärkt Shuĭ Dào die Elemente Wasser und Holz – *dao*, der Weg, weist auf das Holzelement hin. Die Gefühle und Erinnerungen, die man hat, entstammen meist einem der beiden Elemente, manchmal auch der Verbindung von beiden. „Ich sehe eine Pantomime – einen Menschen mit schwarz-weißem Gesicht und ganz langsamen, schönen Bewegungen."

Schmerzen im Unterbauch, Regelbeschwerden, Blähungen und Verstopfung.

Akupunktur: 5–20 mm senkrecht.

Urogenitale Störungen und Beschwerden wie häufiger Harndrang, Schmerzen beim Wasserlassen, Blasen- und Hodenentzündung.

Bei allgemeiner Ödemneigung in Kombination mit Shí Mén (Rèn 5) und Shuǐ Fen (Rèn 9).

Ma 29 Gui Lái Heimkommen

Lage: 2 cun seitlich der Mittellinie in Höhe von Rèn 3–4 cun unterhalb der Nabelmitte.

Akupressur: Mit dem Daumen zuerst leicht, dann zunehmend tiefer drücken, während der Klient in den Bauch atmet. Druckstärke 4–7.

Gui Lái gibt eine tiefe und friedliche Entspannung. Er hat eine heilende Wirkung auf die Geschlechtsorgane und wirkt angenehm entkrampfend bei Regelschmerzen.

„Ich liege entspannt, eine braunrot-gelbe Farbtönung ist in meinem Körper. Über mir wachsen Gräser, ich bin Teil eines feinen, lockeren Waldbodens – ich liege da als Teil der Erde. Über mir hellgelb leuchtendes Laub, Herbst, ein strahlender Tag, blauer Himmel mit weißen Wolken, glücklich und eins mit der Natur."

Akupunktur: 5–20 mm senkrecht.

Urogenitale Erkrankungen und Beschwerden wie Penisschmerzen, Blasen- und Harnröhrenentzündung, Hoden-, Eierstock- und Eileiterentzündung, Kryptorchismus und Parametritis.

Menstruationsstörungen, Geschlechtskälte, Sterilität und Impotenz.

Blähungen, Verstopfung und Durchfall.

Vorbeugend gegen Leistenbruch bei Bindegewebsschwäche in dieser Region.

Eine gute Kombination bei Regelstörungen und Erkrankungen der Geschlechtsorgane ist Gui Lái mit Guan Yuán (Rèn 4) und San Yin Jiao (MP 6).

Ma 30 Qì Chong Voller Schwung und Energie

Funktion: Einmündungsstelle des tiefen Astes des Magenmeridians.

Lage: 2 cun seitlich der Mittellinie in Höhe von Rèn 2, knapp über dem Oberrand des Schambeins.

Akupressur: Leicht drücken, der Qì-Fluss ist hier an der Oberfläche am stärksten. Druckstärke 1.

Qì Chong wirkt tief entspannend. Der Körper wird warm und weich. Manchmal fühlt er sich wie eine sanfte Welle an oder beginnt zu pulsieren. Qì Chong regt den Fluss des Qì zu Becken und Beinen hin an, die vordere Beckenregion entspannt sich und wird besser durchblutet, die Füße werden warm.

Qì Chong verbindet die Energien von Ober- und Unterkörper. Er macht ruhig und gelassen. Die Bilder, die man sieht, sind meist harmonisch. Ähnlich wie Gui Lái (Ma 29) hat Qì Chong eine heilende Wirkung auf die Geschlechtsorgane und wirkt angenehm entkrampfend bei Regelbeschwerden.

Akupunktur: 5–15 mm senkrecht.

Erkrankungen der äußeren und inneren Geschlechtsorgane wie Eierstock- und Eileiterentzündung.

Schmerzen während der Entbindung, Plazentaretention.

Menstruationsstörungen und Geschlechtskälte.

Penisschmerzen, Erektionsschwäche, Impotenz und männliche Sterilität.

Ma 31 Bì Guan Engpass des Oberschenkels

Lage: In einer Vertiefung senkrecht unter dem vorderen oberen Darmbeinstachel, zwischen den Ursprüngen des Oberschenkelspanners und des Schneidermuskels.

Akupressur: Bei aufgestellten Beinen tief mit dem Daumen drücken. Bì Guan ist nur bei gebeugter Hüfte gut tastbar. Druckstärke 4–7.

Das Leistenband ist ein Engpass im Energiefluss des Magenmeridians. Vor allem bei großem Bauch und schwach entwickelten Beinen ist es sehr wahrscheinlich, dass sich das Qì zwischen Ma 30 und Ma 31 staut.

Bì Guan leitet das Qì vom Bauch zum Bein. Er entspannt die Leistengegend und den Genitalbereich.

Die Bilder, die man sieht, sind meist charakteristisch für das Erdelement. „Hohes Gras und Blumen im Spätsommer, es ist angenehm warm."

Bì Guan fördert Tiefenentspannung und Meditation. Man fühlt sich gesammelt und zufrieden.

Akupunktur: 1–3 cm senkrecht.

Muskelspasmen und Sensibilitätsstörungen des Oberschenkels, Paresen des Beins.

Bì Guan und Gu Ju Liáo (G 29) sind Hauptpunkte bei der Behandlung von Hüftgelenksschmerzen und Coxarthrose.

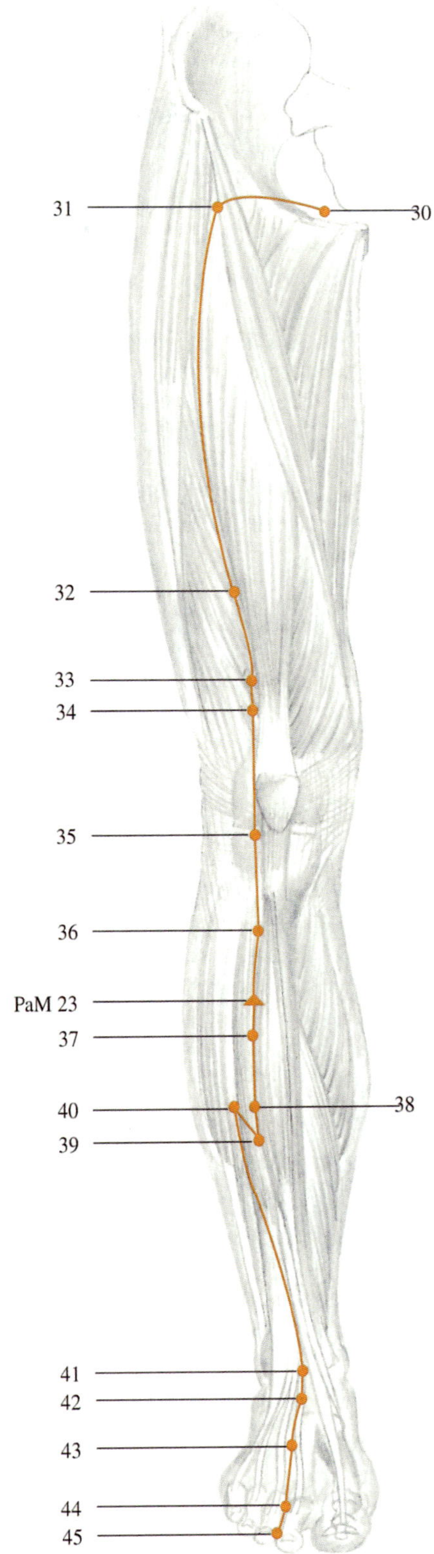

▶ **Abb. 8.19** Magen: Ma 30–Ma 45.

Noch nicht zu weit fortgeschrittene degenerative Hüftgelenkserkrankungen können durch Meridianmassage und Akupunktur in ihrem Prozess meist aufgehalten werden.

Ma 32 Fú Tù
Kauernder Hase

Lage: 6 cun oberhalb des Oberrandes der Kniescheibe, zwischen den Mm. rectus femoris und vastus lateralis.

Akupressur: Mit dem Daumen drücken. Druckstärke 4–5.

Fú Tù entspannt, gibt Frieden und Gelassenheit.

Der Fluss des Qì im Magenmeridian wird angeregt, die Vorderseite des Körpers fühlt sich einheitlich und angenehm an.

„Im Becken sammelt sich die Energie. Eine große Ruhe breitet sich vom Becken bis zu den Fingern und Zehen hin aus."

Akupunktur: 1–3 cun senkrecht.

Muskuläre Atrophie, Paresen, Durchblutungs- und Sensibilitätsstörungen des Beins.

Man kann nicht niederknien, Knieschmerzen, Erkrankungen des Kniegelenks.

Rheumatische Beschwerden.

Erkrankungen der inneren und äußeren Geschlechtsorgane.

Nesselsucht.

Ähnlich wie Yǒng Quán (N 1) und Tian Shu (Ma 25) stärkt Fú Tù den Bezug zum Körper und zur sinnlich wahrnehmbaren Realität. Er macht ruhig und gelassen und erdet Menschen, die verwirrt, in Gedankengebäuden versponnen, abgehoben, verunsichert und verängstigt sind.

Bei psychotischen Zuständen in Kombination mit Tian Shu, Zú San Lǐ (Ma 36) und Jiu Wěi (Rèn 15).

Ma 33 Yin Shì
Stadt des Yin

Lage: 3 cun oberhalb der äußeren Kniescheibenecke, zwischen den Mm. rectus femoris und vastus lateralis.

Akupressur: Mit dem Daumen drücken. Druckstärke 4–5.

Yin Shì regt die Bauchatmung an und wirkt tief entspannend – man lässt sich treiben auf einem stillen See.

Bei manchen Menschen stärkt er den Willen, sich durchzusetzen, sich zu behaupten – bei rauem Wind die Beine in die Planken zu stemmen.

Knieschmerzen und Verspannungen im Quadrizeps.

Bauchschmerzen.

Akupunktur: 1–3 cm senkrecht.

Paresen und Spasmen des Beins, Erkrankungen des Kniegelenks.

Blähsucht, Bauchwassersucht und Erkrankungen der Bauchspeicheldrüse wie Diabetes.

Ma 34 Liáng Qiu
Grat am Hügelchen

Funktion: Xì Xué (Spaltenpunkt).

Lage: 2 cun oberhalb der äußeren Ecke der Kniescheibe.

Akupressur: Mit dem Daumen drücken. Druckstärke 3–5.

Liáng Qiu wirkt tief entspannend. Er macht ruhig und zufrieden. Beine und Füße werden warm. Er gibt ein Gefühl von Kraft in den Beinen, macht entschlossen und erdet.

„Ich sehe ein Querschnittsbild durch die Erde. In der Erde sind Gänge und Höhlen. Ich sitze vor einem Gang und sehe, wie ein Licht beginnt, mich anzustrahlen. Es wird immer heller und heller, fast blendend hell."

Knieschmerzen, Übelkeit und Erbrechen.

Akupunktur: 8–20 mm senkrecht.

Akute gastrointestinale Erkrankungen wie Magenschmerzen und Durchfall.

Muskuläre Atrophie, Paresen, Durchblutungs- und Sensibilitätsstörungen des Beins.

Kniegelenksbeschwerden, man kann nicht niederknien.

Wie Tian Shu (Ma 25) und Fú Tù (Ma 32) stärkt Liáng Qiu den Bezug zur Wirklichkeit und hilft bei grundlosen Angstgefühlen, Versponnenheit und Verwirrung.

Ma 35 Dú Bí
Kalbsnüstern

Lage: In der deutlichen Delle außen unter der Kniescheibe, lateral des Ligamentum patellae.

Akupressur: Bei gebeugtem Knie mit Mittelfinger oder Daumen drücken. Druckstärke 3–4.

Dú Bí entspannt die Knie und gibt Gleichmut und Zufriedenheit.

In den Kniegelenken schlagen sich häufig Spannungen nieder, mit denen man durchs Leben geht. Dú Bí ist ein Zugang zu emotionalen Ladungen des Kniebereichs wie

Starrheit und Unflexibilität, Verunsicherung, Ungeduld und Aggression [25].

„Ich fühle mich eingeengt, werde aggressiv, möchte mich losstrampeln und losboxen. Durch das Zuschlagen werde ich stärker und bekomme das Gefühl, im Körper eine offensivere Haltung einzunehmen."

„Ein wildgewordener Esel, der sich losgerissen hat."

Bei Knieschmerzen massiert man Dú Bí zusammen mit Liáng Qiu (Ma 34), Hé Dìng (PaM 21) und Xi Yǎn (PaM 22), der in der Delle medial der Patellarsehne liegt.

Akupunktur: 1–2 cm schräg nach medial.

Kniegelenkserkrankungen wie Gonarthritis und Chondropathia patellae.

Sensibilitätsstörungen, Schwellungen und Neuralgien im Knie- und Unterschenkelbereich.

Eine gute Punktekombination bei Kniegelenksbeschwerden ist Dú Bí mit Xi Yǎn und Hé Dìng.

Ma 36 Zú San Lǐ
Drei Meilen am Fuß

Beinamen:
- Große asiatische Ruhe.
- Göttlicher Gleichmut.
- Großer Heiler der Füße und Knie.

Funktion: Hé Xué (Meerpunkt), Erdpunkt der Erde – Stundenpunkt.

Meisterpunkt des Bauches.

Tor der Ausdauer und Vitalität.

Lage: 3 cun unterhalb des unteren Kniescheibenrandes, auf der Höhe des Unterrandes der Tuberositas tibiae, eine Fingerbreite lateral der Schienbeinkante, zwischen den Mm. tibialis anterior und extensor digitorum longus.

Akupressur: Den Fuß zum Finden des Punkts und am Beginn des Drückens langsam auf und ab bewegen lassen. Mit Mittelfinger oder Daumen drücken. Druckstärke 4–6.

Zú San Lǐ entspannt, kräftigt und stärkt.

Er macht ruhig, gleicht aus, erdet, macht seelisch stabil.

Zú San Lǐ holt die Energie vom Kopf in den Bauch.

Diese Wirkung gilt auch für die Akupressur des Magenmeridians im allgemeinen, dessen Essenz und energetisches Zentrum Zú San Lǐ ist.

„Auf einer Hügelkuppe sehe ich nackte Tänzer. Sie vögeln. Ich war auch dabei. Ich liege auf einer Frau in weißem Brautkleid. Die Sonne scheint mir ins Gesicht."

Knieschmerzen, Bauchschmerzen, Verdauungsbeschwerden.

Akupunktur: 1–3 cm senkrecht.

Da das Erdelement als zentrales Element der physischen Wirklichkeit angesehen wird und Zú San Lǐ der Erdpunkt der Erde ist, gilt er als „die Mitte" mit ausgleichender Funktion innerhalb der Fünf Elemente.

Zú San Lǐ wirkt allgemein tonisierend, er erhöht die Vitalität und wirkt homöostatisch auf Stoffwechsel und Hormonhaushalt. Deshalb wird er auch unterstützend bei Diabetes mellitus und Hautkrankheiten eingesetzt.

Seine wichtigste Funktion ist die spasmolytische und analgetische Wirkung auf den Gastrointestinaltrakt.

Übelkeit, Erbrechen, Gastritis, Magen- und Zwölffingerdarmgeschwür, atonische und spastische Obstipation, Durchfall und Darmkrämpfe, Bauchwassersucht.

Hyper- und Hypotonie, Arteriosklerose und deren Folgezustände, Herzschmerz mit Angstgefühl.

Muskelschwäche, Muskelschwund, Neuropathien, Paresen, Durchblutungs- und Sensibilitätsstörungen der Beine.

Rheumatische und arthritische Beschwerden der Hüft-, Knie- und Fußgelenke.

Allgemeiner Energiemangel – man kann sich zu nichts aufraffen.

Seelische Erschöpfung, Kummer und Sorgen, Schlaflosigkeit.

Minderwertigkeitsgefühle, Versagensangst, Lampenfieber und Schüchternheit.

Unzufriedenheit, Reizbarkeit, nervöse Sprunghaftigkeit, Hans-Dampf-in-allen-Gassen, Mangel an Ausdauer und Konzentration.

Zú San Lǐ stellt das seelische Gleichgewicht wieder her, stärkt den Bezug zur Wirklichkeit und macht ruhig und gelassen.

Bei psychotischen Zuständen, schizoiden und anderen psychischen Störungen mit gewissem Realitätsverlust in Kombination mit Tian Shu (Ma 25), Fú Tù (Ma 32) und Jiu Wěi (Rèn 15) – eine Punktekombination, die in der chinesischen Tradition „Die Sieben Drachen" genannt wird.

Zú San Lǐ unterstützt unsere Handlungsfähigkeit und holt das Bewusstsein ins Hier und Jetzt.

PaM 23 Lán Wěi
Wurmfortsatz

Funktion: Alarmpunkt des Wurmfortsatzes.

Lage: Mit Mittelfinger oder Daumen drücken. Druckstärke 4–5.

2 cun unterhalb von Ma 36, zwischen den Mm. tibialis anterior und extensor digitorum longus.

Akupressur: Den Fuß zum Finden des Punkts und am Beginn des Drückens langsam auf und ab bewegen lassen. Mit Mittelfinger oder Daumen drücken. Druckstärke 3–4.

Lán Wěi entspannt die Leiste und den Unterbauch. Er regt den Fluss des Qì in Bauch und Beinen an und manchmal auch das geistige Verdauen und Ordnen von Erlebnissen und Gedanken.

Akupunktur: 1–3 cm senkrecht.

Vorbeugend gegen Blinddarmentzündung.

Schmerzen im rechten Unterbauch, Appendizitis, Blinddarmreizung, postoperative Schmerzen nach Appendektomie.

Ma 37 Shàng Jù Xu
Große Leere des Oberbauchs

Funktion: Xià Hé Xué (unterer Meerpunkt) des Dickdarms.

Lage: 3 cun unterhalb von Ma 36, zwischen den Mm. tibialis anterior und extensor digitorum longus.

Akupressur: Den Fuß zum Finden des Punkts und am Beginn des Drückens langsam auf und ab bewegen lassen. Mit Mittelfinger oder Daumen drücken. Druckstärke 4–6.

Shàng Jù Xu entspannt, der Körper fühlt sich weich und durchlässig an. Die Stimmung ist ruhig und friedlich.

Bei entwickelter Wahrnehmungsfähigkeit ist er ein Zugang zu Erlebnissen der Kindheit.

Verdauungsbeschwerden.

Akupunktur: 1–3 cm senkrecht.

Erkrankungen des Dickdarms wie Kolitis und chronische Durchfälle.

Bauchschmerzen, Verdauungsstörungen, Seekrankheit und Schwindel.

Sensibilitätsstörungen, Paresen und Ödeme der Beine.

Entzündliche Schwellungen und rheumatische Beschwerden der Knie- und Fußgelenke.

Ma 38 Tiáo Kŏu
Schmale lange Mündung

Lage: 5 cun unter Ma 36, zwischen den Mm. tibialis anterior und extensor digitorum longus.

Akupressur: Den Fuß zum Finden des Punkts und am Beginn des Drückens langsam auf und ab bewegen lassen. Mit Mittelfinger oder Daumen drücken. Druckstärke 4–6.

Tiáo Kŏu entspannt die Schultern und den Bauch.

„Die Schultern werden hell und weit, wie Flügel." Schulterverspannungen.

Akupunktur: 1–3 cm senkrecht.

Tiáo Kŏu ist ein wichtiger Fernpunkt der Schulter. Er wird bei Schulterschmerzen und Bewegungseinschränkungen des Arms beim Heben nach oben gestochen. Eine gute Punktekombination bei Arthritis und Periarthritis des Schultergelenks ist Tiáo Kŏu mit Jian Gŭ (Di 15), Jian Liáo (SJ 14) und Jian Zhen (Dü 9).

Durch Feuchtigkeit ausgelöste rheumatische Schmerzen.

Schmerzen und Schwellungen der Knie- und Fußgelenke.

Sensibilitätsstörungen und Paresen der Beine.

Ma 39 Xià Jù Xu
Große Leere des Unterbauchs

Funktion: Xià Hé Xué (unterer Meerpunkt) des Dünndarms.

Lage: 6 cun unter Ma 36, zwischen den Mm. tibialis anterior und extensor digitorum longus.

Akupressur: Den Fuß zum Finden des Punkts und am Beginn des Drückens langsam auf und ab bewegen lassen. Mit Mittelfinger oder Daumen drücken. Druckstärke 4–6.

Xià Jù Xu wärmt und belebt die Beine und Füße.

Er entspannt und lockert den Bauch und gibt ein Gefühl von Sicherheit und Geborgenheit.

Akupunktur: 1–3 cm senkrecht.

Erkrankungen des Dünndarms wie akute und chronische Enteritis, Resorptionsstörungen und Durchfall.

Rissige und ausgetrocknete Lippen, glanzlose Haut.

Rheumatische Beschwerden, Muskelschwäche, Muskelschwund und Paresen der Beine.

Ma 40 Feng Lóng
Üppiges Aufblühen

Funktion: Luò Xué – Verbindung zu MP 3.

Lage: 5 cun unter Ma 36, lateral von Ma 38, am Außenrand des M. extensor digitorum longus – ungefähr 25 fen lateral der Schienbeinkante.

Akupressur: Den Fuß zum Finden des Punkts und am Beginn des Drückens langsam auf und ab bewegen lassen. Mit Mittelfinger oder Daumen drücken. Druckstärke 4–6.

Feng Lóng regt den Fluss des Qì in der Brust und im Solarplexus an. Der ganze Körper wird warm und leicht.

„Ich sehe mich tanzen. Fühle mich freudig – kehre heim ins goldene Licht."

Verschleimte Atemwege, Husten und depressive Verstimmung.

Akupunktur: 1–2 cm senkrecht oder etwas schräg nach medial.

Feng Lóng ist ein wichtiger Fernpunkt der Lunge, er unterstützt das Aushusten des Schleims – Halsschmerzen, Bronchitis mit zähem Schleim und Asthma bronchiale.

Schluckauf, Magenkrämpfe, Verstopfung.

Erkrankungen von Magen, Darm und Leber.

In- und exkretorische Pankreas-Insuffizienz.

Feng Lóng löst auch den „geistigen Schleim": Er hilft bei Unruhe und Schlaflosigkeit und gegen die ständige Gedankenflut und gegen zwanghaftes Denken – am besten in Kombination mit Tài Bái (MP3).

Kopfschmerzen, Schwindel und Epilepsie.

Ma 41 Jiě Xi
Löst das Flüsschen

Funktion: Jing Xué (Flusspunkt), Feuerpunkt der Erde – Tonisierungspunkt.

Lage: In der Einsenkung in der Mitte der Querfalte des vorderen Sprunggelenks, zwischen den Sehnen der Mm. extensor hallucis longus und extensor digitorum longus.

Akupressur: Den Fuß zum Finden des Punkts und am Beginn des Drückens langsam auf und ab bewegen lassen. Druckstärke 3–4.

Da Jiě Xi als Tonisierungspunkt die Verdauungstätigkeit des Magens anregt, verspürt man manchmal kräftigen Appetit.

Er wärmt und entspannt den Bauch und regt die Darmperistaltik an. Im psychischen Bereich – Jiě Xi ist der Feuerpunkt – löst er den Stau, bringt in Bewegung und macht gleichzeitig wach und entspannt.

„Das Qì steigt hoch durch die Mitte des Körpers – mir wurde warm."

„Ich spüre im ganzen Körper eine Hitze von unten nach oben – alles ist heiß und weit und angenehm." „Ich spüre eine Entspannung im Magen. An der Rückseite des Beckens fühle ich eine wohlige Wärme."

„Mir ist punktuell heiß. An manchen Körperteilen könnte ich Spiegeleier kochen. Die Fußsohlen sind gut entspannt und durchblutet."

„Ich fühle heiße Fußsohlen, heiß kochende Niere 1. Wärme steigt auf."

„Ich spüre Brennnesseln in den Vorfüßen."

„Es fühlt sich an, als wären meine Füße die Erdoberfläche – ich fühle mich klar und verwurzelt."

Ähnlich wie Shàng Jù Xu (Ma 37) kann Jiě Xi ein Zugang zu Kindheitserlebnissen sein: die Erinnerungen haben oft Gefühle zu den Eltern zum Inhalt, wie z.B. Schuldgefühle, Verlorenheit, Wut, Freiheitsgefühl und Geborgenheit.

„Ich habe das Gefühl, ich bekomme das Erdelement zurück. Wie mein Partner den Punkt loslässt, fühle ich Lunge 1. Ich fühle mich als Baby in der Gebärmutter. Obwohl meine Eltern nicht glücklich miteinander waren, hat meine Mutter an meinem Vater festgehalten. Dieses Festhalten hat sie dann auf mich übertragen – sie hielt dann an mir fest."

Völlegefühl nach den Mahlzeiten, Appetitmangel, schlaffe Verstopfung.

Schmerzen im Sprunggelenk und kalte Füße.

Kopfschmerzen, Missmut und depressive Verstimmung.

Akupunktur: 5–15 mm senkrecht. Die Schlagader des Fußrückens vermeiden.

Atonie und Hyposekretion des Magens, Appetitlosigkeit.

Da Jiě Xi die Magensäuresekretion anregt, ist seine Verwendung bei Sodbrennen, Gastritis und Magengeschwür, aber auch bei Magenkrämpfen nicht angezeigt.

Schwellungen, Schmerzen und Bewegungseinschränkungen im Sprunggelenk.

Schweißfüße, Schwellung des Fußrückens.

Ma 42 Chong Yáng
Voller Schwung des Yáng

Funktion: Yuán Xué (Quellpunkt) – Verbindung zu MP4.

Tor zu den Fuß-Chakren.

Tor zur Erde.

Lage: Am höchsten Punkt des Fußrückens, knapp neben der Schlagader, über dem Gelenk des Kahnbeins mit den Keilbeinen II und III.

Akupressur: Druckstärke 1–2.

Chong Yáng wirkt tief entspannend. Der Bauch wird weich, die Darmperistaltik wird angeregt. Oft macht er ein wohliges und genüssliches Gefühl im Bauch.

Chong Yáng aktiviert die Fuß-Chakren – er macht warme Füße und erdet. Er stärkt den Kontakt zum Boden und zur Erde. Oft sieht man Bilder von Tieren und Natur.

„Ein Einstieg in eine Höhle. Drinnen ist eine Bärenmutter mit einem Jungen, das gesäugt wird. Feuchter und erdiger Geruch."

„Erinnerung an einen Naturfilm über Afrika: Pelikane an einem See, der See trocknet ein, die Eltern fliegen weg und lassen die Vogelkinder zurück. Die kleinen Vögel suchen Wasser. Ich fühle Traurigkeit über die Vogelkinder, dann Einsamkeit."

„Ich bin auf einer Südseeinsel, die mir alleine gehört, stehe im Wasser, umgeben von Palmen. Zuversicht, ich brauch' nur mich. Es ist absolute Stille."

Akupunktur: 3–6 mm senkrecht. Die Schlagader vermeiden.

Als Quellpunkt wirkt Chong Yáng ausgleichend auf die Magensäureproduktion und Magenperistaltik: Hyper- und Hyposekretion, Hyper- und Subazidität, Appetitlosigkeit, Sodbrennen, Magenkrämpfe und Erbrechen.

Blähungen, atonische und spastische Obstipation.

Zahnfleischentzündung, Zahnschmerzen, Fazialisparese und Sensibilitätsstörungen im Gesichtsbereich.

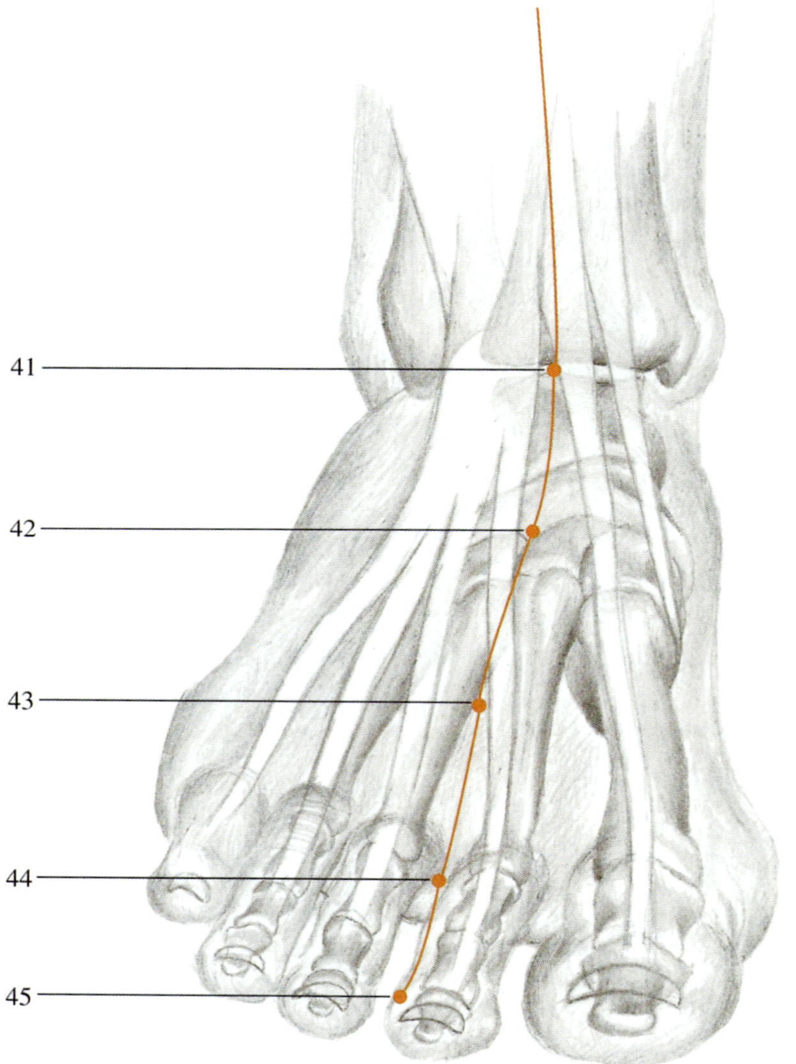

▶ **Abb. 8.20** Magen: Ma 41–Ma 45.

Nervöse Anspannung, Unruhe und Übererregbarkeit.

Schmerzen am Fußrücken, Durchblutungs- und Sensibilitätsstörungen der Füße, Paresen der Beine.

Ma 43 Xiàn Gŭ Ins Tal fallen

Funktion: Shu Xué (Strömungspunkt), Holzpunkt.

Lage: In der Vertiefung knapp distal der proximalen Gelenkverbindung des zweiten und dritten Mittelfußknochens.

Akupressur: Mit dem Zeigefinger drücken. Druckstärke 3–4.

Xiàn Gŭ wirkt tief entspannend und einschläfernd, als Holzpunkt bei manchen Menschen aber auch anregend und aktivierend.

Die Bilder, die man sieht, haben häufig mit Essen und Natur zu tun.

Xiàn Gŭ stärkt den Bezug zu den Füßen.

„Kein Zeitgefühl. Habe meine Füße wie Fische gefühlt. Der Fingerdruck macht sie reglos und still."

Kopf- und Bauchschmerzen.

Kalte Füße. Nervöse Anspannung und Schlaflosigkeit.

Akupunktur: 5–10 mm senkrecht.

Wichtiger Punkt bei Zahn- und Kopfschmerzen.

Ödeme des Gesichts.

Bauchkrämpfe und Blähungen.

Schmerzen und Schwellungen der Füße, Knöchelödeme.

Ma 44 Nèi Tíng Innerer Hof

Funktion: Yíng Xué (Bachpunkt), Wasserpunkt der Erde – zweiter Sedierungspunkt.

Lage: In der Schwimmhaut zwischen der zweiten und dritten Zehe, 5 fen proximal des Schwimmhautrandes.

Akupressur: Mit dem Zeigefinger drücken. Druckstärke 2–3.

Man fühlt sich tief entspannt und schwer.

Wie bei Chong Yáng (Ma 42) und Xiàn Gŭ (Ma 43) sieht man oft Bilder von Mutter Natur, wie bei Shàng Jù Xu (Ma 37) und Jiě Xi (Ma 41) auch Bilder aus der Kindheit, vor allem von der Beziehung zur Mutter.

Zahn- und Kopfschmerzen.

Bauchschmerzen und Regelbeschwerden.

Kalte Füße. Nervöse Anspannung und Schlaflosigkeit.

Akupunktur: 3–10 mm schräg in Richtung Yŏng Quán (N 1).

Wichtiger analgetischer Punkt bei Zahn- und Bauchschmerzen. Elektrostimulation bei starken Schmerzzuständen und in der Anästhesie.

Trigeminusneuralgie und Fazialisparese.

Verdauungsstörungen, Sodbrennen, Magenkrämpfe und Gastritis.

Albträume, unruhiger Schlaf.

Ma 45 Lì Duì Schonungsloser Wechsel

Funktion: Jĭng Xué (Brunnenpunkt), Metallpunkt der Erde – Sedierungspunkt.

Lage: 1 mm proximal und lateral vom äußeren Nagelwinkel der zweiten Zehe.

Akupressur: Mit dem Fingernagel des Daumens drücken, der Zeigefinger fixiert den zweiten Zeh an seiner Unterseite, sodass er nicht weggleitet. Druckstärke 1.

Bei akuten Beschwerden – Sodbrennen, verdorbener Magen, Kater, Übelkeit und Erbrechen, Zahn- und Kopfschmerzen – fest mit dem Fingernagel drücken: Druckstärke 2–5.

„Ich spüre eine innere Ruhe. Mein Magen knurrt, ich spüre ein Hungergefühl, ein unangenehes Brennen im Magen."

„Mein Magen fühlt sich an wie ein Kloß."

„Die Peristaltik im Magen nimmt zu. Die Spannung im Magen löst sich, was ich als sehr angenehm empfinde. Die Nachwirkung ist jenes Gefühl, das man kurz vor dem Schlechtwerden beim Autofahren hat."

„Ich spüre eine Entspannung in den müden Augen."

„Ich fühle Elan und Strenge. Fühle mich alt und ernst. Meine Mundwinkel sind hoch, aber ohne zu lächeln."

Im psychischen Bereich verarbeitet man manchmal Themen wie Liebe und Eifersucht.

Wenn der Magen gesund und man reinen Gewissens ist, wirkt er entspannend.

Akupunktur: 1–2 mm schräg gegen den Meridianverlauf.

Lì Duì senkt die Magensäureproduktion und beruhigt die Peristaltik – Hypersekretion und Hyperazidität des Magens, Magenschmerzen, Gastritis, Magen- und Zwölffingerdarmgeschwür.

Man isst viel, hat ständig Hunger und bleibt mager.

Spastische Obstipation, Durchfälle und Bauchwassersucht.

Trigeminusneuralgie und Fazialisparese.

Angstzustände und Neurasthenie.

Lǐ Duì – auch Grausame Bezahlung genannt – eignet sich hervorragend als Katerpunkt nach Alkoholexzessen. Wenn dabei auch zu viel geraucht wurde und man kaum aus den Augen schauen kann, empfiehlt sich die Kombination mit Yú Jì (Lu 10).

8.5.7 Diagnostische Kriterien der Magenfunktion

► Tab. 8.16 Diagnostische Kriterien der Magenfunktion.

Heiße Symptome, Fülle	Kalte Symptome, Leere
Gute Verdauung, isst gerne Immer hungrig, kann es ohne Essen nicht aushalten Braucht stark gewürztes Essen Mag süß nicht besonders Sehr durstig Bevorzugt kalte Getränke	Schlechte Verdauung, braucht nicht viel Essen wenig Appetit, Völlegefühl nach den Mahlzeiten Rülpst viel Hat ein Verlangen nach süß Wenig Durst Bevorzugt warme Getränke
Körperbau: kein Fett, dünn, mager, wenig Muskeln Lippen: trocken, rot, Neigung zu Herpes Mund: schlechter, meist saurer Mundgeruch Schmerzen und Schwellung des Zahnfleisches Zunge: trocken, gelblicher Belag Magen: Hypersekretion Hyperazidität, Sodbrennen Gastritis mit brennenden Schmerzen, Magengeschwür Symptomverschlimmerung nach dem Essen und bei Hitze, Besserung bei Kälte und Feuchte	Viel Fett, Übergewicht, kann schwer abnehmen Bleiche Lippen Bleiche Zunge mit gut haftendem weißlichem Belag Hyposekretion, Subazidität Das Essen liegt lange im Magen Geschwollener, schmerzhafter Oberbauch Unverdaute Partikel im Stuhl Symptomverschlimmerung bei Kälte und Feuchte Besserung bei Hitze und Bewegung
Extravertiert, flirtet gern Braucht viel Zuneigung, gibt viel Hat viele Affären Orales Verhalten: „Liebe geht durch den Magen" Gier	Klammerndes Verhalten in Beziehungen Kann Zuneigung schlecht annehmen Kann sich nicht entscheiden, ob er/sie sich einlassen will

8.5.8 Diagnostische Kriterien des Magenmeridians

► Tab. 8.17 Diagnostische Kriterien des Magenmeridians.

Fülle	Leere
Schmerzhafte Erkrankungen im Meridianverlauf, z. B. Herz-, Rippen- und Bauchschmerzen. Die Vorderseite des Körpers ist heiß, aber auch sehr kälteempfindlich. Zuckt bei Berührung von Brust und Bauch zurück, übererregbar, Berührung wird leicht als zu viel empfunden.	Kühle Vorderseite, nicht sehr kälteempfindlich; kalte Beine, eiskalte Füße. Berührung und Akupressur von Brust und Bauch wird als angenehm empfunden. Kann stundenlang in der Sonne liegen. Geschwollener Bauch, Aszites.

8.6 Der Meridian des Milz-Pankreas

Der Milz-Pankreas-Meridian ist der Yin-Meridian der Erde.

- Gekoppeltes Yáng-Organ: **Magen**
- Gewebe: **Binde- und Fettgewebe**
- Sinnesorgan: **Haut**
- Sinn: **tasten und berühren**
- Körperflüssigkeit: **Bauchspeichel und Lymphe**
- Gesichtsfarbe bei Krankheit: **gelblich**
- Geruch bei Krankheit oder Störung: **unangenehm süßlich, ekelerregend**
- Klangfarbe der Stimme: **angenehm, melodisch, singend; jammernd, kläglich**
- Von Milz und Pankreas ausgehende Gefühle: **Mitgefühl, mütterliche Liebe, Freundlichkeit; Selbstsicherheit, Gelassenheit; Sorge, Selbstmitleid, Zwanghaftigkeit, Gier**
- Verhalten bei Stress: **Sturheit, Uneinsichtigkeit**
- Krankmachendes Klima: **Feuchtigkeit**
- Jahreszeit: **Nachsommer und der Übergang zwischen den Jahreszeiten**
- Richtung der Kraft: **Aufbauen und Verbinden**

Das Qì fließt vom Magenmeridian in den Meridian des Milz-Pankreas und von diesem in den Herzmeridian.

Der Milz-Pankreas bildet mit der Lunge die äußerste Energieschicht des Yin, das Tài Yin, das höchste Yin.

8.6.1 Oberflächlicher Verlauf

Der Meridian beginnt am medialen Nagelfalzwinkel der großen Zehe und zieht an der Grenze von roter und weißer Haut über die Innenkante des Fußes zum Innenknöchel (MP 5). Er überkreuzt diesen und fließt an der Innenseite des Unterschenkels in der Furche zwischen dem Hinterrand des Schienbeins und der Muskulatur (M. tibialis posterior, M. flexor digitorum longus, M. triceps surae) größtenteils im gleichen Bindegewebsbett mit dem Lebermeridian. Nach der Abzweigung des Lebermeridians gelangt er zum Innenknorren (Condylus medialis) des Schienbeins und über die mediale Seite des Kniegelenks zum Oberschenkel (s. Abb. 8.21).

Er zieht über die Kuppe des M. vastus medialis und an der Innenseite des Oberschenkels aufwärts, bis er in Ji Mén (MP 11) auf den M. sartorius und die Arteria femoralis trifft – ein wenig proximal von ihrem Eintritt in den Adduktorenkanal. Von da an verläuft er – unter dem Schneidermuskel hindurch und im gleichen Bindegewebsbett mit dem Nervus femoralis und den Vasa femoralia – zur Leiste und fließt durch die Lacuna vasorum unter dem Leistenband hindurch (MP 12).

Im Großen und Ganzen verläuft der Meridian des Milz-Pankreas am Bein parallel zur Vena saphena magna, zum Nervus saphenus und zu seinem Ursprungsstamm, dem Nervus femoralis. Viele seiner Wirkungen bei Durchblutungs- und Sensibilitätsstörungen der Innen- und Vorderfläche des Beins können aus diesem engen Kontakt erklärt werden. Auch die Wirkung von Dì Ji (MP 8) bei Hexenschuss und Lendenwirbelsäulen-Syndrom wird durch die Herkunft des Nervus femoralis aus dem Plexus lumbalis (L 1–L 4) verständlich.

Am Bauch fließt der Meridian in der Rille zwischen dem M. rectus abdominis und der seitlichen Bauchmuskulatur aufwärts bis zum Rippenbogen. Ein Seitenast fließt von Fŭ Shè (MP 13) zum Rèn Mài, zu Zhong Ji (Rèn 3) und Guan Yuán (Rèn 4). Von Guan Yuán aus mündet er wieder bei Fù Jié (MP 14) in den Hauptmeridian. Dieser Seitenast ist für die meisten Wirkungen des Milz-Pankreas auf das Urogenitalsystem verantwortlich. Eine weitere energetische Verbindung zum Urogenitaltrakt geht von Gong Sun (MP 4) aus – über den Wundermeridian Chong Mài. Ein anderer Seitenast fließt von Dà Héng (MP 15) über Xià Wăn (Rèn 10) zu Fù Ai (MP 16) im Oberbauch. In Xià Wăn entspringt der tiefe Ast des Meridians zu Magen und Milz.

Von Fù Ai aus wendet sich der Meridian schräg nach außen und oben über den Rippenbogen und zieht auf der Brust, 6 cun von der Mittellinie entfernt, über den großen Brustmuskel kerzengerade nach oben bis zum zweiten Zwischenrippenraum (MP 20).

Mit einer scharfen Biegung zieht der Meridian von dort nach unten und außen zum seitlichen Brustzentrum (MP 21), das sich nach chinesischen Angaben meist im achten Zwischenrippenraum befindet.

In Zhou Róng (MP 20) zweigt ein Luo-Gefäß ab zu Zhong Fŭ (Lu 1): es dient als Regulierungsventil im Tài Yin, der äußersten Energieschicht des Yin, die von Lunge und Milz-Pankreas gebildet wird.

8.6.2 Tiefer Verlauf

Der tiefe Ast des Milz-Pankreas-Meridians beginnt in Xià Wăn (Rèn 10). Er teilt sich in einen Ast zum Magen und in einen anderen zu Bauchspeicheldrüse und Milz.

Der Magenast fließt aufwärts durch das Foramen venae cavae des Zwerchfells zum Herzen und in den tiefen Ast des Herzmeridians (s. Abb. 8.22).

Eine energetische Verbindung besteht von MP 20 aus über Lu 1 und die Speiseröhre zum Zungengrund. Die Wirkung auf Hals und Rachen ist bei MP 4 und MP 16 deutlich zu spüren.

Die Wirkung von Yĭn Bái (MP 1) und Tài Bái (MP 3) auf die Hypophyse dürfte über den Magenast zum Herzen

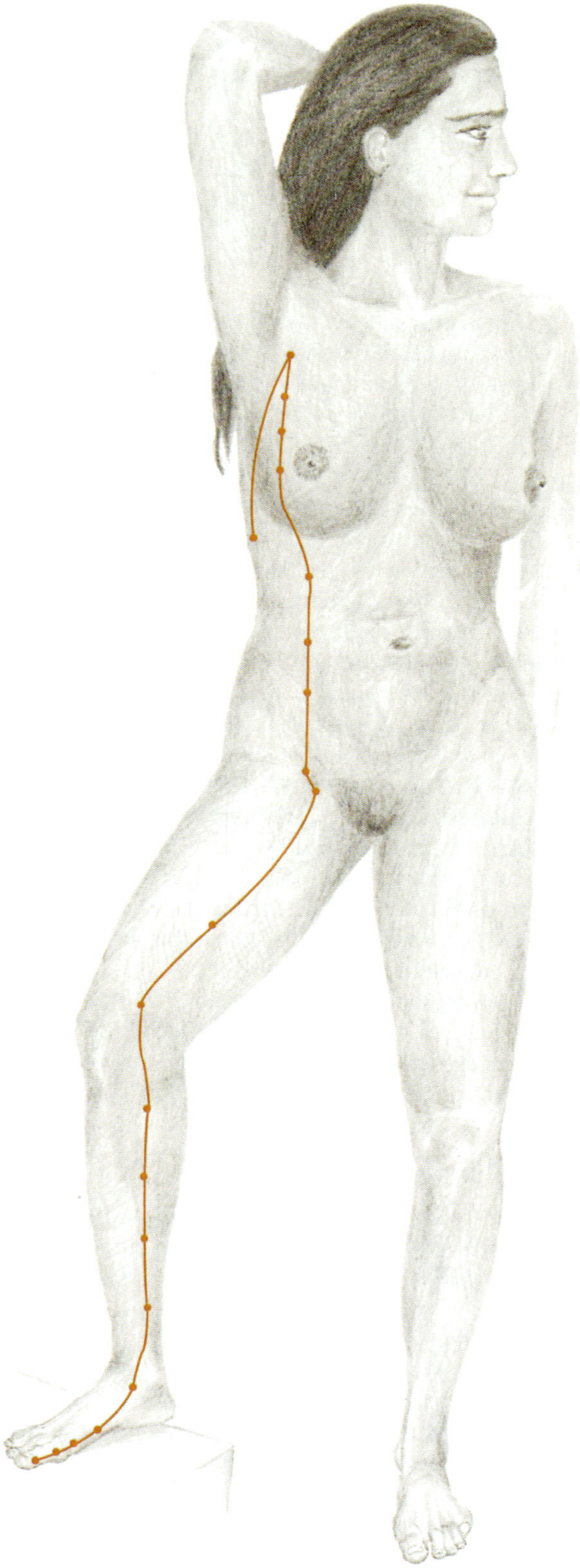

▶ **Abb. 8.21** Milz-Pankreas, oberflächlicher Verlauf.

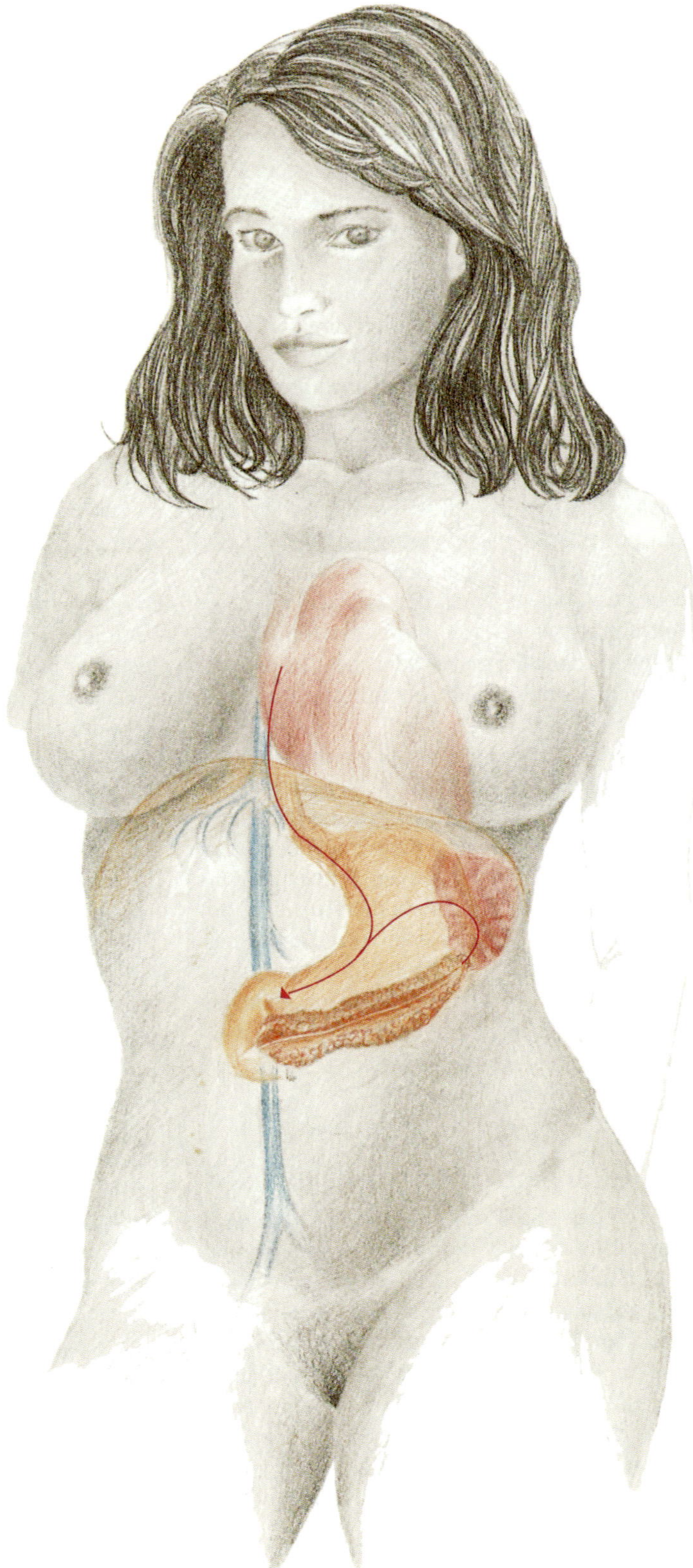

▶ **Abb. 8.22** Milz-Pankreas, tiefer Verlauf.

zustande kommen – die Hypophyse ist der obere Wohnsitz des Shén.

8.6.3 Aufgaben des Milz-Pankreas

Der chinesische Organbegriff der Milz umfasst mehrere Organe und Gewebe der westlichen Medizin: den exokrinen Anteil des Pankreas (der Bauchspeicheldrüse) und das reticuloendotheliale System, kurz RES genannt.

Der exokrine Teil des Pankreas bildet den Bauchspeichel, der den in Mund und Magen begonnenen Verdauungsprozess zu Ende führt. Er enthält Enzymvorstufen für die Aufspaltung von Eiweißen, Fetten und Kohlenhydraten, die im Zwölffingerdarm und Dünndarm zu wirksamen Enzymen aktiviert werden.

Das RES ist ein Netzwerk von retikulärem Bindegewebe und Endothelien, das den ganzen Körper durchzieht. Zum einen Teil besteht es aus den lymphatischen Geweben und Organen: der Milz, den Lymphgefäßen und Lymphknoten, den Mandeln, dem Appendix und der Thymusdrüse. Zum anderen Teil umfasst es das rote blutbildende Knochenmark, die Kupfferschen Sternzellen der Leber und das Bindegewebe der Darmschleimhaut mit seinen zahlreichen Lymphfollikeln.

Die „Milz" ist das Mutterorgan des physischen Körpers. Sie sorgt in verschiedener Weise für seinen Aufbau, für seine Ernährung und Erhaltung. Sie passt die Nahrungssubstanzen den körperlichen Bedürfnissen an, übernimmt auch den Transport der aufgespaltenen Fettbestandteile über das Lymphsystem ins Blut. Sie bildet aber nicht nur die Grundlage für die Versorgung jeder einzelnen Körperzelle mit Nährstoffen, sondern auch für ihre Versorgung mit Sauerstoff durch die im roten Knochenmark gebildeten Erythrozyten. Für den Schutz des Körpers sorgt die „Milz" durch die Arbeit des Immunsystems, dessen verschiedene Komponenten ihr angehören.

8.6.4 Akupressur und Akupunktur

Die Akupunktur des Milz-Pankreas-Meridians hat eine aufbauende und stärkende Wirkung auf den Organismus. Die Verdauungsfunktionen werden verbessert, Durchfälle und Verstopfung können behandelt werden, auch leichte Formen von Pankreatitis. Das Immunsystem wird gestärkt, Infektanfälligkeit nimmt ab, Punkte wie MP 6 und MP 10 werden bei Allergien und Autoimmunerkrankungen verwendet. Der Lymphfluss wird angeregt und damit die Entwässerung, der Abtransport von „überflüssigem" Wasser aus dem Gewebe zurück ins Blut. Das Bindegewebe und auch die Haut werden straffer (die Milz reguliert den Tonus der Haut). Mit Akupunktur werden Hauterkrankungen, Ödeme, Schwellungen und Aszites behandelt.

Der Milz-Pankreas-Meridian hat eine enge Verbindung zu der Funktion der Sexualorgane, seine Punkte wirken bei Menstruationsbeschwerden (die Milz reguliert das Blut), Schmerzen und Schwellungen der Brüste, vor allem in Zusammenhang mit der Regel, Unfruchtbarkeit, Frigidität und Impotenz.

Akupunktur des Milz-Pankreas-Meridians hilft, wenn ein Mensch seine Mitte verloren hat, wenn er aus dem Gleichgewicht geraten ist. Sie hilft, wenn der Geist aus dem Gleichgewicht geraten ist und jemand ohne Unterlass grübelt und nachdenkt oder sich in fixe Ideen verrannt hat. Sie unterstützt die Konzentrationsfähigkeit beim Lernen und das Gedächtnis, das Aufbewahren von Information. Sie hilft, wenn Gefühlszustände übermächtig geworden sind: Erde dämmt das Wasser; Angstzustände und Verwirrung werden verringert. Erde holt sich als Sohn des Feuers Energie von seiner Mutter; übermäßige Erregung und Hysterie werden gedämpft. Sie hilft auch, wenn jemand lieblos ist und auf andere Menschen keine Rücksicht nimmt, wenn er seine eigenen Ziele – das Holz – auf Kosten anderer verwirklicht. Und schließlich hilft sie, wenn ein Mensch tief verunsichert ist, wenn er sich in seiner Haut nicht wohl und von den anderen grundsätzlich nicht akzeptiert fühlt, mit einem Wort – wenn er eine schwache Erde hat.

Die Akupressur des Milz-Pankreas-Meridians stärkt das Yin. Sie hilft uns, weich zu werden, angenehm süß und erdig, und tief zu entspannen. Sie beruhigt die bei manchen Menschen unablässige Kette der Gedanken, das ewige Nach-Denken oder Vor-Denken, das bei vielen schon so automatisch geworden ist, dass es gar nicht mehr als Störung des Da-Seins empfunden wird.

Die Akupressur des Milz-Pankreas-Meridians entspannt den Bauch und die Sexualregion, sie macht empfänglich, im engeren und im weiteren Sinne. Sie wirkt entkrampfend bei Regel- und Verdauungsbeschwerden und vertieft die Atmung in die Flanken. Regelmäßige Akupressur oder Moxa der Milzpunkte macht schlanke Beine – sofern gleichzeitig das Holz gekräftigt wird und Wasseransammlungen in den Beinen nicht von einem schwachen Herzen, einer schwachen Mutter, herrühren.

Die Akupressur des Milz-Pankreas-Meridians erweckt die Zärtlichkeit, man fühlt sich wohlig und weich.

8.6.5 Die wichtigsten Punkte

▶ Tab. 8.18 Die wichtigsten Punkte des Milz-Pankreas-Meridians.

MP 6	**San Yin Jiao** Meisterpunkt des Beckens Regulierende Wirkung auf das Immunsystem
MP 4	**Gong Sun** Luò Xué – Verbindung zu Ma 42
MP 1	**Yǐn Bái** Jǐng Xué (Brunnenpunkt), Holzpunkt
MP 2	**Dà Du** Yíng Xué (Bachpunkt), Feuerpunkt der Erde – Tonisierungspunkt
MP 3	**Tài Bái** Yuán Xué (Quellpunkt), Shu Xué (Strömungspunkt) Erdpunkt der Erde – Stundenpunkt
MP 5	**Shang Qiu** Jing Xué (Flusspunkt), Metallpunkt der Erde – Sedierungspunkt
MP 9	**Yin Líng Quán** Hé Xué (Meerpunkt), Wasserpunkt der Erde – zweiter Sedierungspunkt
MP 10	**Xuè Hǎi** Regulierende Wirkung auf das Immunsystem
Le 13	**Zhang Mén** Mù Xué (Sammelpunkt) des Milz-Pankreas Meisterpunkt der Yin-Organe
B 20	**Pí Shu** Leitet das Qì zum Milz-Pankreas

Zeiten höchsten Energieflusses durch den Milz-Pankreas-Meridian (beste Ansprechbarkeit für Akupressur; beste Zeit zur Sedierung): 9–11 Uhr und 21–23 Uhr.
Beste Zeit zur Tonisierung: 11–13 Uhr und 23–1 Uhr.

8.6.6 Verzeichnis der Punkte

MP 1 Yǐn Bái
Verborgener Glanz

Funktion: Jǐng Xué (Brunnenpunkt), Holzpunkt.

Lage: 1 mm proximal und medial vom medialen Nagelwinkel der großen Zehe.

Akupressur: Mit dem Fingernagel des Daumens drücken, der Zeigefinger hält den großen Zeh an seiner Unterseite, sodass er nicht weggleitet. Druckstärke 1.

Bei akuten Beschwerden und in Notfällen fest mit dem Fingernagel drücken. Druckstärke 2–5.

Übelkeit, Bauchschmerzen und Darmkrämpfe.

Unterzuckerung: Schwindelgefühl bei Hunger oder bei Diabetikern nach zu hoch dosierter Insulingabe.

Schwindel durch zu niedrigen Blutdruck und Regelschmerzen – die Milz reguliert das Blut.

Atembeschwerden, Schlafstörungen und Angstträume.

Yǐn Bái fördert die Bauchatmung und entspannt den Oberbauch. Die Darmperistaltik wird angeregt. Man fühlt Ruhe und Frieden.

Yǐn Bái regt den Fluss des Qì an der Innenseite der Beine und vor allem in den weiblichen Geschlechtsorganen an. Füße, Beine und Unterbauch werden warm. Manchmal spürt man eine wellenartige Energiebewegung aufwärts durch den Körper bis zu Kopf und Händen; ein Pulsieren in den Genitalien und sexuelle Erregung.

„Ein weißes Steinbecken, gefüllt mit klarem Wasser, weit und einladend."

„Der weiße Körper einer Frau mit breitem Becken, breiten Schenkeln: Sie symbolisiert Weiblichkeit, Weichheit, Erfüllung und Reichtum."

„Das Bild einer Geburt: Der Kopf des Kindes tritt gerade durch."

„Ein stiller Garten, in dem ich bin, Lust auf Sex und Freude."

„Ein Gefühl der Ausdehnung, erotisierend in der Yoni."

„Ich habe erotische Phantasien und lustvolle Gefühle im Lingam. Ich stelle mir eine zukünftige erotische Situation vor."

Yǐn Bái „macht den Kopf weit" und verfeinert die Hörwahrnehmung, man wird sensibler für Töne und Geräusche. Bei spiritueller Praxis spürt man seine anregende Wirkung auf das Dritte Auge oder Stirn-Chakra: „eine helle weißgelbe Lichtkugel in der Stirnmitte". Er fördert Konzentration und Kontemplation und schärft den Blick für das Wesentliche.

„Eine Helligkeit und Klarheit stellt sich in meinen Gedanken und in meinem Kopf ein – dies ist für mich nicht typisch."

„Ich spüre ein Magenbrennen. Es herrscht Klarheit in meinem Kopf. Ich spüre ein Ziehen vom Magen zur Kehle, dieses ist im unteren Halsbereich abgeschnitten – als hätte ich einen Kloß im Hals. Zuerst habe ich Farben gesehen, diese waren dann schlagartig weg. Geblieben ist die Klarheit im Kopf."

„Ich befinde mich in einem meditativen Zustand ohne Gedanken."

Wie Xíng Jian (Le 2) und Dà Dun (Le 1) ist er gut geeignet für Tantra und Meditation. Den Punkt am Beginn einer Meditation im Schneidersitz beidseits leicht mit dem

Fingernagel halten – Yǐn Bái bringt verborgenen Glanz hervor.

Akupunktur: 1–2 mm schräg oder flach im Meridianverlauf.

Als Jǐng Xué wird er bei Notfällen wie Kreislaufkollaps, Ohnmacht, Schock, kolikartigen Bauchschmerzen und Stoffwechselentgleisungen eingesetzt.

Sowohl bei zu hohem wie bei zu niedrigem Blutdruck in Kombination mit Dà Dun (Le 1).

Als Zusatzmaßnahme oder Erste Hilfe bei diabetischem Koma.

Abnorm starke oder lang anhaltende Monatsblutung und Regelkrämpfe.

Erbrechen, Blähungen, eisig kalte Füße und Hämorrhoiden.

MP 2 Dà Du Große Hauptstadt

Funktion: Yíng Xué (Bachpunkt), Feuerpunkt der Erde – Tonisierungspunkt.

Lage: An der medialen Seite der großen Zehe, im Winkel zwischen Basis und Schaft des Grundglieds.

Akupressur: Mit dem Zeigefinger drücken. Druckstärke 3.

Dà Du entspannt den Oberbauch und regt die Dünndarmperistaltik an. Er macht das Hara kräftig und vital.

Dà Du bringt Feuer in die Milz, er stärkt das Yin der Erde – man fühlt sich tief entspannt und ruhig, man fühlt sich wohl und geborgen.

„Ich sitze auf einer Blumenwiese und spüre die lebendige, volle Erde unter mir. Viel Dankbarkeit und Liebe."

Brust und Herzgegend werden warm und weit, Wärme strömt vom Herzen in Arme und Hände. Wenn man allein ist, fühlt man vielleicht auch Sehnsucht nach einer Umarmung, Sehnsucht nach Liebe und sexuelles Verlangen.

„Aus dem Bauch kommt eine große Kugel aus etwas Stabilem – ich lege mich bäuchlings darüber und verschmelze mit dieser Kugel. Vom Gefühl her wurde alles dunkelrot, ebenso alles rund um mich. Ich empfand dies als sehr angenehm."

Dà Du fördert den Fluss des Qì zum Kopf, gibt geistige Klarheit und stärkt die Konzentrationsfähigkeit.

„Ich fühle ein vibrierendes Gefühl im Nacken. Meine Hör-Wahrnehmung nimmt zu. Mein Kopf fühlt sich warm an."

„Ich habe ein warmes Gesicht."

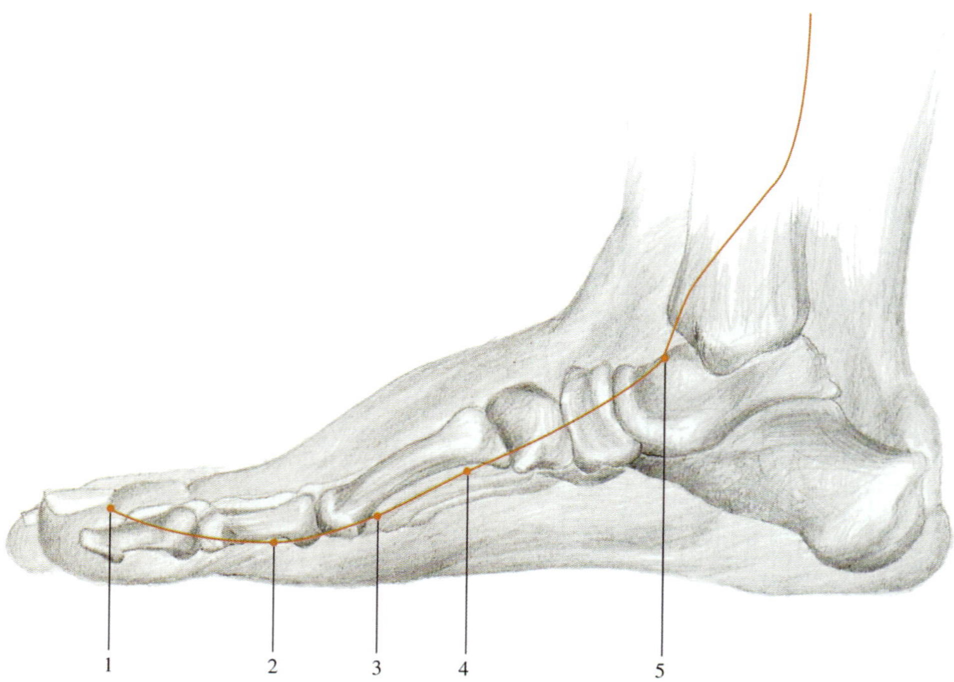

▶ **Abb. 8.23** Milz-Pankreas: MP 1–MP 5.

„Vor der Akupressur hatte ich ein „komisches" Gefühl im Kopf – migräneähnlich. Anschließend war mein Kopf sehr klar."

„Ein warmer Trichter geht von PaM 1 nach oben in die Stirn."

„Helligkeit und Wärme im Stirnbereich – mein Drittes Auge ist aktiviert."

Regelmäßige Akupressur hilft bei Lernschwäche und Konzentrationsmangel – besonders bei Kindern, wenn sie unruhig sind und sich nicht hinsetzen können, um zu lernen.

Appetitlosigkeit und Völlegefühl, das Essen liegt wie ein Stein im Magen – Dà Du fördert die Verdauung.

Akupunktur: 3–6 mm senkrecht, an der Knochenbiegung vorbei.

Als Tonisierungspunkt wird Dà Du bei Insuffizienz der Milz-Pankreas-Funktionen gestochen: bei Appetitlosigkeit, Völlegefühl nach den Mahlzeiten und schlechter Verdauung; bei Malabsorption; bei durch Malabsorption bedingter Anämie; bei chronischer Müdigkeit und Schläfrigkeit, körperlicher und seelischer Erschöpfung; bei Diabetes; bei Leukopenie; bei Anämie durch mangelhafte Erythropoese im Knochenmark.

Krampfartige Oberbauchschmerzen, Erbrechen, Roemheld-Syndrom.

Herzschmerzen und Hypertonie.

Eiskalte Füße, Gichtschmerz der großen Zehe, rheumatische und arthritische Gelenksbeschwerden in den Füßen.

MP 3 Tài Bái
Höchste Helle

Funktion: Yuán Xué (Quellpunkt) – Verbindung zu Ma 40.

Shu Xué (Strömungspunkt), Erdpunkt der Erde – Stundenpunkt.

Lage: Am inneren Fußrand, im Winkel zwischen Köpfchen und Schaft des ersten Mittelfußknochens.

Akupressur: Mit Daumen oder Zeigefinger drücken. Druckstärke 3–4.

Tài Bái hilft bei Verdauungsstörungen und Regelbeschwerden.

Tài Bái gibt Ruhe, Gelassenheit und inneren Frieden. Man fühlt sich geborgen. Er macht den Körper warm, Brust und Herz weit und weich. Manchmal bekommt man das Gefühl, zu zerfließen.

„Ich habe das Gefühl, als ob ich von Rèn 6 aus überall im Körper hin atmen könnte – als ob ich weit wär', grenzenlos. Dann ein Bild: ein sehr dunkelblaues Meer, links ein Felsen, der weit ins Meer hineinragt, mit einem Torbogen aus Fels."

„Im linken Oberbauch spüre ich Druck. Ich fühle mich zusammengekauert wie eine Schnecke am Boden. Um mich herum ist es dunkel. Meine Aufmerksamkeit geht nach innen – ich wollte für mich alleine sein."

Die Eigenschaften der Erde sind Beständigkeit, Ausdauer und Zentriertheit – Tài Bái ist der Erdpunkt der Erde.

„Becken und Leiste sind entspannt. Ein Gefühl, als ob ich bereit bin, lange Schwerarbeit zu leisten: Holz hacken oder ein Feld pflügen."

Die Eigenschaften der Erde sind auch Weiblichkeit und Fruchtbarkeit. Tài Bái regt den Energiefluss in der Gebärmutter, in den Eierstöcken und in der Scheide an. Oft wirkt er sexuell belebend und erregend.

„Lustvoll vibriert die Yoni."

„Ich fühle leichte sexuelle Eregung."

Manchmal erinnert frau sich auch an erotische und sexuelle Erlebnisse, von der jüngeren Vergangenheit bis zurück zu Formen kindlicher Sexualität.

„Ich sehe mich als vierjähriges Mädchen, klein, blond und dick. Ich bin in der Sandkiste, wälze mich lachend auf dem Rücken und werde gekitzelt."

Der Name Höchste Helle ist ein Hinweis auf die spirituelle Bedeutung des Punkts: das Zeichen Bai bedeutet „weiß", „klar" und „hell" und wird zur Bezeichnung von Punkten – wie z. B. Yǐn Bái (MP 1), Sì Bái (Ma 2) und Yáng Bái (G 14) – verwendet, die das Dritte Auge anregen: Man bekommt Zugang zu einer Bilderwelt der Seele, die unter den Alltagsgedanken verborgen liegt. Der Punkt Yǐn Bái heißt deshalb: Verborgene Helle, Verborgener Glanz.

„Eine satt-gelbe Energie ist in meinem Körperinnenraum. Ruhe und Gelassenheit. Ich sehe einen bronzefarbenen Buddha in einem halbdunklen Tempel. Ein paar Kerzen brennen. Das Bild hat braune, warme Farben."

„Eine Lotusblume, die sich öffnet, die auseinanderfließt. Ganz viele Blüten kommen aus der Mitte nach und fließen auseinander. In der Mitte entsteht ein stiller See, ich tauche geräuschlos in den See hinein. Es ist weder Tag noch Nacht."

„Das Dritte Auge hängt wie ein Mondstein im Kopf – sehr zentral. Das Dritte Auge ist ein Vollmond, das Innere des Kopfes eine nächtlich-schwarze Vollmondlandschaft – ich sehe Pferdekoppeln, große alte Bäume, Wiesen, Natur. Es erklingt die Mondscheinsonate."

„Ich sehe rosa, blau und viele abstrakte Formen."

„Ich sehe weinrot, blau, runde oder flächige Formen."

Wie Yǐn Bái und Xíng Jian (Le 2) ist Tài Bái gut geeignet für Tantra und Meditation. Den Punkt am Beginn einer Meditation beidseits eine Weile halten – er stärkt die

Fähigkeit, längere Zeit nach innen zu schauen, in die Dämmerzone des Bewusstseins.

Akupunktur: 3–10 mm senkrecht.

Als Quellpunkt gleicht Tài Bái die Energie im Milz-Pankreas-Meridian aus: Menstruationsstörungen, Zwischenblutungen, Blutungen nach der Entbindung; Verdauungsbeschwerden wie Blähsucht, Verstopfung und Durchfall; exkretorische und inkretorische Pankreas-Insuffizienz – Tài Bái ist ein Hauptpunkt bei der Behandlung von Verdauungsschwäche, Magerkeit und Diabetes; Herzschmerzen, Angina pectoris und Bradykardie.

Füllestörungen des Magenmeridians wie Magenschmerzen, Übelkeit, Erbrechen und Darmkolik – Tài Bái nimmt überschüssiges Qì über das Luo-Gefäß auf und leitet es in den Milz-Pankreas-Meridian.

Erschöpfung und Schwäche – als Erdpunkt der Erde stärkt er den physischen Körper.

„Tài Bái fühlt sich wie das Steh-Zentrum an – da, wo die Verwurzelung ist."

Kopfschmerzen, Konzentrationsmangel und Gedächtnisschwäche – Tài Bái stärkt die geistige Kraft der Erde, die in der chinesischen Tradition Yì genannt wird: Ihre Essenz ist ruhiger und konzentrierter Intellekt.

Bei Gedächtnisschwäche in Kombination mit Pí Shu (B20), Xin Shu (B15) und Shén Dào (Du11).

Hämorrhoiden und Paresen der Beine.

MP4 Gong Sun
Enkel des Landesfürsten

Funktion: Luò Xué – Verbindung zu Ma42.
Meisterpunkt des Wundermeridians Chong Mài.

Lage: Am inneren Fußrand, im Winkel zwischen Basis und Schaft des ersten Mittelfußknochens.

Akupressur: Mit Daumen oder Zeigefinger drücken. Druckstärke 3–4.

Gong Sun hilft bei Bauchschmerzen, Übelkeit, Verdauungsstörungen und Regelbeschwerden.

Er wärmt und entspannt, man fühlt sich aufgehoben, wohlig und weich. Er macht die Brust weit und regt den Fluss des Qì in der Gebärmutter und in den Eierstöcken an. Als Luò Xué wirkt er auf den Magen.

Als Meisterpunkt des Chong Mài eröffnet er manchmal einen Zugang zu tiefen Bereichen des Seins und der Sexualität.

„Eine Schlange, die tanzt. Sie kriecht über meinen Bauch – ein sehr angenehmes Gefühl. Sie windet sich wie ein Gürtel um die Hüften."

„Aus meinen Schamlippen wächst eine gelbe Blüte. Sie öffnet sich, wird immer größer, wird zu einer weiß-gelben Seerose in einem Teich. Aus ihr entstehen immer mehr Seerosen, sie füllen das Bild ganz aus."

Als Meisterpunkt des Chong Mài taucht er den Innenraum in der Meditation in ein goldenes Licht und stärkt die Aura.

„Eine gelbliche Energiehülle breitet sich von den Knien bis zum Rippenbogen hin aus: Ich fühle mich sehr wohl."

„Ein gelber Energiekreis, wie ein Heiligenschein, kreist in Augenhöhe um meinen Kopf. Er wird zu einer gelben Spirale, die hinauf zum Scheitel-Chakra führt. Ich spüre einen Sog nach oben und fühle mich schwebend."

Wie Yǐn Bái (MP1), Xíng Jian (Le2) und Tài Bái (MP3) ist Gong Sun gut geeignet für Tantra und Meditation. Den Punkt am Beginn einer Meditation im Schneidersitz auf beiden Seiten eine Weile halten.

Akupunktur: 5–15 mm senkrecht.

Als Luò Xué gleicht Gong Sun ein Energiegefälle zwischen Magen- und Milz-Pankreas-Meridian aus: Magenschmerzen, Erbrechen und Speiseröhrenkrampf; Appetitlosigkeit, Verstopfung, Blähungen und Darmkolik. Gong Sun ist ein Hauptpunkt bei der Behandlung von Durchfällen.

Als Meisterpunkt des Chong Mài wirkt Gong Sun auf den Urogenitaltrakt und auf Herz und Hals.

Menstruationsstörungen wie zu starke, ausbleibende oder fehlende Regelblutung und Regelkrämpfe.

Geschlechtskälte, Unfruchtbarkeit und Impotenz.

Harnröhren- und Prostataentzündung. Gong Sun beugt der Entwicklung von Myomen des Uterus und der Vergrößerung der Prostata im Alter vor.

Einleitung und Erleichterung der Geburt; Plazentaretention.

Übererregbarkeit, Herzklopfen, nervöse Herzbeschwerden, Prinzmetal-Angina und Bradykardie.

Krampfzustände und Epilepsie.

Chronische Heiserkeit und Halsentzündungen.

Gewebewassersucht, vor allem im Gesicht.

MP5 Shang Qiu
Vermittelnder Hügel

Funktion: Jing Xué (Flusspunkt), Metallpunkt der Erde – Sedierungspunkt.

Lage: In einer Vertiefung über dem Sprunggelenk, vor und unterhalb der Spitze des Innenknöchels, auf halbem Weg zwischen der Spitze des Innenknöchels und der Tuberositas ossis navicularis.

Akupressur: Mit dem Zeigefinger leicht drücken. Druckstärke 1–2.

Shang Qiu wirkt kräftigend und stärkend. Er regt einen aufwärts gerichteten Energiestrom an: über die Beininnenseite zu Bauch und Brust und den Rèn Mài hoch bis zum Dritten Auge.

Brust und Herz werden weit, man fühlt Offenheit und Vertrauen. Der Verstand ist wach und klar. Manchmal löst Shang Qiu eine Flut von Bildern aus.

„Ich kam mir auf der Matte vor wie Dali's zerfließende Uhr."

„Ich liege am Strand, es ist warm. Kreolinnen in schönen bunten Kleidern mit einem Korb Orangen."

„Ich kleine schwarze Fledermaus häng' verkehrt-'rum am Apfelbaum und schwing' leicht hin und her im Wind. Die Sonne geht auf, ich luge hinter den Flügeln hervor, blinzle in der Sonne und breite die Flügel aus. Ich werde zu einem Schmetterling, fliege von Blüte zu Blüte, bin überall willkommen und darf bleiben, solange ich will."

Schmerzen im Sprunggelenk, müde und kraftlose Beine.

Mutlos und niedergeschlagen, düsteres Herz.

Akupunktur: 5–8 mm senkrecht.

Bauchschmerzen, Darmkrämpfe, Durchfall, Blähsucht, Dünn- und Dickdarmentzündung, spastische Obstipation.

Splenomegalie.

Shang Qiu festigt das Bindegewebe. Er ist ein wichtiger Punkt zur Vorbeugung und Behandlung von allgemeiner Bindegewebsschwäche und Übergewicht; Krampfadern, Hämorrhoiden und Vorfall des Enddarms; Senkung und Vorfall der Gebärmutter.

Schwellungen des Innenknöchels und des Fußes, Schwellungen und Geschwüre der Unterschenkel, dicke Beine.

Übergroßes Selbstmitleid und Jammern, Opferhaltung, grundloses Weinen.

Shang Qiu hilft bei Depressionen, die aus einer Überfülle des Erdelements entstanden sind: zu viele Regeln, zuviel Moral, zuviel „Muss" und „Soll" in den Eingeweiden.

MP6 San Yin Jiao Kreuzung der drei Yin

Funktion: Kreuzungspunkt der drei Yin-Meridiane des Beins.

Meisterpunkt des Beckens.

Regulierende Wirkung auf das Immunsystem.

Lage: An der Innenseite des Unterschenkels, 3 cun oberhalb der Spitze des Innenknöchels, in einer deutlichen Vertiefung zwischen der Hinterkante des Schienbeins und dem M. tibialis posterior.

Akupressur: Mit dem Daumen drücken. Druckstärke 4–5.

San Yin Jiao regt den Energiefluss an der Innenseite der Beine und im Beckengürtel an. Das Qì konzentriert sich in Unterbauch und Becken, der Unterleib und der untere Rücken werden warm oder heiß.

San Yin Jiao regt das Zweite Chakra an: Man spürt eine Hitze in der Lendenwirbelsäule und/oder unterhalb des Nabels zwischen Qì Hăi (Rèn 6) und Guan Yuán (Rèn 4).

Man fühlt sich entspannt, kraftvoll und tief glücklich.

Manchmal spürt man sexuelle Erregung und ein Pulsieren im Unterleib, das sich im ganzen Körper ausbreitet.

Regelbeschwerden, Geschlechtskälte, Anorgasmie, vorzeitiger Samenerguss und Impotenz.

Neigung zu Blasenentzündungen.

Verdauungsstörungen wie Völlegefühl, Blähsucht und Durchfall.

Chronische Müdigkeit und Erschöpfung.

Akupunktur: 5–30 mm senkrecht. In den ersten und letzten Monaten der Schwangerschaft Abortusrisiko bei sedierender Akupunktur.

San Yin Jiao stärkt das Yin. Er wirkt aufbauend und regenerierend, man fühlt sich ruhig und weich.

Als Kreuzungspunkt der drei Yin-Meridiane des Beins wirkt er ausgleichend auf den Qì-Fluss von Milz-Pankreas, Leber und Niere.

San Yin Jiao fördert die Durchblutung in den Beinen und im Becken und steigert die sexuelle Empfindungsfähigkeit.

„Wellen gehen von MP6 aus durch den ganzen Körper, schwappen durch mich durch. Sie werden zu Wellen der Lust. Dann das Gefühl, ich bin in einem Geburtskanal, ich gehe durch, fühle Weiblichkeit, Frausein. Dann das Bild: Elena strahlt mich an."

Im Unterschenkel sind häufig Erinnerungen aus der Kindheit von der Geburt bis zum sechsten Lebensjahr gespeichert.

„Ich fühle meinen rechten Unterschenkel schräg abgetrennt. Ich erinnere mich: ich war sechs, war im Schulbus. Zwei Mädchen schubsen mich herum, ich falle hin, das Knie ist blutig, die weiße Strumpfhose ist zerrissen. Dann das Bild und Gefühl: ein Fliegerangriff, ich bin ein kleines Mädchen, war starr vor Angst, ich hätte weglaufen müssen, um mich herum Mauertrümmer. Zweiter Weltkrieg."

San Yin Jiao ist der wichtigste Fernpunkt bei urogenitalen Erkrankungen und Beschwerden: Schmerzen beim Wasserlassen, Penisschmerzen, Harninkontinenz, Harn-

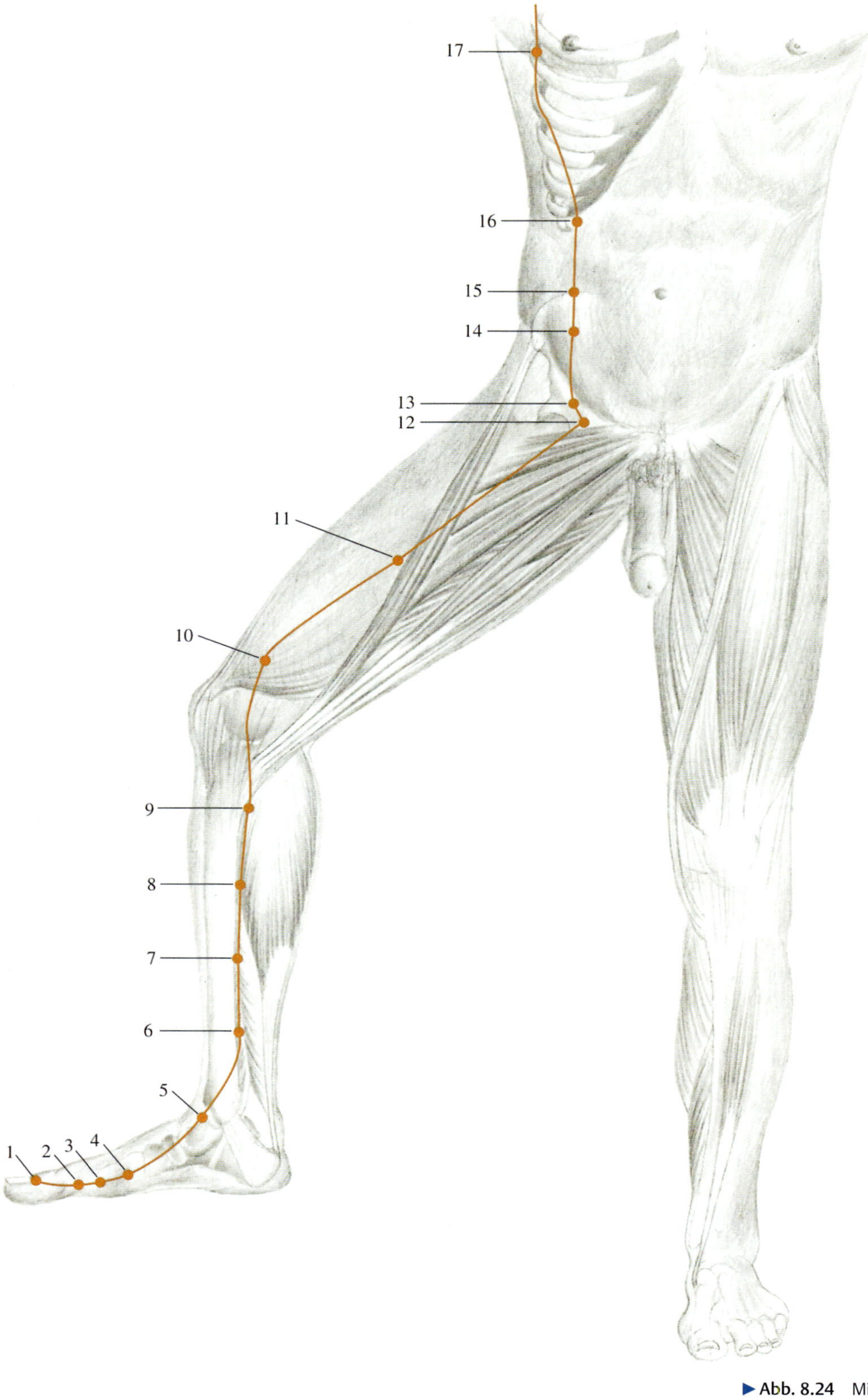

▶ **Abb. 8.24** Milz-Pankreas: MP 1 – MP 17.

röhren- und Hodenentzündung; vaginaler Ausfluss und Menstruationsstörungen wie fehlende, ausbleibende, lang anhaltende und verstärkte Regelblutung, prämenstruelles Syndrom, Regelschmerzen und Regelkrämpfe; Blutungen nach der Entbindung oder einer Fehlgeburt; organische und psychische klimakterielle Beschwerden.

San Yin Jiao wirkt homöostatisch auf Stoffwechsel und Hormonhaushalt, er ist ein Hauptpunkt bei endokrinen Störungen wie Diabetes mellitus. Er wirkt regulierend bei hohem wie bei niedrigem Blutdruck. Auf das Immunsystem hat er ebenfalls eine homöostatische Wirkung: Bei Immunschwäche und Infektionen steigert er die Abwehrkraft, bei Allergien dämpft er überschießende Reaktionen des Immunsystems.

Hauterkrankungen und schlaff werdende Haut – die Milz reguliert den Tonus der Haut.

Durchblutungsstörungen der Beine, Geschwüre am Unterschenkel, Entzündungen der Lymphgefäße und Venen.

Erkrankungen von Leber und Niere.

Depressive Verstimmung und Angstgefühl aus Energiemangel.

MP 7 Lòu Gŭ
Vergessenes Tal

Lage: An der Innenseite des Unterschenkels, 6 cun oberhalb der Spitze des Innenknöchels, in der Rinne zwischen der Hinterkante des Schienbeins und dem langen Zehenbeuger.

Akupressur: Mit dem Daumen drücken. Druckstärke 4–5.

Lòu Gŭ wirkt tief entspannend und macht den Körper warm. Er bewirkt oft ein strömendes Wohlgefühl im Becken, im Bauch und in der Brust. Lòu Gŭ gleicht die Energie im Herz-Chakra aus: Ruhige Menschen verspüren Fröhlichkeit, überaktiven Menschen gibt er eine ruhige Distanz zu den Dingen.

Mutlos und niedergeschlagen, kalte Füße, düsteres Herz.

Akupunktur: 5–25 mm senkrecht.

Durchblutungs- und Sensibilitätsstörungen der Unterschenkel, rheumatische Knieschmerzen.

Völlegefühl, Blähsucht und mangelhafte Auswertung der Nahrung.

MP 8 Dì Ji
Kraft der Erde

Funktion: Xì Xué (Spaltenpunkt).

Lage: An der Innenseite des Unterschenkels, 9 cun oberhalb der Spitze des Innenknöchels oder 3 cun unterhalb von MP 9, zwischen der Hinterkante des Schienbeins und dem Innenrand des Wadenmuskels.

Akupressur: Mit dem Daumen drücken. Druckstärke 4–5.

Dì Ji wirkt tief entspannend und gleichzeitig aufladend und tonisierend „wie Mineralwasser mit viel Kohlensäure". Man fühlt sich wach, lebendig und aufnahmefähig. Manchmal weckt er die Sehnsucht nach der oder dem Geliebten. Dì Ji gibt erdige Klarheit und stärkt den Willen.

Regelbeschwerden, Appetitlosigkeit, Völlegefühl, Blähungen und Bauchschmerzen.

Akupunktur: 5–25 mm senkrecht.

Akute Erkrankungen der Bauchspeicheldrüse, der Milz und der Lymphgefäße, akute Lymphknotenschwellung.

Ödeme und Bauchwassersucht.

Akuter Durchfall und Bauchschmerzen.

Schmerzen im Knie.

MP 9 Yin Líng Quán
Die Quelle am Fuße des Yin-Hügels

Funktion: Hé Xué (Meerpunkt), Wasserpunkt der Erde – zweiter Sedierungspunkt.

Lage: An der Innenseite des Unterschenkels unterhalb des Knies, im Winkel zwischen Schaft und Innenknorren (Condylus medialis) des Schienbeins.

Akupressur: Mit dem Daumen drücken. Druckstärke 4–7.

Yin Líng Quán macht ruhig, weich und langsam. Er gibt ein „erdiges" und zugleich „wässriges" Entspannungsgefühl – Yin Líng Quán ist der Wasserpunkt des Erde Yin.

Manchmal spürt man eine wellen- oder spiralförmige Aufwärtsbewegung im Körper bis zum Kopf, die in einen Zustand der tiefen Ruhe führt, in dem Zeit keine Rolle mehr spielt und man kein anderes Bedürfnis hat als einfach dazusein.

„Ein ganz fauler Sonnentag: in der Sonne liegen und liegen bleiben können."

„Ich liege unter einer hohen Kuppel. Oben ist eine Öffnung, durch die gelb-weißes Licht in einer Spiralform herabfällt. Die Kuppel ist eine Mischung aus Barock und altem Tempel, offen gebaut, ohne Tore und Türen. Der Tempel steht mitten in der Natur. Es ist warm, Spätsommer. Astwerk und gelbe und grüne Blätter wachsen durch die Eingangsbogen in den Tempel hinein. Ich liege auf einer leicht erhöhten Plattform und fühle mich total wohl. Das Licht ist zart und pastellfarben, warmes Nachmittagslicht."

Yin Líng Quán hat eine heilende Wirkung auf die Geschlechtsorgane. Wie Xíng Jian (Le 2) und Tài Bái (MP 3) ist er gut geeignet für Tantra und Meditation.

Regelbeschwerden, Bauchschmerzen, Unruhe und Hektik.

Akupunktur: 10–25 mm senkrecht.

Yin Líng Quán ist einer der wirkungsvollsten Punkte bei Ödemen und Bauchwassersucht, am besten in Kombination mit Shí Mén (Rèn 5) und Shuǐ Fen (Rèn 9).

Urogenitale Erkrankungen und Beschwerden wie Bettnässen, Harninkontinenz, Schmerzen beim Wasserlassen, Harnröhren- und Prostataentzündung, Oligurie, Anurie; Regelschmerzen und prämenstruelles Syndrom.

Durchfälle, Darmkoliken, spastische Obstipation.

Arthritische, rheumatische und traumatisch bedingte Knieschmerzen.

MP 10 Xuè Hǎi Meer des Blutes

Funktion: Regulierende Wirkung auf das Immunsystem.

Lage: Bei gebeugtem Knie auf der Kuppe des M. vastus medialis, 2 cun oberhalb und ein wenig innerhalb der medialen oberen Ecke der Kniescheibe.

Akupressur: Mit dem Daumen drücken. Druckstärke 3.

Xuè Hǎi stärkt die Beine und macht den Bauch weich und warm. Man fühlt sich entspannt und zufrieden. Man hat ein weiches und fließendes Gefühl.

„Ich fühle mich geborgen in einem weiten Meer, das mich wiegt."

Manchmal fühlt man Heiterkeit, Freude, Genuss.

Im geistigen Bereich regt er Klarheit und eigenständiges Denken an.

„Mein Kopf ist in klarer Luft. Das Denken wird frei und schön, frei von Überflüssigem, frei von falschen Sicherheiten und Vorstellungen."

Xuè Hǎi hat eine heilende Wirkung auf die Geschlechtsorgane. Er hilft bei Regelbeschwerden und Knieschmerzen.

Akupunktur: 10–25 mm senkrecht.

Xuè Hǎi hat eine ähnliche Wirkung auf das Immunsystem wie San Yin Jiao (MP 6): Bei Immunschwäche und Infektionen steigert er die Abwehrkraft, bei Allergien dämpft er überschießende Reaktionen des Immunsystems. Zur Steigerung der Abwehrkraft in Kombination mit Qu Chí (Di 11) und Qì Hǎi (Rèn 6).

Bei Nesselfieber zusammen mit Chi Zé (Lu 5) und San Yin Jiao – abwechselnd mit Qu Chí und Wěi Zhong (B 40).

Allgemeiner Juckreiz und Hautkrankheiten.

Urogenitale Erkrankungen und Beschwerden wie Bettnässen, Harninkontinenz, Schmerzen beim Wasserlassen, Oligurie, Anurie, Harnröhren- und Prostataentzündung; Regelschmerzen, Zwischenblutungen und prämenstruelles Syndrom.

MP 11 Ji Mén Tor des Aussiebens

Lage: An der Innenseite des Oberschenkels über der Arteria femoralis, in einer Vertiefung zwischen den Mm. sartorius und vastus medialis, 6 cun oberhalb von MP 10, auf der Verbindungslinie von MP 10 und MP 12.

Akupressur: Mit dem Daumen drücken. Druckstärke 3–4.

Ji Mén kräftigt das Hara und hat eine heilende Wirkung auf die Gebärmutter und die Eierstöcke.

Er gibt eine klare Ruhe, Distanz und Überblick. Die Bilder, die man sieht, sind meist von einem Gefühl der Weite geprägt. Man fühlt sich wohl und kräftig zugleich.

Bei manchen Menschen weckt er auch ein Gefühl der Wildheit und Rebellion gegen Autorität und Zwang.

„Ich spüre eine pubertäre Lust, einen Idiotenkopf mit dem Gesicht meiner Mutter zu machen, den ich nach Lust und Laune mit Schlapfen[6] und einer Steinschleuder befetzen kann ... dann sehe ich weite, braune Erde, ein frisch gepflügtes Feld. Ich schaue durch einen Sucher, bis ich eine Stelle entdeckt habe, wo eine Quelle entspringt – ein ganz fruchtbarer Fleck mit frischem Grün. Dann wird mir die Bedeutung dieses Bildes bewusst: das Land nach fruchtbaren Orten und Menschen absuchen. Ich habe das Gefühl, dass mein Freund ein fruchtbarer Boden ist, wo was wächst."

Regelbeschwerden und Schwäche.

Akupunktur: 10 mm senkrecht. Die Schlagader vermeiden.

Urogenitale Erkrankungen und Beschwerden.

6 Österreichische Mundart für Pantoffeln.

Schmerzen und Schwellungen der Lymphknoten in der Leistenbeuge.

Schmerzen an der Innenseite des Oberschenkels.

MP 12 Chong Mén
Tor der Schwungkraft

Lage: In der Leistenbeuge über der Arteria femoralis in Höhe des Symphysenoberrandes. Bei den meisten Menschen liegt Chong Mén 3,5 cun seitlich von Rèn 2 – die Entfernung des Punkts von der Mittellinie hängt vom Bau des Beckens ab.

Akupressur: Je leichter die Berührung, desto stärker die Wirkung – das Qì fließt hier sehr oberflächlich.

Mit Zeige- oder Mittelfinger drücken. Druckstärke 1.

Chong Mén ist eine Schleuse des Energieflusses vom Bein zum Bauch. Das Qì staut sich oft in der Leiste, die Kraft der Erde gelangt nicht genügend nach oben. Chong Mén entspannt die Leistengegend und gibt der Sexualität eine Yin-Qualität – empfangend und weich.

„Ich spüre das Becken als eine schüsselförmige Erdhöhle. Es ist wie die Hölle: ein mystischer Raum mit roten und gelben Flammen, sehr angenehm! Ich habe das Gefühl absoluter Geborgenheit."

Chong Mén gibt als Punkt des Yin Wéi Mài Lebensfreude und ein angenehmes, sonniges Körpergefühl. Man taucht ein in ein Meer der Entspannung und bekommt Sehnsucht nach Freiheit, Weite, Sonne und unendlich viel Zeit. Chong Mén hat eine ausgleichende Wirkung auf die rechte und die linke Gehirnhälfte, auf die weibliche und die männliche Seite in uns. Man fühlt eine Einheit von Kopf und Körper und eine starke Verbundenheit mit sich selbst.

„Vor einem Sternenhimmel sehe ich griechische Säulen. Die Mondsichel liegt auf einer Säule. Unsichtbare Hände halten die Säule."

Regelbeschwerden, Kopfschmerzen, Stress und Hektik.

Niedergeschlagene Stimmung, Lustlosigkeit, verkrampfte Sexualität.

Akupunktur: 5–10 mm senkrecht. Die Schlagader vermeiden.

Urogenitale Störungen wie Miktionsbeschwerden, Harnverhaltung, Hoden- und Eierstockentzündung, Entzündung der Gebärmutterschleimhaut, Zwischenblutungen und Blutungen nach der Entbindung.

Leistenbruch und Schwellung der inguinalen Lymphknoten.

Darmkrämpfe und spastische Obstipation.

MP 13 Fǔ Shè
Regierungspalast

Funktion: Kreuzungspunkt mit dem Lebermeridian.

Punkt des Wundermeridians Yin Wéi Mài.

Lage: In der Leistenbeuge 4 cun seitlich der Mittellinie, 7 fen über dem Oberrand der Symphyse – 7 fen über Rèn 2 und MP 12.

Akupressur: Je leichter die Berührung, desto stärker die Wirkung – das Qì fließt hier sehr oberflächlich. Mit Zeige- oder Mittelfinger drücken. Druckstärke 1.

Wie Chong Mén (MP 12) ist Fǔ Shè eine Energieschleuse vom Bein zum Bauch. Er entspannt die Leistengegend und gibt ein tiefes Wohlgefühl. Man fühlt sich sicher und geborgen.

Als Punkt des Yin Wéi Mài verbindet er den unteren und den oberen Pol des Körpers – er verbindet Licht und Kraft in uns. Manchmal fühlt und sieht man auch Energiemuster und Energiebilder von sich selbst.

„Ich sehe Fǔ Shè rechts und links als Endpunkte eines körperlichen Hologramms … Ich spüre, wie ich von unten Kraft aufnehme und von oben, über den Kopfpol, Licht – die Regenbogenfarben. Zwischen den beiden Polen beginnt es zu pulsieren. Totales Glücksgefühl!"

„Ich sehe gelb leuchtende Farben, die Augen werden fast geblendet. Gleichzeitig spüre ich Kühle, Nüchternheit, Standhaftigkeit und Klarheit."

„Ich hocke in einer kleinen Höhle, die unter einer Straße liegt. Über mir ist ein Gitter, draußen ist blendendes Licht. Ich beobachte alles, was draußen vorgeht, und fühle mich wohl. Ich weiß, ich kann da bleiben, wo ich bin – oder auch raus ins Licht. Bald werde ich rauswollen, jetzt ist es gut da."

„Ich fühle ein tiefes Einschmelzen wie bei seelisch tief empfundenem Sex. Mein Körper wird zu einem Stück flüssigen, goldgelben, warmen Metall. Ich bin ungefähr 15 Jahre alt und existiere in einer Science-fiction-Landschaft. Ich fühle mich sicher, denn ich weiß, wenn ich in dem Metallzustand bin, kann mir nichts passieren."

Schmerzen im Unterbauch,

Regel- und Verdauungsbeschwerden.

Akupunktur: 5–10 mm senkrecht.

Leistenbruch und Schwellungen der inguinalen Lymphknoten.

Verdauungsstörungen, Bauchschmerzen, Darmkrämpfe und spastische Obstipation.

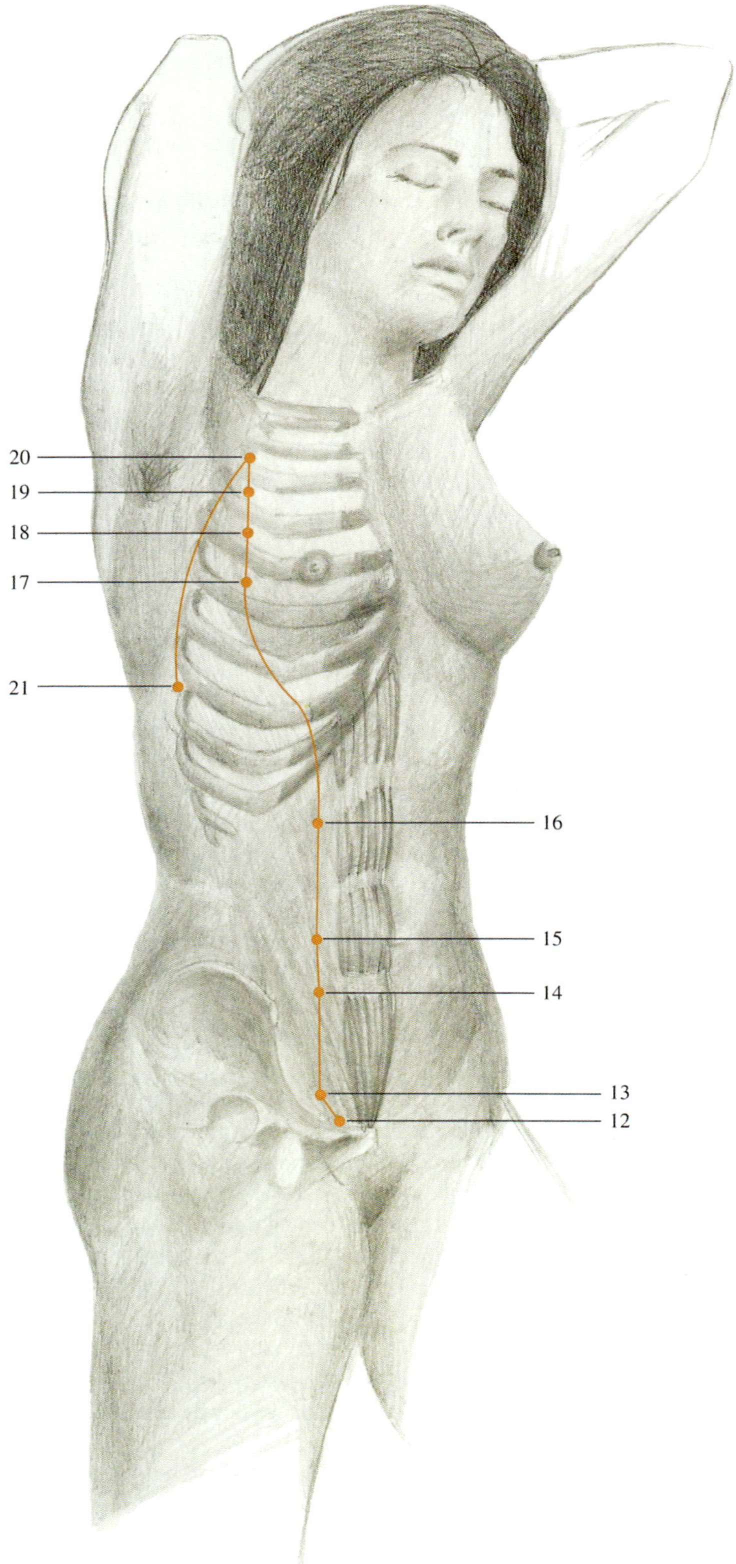

▶ **Abb. 8.25** Milz-Pankreas: MP 12 – MP 21.

MP 14 Fù Jié
Bauchknoten

Lage: Am Unterbauch 4 cun seitlich der Mittellinie, 3 cun oberhalb von MP 13 – 13 fen unterhalb von MP 15.

Akupressur: Mit dem Daumen zuerst leicht, dann zunehmend tiefer drücken, während der Klient in den Bauch atmet. Druckstärke 5–8.

Fù Jié regt die Darmperistaltik an und entspannt den Bauch.

Manchmal macht er ruhig und zentriert.

Manchmal macht er Energieschleusen auf: Man fühlt sich tatendurstig und freut sich darauf, etwas zu tun; man fühlt „positive Soldateneigenschaften: Wachsamkeit, kämpferische Haltung, Angriffslust, Geradlinigkeit und Aufrichtigkeit"; man bekommt das Gefühl, sich gut und energisch abgrenzen zu können.

Bauchschmerzen, Blähungen und Verstopfung.

Akupunktur: 5–20 mm senkrecht.

Verdauungsstörungen, akute und chronische Durchfälle, Dickdarmentzündung.

MP 15 Dà Héng
Große Horizontale

Funktion: Punkt des Wundermeridians Yin Wéi Mài (chinesischer Verlauf).

Lage: 4 cun seitlich der Nabelmitte.

Akupressur: Mit dem Daumen zuerst leicht, dann zunehmend tiefer drücken, während der Klient in den Bauch atmet. Druckstärke 5–8.

Dà Héng entspannt und zentriert. Er macht weich und weit. Man fühlt sich geborgen. Man kommt mit den Gefühlen mehr in Kontakt. Die Bilder, die man sieht, kreisen oft um die Art der Beziehung zu anderen Menschen, um die Wechselwirkung zwischen sich und der Umwelt.

Bauchschmerzen, Blähungen, Verstopfung.

Akupunktur: 5–20 mm senkrecht.

Akute und chronische Durchfälle, Dickdarmentzündung, atonische Obstipation.

Unselbstständigkeit, Opferrolle, Selbstmitleid und ständiges Jammern.

Dà Héng gibt den Impuls, das Leben aus dem Bauch zu leben – und es nicht von anderen führen zu lassen.

MP 16 Fù Ai
Wehklage des Bauches

Funktion: Punkt des Wundermeridians Yin Wéi Mài (chinesischer Verlauf).

Lage: 4 cun seitlich der Mittellinie, 3 cun oberhalb von MP 15 – auf gleicher Höhe mit Rèn 11. Bei den meisten Menschen liegt Fù Ai unterhalb des Rippenbogens, bei manchen auch auf dem Rippenbogen oder in einem Zwischenrippenraum. Die anatomische Lage des Punkts hängt vom Bau des Brustkorbs ab.

Akupressur: Mit dem Daumen zuerst leicht, dann zunehmend tiefer drücken, während der Klient in den Oberbauch atmet. Druckstärke 4–6.

Fù Ai entspannt den Oberbauch, regt die Atmung an und verbessert den Energiefluss zwischen Brust und Bauch.

Entsprechend der Lage des Punkts an der Grenze zwischen Brust und Bauch nimmt man oft Gegensätze im Denken und Fühlen wahr. Die Bilder, die man sieht, entstammen vor allem den Elementen Erde, Wasser und Holz – sie zeigen häufig Gegensätzliches und haben Formen der Natur und natürliches Wachstum zum Inhalt.

„Die Wellen des Meeres und der Strand. Ich beobachte, wie sie sich ständig ändert, die Grenze zwischen Meer und Land."

„Mein Denken dreht sich um den Widerstreit zwischen Resignation und Entschlossenheit."

„Ein großer Heuwagen mit leuchtend gelbem Heu. Die Wagenräder kommen beidseits aus Fù Ai."

„Eine Indianerin in Hockstellung, die an einem stillen Ort gebiert."

„Ein kleines, krabbelndes Baby, das die große, weite Welt auskundschaftet."

„Ein großer Laubbaum. Ich sehe zu ihm auf, nehme seine Kraft wahr und fühle Bewunderung."

Bauchschmerzen, Völlegefühl und Druck im Oberbauch.

Akupunktur: Unterhalb des Rippenbogens 5–20 mm senkrecht. Auf dem Rippenbogen und im Zwischenrippenraum 5–10 mm flach oder schräg.

Unvollständige Verdauung, Blähungen, Verstopfung und Dickdarmentzündung.

Funktionsstörungen der Leber und Gallenbeschwerden.

MP 17 Shí Dòu
Höhle der Nahrung

Lage: Auf der Seite des Brustkorbs im fünften Zwischenrippenraum, 6 cun seitlich der Mittellinie.

Akupressur: Mit Mittelfinger oder Daumen drücken. Druckstärke 2–3.

Shí Dòu macht Brust und Flanken weit. Man bekommt Lust, in die Flanken zu atmen und sich seitlich auszudehnen. Er beruhigt das Herz und regt die Lungen an.

Shí Dòu gibt ein wohliges und angenehmes Gefühl. Man sehnt sich nach Gemütlichkeit, nach Streicheln und Kuscheln.

In den Bildern, die man sieht, ist oft Licht – „ein tröstliches Licht in der Ferne", „ein Feuer, das nachts den Platz einer alten Stadt erhellt". „Ich sehe keltische Grabhügel, Shí Dòu sind die Eingänge zu ihnen. Schwarz und dunkel innen die Gänge, außen hell. Das Außen wird gleißend wie eine Sommerlandschaft – der ganze Körper wird von einer gleißenden Energiehülle umfangen."

Verspannungen im Zwerchfell und in den Flanken, Schluckauf, Husten, Atem- und Herzbeschwerden.

Spannungsgefühl in den Brüsten vor und während der Regel.

Akupunktur: 5–10 mm flach oder schräg in Verlaufsrichtung des Zwischenrippenraumes nach außen. Gefährlicher Punkt.

Interkostalneuralgie, Schmerzen im unteren Brustkorb.

Erkrankungen der Lunge wie Bronchitis, Rippenfell- und Lungenentzündung.

Nervöse Herzbeschwerden, Beklemmungsgefühl und Erkrankungen des Herzens wie Angina pectoris und Arrhythmien.

Schmerzen in den Brüsten, Stillschwierigkeiten, Milchmangel und Brustdrüsenentzündung.

MP 18 Tian Xi
Himmlischer Bach

Lage: Auf der Seite des Brustkorbs im vierten Zwischenrippenraum, 6 cun seitlich der Mittellinie.

Akupressur: Mit Mittelfinger oder Daumen drücken, während der Klient in die Flanken atmet, die Seite des Brustkorbs bei der Einatmung ausdehnt. Druckstärke 2–3. Auf Brustdrüsengewebe Druckstärke 1.

Tian Xi entspannt die Brust und den Oberbauch. Der Brustkorb dehnt sich, die Brüste fühlen sich voll und angenehm an.

Tian Xi fördert das Yin – Weiblichkeit und Weichheit, mondhaftes Empfinden – und regt das Herz-Chakra an. Man fühlt Freude, Wärme und Großzügigkeit, es wird einem warm ums Herz.

Manchmal werden Herzenswünsche bewusst, aber auch alte Kränkungen und Verletzungen, die in diesem Punkt verankert sein können. Man möchte sich aussprechen und seine Herzenswünsche Wirklichkeit werden lassen.

Verspannungen in den Flanken, enger Brustkorb, flache Atmung.

Husten, Atemnot und Herzbeschwerden.

Spannungsgefühl in den Brüsten vor und während der Regel.

Akupunktur: 5–10 mm flach oder schräg in Verlaufsrichtung des Zwischenrippenraumes nach außen. Gefährlicher Punkt.

Interkostalneuralgie, Schmerzen in der Seite der Brust.

Erkrankungen der Lunge wie Bronchitis, Rippenfell- und Lungenentzündung.

Nervöse Herzbeschwerden, Beklemmungsgefühl und Erkrankungen des Herzens wie Angina pectoris und Arrhythmien.

Schmerzen in den Brüsten, Stillschwierigkeiten, Milchmangel und Brustdrüsenentzündung.

MP 19 Xiong Xiang
Heimat der Brust

Lage: Auf der Seite des Brustkorbs im dritten Zwischenrippenraum, 6 cun seitlich der Mittellinie.

Akupressur: Mit Mittelfinger oder Daumen drücken, während der Klient in die Flanken atmet.

Druckstärke 2–3. Auf Brustdrüsengewebe Druckstärke 1.

Xiong Xiang macht Lust, in die Brust zu atmen, die Brust weit nach vorn zu wölben. Frauen gibt er oft ein Gefühl von vollen, weichen, runden Brüsten. Er entspannt das Zwerchfell und den Oberbauch und regt die Darmperistaltik an.

Xiong Xiang gibt Kraft und Selbstvertrauen.

Die Gefühle und Bilder, die man hat, wandeln sich häufig vom Dunkeln und Bedrohlichen zum Angenehmen und Lichten.

„Die Gedanken rasen durch den Kopf – wie durch Nebel. Der Nebel verzieht sich und ich möchte kratzen, beißen und zwicken. Bewusst weh tun und verletzen. Ich habe Hassgefühle, bin aber trotzdem ganz ruhig. Dann löst sich der Hass auf und ich spüre, dass es nichts bringt, die Energie in den Hass zu legen. Ich werde innerlich ruhig."

„Einem bartstoppeligen Ritter leuchtet der Schalk in den Augen, er ist aber auch auf seinen Vorteil bedacht. Er blickt über die Wiese nach vorne in den nächsten Wald, auf das nächste Abenteuer."

Verspannungen im großen Brustmuskel, zusammengesunkene Brust, enger Brustkorb, flache Atmung.

Mutlosigkeit und Feigheit.

Husten, Atemnot und Herzbeschwerden.

Spannungsgefühl und Schmerzen in den Brüsten.

Akupunktur: 5–10 mm flach oder schräg in Verlaufsrichtung des Zwischenrippenraumes nach außen. Gefährlicher Punkt.

Schmerzen im Brustkorb, Lungenstauung, Bronchitis und Asthma bronchiale.

Stillschwierigkeiten und Brustdrüsenentzündung.

Verspannungen im Oberbauch, Schluckauf, Magen- und Speiseröhrenkrampf.

MP 20 Zhou Róng
Zyklus des Gedeihens

Funktion: Luò-Mài (Verbindungsast) zu Lu 1.

Lage: Auf dem großen Brustmuskel im zweiten Zwischenrippenraum, 6 cun seitlich der Mittellinie, 15 fen unter Lu 1.

Akupressur: Mit Mittelfinger oder Daumen drücken, während der Klient tief in die Brust atmet.

Druckstärke 3–4. Auf Brustdrüsengewebe Druckstärke 1.

Zhou Róng gibt Selbstvertrauen und Zuversicht. Kraft und Energie strömen in die Arme. Man spürt ein wonniges Fließen durch den ganzen Körper, man fühlt sich wohlig und zufrieden, weich und entspannt.

Vielleicht bekommt man auch Lust auf vertrauten Umgang mit einem anderen Menschen, Lust auf Nähe und Intimität.

„Ich fühle ein stilles, selbstverständliches Selbstvertrauen, dass sich die Dinge für mich wie von selbst in eine positive Richtung entwickeln."

„Ein Lied kommt mir in den Sinn: Ich will nicht gezogen sein, ich will nicht gezähmt sein, denn ich gehöre nur mir."

Verspannungen im großen und kleinen Brustmuskel, zusammengesunkene Brust, enger Brustkorb, schwache Arme, flache Atmung, Atembeschwerden und Husten.

Gefühle von Trostlosigkeit und Beklemmung bei verkrampften, vorgezogenen Schultern, Mutlosigkeit und Mangel an Vertrauen.

Akupunktur: 5–10 mm flach oder schräg nach außen. Gefährlicher Punkt.

Brustschmerzen, Krampfhusten, Atemnot und Lungenerkrankungen wie Rippenfellentzündung, Bronchitis und Asthma.

Schulterschmerzen, Speiseröhrenkrampf und Spannungsgefühl im Zwerchfell und im Sonnengeflecht.

Hysterischer Charakter, Mangel an Hingabefähigkeit und Selbstvertrauen.

MP 21 Dà Bao
Große Umhüllung

Funktion: Dà Luò Xué (Großer Verbindungspunkt) des Milz-Pankreas: Zentrum zahlreicher, kleinerer Energiegefäße und Meridianäste der Flanken und der Brust.

Lage: Mitten in der Flanke, 6 cun unter der Achselhöhle auf der mittleren Axillarlinie.

Meist im achten Zwischenrippenraum – je nach Bau des Brustkorbs.

Akupressur: Mit Mittelfinger oder Daumen drücken, während der Klient tief in die Flanken atmet.

Druckstärke 2–3.

Dà Bao ist der Große Verbindungspunkt, das energetische Zentrum der Flanke.[7] Er verteilt die Energie zwischen Rumpf und Gliedmaßen, zwischen Kopf und Rumpf und baut die schützende Energiehülle um den Brustkorb auf. Manchmal fühlt man die große Umhüllung als schützenden Kokon, in dem man sich wohl und geborgen fühlt, manchmal als „angenehmen Brustharnisch und Dà Bao als sein Scharnier".

„Ich sehe ein Wagenrad mit der Kugel in der Mitte der Achse – eine weiße Kugel in schneller Bewegung im schwarzen Raum."

„Ein gut gewappneter, gut gelaunter Ritter sein: es ist Frieden, es ist warm, gutes Wetter, keine Bedrohung, Harmonie!"

Dà Bao weckt Lebensfreude und Verspieltheit, angenehme Kindheitserinnerungen und bisweilen auch die unbefangene Phantasie und Bilderlust der Kindheit.

„Toll! Bin dem Tod – einem Skelett – begegnet. Wir sind zusammen in den Keller gegangen und haben uns da

[7] In der taoistischen Meditationspraxis, z. B. in der von Mantak Chia gelehrten „Verschmelzung der Fünf Elemente", hat Dà Bao eine wichtige Funktion bei Aufbau und Entwicklung des Energiekörpers.

hingehockt. Beide haben wir geleuchtet. Wir waren sehr unterschiedlich: ich voller Fleisch und Lebendigkeit – und er nicht! Wir verstehen uns gut. Ich habe das Gefühl, er ist eine wichtige Person für mich."

„Ich war im Raubtierhaus im Zoo und habe den Löwen gesehen. Wie fühlt sich der Löwe, wenn er einen Punkt gedrückt kriegt? Dann fühl ich mich wie ein Löwe, der den Punkt gedrückt kriegt: gut!"

Dà Bao stärkt die Gemeinsamkeit bei unterschiedlichem Wesen und Sein: der Ritter und der Frieden, der Kopf und der Körper, der Tod und das Mädchen, der Löwe und das Kind.

Verspannungen im Zwerchfell und in den Flanken, enger Brustkorb, flache Atmung, Atembeschwerden und tiefsitzender Husten.

Akupunktur: 5–10 mm flach oder schräg im Zwischenrippenraum nach außen. Gefährlicher Punkt.

Interkostalneuralgie, Flankenschmerzen, geschwollene Achseln.

Schmerzen und Spannungsgefühl im Oberbauch, Verdauungsstörungen, Magen- und Gallenbeschwerden.

Lungenerkrankungen wie Bronchitis, Asthma und Rippenfellentzündung.

Umherziehende rheumatische Beschwerden, Schmerzen im ganzen Körper, steife und schwache Gelenke, schwache Arme.

Allgemeine Schwäche und Bedrückung, Unsicherheit und Mutlosigkeit.

8.6.7 Diagnostische Kriterien der Milz-Pankreas-Funktion

▶ **Tab. 8.19** Diagnostische Kriterien der Milz-Pankreas-Funktion.

Heiße Symptome, Fülle (Shi)	Kalte Symptome, Leere (Xu)
Isst gerne und viel Spannung im Oberbauch Abneigung gegen warme Speisen und Getränke Neigung zu Verstopfung und Bauchschmerzen Verbrennt die Nahrung schnell Schlanker oder magerer Körperbau Heißer Körper Neigung zu Allergien Gourmand und Gourmet Überaktiv, kümmert sich um alles Schlanke, aber effektive Muskeln	Wenig Hunger Völlegefühl nach den Mahlzeiten Unverträglichkeit von kalten Speisen und Getränken Blähungen, weicher Stuhl mit unverdauten Partikeln Durchfall, Malabsorption und schlechte Verteilung und Speicherung der Nahrung im Körper, Fette werden ungenügend verbrannt, daher Fettpolster und Übergewicht Kältegefühl im Bauch Neigung zu Ödemen, vor allem in der unteren Körperhälfte Bekommt leicht „blaue Flecke" Schlechter Geschmackssinn, wenig Freude am Essen, stopft in sich hinein Ermüdet leicht Muskelschwäche
Gutes Gedächtnis Gut funktionierender, manchmal überbetonter Intellekt Kann von Ideen und Vorstellungen besessen sein, macht sich Sorgen Überfürsorglich, manipulierend Gutes Selbstwertgefühl Überfülle an sozialen Kontakten	Schlechtes Gedächtnis Träger, ungenügend trainierter Intellekt Teilnahmslos, kann nicht klar denken Fühlt sich verunsichert und unwillkommen, fühlt sich wertlos Klammert sich an Beziehungen

8.6.8 Diagnostische Kriterien des Milz-Pankreas-Meridians

▶ **Tab. 8.20** Diagnostische Kriterien des Milz-Pankreas-Meridians.

Fülle	Leere
Knieschmerzen, Schmerzen beim Wasserlassen, akuter Harnwegsinfekt, Entzündung der weiblichen Geschlechtsorgane, Regelkrämpfe, Bauchschmerzen.	Die Bänder des Innenknöchels sind leicht überdehnbar – der Fuß knickt nach innen ein; Bänderrisse und -zerrungen im Fuß- und Kniegelenk; schwaches Bindegewebe, Zellulitis, Krampfadern, Beinödeme, Bauchwassersucht, Kältegefühl im Bauch, unregelmäßige Menstruation und Amenorrhöe.

8.6.9 Der Erdtypus

► **Tab. 8.21** Der Erdtypus

Was ihm wichtig ist	Was ihm in Liebe und Sexualität wichtig ist
Verbundenheit, Gemeinschaft, Harmonie Familie und Beziehung Stabilität und Sicherheit Treue, Loyalität und Pflichterfüllung Gutes Benehmen und verbindliches Verhalten Soziale Anerkennung, Ansehen und Würde Konformismus, Wahrung der Tradition	Berühren und berührt werden Streicheln und gestreichelt werden Kuscheln, massieren Sich sicher und zugehörig fühlen Eine Familie gründen und Kinder zeugen
Seine starken Seiten	**Womit er Schwierigkeiten hat/wovor er Angst hat**
Mitfühlend, unterstützend, fürsorglich Mütterlich, nährend, verwöhnend Sorgfältig, vorsorgend Treu, loyal, rücksichtsvoll Gemäßigt, beherrscht Bodenständig, präsent, orientiert Vermittelnd, gesellig Gelassen, entspannt	Veränderung und Ortswechsel Unsicherheit und Unabhängigkeit Konflikt und Untreue Trennung und Alleinsein
Seine Schattenseiten bei Fülle	**Seine Schattenseiten bei Leere**
Überbesorgt, Glucke, vor Mitleid zerfließend Sich aufdrängend, süchtig danach, gebraucht zu werden Erduldend, ertragend, Liebe erkaufend, opfert sich auf; erzeugt damit Schuldgefühle, voll Selbstmitleid; manipuliert durch Schuldgefühle Habsucht Überangepasst, gefügig, obrigkeitshörig Unflexibel, träge, bequem Umständlich und kompliziert Zwanghaft, von fixen Ideen besessen Waschzwang, Putzfimmel, Sauberkeitswahn Überordentlich, kontrollierend, moralisch Pedantisch, detailbesessen Verliert leicht den Überblick	Überanhänglich, klammernd und saugend Zudringlich, kriecherisch, lästig Sich einschmeichelnd, in Beschlag nehmend Geizig, hat nie genug, jämmerlich und kläglich Gierig, bekommt nie genug, undankbar Unsicher und unselbständig Inhaltlos, leer Vergesslich und zerstreut Unbeständig Unordentlich

8.7 Der Meridian des Herzens

Der Herzmeridian ist der Erste Yin-Meridian des Feuers.

- Gekoppeltes Yáng-Organ: **Dünndarm**
- Gewebe: **Blutgefäße**
- Körperflüssigkeit: **Blut**
- Ausdruck der Kraft: **Teint**
- Sinnesorgan: **Zunge**
- Sinn: **sprechen**
- Klangfarbe der Stimme: **lebendig, ausdrucksvoll; lachend, kichernd**
- Gesichtsfarbe bei Krankheit: **rot und weiß gemischt**
- Geruch bei Krankheit: **versengt, verbrannt**
- Verhalten bei Stress: **Traurigkeit und Kummer**
- Von Herzen kommende Gefühle: **Freude, Begeisterung, Hingabe, Zärtlichkeit, Liebe; Mut; Stolz; Hysterie**
- Bei Leere anregendes, bei Fülle krankmachendes Klima: **Hitze**
- Jahreszeit: **Sommer**
- Richtung der Kraft: **Pulsieren und Sich-Entfalten**

Das Qì fließt vom Meridian des Milz-Pankreas in den Herzmeridian und von diesem weiter in den Dünndarm Meridian.

Das Herz bildet mit der Niere die innerste Energieschicht des Yin, das Shào Yin.

8.7.1 Tiefer Verlauf

Vom Herzen gehen drei Energiebahnen aus. Die erste zieht entlang der Aorta durch den Hiatus aorticus des Zwerchfells in den Bauchraum – zum Dünndarm, dem Yáng-Organ des Königlichen Feuers (s. Abb. 8.26).

Die zweite steigt zwischen den Lungen hinauf. Sie führt durch die Kehle (über den Herzmeridian können Sprachstörungen behandelt werden), teilt sich und umkreist den Mund – das Qì des Herzens spitzt die Lippen zum Kuss. Sie führt weiter zu den Linsen (Trübungen der Linse – der Graue Star oder Katarakt – weisen auf eine Störung des Herzens hin): „Man sieht nur mit dem Herzen gut." Von den Linsen ziehen die beiden Bahnen zur Hypophyse. Die Hypophyse gilt als der Obere Wohnsitz des Shén, als Organ intuitiver Erkenntnis, als Drittes Auge und Sechstes Chakra. Von der Hypophyse aus können Sie „mit dem Herzen sehen". Über den zweiten tiefen Ast des Herzens wird das Sehen mit dem Fühlen im Herzzentrum in Einklang gebracht. Ein Nebenast der zweiten Energiebahn führt von der Kehle zur Zunge. Ausgewogener Fluss des Qì in diesem Ast bringt eine klare, einfache, ehrliche und herzliche Ausdrucksweise hervor. Bei Leere kommt es zu mangelndem sprachlichen Ausdrucksvermögen und Wortkargheit, bei Fülle zu Geschwätzigkeit und Tratschsucht: „Sie trägt ihr Herz auf der Zunge." „Wem das Herz voll ist, dem geht der Mund über."

Die dritte Energiebahn führt vom Herzen zur Achselhöhle und kommt dort als Herzmeridian an die Körperoberfläche.

8.7.2 Oberflächlicher Verlauf

Der Herzmeridian beginnt im tiefsten Punkt der Achselhöhle (s. Abb. 8.27). Er verläuft an der Innenseite des Oberarms im Sulcus bicipitalis medialis, im Bindegewebsraum zwischen Bizeps und Trizeps, in dem auch die Arteria und Venae brachiales, die Nervi ulnaris und medianus liegen. Am Unterarm verläuft er in der ulnaren Gefäß-Nerven-Straße, zwischen dem M. flexor carpi ulnaris und dem M. flexor digitorum superficialis, zusammen mit der Arteria ulnaris, den Venae ulnares und dem Nervus ulnaris. Über die Innenfläche der Hand gelangt er zur radialen Seite des kleinen Fingers und zieht an ihr bis zum radialen Nagelfalzwinkel.

8.7.3 Aufgaben des Herzens

Im alten China wurde das Herz der Feuerprinz genannt, der oberste Herr der Organe. Da ihm auch die Funktionen des Gehirns zugeordnet waren, wurde es als das Zentrum des Bewusstseins, des Fühlens und Denkens betrachtet. Im Herzen regiert Shén, der Geist des Feuers. Das chinesische Zeichen Shén kann man mit „Geist", „Seele", „Bewusstsein", „Gott", „göttlich" und „wirksam" übersetzen. Shén ist das Zentrum der Persönlichkeit und über Punkte des Herzmeridians kann das Selbstbewusstsein und das Gefühl für das eigene Selbst angesprochen werden. Der Quellpunkt und wichtigste Punkt des Herzmeridians heißt Shén Mén, Tor des Shén.

Der Herzmeridian ist ein Meridian mit stark psychischer Wirkung. Schlaflosigkeit, Nervosität, Übererregbarkeit, Ängstlichkeit, Hysterie und allgemeine Lebensunlust gelten als Ausdruck eines beeinträchtigten Shén und können durch Akupressur und Akupunktur des Herzmeridians wieder ins Gleichgewicht gebracht werden.

Funktionelle Herzbeschwerden wie Tachykardieneigung, Herzangst, Herzschmerzen (funktionales kardiovaskuläres Syndrom) und Rhythmusstörungen können mit Akupunktur wirkungsvoll behandelt werden. Schwere Fälle von Herzrhythmusstörungen in Kombination mit der Gabe von Antiarrhythmika. Weiterhin werden Beschwerden im Meridianverlauf behandelt,

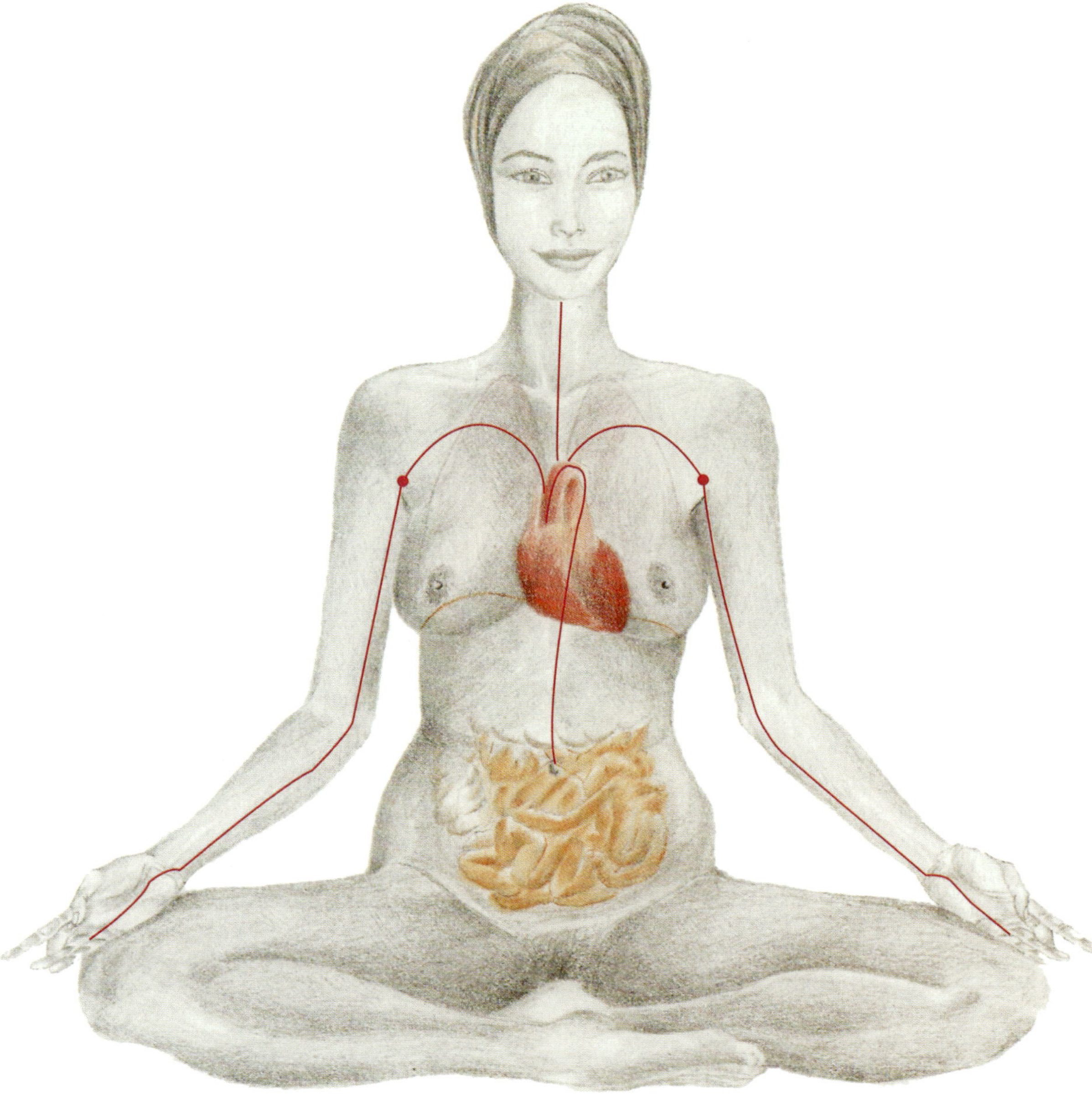

▶ **Abb. 8.26** Herz, tiefer Verlauf.

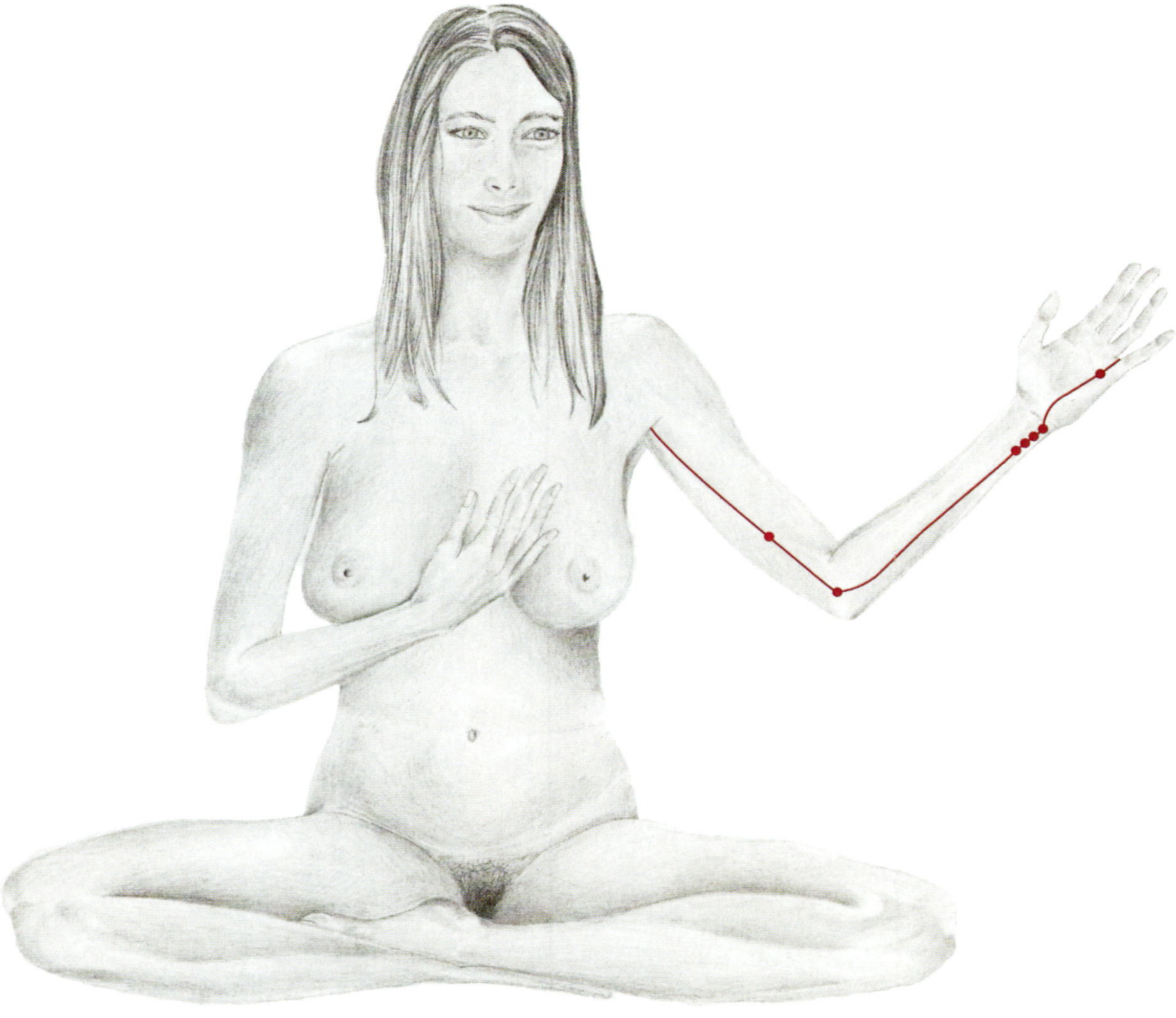

▶ **Abb. 8.27** Herz, oberflächlicher Verlauf.

wie z.B. Arthritis, Tennisellbogen und Schmerzen im Handgelenk.

Akupunktur ist auch als vorbeugende Behandlung bei Prädisposition zu Koronarsklerose (Verkalkung der Herzkranzgefäße) wirksam, wird aber noch zu wenig in diesem Sinne verwendet. Nach der traditionellen Auffassung der Chinesischen Medizin zieht man den Herzmeridian zur Behandlung von psychischen und emotionalen Störungen des Feuers – z.B. bei Sprachstörungen, autistischen Zügen und manchen Formen der Epilepsie – vor, während man den Meridian der Herzhülle eher bei organischen Herzbeschwerden verwendet: Das Herz ist mehr für die „inneren Angelegenheiten" verantwortlich, seine Funktionen sind Klarheit des Denkens und der Sprache, Mut und Lebensfreude. Die Herzhülle hingegen reguliert Herzschlag und Herzfrequenz auf der organischen Ebene und die Blutzirkulation. Sie sorgt für die Wärme im Körper und in der Ausstrahlung eines Menschen.

8.7.4 Akupressur und Akupunktur

Die Akupressur des Herzmeridians hilft, sich zu entspannen und zu öffnen. Sie löst Energie, die im Brustraum und in der Achselhöhle gestaut ist, und lässt sie in die Arme und Hände fließen. Herzangst und Herzschmerzen werden gelindert und verschwinden in manchen Fällen völlig. Sie wirkt ausgleichend bei Menschen, die unter Stress und Hektik leiden und gewohnt sind, möglichst alles in ihrem

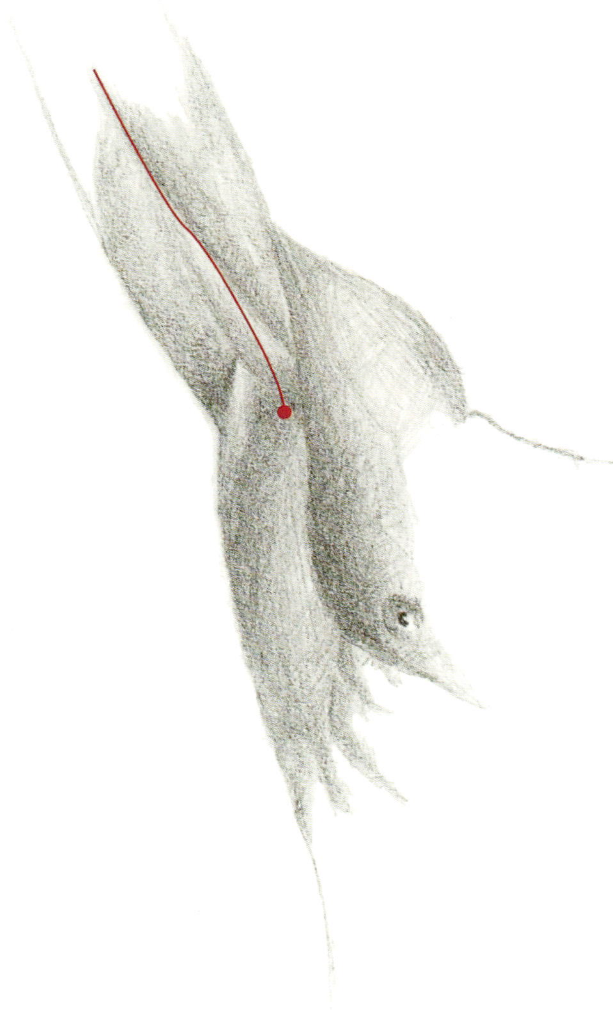

▶ **Abb. 8.28** Herz: H 1.

Leben zu kontrollieren, und tut denen gut, die ihr Herz verschlossen haben.

Häufig hört man bei der Akupressur des Herzmeridians ein Gluckern und Rumpeln im Bauch – dann wurde über den tiefen Ast der Dünndarm angeregt, der Bauch entspannt.

8.7.5 Die wichtigsten Punkte

▶ Tab. 8.22 Die wichtigsten Punkte des Herzmeridians.

H 7	**Shén Mén** Yuán Xué (Quellpunkt), Shu Xué (Strömungspunkt), Erdpunkt des Feuers – Sedierungspunkt
H 3	**Shào Hăi** Hé Xué (Meerpunkt), Wasserpunkt
H 9	**Shào Chong** Jĭng Xué (Brunnenpunkt), Holzpunkt des Feuers – Tonisierungspunkt
Rèn 14	**Jù Què** Mù Xué (Sammelpunkt) des Herzens
B 15	**Xin Shu** Leitet das Qì zum Herzen
Zeiten höchsten Energieflusses durch den Herzmeridian (beste Ansprechbarkeit für Akupressur; beste Zeit zur Sedierung): 11–13 Uhr und 23–1 Uhr. Beste Zeit zur Tonisierung: 13–15 Uhr und 1–3 Uhr.	

8.7.6 Verzeichnis der Punkte

H 1 Jí Quán
Quelle am äußersten Ende

Lage: Im tiefsten Punkt der Achselhöhle, medial der Arteria axillaris.

Akupressur: Mit dem Daumen drücken, während der Klient so tief atmet, dass die Schultern sich bei der Einatmung zur Seite hin ausdehnen. Druckstärke 3–5.

Jí Quán bringt die Energie von der Erde ins Feuer, er macht den Körper warm. Vor allem die Brust und das Herz werden weit, er vertieft die Atmung, manchmal beschleunigt er auch den Herzschlag. Er bringt Gefühle, die im Herzen wohnen, ins Bewusstsein. Manchmal fühlt man Ruhe und Entspannung oder Geborgenheit. Manchmal wird einem aber auch die eigene Anspannung und Unruhe bewusst.

„Ich spüre Unbehagen und Traurigkeit. Dann sehe ich wellendes Rot, Blut. Mein zweites Bild ist Jesus mit der Dornenkrone."

Er bringt die Energie vom Denken ins Empfinden, der Kopf entspannt sich, man fühlt sich weit und klar.

„Ein welliges Kribbeln geht durch meinen Körper. Später kribbelt es auch in meinem Kopf; ich sehe orange Muster."

„Als würde auf der Stirn die Jalousie hochgezogen werden."

„Ich sehe einen durchsichtigen blauen Kristall vor mir. Es wird hell im Kopfbereich."

„Ich nehme ein Energie-Dreieck von beiden Jí Quán zum Scheitel-Chakra wahr."

Manchmal spürt man die Wärme vor allem im Bereich von Magen und Dünndarm, dem gekoppelten Yáng-Organ.

Energiestau, Druckgefühl und Schmerzen der Brust.

Flache Atmung, kalte Arme, kaltes Herz.

Akupunktur: 1–2 cm senkrecht, die Arterie und den Hauptnervenstrang vermeiden.

Schmerzen im seitlichen Thorax und in der Herzgegend.

Sensibilitätsstörungen und Schmerzen des Arms.

Übermäßiges Schwitzen und Unfähigkeit zu schwitzen.

H 2 Qing Líng
Junger Geist

Lage: An der Innenseite des Oberarms zwischen Bizeps und Trizeps, 3 cun proximal der Beugefalte des Ellbogens.

Akupressur: Mit Mittelfinger oder Daumen drücken. Druckstärke 2–4.

Qing Líng macht die Hände und den Körper warm, regt die Atmung und den Herzschlag an. Die Brust wird warm und weit, man nimmt das Herz bewusster wahr und manchmal auch die Thymusdrüse in der Mitte der Brust, die mit dem Herz-Chakra in Verbindung steht.

„Ich empfinde Kribbeln und Hitze in den Händen."

„Habe das Gefühl, die Hände werden größer."

„Ich empfinde Weite im Brustraum."

„Das Herz schlägt schneller, als ob ich laufen würde."

„Ich spüre die Aorta im Bauch pulsieren. Das Pulsieren setzt sich nach oben in den Brustraum fort. Dann sehe ich eine orange Flamme, die vom Bauch zur Brust hoch kommt."

„Beim Punkt auf der linken Seite wird das Herz unruhig. Es ist ein Gefühl, als ob eine Schlinge ums Herz gezogen wäre; diese löst sich dann auf, das Herz wird warm und golden fließend wie ein Bach. Beim Punkt auf der rechten Seite empfinde ich Wohlgefühl in der Brust und im Herz, es ist sehr schön! Ich wollte nicht, dass es aufhört!"

„Ich nehme das Herz deutlich als meinen emotionalen Mittelpunkt wahr."

„Die Brust ist eine sprudelnde Quelle – viele bunte Blumen breiten sich um den Körper aus. Ich fühle Freude und Vertrauen."

Manchmal macht Qing Líng auch Herzschmerzen und Herzeleid, Zorn und Ärger bewusst: vor allem, wenn man sich erst vor kurzem von seinem Partner getrennt hat, kann man mit den Wunden der Enttäuschung, des angeknacksten Selbstwertgefühls und des Verlustes wieder in Berührung kommen – was weh tut, aber der Heilung meist förderlich ist.

„Ich fühle einen Schmerz zwischen den Schulterblättern. Die Atmung vertieft sich. Das Qì steigt zum Kopf, ich spüre einen Druck in den Schläfen, mit einer Zacke zum Ohr."

„Ich empfinde Zorn! Er geht vom Herzen zu meiner Schilddrüse. Ich spüre einen Druck in den Ohren, und Kraft im Dünndarm."

„Ich spüre eine Blockade im rechten Unterbauch, dann Zorn und Druck am seitlichen Hinterkopf."

Qing Líng wärmt das Gesicht, regt den Speichelfluss und die Darmperistaltik an, er entspannt die Augen und wirkt anregend auf die Hypophyse, den Oberen Wohnsitz des Shén: die Wahrnehmungsfähigkeit und die Bewusstseinshelligkeit nehmen zu, man nimmt den Körper viel deutlicher wahr, manchmal wird man sich der Aura als „einer gelben Hülle" um den Körper bewusst.

„Ein hüllender Schleier legt sich übers Gesicht. Es ist beruhigend, zum Abschalten."

„Ich fühle es als sehr beruhigend – ein Schleier senkt sich auf mich herab."

„Der Speichelfluss nimmt zu. Ich spüre den Halspuls deutlich. Das untere Brustsegment wird am Rücken weit und geht auf."

„Jemand drückt mir Magen 4 nach oben, die Mundwinkel nach oben – als würde ich gleich loslachen. Ich habe das Bild von einem Kakaomund."

„Ich fühle ein Pulsieren im ganzen Körper, dann Ruhe. Jemand macht mir von außen meine Augen zu; ich bekomme sie nicht mehr auf. Ich sehe Regenbogenfarben. Ich fühle mich entspannt."

„Ich habe eine geistige klare Weite vor den Augen."

„Ich fühle und sehe, wie mein Oberkörper größer wird, das Becken wird ganz klein – so wie der Geist aus der Flasche."

„Ich spüre und sehe, wie ich auf einer Wolke reise – all meine Gefühle des Körpers verschwinden. Ich wollte gar nicht mehr aufhören damit."

Qing Líng hilft bei Enge, Beklemmungsgefühl und Schmerzen der Brust, bei flacher Atmung, allgemeinem Kältegefühl, trockenem Mund und Kopfschmerzen.

Akupunktur: 5–15 mm senkrecht.

Schmerzen im seitlichen Thorax und in der Herzgegend.

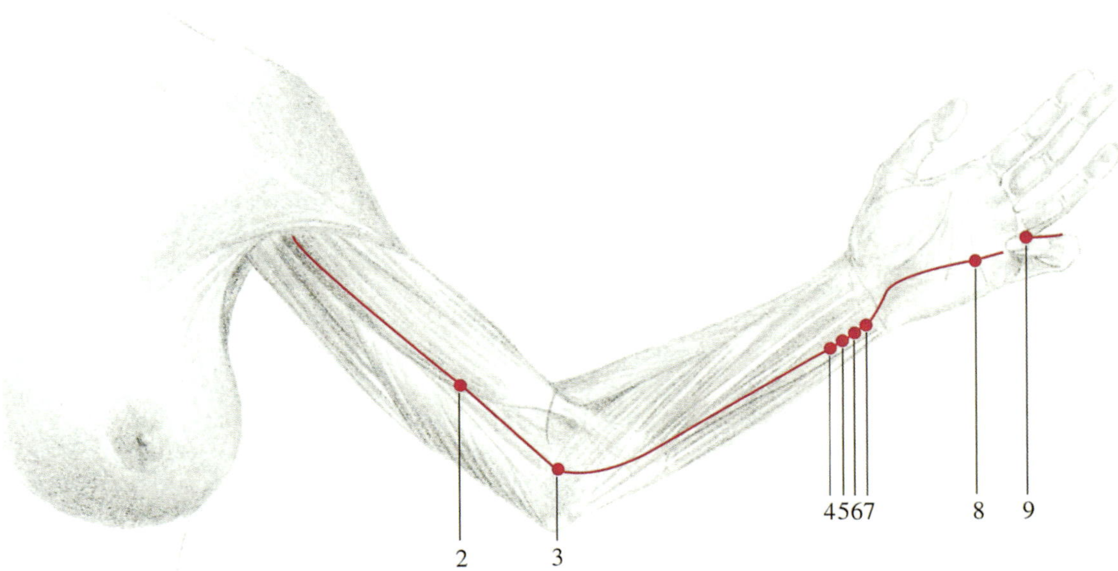

▶ **Abb. 8.29** Herz: H2–H9.

Sensibilitätsstörungen und Schmerzen des Arms im Meridianverlauf.

H3 Shào Hǎi Klein gewordenes Meer

Funktion: Hé Xué (Meerpunkt), Wasserpunkt.

Lage: Bei gebeugtem Unterarm in einer deutlich tastbaren Vertiefung an der Innenseite des Ellbogens, auf halbem Weg zwischen dem medialen Ende der Beugefalte des Ellbogens und dem „Musikantenknochen" (dem Epicondylus medialis humeri).

Akupressur: Der Energiefluss ist bei ganz leichtem Druck oft am stärksten zu fühlen, das Qì fließt in diesem Punkt nahe der Oberfläche. Druckstärke 1–2.

Shào Hǎi regt das Herz an, vertieft die Atmung und wirkt meist entspannend und beruhigend.

Als Wasserpunkt des Feuers verbindet er das Herz mit dem Bereich des Wassers, mit Bauch und Unterleib.

„Ich spüre eine große Weite in meinem Brustkorb. Ich schwebe und fühle mich, als würde ich tauchen. Meine Hände sind warm und leicht."

„Mein Becken und meine Knie lösen sich, dadurch wird das Sitzen angenehm. Energie sammelt sich im Becken, sie geht hoch bis zum Brustraum. Alles ist warm und weich. Das Gefühl geht weiter hoch bis zum Kopf und beschert mir eine Ruhe, die ich seit einer Woche nicht mehr hatte."

„Ein leichter Stromfluss von einer Seite zur anderen. Mein Beckenboden ist heiß."

„Ich fühle Entspannung. Ich fühle deutlich die Höhlen hinter meiner Stirn. Ich sehe die Wellen eines Ozeans – in wunderschönen Regenbogenfarben."

„Ich habe ein warmes Gefühl im Bauch. Ich sehe ein blaues, weites Meer."

Man hat ein einheitliches Körpergefühl, manchmal fühlt man sich geborgen wie in einem Kokon, manchmal spürt man Sehnsucht nach Zärtlichkeit, Schmusen und Kuscheln.

„Ich fühle eine Energie der Freude, die vom Brustraum wie eine sanfte Woge ausstrahlt und alle im Raum mit einbezieht."

„Ich spüre eine einheitliche Energie der Freude im ganzen Körper, vor allem in der Brust und der Stirn. Ich sehe den Sommer, Blätter, die Côte d'Azur, Lyon, Suzanne. Ich fühle mich wie 20."

„Ich habe ein warmes Gefühl im Herzchakra, so als würde es aufgehen. Das Gefühl breitet sich fließend in den Bauch aus."

„Vor meinen Augen sehe ich ein warmes Orange. Ich habe keine Gedanken. Ich fühle mich sehr gelassen. Meine Schrift wird gleichmäßiger."

„Ich fühle mich stärker, ich wollte etwas tun, wozu ich vorher nicht den Mut hatte. Ich spüre Lebensfreude. Meine Stirn brennt, ich möchte gerne Unfug anstellen, etwas anfechten."

„Ich fühle Ruhe, Entspannung und Wärme."

„Mein ganzer Körper wird von einem durchsichtigen, weißen Netz umwoben – dies vermittelt mir ein angenehmes Gefühl."

„Ich empfinde ein Kokon-Gefühl – in meiner Brust und meinem Kopf entsteht ein Raum aus weißer Watte."

„Vor meinem Dritten Auge wirds leichter und heller."

„Ich sehe ein helles Licht in meinem Kopf."

„Ich spüre eine Wärme im Hinterkopf. Etwas am höchsten Punkt meiner Schädeldecke öffnet sich – es ist, als würde sich etwas von den Knochen öffnen oder lösen."

„Ich sehe ein helles orange-gelbes Licht. Ich spüre Ruhe und Entspannung. Mir erscheint ein Bild mit Weinbergen, Feldern und einem Brunnen, in den ich von oben nach unten reinsehen kann."

„Ich spüre eine innere Ruhe. Ich habe ein Bild mit Landschaften, dem Waldviertel, Wäldern, einem Moor – alles vom Hubschrauber aus gesehen."

Shào Hǎi regt den Fluss des Qì in den Lippen, am Gaumen und in der Zunge an.

„Ich habe einen ganz trockenen Mund und Durst. Im Kopfbereich ist Hitze. Dann sehe ich mich in Griechenland vor zwei Jahren. Ich fotografiere vertrocknete Erde."

Er verfeinert das Hören, man wird sensibler auf Töne und Geräusche: Das Ohr ist als Sinnesorgan dem Wasser zugeordnet, das Zuhörenkönnen aber ist eine Fähigkeit des Herzens.

Ähnlich wie Qing Líng (H2) macht Shào Hǎi manchmal Herzschmerzen, Bitterkeit und Unzufriedenheit im Herzen bewusst. Bei manchen Menschen ist er ein Zugang zu Erinnerungen und „alten" Herz-Schmerzen aus Kindheit und Jugend.

„Die Augäpfel sind so rund, sie tun sich dir kund!"

„Ich sehe spielende Kinder auf einer Blumenwiese, die sich in Reiter mit Fackeln verwandeln, die die Blumenwiese verwüsten. Sie haben alles angezündet."

„Ich nehme Freude und eine wellwurmartige Bewegung über den Hinterkopf wahr. Dann ist Dunkelheit und Leere. Ich spüre Impulse für Tränen."

Ellbogenschmerzen, zitternde Hände.

Akupunktur: 5–15 mm senkrecht.

Shào Hǎi stärkt das Wasser im Feuer und wirkt damit seinem Überschwang entgegen: Er hilft bei Unruhe,

Nervosität, Schlafstörungen, Hysterie und depressiver Verstimmung mit Herzschmerzen.

Psychische Ermüdung, besonders nach Traumen und Leistungsstress.

Herzbeschwerden wie Angina pectoris, Tachykardie und Extrasystolen.

Arthritis des Ellbogengelenks, Tennisellbogen, Parästhesien im Meridianverlauf, kalte und zitternde Hände.

Ein Beiname dieses Punktes ist „Lebensfreude" – er wirkt herzerwärmend und heilend auf das Herz, man findet wieder Geschmack am Leben.

H4 Líng Dào
Pfad des Geistes

Funktion: Jing Xué (Flusspunkt), Metallpunkt des Feuers – zweiter Sedierungspunkt.

Lage: Auf der Innenseite des Unterarms, zwischen den Sehnen der Mm. flexor carpi ulnaris und flexor digitorum longus, 15 fen proximal von H 7.

Akupressur: Mit dem Zeigefinger oder kleinen Finger drücken. Druckstärke 2–3.

Líng Dào wärmt den Körper und hebt die Stimmung – er macht Freude und nimmt Sorgen, er gibt Leichtigkeit und Frische, manchmal sogar Übermut, und macht Lust auf Tanzen, Lachen, Singen und Musizieren.

„Ich fühle zuerst Erleichterung in der Brust und dann im Denken, ein Gefühl der Befreiung, kann gut in den Brustkorb atmen."

„Ich spüre den Dünndarm. Dann erinnere ich mich an einen schamanistischen indonesischen Film, in dem ein Mensch im Dschungel in den Bann eines geheimnisvollen Tigers gezogen wurde. Ich empfinde Fülle und Weite in der Brust."

„Ich fühle das Dritte Auge."

Akupunktur: 5–10 mm senkrecht.

Als Metallpunkt wirkt Líng Dào beruhigend.

Nervosität, Sprechhemmung, Ängste und unruhiger Schlaf.

Herzschmerzen und Herzbeschwerden wie Angina pectoris und Tachykardie.

Neuralgie des N. ulnaris.

H5 Tong Lǐ
Verständliches Inneres

Funktion: Luò Xué – Verbindung zu Dü 4.

Lage: Auf der Innenseite des Unterarms, zwischen den Sehnen der Mm. flexor carpi ulnaris und flexor digitorum longus, 1 cun proximal von H 7.

Akupressur: Mit Zeigefinger oder kleinem Finger drücken. Druckstärke 2–3.

Als Luò Xué wirkt Tong Lǐ ausgleichend auf den Herzmeridian. Bei Fülle im Herzen beruhigt er, bei Fülle im Dünndarm leitet er überschüssiges Qì zum Herzmeridian, man spürt Wärme in Armen und Händen, das Herz wird angeregt, die Brust wird warm, Freude kommt auf. Als Verbindungspunkt bewirkt er häufiger und deutlicher vermehrten Qì-Fluss zum Kopf als andere Punkte des Herzmeridians – besonders zum Gaumen und zur Zunge, zu Augen und Ohren.

„Die Augen sind sehr entspannt. Ich fühle mich satt und zufrieden."

„Der Punkt beruhigt mich. Der Kopf wird klar, ich bin in mir angekommen."

„Ich fühle eine trockene Hitze im Kopf. Ich sehe meine glühenden Ohrränder wie bei kitschiger Weihnachtsbeleuchtung."

„Ich empfinde absolute Ruhe. Mein Hörvermögen wird feiner. Ich empfinde angenehme Nicht-Bewegung."

„Ich spüre ein Kribbeln am weichen Gaumen und ein angenehmes Pulsieren im ganzen Körper."

„Ich spüre eine Hitzewallung von innen, schwitze im ganzen Körper. Dann empfinde ich eine angenehme Wärmehülle um den ganzen Körper."

Tong Lǐ hat eine anregende Wirkung auf den Shén, den Geist oder Esprit eines Menschen, der in der chinesischen Kultur als Funktion des Feuerelements angesehen wird. Die Bewusstseinshelligkeit ist erhöht, man nimmt die Außenwelt klar und deutlich wahr, das bildliche Vorstellungsvermögen wird detailgenau und scharf. Manchmal hat man den Impuls, Wahrnehmungen und Empfindungen genau zu formulieren, zur Sprache zu bringen.

„Ich fühle Freude! Ich spüre das Becken. Kleinhirnsichel und Kleinhirnzelt[8] sind gut spürbar; ich empfinde geistige Weite und Klarheit."

„Mein Kopf wird warm und groß. Er leuchtet wie ein roter Lampion beim Herbstfest. Meine Ohren und Augen

[8] Die Kleinhirnsichel ist eine Duplikatur der harten Hirnhaut und trennt die beiden Kleinhirnhemisphären; das Kleinhirnzelt ist ein zwischen der oberen Kante der Felsenbeinpyramide und dem Sinus transversus ausgespanntes Blatt der harten Hirnhaut.

sind warm bis heiß, dies ist angenehm entspannend. Es fühlt sich an wie ein reinigendes Feuer für die Augen. Zu Beginn strömt schlagartig expressive Energie ein – im Kontrast zu H7. Ich visualisiere ein klärendes Gespräch mit Iris. Es findet beim Inder statt. Im roten Zimmer, in festlichem Rahmen."

„Ich fühle Feuer im Herz, Feuer in der Brust. In einem inneren Monolog formuliere ich eine Rede an den Leiter einer Akupunkturgesellschaft: Wie ihr eure Referenten zusammenstellt, geht nicht nach Wissen und Wissenschaft, sondern nur nach Politik!"

„Tief in mir – das Gebrüll eines Löwen!"

„Links in der Stirn ist ein Loch wie ein Minigolfloch. Ich kotze geistig durch dieses Loch raus, durch das Loch stülpt sich die Rasenfläche das Minigolfplatzes raus. Die Energiebewegung ist: Raus! Am Schluss sehe ich ein Schild: Wegen Überfüllung geschlossen!"

„Ich fühle, wie es aus meinen Ohren rausdampft. Es ist vergleichbar mit einem Stier, bei dem es aus den Nüstern dampft."

„Ich spüre Wärme im ganzen Körper, Klarheit und Helligkeit vorm Dritten Auge."

„Ich habe ein geistig anregendes, waches, klares Gefühl."

„Ich empfinde eine Kopfleere, Gedankenlosigkeit und gleichzeitig eine Wachheit."

Ähnlich wie Qing Líng (H2) und Shào Hǎi (H3) macht Tong Lǐ Herz-Verletzungen und Traurigkeit bewusst, man erinnert sich vielleicht an Ängste und traumatische Situationen.

„Ich sehe mich auf einem riesengroßen Feld stehen. Ich bin klein, anschließend sehe ich meine rechte Hand abgetrennt. Es ist grauslich."

Tong Lǐ hilft bei Energiemangel und kalten Händen.

Manchmal wirkt Tong Lǐ über den Dünndarmmeridian auf den Unterbauch, macht die Geschlechtsorgane heiß und weckt sexuelle Gefühle.

Tong Lǐ hilft bei Freudlosigkeit und trüber Stimmung.

Akupunktur: 5–10 mm senkrecht.

Herzklopfen, Nervosität, Lampenfieber und Prüfungsangst.

Heiserkeit, raue Stimme, Halsschmerzen und Sprachstörungen wie Stottern und Lispeln. Tong Lǐ hilft verschlossenen Menschen, sich mitzuteilen und sich auszusprechen. Eine wirkungsvolle Kombination, die auch bei Autismus angewandt werden kann, ist Tong Lǐmit Chéng Jiang (Rèn 24) und/oder Lián Quán (Rèn 23).

Nervöse Herzbeschwerden, Arrhythmien, hyperkinetisches Herzsyndrom.

Hypertonie und Hypotonie.

Seelische Hemmungen, Freudlosigkeit, man weiß mit sich selbst nichts anzufangen.

H6 Yin Xi
Spalte des Yin

Funktion: Xì Xué (Spaltenpunkt).

Lage: Auf der Innenseite des Unterarms, zwischen den Sehnen der Mm. flexor carpi ulnaris und flexor digitorum longus, 5 fen proximal von H7.

Akupressur: Mit Zeigefinger oder kleinem Finger drücken. Druckstärke 2–3.

Yin Xi macht den Körper warm. Man fühlt Ruhe und Frieden.

Ein tiefes Wohlgefühl stellt sich ein und man ist froh, dass es so ist, wie es ist.

Ähnlich wie bei anderen Punkten des Herzmeridians (H2, H3 und H5) können Beklemmung, Herz-Schmerzen und Verzweiflung, Herz-Verletzungen und Grantigkeit bewusst werden.

Aufregung und Nervosität. Kalte und schwitzende Hände.

Schmerzen im Handgelenk.

Akupunktur: 5–8 mm senkrecht.

Als Xì Xué (Spaltenpunkt) wird er bei akuten Herzbeschwerden wie Tachykardie und Angina pectoris verwendet.

Beklemmungsgefühle, Herzschmerzen, Nachtschweiß und Schwindel.

Neurasthenie.

H7 Shén Mén
Tor des Shén
Tor des Geistes
Tor des Bewusstseins

Funktion: Yuán Xué (Quellpunkt) – Verbindung zu Dü 7.

Shu Xué (Strömungspunkt), Erdpunkt des Feuers – Sedierungspunkt.

Lage: In der Beugefalte des Handgelenks, radial der Sehne des M. flexor carpi ulnaris in einer Vertiefung, auf gleicher Höhe mit dem proximalen Ende des Erbsenbeins. Er kann auch von der ulnaren Seite der Sehne her genadelt werden.

Akupressur: Mit Zeigefinger oder kleinem Finger drücken. Druckstärke 2–3.

Shén Mén stärkt die Erde im Feuer, er beruhigt und entspannt, gleichzeitig fühlt man sich klar und wach. Er bringt den Geist ins Hier und Jetzt. Daher sein Name: Tor zum Bewusstsein.

„Ich fühle mich warm, satt und beruhigt. Ich sehe und fühle, wie ich als Buddha sitze – es ist ein selbstverständliches Gefühl."

„Im Oberkörper ist es angenehm. Ich fühle einen leichten Schwindel im Kopf, als wenn sich Gase darin bewegen."

„Der Punkt macht mich warm, ich sehe alles rot. Ich fühle einen leichten Schwindel, sehe ein Auge."

Man spürt ein tiefes Loslassen und fühlt sich wohlig und zufrieden. Brust und Herz werden weit und weich, der ganze Körper wird warm, vor allem der Bauch.

„Ich empfinde große Ruhe und Stärke und habe das Gefühl, mich im Brustkorb gut abgrenzen zu können."

„Die Brustatmung wird tiefer, durchflutet mich mit Ja zum Leben."

„Ich empfinde den Rhythmus des Herzschlags über die Körpergrenzen hinaus."

„Ich spüre Weite. Ich möchte die Arme ausbreiten, mich auf den Rücken legen, schweben – auf einer Daunendecke oder einer Wolke liegen."

„Ich liege rückwärts auf einer Blumenwiese und breite die Arme aus."

Manchen Menschen macht Shén Mén ihr Grundgefühl zu sich selbst bewusst: ob man sich selbst liebt oder nicht, oder ob man sich nicht gut genug fühlt.

„Der Punkt richtet mich innerlich auf, ich fühle eine Ausrichtung auf das Feinstoffliche. Ein Traum wird mir bewusst: Im Haus meines Ausbildners kann ich mich nicht aufrichten. Ich habe dann meine Coaching-Ausbildung in der Wirtschaft abgebrochen."

„Ich nehme sehr deutlich meinen Herzschlag wahr, habe ein erdiges Körpergefühl. Alles ist ruhig und klar. Dann fällt mir der Satz von Rabbi Sussja kurz vor seinem Tode ein: In der kommenden Welt wird man mich nicht fragen: Warum bist du nicht Moses gewesen? Man wird mich fragen: Warum bist Du nicht Sussja gewesen?"

Herzklopfen, Unruhe, Nervosität, Schlaflosigkeit, Prüfungsangst und Stress.

Kalte Hände, Schmerzen im Handgelenk.

Akupunktur: 3–6 mm senkrecht. Von ulnar 5–8 mm tief.

Shén Mén ist einer der wichtigsten Punkte bei der Behandlung von psychischen Störungen, die durch eine Fülle im Feuerelement verursacht werden: Übererregbarkeit, Hysterie, Schlafstörungen, Angstträume, Lampenfieber, Neurasthenie und Epilepsie. Bei diesen Beschwerden sowie bei Managerkrankheit – ständig etwas zu tun haben müssen, ständig alles unter Kontrolle haben müssen – und in der Suchttherapie, z. B. bei Esssucht und zur Nikotinentwöhnung, am besten in Kombination mit Băi Huì (Du 20), Jiu Wĕi (Rèn 15), Shén Mài (B 62) und Nèi Guan (HH 6).

Herzschmerzen, Herzangst, Angina pectoris und Tachyarrhythmien.

Heiße und schwitzende Hände.

H 8 Shào Fŭ
Verloren gegangener Palast

Funktion: Yíng Xué (Bachpunkt), Feuerpunkt des Feuers – Stundenpunkt.

Lage: Auf der Handinnenfläche in einer deutlichen Vertiefung zwischen dem vierten und fünften Mittelhandknochen, auf der Herzlinie – 1 cun proximal der Interdigitalfalte.

Akupressur: Mit Daumen, Mittel- oder Ringfinger drücken. Druckstärke 3–4. Bei Fülle im Feuer nicht drücken.

Shào Fŭ ist Feuer von Feuer: Er macht den Körper warm und regt den Energiefluss nach oben hin an, von den Füßen zum Kopf, besonders über den Du Mài.

Shào Fŭ belebt Menschen mit stillem oder kleinem Feuer, die Atmung wird tiefer und manchmal auch schneller, man fühlt eine Welle von Heiterkeit, Freude und Glück. Manchmal beginnt man zu lachen, oder man bekommt Lust, zu spüren und zu berühren.

Introvertierte Menschen kann er auch manchmal in eine tiefe Ruhe führen, in der keine Gedanken mehr sind.

Bei Fülle im Feuer kann er unangenehm werden, das Herz klopft und man fühlt sich aufgeregt.

Übergroße Ernsthaftigkeit, Freudlosigkeit, kalte Hände, kaltes Herz.

Akupunktur: 5–10 mm senkrecht. Schmerzhafter Punkt.

Bei Fülle im Feuer nicht nadeln, er kann Herzklopfen und Herzrasen auslösen.

Bradykardie und Herzschwäche.

Durchblutungsstörungen der Hände, Raynaud-Syndrom.

Rheumatische Gelenkschmerzen.

Enuresis und Dysurie.

Ein Mensch kann nicht mehr lachen, er stöhnt und seufzt.

Sedierende Akupunktur bei schwitzenden Händen und Beklemmungsgefühl in der Brust.

H9 Shào Chong
Verloren gegangener Schwung

Funktion: Jǐng Xué (Brunnenpunkt), Holzpunkt des Feuers – Tonisierungspunkt.

Notfallpunkt bei Ohnmacht, Schock und Herzversagen.

Lage: 1 mm proximal und lateral vom radialen Nagelwinkel des kleinen Fingers.

Akupressur: Mit dem Fingernagel des Daumens drücken, der Zeigefinger hält den kleinen Finger an seiner Unterseite. Druckstärke 1.

Bei akuten Beschwerden und in Notfällen fest mit dem Fingernagel drücken. Druckstärke 2–5. Notsituationen von Herz und Kreislauf wie Sonnenstich und Schlaganfall. Bei Schwindel, drohendem oder eingetretenem Bewusstseinsverlust und Schock zusammen mit Rèn Zhong (Du 26).

Energiemangel und Schwindelgefühle durch zu niedrigen Blutdruck.

Psychische Schwächezustände und Melancholie.

Als Tonisierungspunkt regt Shào Chong Herz und Kreislauf an und bringt wieder in Schwung. „Ich fühle ein starkes Kribbeln tonsurartig um Du 19 – viel Energie zischt durch den Körper nach oben durch Du 19 raus.“

„Ich sehe ein Raumschiff im All, das mit enormer Geschwindigkeit vorbeizischt.“

„Links ist ein blaues Raumschiff im Dunkeln, rechts ein orangenes Zündungsfeuer.“

Da Shào Chong aber auch das Qì zum Dünndarmmeridian überleitet, wirkt er – bei ausgewogenem Feuer – oft beruhigend. Er bringt die Energie in den Bauch und regt die Darmperistaltik an. Man spürt Wärme im Hara, vor allem im Dünndarm, den inneren Geschlechtsorganen und dem Kreuzbein.

Bei Feuerfülle kann er, ähnlich wie Shào Fǔ (H8), zu Herzklopfen, Aufregung und Überempfindlichkeit führen.

Als Holzpunkt regt er das Bildersehen an. „Mein Kopf wird zu einem Adlerkopf. Ich sehe wie ein Adler. Ich kann mit Adlerblick meine Herzverbindung zu anderen Menschen sehen.“

Akupunktur: 1–2 mm schräg oder flach gegen den Meridianverlauf.

Akute Erkrankungen und Beschwerden von Herz und Kreislauf wie Sonnenstich, Ohnmacht, Schock und Schlaganfall. Die Akupunktur, oder gegebenenfalls das Ritzen des Punkts mit einem sterilen Messer, ist in Notsituationen natürlich wirksamer als Akupressur.

Bradykardie, Hypotonie und Herzschwäche.

Arrhythmien, akute Thoraxschmerzen und Beklemmungsgefühle.

8.7.7 Diagnostische Kriterien der Herzfunktion

▶ **Tab. 8.23** Diagnostische Kriterien der Herzfunktion.

Heiße Symptome, Fülle (Shi)	Kalte Symptome, Leere (Xu)
Schneller/kräftiger Puls	Langsamer/schwacher Puls
Herzklopfen, Herzrasen	Bradykardie, Herzschwäche
Hellrote, schmale und steife Zunge	Bleiche, breite, labbrige Zunge
Spricht schnell, oft unaufhörlich	Wortkarg, kann sich nicht klar ausdrücken
Spricht im Schlaf	
Nervös, unruhig, ungeduldig	Ruhig, unentschlossen
Sensitiv, geht schnell auf Menschen und Ideen ein – und wendet sich rasch wieder ab und etwas Neuem zu	Teilnahmslos, stumpf Wenig Hobbies
Schlaflosigkeit, unruhiger Schlaf	Übergroßes Schlafbedürfnis
Überschwengliche Freude/Hysterie: Alles ist großartig!	Freudlosigkeit/depressive Verstimmung
Lacht laut und viel, kichert	Todernst, versteht keinen Spaß
Leicht zu begeistern	Kaum zu begeistern
Rasches Auffassungsvermögen	Schlechtes Auffassungsvermögen
Lernt gut und schnell	Schlechtes Gedächtnis
Ständig wachsam, auf der Hut	Geringe Wachsamkeit
Unkonzentriert durch Überfülle an Ideen und Wahrnehmungen	Geringe Konzentrationsfähigkeit
Ehrgeizig, will hoch hinaus	Wenig Ehrgeiz
Stress/Angst/Lampenfieber	Rasche Erschöpfung/Mutlosigkeit
Überkontrollierend, hat gerne alles im Griff	Weiß nicht, wie er/sie die Dinge in den Griff bekommen kann

8.7.8 Diagnostische Kriterien des Herzmeridians

▶ Tab. 8.24 Diagnostische Kriterien des Herzmeridians.

Fülle	Leere
Geschwollene Achselhöhle, Ellbogen und Unterarm steif und verspannt, Handflächen heiß und schmerzhaft. Beengung und nadelstichartige Schmerzen in der Brust.	Arme und Hände schlafen leicht ein, oft ausgehend vom kleinen Finger. Dumpfe Schmerzen in der Brust. Kalte und klamme Finger.

8.7.9 Der Feuertypus

▶ Tab. 8.25 Der Feuertypus – geistreiches Herz

Was ihm wichtig ist	Was ihm in Liebe und Sexualität wichtig ist
Geistreiche Kommunikation, Esprit Intuition und Empfindung Lachen und Humor Spontaneität und Begeisterung Bewusstsein und Selbstverwirklichung Hingabe, Liebe und Erfüllung	Die Wahre Liebe Das Göttliche im anderen verehren
Seine starken Seiten	**Womit er Schwierigkeiten hat/wovor er Angst hat**
Lebenslustig, frisch, fröhlich Lebendig, wach, begeisterungsfähig Kommunikativ, offen Optimistisch und erfrischend Mitreißend, charismatisch Hinreißend und entzückend Liebevoll, zärtlich und einfühlsam	Langeweile, Nichtstun, Warten Dummheit, Grobheit, Gewöhnlichkeit Sich nicht mitteilen können, mit jemandem nicht reden können Grenzen, Trennung, Schmerz
Seine Schattenseiten bei Fülle	**Seine Schattenseiten bei Leere**
Selbstgefällig, stolz, arrogant Eitel, grandios, überspannt Süchtig nach Abwechslung, neugierig Plaudertasche, Schwätzer, Dauerredner	Verwirrt, verloren, verschreckt Verschüchtert und ängstlich Leichtgläubig, gerät leicht in Panik Unklare Ausdrucksweise, Sprachfehler, wortkarg, stumm

8.8 Der Meridian des Dünndarms

Der Dünndarm ist das erste Yáng-Organ des Feuers.

- Gekoppeltes Yin-Organ: **Herz**
- Gewebe: **Blutgefäße**
- Körperflüssigkeit: **Schweiß**
- Ausdruck der Kraft: **Teint**
- Sinnesorgan: **Zunge**
- Sinn: **sprechen**
- Klangfarbe der Stimme: **lebendig, ausdrucksvoll; lachend, kichernd**
- Gesichtsfarbe bei Krankheit: **versengt, verbrannt**
- Durch das Zusammenwirken von Herz und Dünndarm entstehende Gefühle: **Heiterkeit, stille Freude, eine im Bauch wurzelnde Wärme, Güte und Zufriedenheit**
- Verhalten bei Stress: **Traurigkeit und Betrübnis**
- Geistige Funktion: **Assimilation von Gedanken und Ideen**
- Bei Leere anregendes, bei Fülle krankmachendes Klima: **Hitze**
- Jahreszeit: **Sommer**
- Richtung der Kraft: **Verarbeiten und Assimilieren**

Das Qì fließt vom Herz- in den Dünndarmmeridian und von diesem in den Blasenmeridian.

Der Dünndarm bildet mit der Blase die äußerste Energieschicht des Yáng, das Tài Yáng, das höchste Yáng.

8.8.1 Oberflächlicher Verlauf

Der Dünndarm entspringt am ulnaren Nagelfalzwinkel des kleinen Fingers und zieht die Handkante zwischen dem fünften Mittelhandknochen und dem M. abductor digiti minimi entlang. Am Unterarm verläuft er im Bindegewebe zwischen Elle und M. flexor carpi ulnaris. Er passiert den Ellbogen zwischen dem Olecranon und dem medialen Epicondylus des Oberarmknochens (Dü 8) und verläuft am Oberarm zwischen Caput longum einerseits und Ansatzsehne und Caput laterale des Trizeps andererseits (s. Abb. 8.30).

In die hintere Schulterregion gelangt er zwischen Teres major und dem Hinterrand des Deltoideus – Jian Zhen, Dü 9, befindet sich in der medialen Achsellücke – und berührt den rückwärtigen Teil der Schultergelenkskapsel knapp unterhalb des Acromion (Dü 10). Von dort zieht er zwischen der Fascia infraspinata und dem Untergrätenmuskel abwärts zur zentralen Vertiefung der Fossa infraspinata des Schulterblattes (Dü 11), dann vertikal aufwärts, über die Spina scapulae zu Bǐng Feng (Dü 12) am Unterrand des Obergrätenmuskels.

Von Bǐng Feng aus wendet sich der Meridian zum siebten Halswirbel, wo sein Qì in Dà Zhui (Du 14) in das „Meer des Yáng“ mündet. Zusammen mit dem Dickdarmmeridian gelangt er über den Vorderrand des Trapezius zu Que Pén (Ma 12) in der Fossa supraclavicularis und zieht von dort, entlang des Ramus externus des Nervus accessorius, seitlich den Hals hinauf. Zusammen mit dem Nervenzweig unterkreuzt er den Kopfwender und kommt im Punkt Tian Róng (Dü 17), zwischen dem Kieferwinkel und dem Vorderrand des Kopfwenders, an die Oberfläche.

Von Tian Róng aus gelangt er über die Wange zu Quán Liáo (Dü 18) am Unterrand des Jochbeins, wo sich der Dünndarmmeridian teilt: sein Endast verläuft über den äußeren Augenwinkel (G 1) zum Ohr (Dü 19), der Verbindungsast zum Blasenmeridian zum inneren Augenwinkel (B 1). Die energetische Verbindung des Dünndarmmeridians zu beiden Augenwinkeln erklärt die Wirkung seiner Fernpunkte bei Hornhauttrübung und Sehstörungen.

Der parallele Verlauf des Dünndarmmeridians mit dem Ramus externus n. accessorii in der Halsregion legt den Schluss nahe, dass die spannungslösende und entkrampfende Wirkung vieler Dünndarmpunkte (Dü 3, Dü 6, Dü 9 bis 16) auf die Schulter- und Nackenmuskulatur unter anderem auch durch direkte Einwirkung auf diesen Nervenzweig zustande kommt: Der Ramus externus n. XI versorgt den Sternocleidomastoideus und Trapezius motorisch und sensibel und geht auch Verbindungen zum Plexus cervicalis ein; die Muskeläste des Plexus cervicalis versorgen neben dem Trapezius die tiefe Halsmuskulatur und – über den N. phrenicus – das Zwerchfell (die spannungslösende Wirkung einiger Dünndarmpunkte auf den Bauch beruht zum Teil auch auf Anregung der Zwerchfellatmung).

8.8.2 Tiefer Verlauf

Der tiefe Ast des Dünndarmmeridians beginnt in Que Pén (Ma 12), in der Grube oberhalb des Schlüsselbeins. Er zieht entlang der Rückfläche der oberen Lungenlappen zum Herzen, dem gekoppelten Yin-Organ. Von dort gelangt er zur Speiseröhre und durch den Hiatus oesophageus des Zwerchfells zum Magen, Zwölffingerdarm und schließlich zum Dünndarm, seinem Ursprungsorgan (s. Abb. 8.31). Eine weitere Energieverbindung besteht vom Dünndarm zu Xià Jù Xu (Ma 39), seinem unteren Hé Xué (Meerpunkt) am Unterschenkel.

Die Beschreibung des tiefen Astes des Dünndarmmeridians in den chinesischen Texten stimmt im Großen und Ganzen mit dem anatomischen Verlauf des N. vagus überein. Der rechte Vagus tritt zwischen A. und V. subclavia dextra ins Mediastinum ein, gelangt, dicht unter

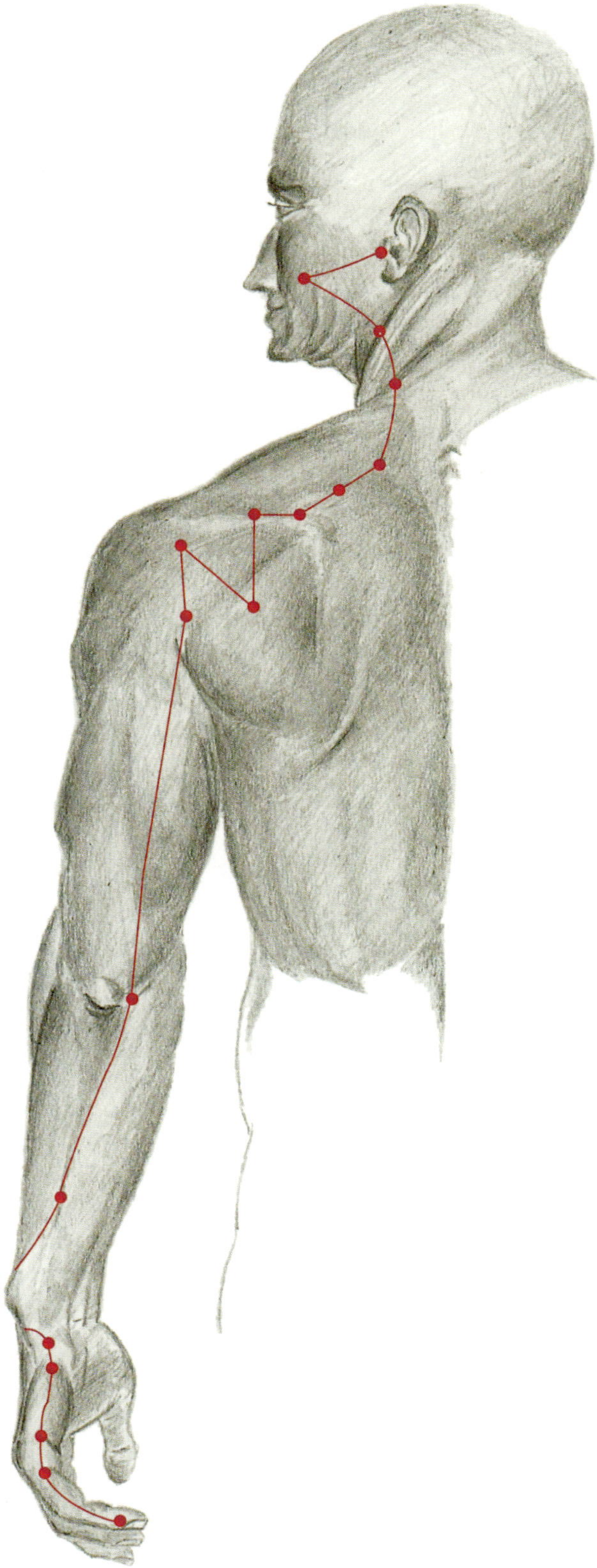

▶ **Abb. 8.30** Dünndarm, oberflächlicher Verlauf.

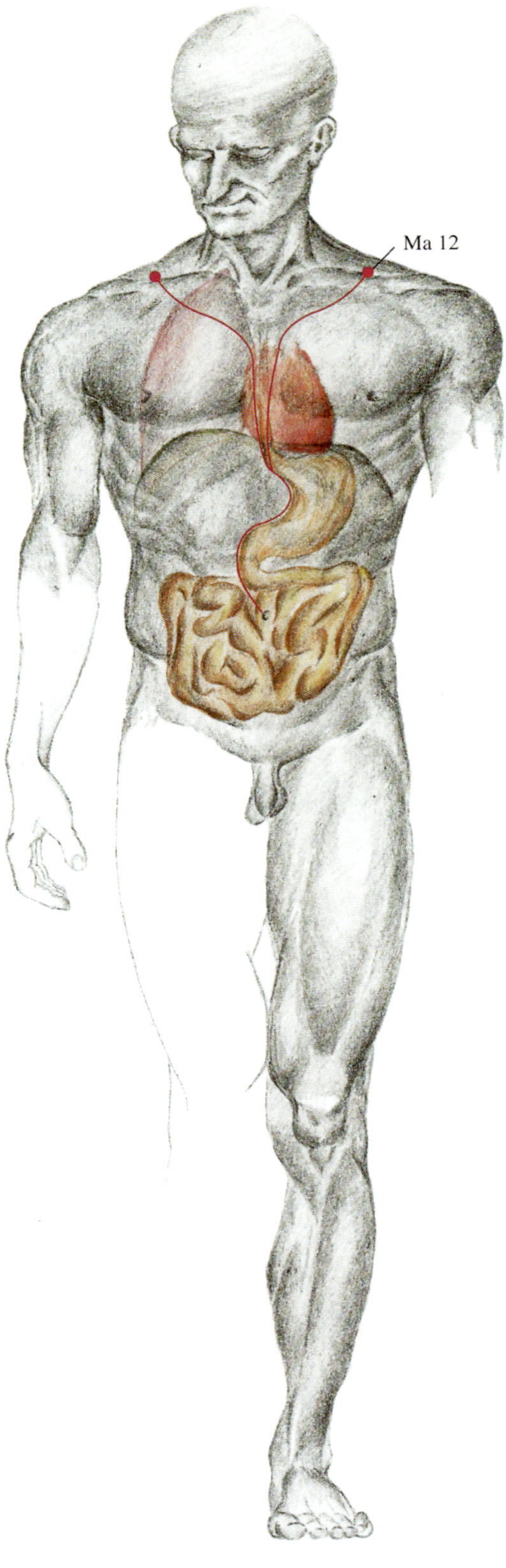

► **Abb. 8.31** Dünndarm, tiefer Verlauf.

der Pleura liegend, an die rechte Seite der Luftröhre und zieht, als Truncus vagalis posterior, an der Rückfläche der Speiseröhre zum Magen und zum Plexus coeliacus, dem Sonnengeflecht. Von dort ziehen seine parasympathischen Fasern zur Milz, zu den Nieren und zum Darm, den er vom Zwölffingerdarm bis zur linken Dickdarmkrümmung versorgt.

Der linke N. vagus erreicht an der lateralen Seite der A. carotis communis sinistra den Aortenbogen und gelangt zur Speiseröhre, nachdem er, ebenso wie der rechte Vagus, parasympathische Äste zur Versorgung von Lunge und Herz (zu den Plexus pulmonales und zum Plexus cardiacus) abgegeben hat. Als Truncus vagalis anterior zieht er auf der Vorderseite der Speiseröhre durch das Zwerchfell und versorgt die Vorderfläche des Magens und die Leber.

Die enge Verbindung des Dünndarmmeridians – sowohl des Halsteils als auch des tiefen Astes – mit dem Vagus macht die vielfältigen, schleimhautwirksamen und spasmolytischen Einflüsse der Dünndarmpunkte auf verschiedenste innere Organe verständlich: So können über den Dünndarmmeridian z. B. Husten und asthmoide Bronchitis (Dü 1, Dü 2, Dü 3), Tachykardie (Dü 7), Darmkoliken und spastische Obstipation (Dü 4, Dü 7, Dü 8) behandelt werden.

8.8.3 Aufgaben des Dünndarms

Wie im Zusammenhang mit seinem Verlauf angedeutet wurde, hat der Dünndarmmeridian durch seine enge Verbindung mit dem N. vagus einen regulierenden Einfluss auf das parasympathische Nervensystem. Bei Vorherrschen des Sympathikus (Stress und Aktivität) regt er den Parasympathikus und damit Entspannung, Verdauung und Regeneration an – einige seiner Punkte beruhigen den Herzschlag, fördern die Darmperistaltik und wirken schleimlösend auf die Bronchien. Andererseits bremst er eine überschießende parasympathische Reaktion – er hilft bei Darmkoliken und spastischer Obstipation.

Über die Aktivierung des Vagus hat der Dünndarmmeridian auch einen wohltuenden Einfluss auf die Sexualsphäre – er wirkt ausgleichend und wärmend auf Herz und Bauch und kann Gefühle und Bilder einer selbstsicheren, natürlichen Erotik wecken.

8.8.4 Akupressur und Akupunktur

Neben der regulierenden Wirkung auf die inneren Organe über den Vagus hat der Dünndarmmeridian besonderen Einfluss auf die Schleimhäute von Atmungs- und Verdauungstrakt: Akupunktur hilft bei Husten und Asthma, bei Angina und Mandelentzündung, bei Darmkolik und Durchfall.

Zu den häufigsten Indikationen für Akupunktur gehören schmerzhafte Erkrankungen und Bewegungseinschränkungen im Meridianverlauf: Arthritis, Armneuralgien, Epikondylitis, Schulterschmerzen, Periarthritis humeroscapularis, Tortikollis, HWS-Syndrom, Zahnschmerzen, Trigeminusneuralgie und Ohrenerkrankungen.

Im physischen wie im psychischen Bereich wirkt die Akupunktur des Dünndarmmeridians krampflösend und integrierend: Sie fördert die Assimilation von Nahrung im Dünndarm ebenso wie die Assimilation von Information und Gedanken anderer Menschen und die Integration neuer Ideen in unser Weltbild.

Die Akupressur des Dünndarmmeridians wirkt besonders entspannend und beruhigend auf die Psyche, sie leitet das Qì vom Feuer zum Wasser, vom Herzen zu Blase und Niere, von geistiger Aktivität zu Regeneration.

Am besten lässt man ihr eine Akupressur des Blasenmeridians nachfolgen, die die Entspannung im physischen Bereich vervollständigt: Verkrampfungen und Schmerzen von Schultern und Rücken lassen nach, das Qì kann an der Rückseite wieder vermehrt vom Kopf zu den Beinen und Füßen hin abfließen.

Die Akupressur des Dünndarmmeridians hilft, den inneren Krampf zu lösen, sie entspannt Nacken und Bauch und bringt die stillen Seiten des Feuers zum Vorschein: Herzenswärme, wohlige Zufriedenheit, ein stilles Lächeln auf den Lippen. Die Akupressur des Dünndarmmeridians heitert auf.

8.8.5 Die wichtigsten Punkte

▶ Tab. 8.26 Die wichtigsten Punkte des Dünndarmmeridians.

Dü 3	**Hòu Xi** Shu Xué (Strömungspunkt), Holzpunkt des Feuers – Tonisierungspunkt Meisterpunkt des Du Mài
Dü 1	**Shào Zé** Jǐng Xué (Brunnenpunkt), Metallpunkt des Feuers – zweiter Sedierungspunkt
Dü 4	**Wàn Gǔ** Yuán Xué (Quellpunkt)
Dü 5	**Yáng Gǔ** Jing Xué (Flusspunkt), Feuerpunkt des Feuers – Stundenpunkt
Dü 7	**Zhi Zhèng** Luò Xué – Verbindung zu H 7
Dü 8	**Xiǎo Hǎi** Hé Xué (Meerpunkt), Erdpunkt des Feuers – Sedierungspunkt

Dü 10	**Naò Shu** Schulterbeschwerden, Kreuzungspunkt der Wundermeridiane Yáng Wéi Mài und Yáng Qiao Mài
Dü 17	**Tian Róng** Fenster zum Himmel
Rèn 4	**Guan Yuán** Mù Xué (Sammelpunkt) des Dünndarms
B 27	**Xiăo Cháng Shu** Leitet das Qì zum Dünndarm

Zeiten höchsten Energieflusses durch den Dünndarmmeridian (beste Ansprechbarkeit für Akupressur; beste Zeit zur Sedierung): 13–15 Uhr und 1–3 Uhr.
Beste Zeit zur Tonisierung: 15–17 Uhr und 3–5 Uhr.

8.8.6 Verzeichnis der Punkte

Dü 1 Shào Zé
Spärlicher Glanz
Fehlender Schimmer

Funktion: Jĭng Xué (Brunnenpunkt), Metallpunkt des Feuers – zweiter Sedierungspunkt.

Lage: 1 mm proximal und lateral vom ulnaren Nagelwinkel des kleinen Fingers.

Akupressur: Mit dem Fingernagel des Daumens drücken, der Zeigefinger hält den kleinen Finger an seiner Unterseite. Druckstärke 1.

Als Brunnenpunkt wird er bei akuten Beschwerden wie Herzschmerzen, Angina pectoris, Atemnot, Husten, Halsweh, Fieber und Erbrechen fest und lange gedrückt. Druckstärke 2–5.

Shào Zé macht entspannt und wach zugleich. Er hat eine regulierende Wirkung auf das autonome Nervensystem – vor allem von Herz und Kreislauf, Bronchien und Verdauungstrakt. Er stärkt das Tài Yáng, die äußerste Schicht der energetischen Schutzhülle des Organismus. Sein Name ist eine Indikation; er weist darauf hin, dass er bei fehlendem Schimmer einer in den Mühen das Alltags geschwächten Schutzhülle wieder neuen Glanz verleiht. Man fühlt sich aufgerichtet, gestärkt, in einer schützenden Energiehülle und stabil.

„Es fühlt sich an, wie wenn mir eine Last von den Schultern fällt – meine Schultern entspannen sich."

„Ich fühle mich wie in einem Kokon – rund um mich ist ein weißer Raum. Dieser ist groß und dicht, wie ein Uterus im Vergleich zum Baby. Ich kuschle darin wie in einer Höhle und spüre meine Müdigkeit nach der Verkühlung und Anstrengung der letzten Monate."

„Er wirkt aufrichtend und stärkend."

„Ich fühle Stabilität und Heiterkeit, ich richte mich nach und nach mit viel Ruhe auf."

Shào Zé leitet das Qì vom Herz- zum Dünndarmmeridian: Er hat eine entlastende und manchmal auch kühlende Wirkung auf den Brustraum, regt die Darmperistaltik an und macht Bauch und Becken, insbesondere den Beckenboden und die Geschlechtsorgane, warm.

„Ich fühle ein angenehmes Kribbeln im Brustkorb und im Becken in der Sitzbeingegend."

„Es verzieht mir förmlich die Mundwinkel vor Freude."

„Ich fühle das Qi im Solarplexus und eine Energiebewegung von dem Punkt nach unten in den Körper – es ist dämpfend."

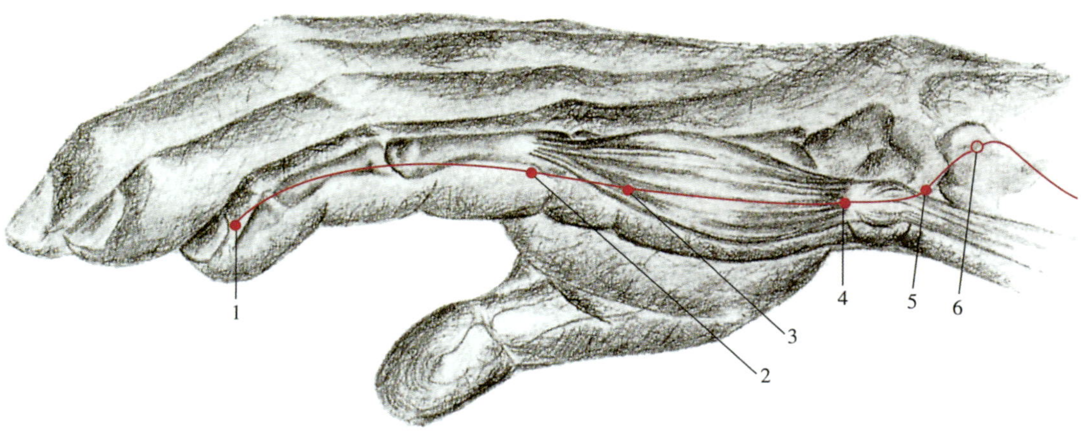

▶ **Abb. 8.32** Dünndarm: Dü 1–Dü 6.

„Ich spüre das Gewicht der Eingeweide auf der Beckenschaufel."

„Die Wirkung ist angenehm im Bauch. Ich sehe grünes Gras mit roten Mohnblumen."

Shào Zé lenkt den Fluss des Qì aus einer zentrifugalen in eine zentripetale Richtung. Das Qì fließt entlang des Meridianverlaufes vermehrt zum Kopf, vor allem zu den Ohren.

„Es ist wie ein Lichtanzünden im Kopf."

„Die Energie geht im Zentralkanal vom Hara hoch zum Kopf. Oben ist ein freies Gefühl, viele Gedanken."

„Ich fühle den Kopf groß werden. Es ist, als würde ich die Straße entlangfahren und ganz viele Sinneseindrücke hören. Meine Hörwahrnehmung ist gesteigert. Ich höre Licht surren."

„Ich habe eine steigende Hörwahrnehmung, als wenn ganz viele Informationen auf mich einströmen. Ich spüre Verwirrung, denn der Kopf ist abgeschaltet!"

„Die Hörwahrnehmung steigt, verfeinert sich – ich hab's genossen, den Wind zu hören."

„Ich habe Lust zu beißen wie ein Hund."

Manche Bilder, die man sieht, lassen einen Zusammenhang mit dem Metallelement erkennen – Shào Zé ist der Metallpunkt des Feuers.

„Mit meinem Partner bin ich in einer Kugel aus Glas."

„Ich hebe ab wie ein großer Vogel, steige kraftvoll in den Himmel auf."

„Ich sehe die Farbe Rot und einen weiß blühenden Baum."

Shào Zé wirkt schleimlösend und reinigend auf die Schleimhäute des Respirationstraktes, er hilft bei Hals- und Rachenentzündung, verstopfter Nase und nachlassendem Gehör.

Akupunktur: 1–2 mm schräg oder flach im Meridianverlauf.

Bronchitis, Asthma bronchiale,

Nervöse Herzschmerzen, Angina pectoris, Herzinnenhautentzündung.

Laktationsstörungen wie zu geringe oder vorzeitig aufhörende Milchsekretion der Brustdrüsen in der Stillzeit.

Ohrspeicheldrüsenentzündung, Schwellung der Lymphknoten in der seitlichen Halsregion.

Übermäßiger Speichelfluss oder trockener Mund.

Bindehautentzündung, Hornhautentzündung und Grauer Star.

Kopf- und Nackenschmerzen, Schiefhals, Epilepsie.

Dü 2 Qián Gǔ
Vorderes Tal

Funktion: Yíng Xué (Bachpunkt), Wasserpunkt.

Lage: An der Außenseite des kleinen Fingers, im Winkel zwischen Basis und Schaft des Grundglieds.

Akupressur: Mit dem Zeigefinger, vielleicht auch mit dem Fingernagel drücken. Druckstärke 3.

Qián Gǔ macht Hände und Arme warm. Man spürt Kraft in den Armen und in der Brust – Leichtigkeit und Heiterkeit, Freude und Fröhlichkeit. Ähnlich wie Shào Zé stärkt er die Schutzhülle des Körpers.

„Der Punkt wirkt belebend und euphorisierend."

„Ich habe ein gutes, weites und leichtes Gefühl im Brustbereich."

„Ich fühle mich aktiviert. Meine Atmung ist tiefer, schneller und leichter. Ich spüre Wärme in Hals und Nacken."

„Ich fühle, wie ich mich im Körper innerlich aufrichte, ich fühle mich leicht."

„Ich fühle mich innerlich aufgerichtet. Mein Geist ist klar und wach. Gleichzeitig empfinde ich ein Strömen nach unten und Erdverbundenheit. Das Qì fließt zum Nacken. Ich spüre meine Schutzhülle gestärkt und in der Folge Gelassenheit."

„Ich fühle Weite im Brustkorb. Ich sehe und fühle das Herz sehr räumlich, der Herzschlag erhöht sich. Ich sehe rot. Ich bin sehr bei mir."

„Ich sitze in einem Energie-Kokon und fühle mich wohl."

„Ich empfinde ein einheitliches Körpergefühl in dem Kokon – er ist allerdings weniger dicht als bei dem vorigen Punkt (bei Dü 1). Der Punkt wirkt auf die Kieferhöhlen und die Nase – meine Wangen müssen lächeln."

„Ich fühle eine Ausdehnung über meine Köpergrenzen hinaus; sie geht von meinen Schulterblättern aus."

„Ich fühle Lebendigkeit und Wärme zwischen den Schulterblättern. Im Bereich des Dritten Auges fühle ich mich klar, der Blick ist geschärft."

„Ich sehe ein sehr scharfes Bild von meinem verheirateten Liebhaber, dazu fühle ich klare Wut im Kopf und in den Augen."

Qián Gǔ bringt das Qì zu den Augen und macht innerlich hell. Oft sieht man einzelne Körperbereiche in neuem Licht – „Arme aus hellen Lichtströmen", „den Du Mài weiß leuchtend", „das Dritte Auge hell".

„Das erste Bild: in meiner rechten Hand ist eine helle Hibiskusblüte. Das zweite Bild: eine weibliche Brust in der Hand mit einem silbernen Deckel darauf, es ist ganz hell."

Als Wasserpunkt regt Qián Gŭ Gefühle des Wasser-Elements an.

„Der Punkt wirkt kühlend."

„Es fühlt sich an, als würde ich zerfließen. Ich sehe und fühle, wie ich am Meeresgrund sitze und die Wellen mich wie Seegras schaukeln."

„Ich habe ein Gefühl wie eine Kugel, diese dreht sich zur Seite wie eine Ziehharmonika: Ausdehnen und Zusammenziehen gleicht schwerelosem Treiben im Wasser."

„Ich falle, fühle mich dabei aber sicher, aufgefangen zu werden."

„Ich fühle Sanftmut, bin klar und ruhig im Geist. Der Punkt wirkt nach innen entspannend. Die Darmperistaltik nimmt stark zu."

Husten, Schnupfen mit verstopfter Nase, beginnende Grippe.

Nachlassendes Sehvermögen.

Akupunktur: 2–5 mm senkrecht, an der Knochenbiegung vorbei.

Kalte Hände, Gefühllosigkeit der Finger, Schmerzen am Handrücken.

Arm- und Nackenschmerzen, Schiefhals.

Hals- und Rachenentzündung, Bronchitis, Grippe, Fieber ohne Schweiß.

Augenschmerzen, Sehschwäche und Kurzsichtigkeit.

Epilepsie.

Brustdrüsenentzündung und Milchmangel.

Dü 3 Hòu Xi
Hinterer Bach

Funktion: Shu Xué (Strömungspunkt), Holzpunkt des Feuers – Tonisierungspunkt.

Meisterpunkt des Wundermeridians Du Mài.

Lage: Am Außenrand der Hand. Bei Faustschluss am ulnaren Ende der distalen Querfalte der Mittelhand.

Akupressur: Mit dem Zeigefinger, vielleicht auch mit dem Fingernagel drücken. Druckstärke 4–5.

Als Holzpunkt des Feuers macht Hòu Xi warm, er gibt Kraft und belebt, Atem- und Herzfrequenz nehmen zu. Oft macht er Ungeduld, Ärger und Wut bewusst, so sie unter der Oberfläche schwelen – aber auch Gefühle des Brustkorbs wie Freude oder Trauer.

„Ich fühle mich total lebendig."

„Die Atmung geht schnell und oberflächlich. Meine Sinne sind geschärft wie bei einem lauernden Tier. Ich fühle mich angriffs- und weglaufbereit."

„Ich sehe ein wild schnaubendes, sich aufbäumendes Pferd."

„Ein Karatekämpfer vor dem Schlag."

„Ich erinnere mich an ein intensives sexuelles Erlebnis. Dann an einen heftigen Streit mit meinem Bruder zu Weihnachten. Im Geist schreib' ich eine Karte an meine kleine Schwester, die unter den Folgen des Streits litt – mein Bruder und ich sprachen ein Jahr lang kein Wort miteinander."

Hòu Xi wirkt auf Auge und Ohr. Er wirkt lindernd bei chronischen Ohrenbeschwerden, er schärft Hören und Sehen.

„Die Energie fließt über die gesamte Energiehülle des Körpers zum Ohr und zur Stirn."

„Meine Aufmerksamkeit wird auf mein Ohrensausen gelenkt – der mittlere Ton fehlt, der untere verschmilzt mit dem oberen."

„Ich fühle mich klar, das Dritte Auge wird stärker, es ist mehr Licht. Der Speichelfluss steigt, ich spüre den Qì-Fluss im Blasenmeridian am Kopf."

Als Meisterpunkt des Du Mài regt er die Kundalini an, den Fluss des Qì in der Wirbelsäule. Man fühlt sich kräftig und aufrecht, man hat wieder Rückgrat, physisch wie psychisch. Hòu Xi macht wieder Mut, wenn einem Hören und Sehen vergangen ist. Er weckt die Qualitäten des Du Mài: Wachheit, geistige Kraft und ein Gefühl der Selbstbestimmung und Meisterschaft über das eigene Leben.

„Ich fühle eine Wärme vom Steißbein den Rücken hochsteigen bis zum Kopf."

„Es zieht mich nach oben. Ich fühle eine Zentrierung um die Nasenwurzel; von dort führt ein offener Lichtkegel nach oben."

„Ich nehme ein helles Licht im Kopf wahr. Băi Huì macht auf."

„Eine weiße Leere im Kopfbereich."

„Ich sehe eine Getreideähre mit langen Haaren. Aus der Ähre fließt weißes Licht, bis zu den Schulterblättern. Je tiefer im Körper, desto mehr ist das Licht von roten Fäden, oder Blutgefäßen, durchzogen."

„Ich sehe und fühle einen Qì-Fluss von Yìn Táng nach hinten zu Du 16 und Du 17: einerseits über den Du Mài, andererseits durch einen direkten Kanal durch das Hirn."

„Ich habe das Gefühl, auf dem Kopf zu stehen. Das Gehirn ist schwer wie ein Stein. Das Hirn drückt gegen die obere Schädelwand nach oben."

„Ich sehe mich als schwarze, abgegrenzte Gestalt. Ich bin total bei mir, völlig ausgeglichen."

„Wesentliche Fragen entstehen: Was ist der Mensch? Was ist Schönheit?"

Hòu Xi ist ein wichtiger Punkt zur Entspannung des Nackens.

„Ich spüre einen Schüttelfrost vom siebten Halswirbel über die Brustwirbelsäule abwärts."

„Als ob mich eine weiße halbringförmige Energie im Nacken packt! Der Punkt wirkt lockernd."

„Ich spüre die Halswirbelsäule deutlich. Eine psychedelische Wahrnehmung von Kopf, Brust und Bauch, leicht halbmondförmig nach vorne gebeugt."

Wenn Hòu Xi über den tiefen Verlauf mehr Qì zum Dünndarm bringt als zur Brust und zum Kopf, wird die Darmperistaltik angeregt, Bauch, Geschlechtsorgane und Lenden werden warm. Man fühlt sich ruhig.

„Der Unterbauch entspannt sich, wird weit und ruhig. Der Bauch ist ein riesiger See."

„Ich lieg' am warmen Strand."

Akupunktur: 3–15 mm senkrecht.

Hauptpunkt bei Verspannungen und Schmerzen von Schultern und Nacken, Schiefhals, Spondylarthritis, Spondylose und Schmerzen im Bereich der Hals- und der oberen Brustwirbelsäule. Bei schmerzhaften Bewegungseinschränkungen des Nackens wird Hòu Xi kräftig sediert, was meist zu einer deutlichen Besserung führt.

Hòu Xi wirkt ausgleichend auf die parasympathische Aktivität: spasmolytisch bei Darmkrämpfen, Durchfall und spastischer Verstopfung, tonisierend bei Verdauungsschwäche und atonischer Obstipation; beruhigend bei Blasenreizung, tonisierend bei Blasenschwäche; schleimlösend bei Husten und asthmoider Bronchitis.

Kopfschmerzen, Ohrensausen und Schwerhörigkeit.

Bindehaut- und Lidrandentzündung.

Depressionen, Unruhe, Angst und Epilepsie.

Sensibilitätsstörungen der Finger und des Arms.

Lähmungen und periphere Neuropathien der Hand.

Dü 4 Wàn Gŭ Knochen des Handgelenks

Funktion: Yuán Xué (Quellpunkt) – Verbindung zu H 5.

Lage: An der Außenseite der Mittelhand, in der Mulde zwischen der Basis des fünften Mittelhandknochens und dem Hakenbein der Handwurzel.

Akupressur: Mit dem Zeigefinger drücken. Druckstärke 3–4.

Wàn Gŭ fördert eine tiefe und gleichmäßige Atmung, entspannt und wärmt Brustkorb, Bauch und Kopf. Er regt die Darmperistaltik an, wirkt psychisch ausgleichend und lässt Gelassenheit entstehen.

„Ich fühle mich leicht, im Brustkorb weit und befreit."

„Ich sehe ein Segelschiff am Wasser. Es liegt ruhig."

„Ich fühle eine weiße, weiche, warme Energie im Hara in der Dünndarmregion. Sie kommt vom Yoghurt des Frühstücks mit getrockneten Marillen. Sie ist das Nahrungs-Qì des Yoghurts – sie beglückt mich."

„Ich sehe den Dünndarm, oben hell und normal, unten wie ein Rauchfang, da hat es rausgeraucht. Ich hab' grad' zu rauchen aufgehört: von 50–60 Zigaretten pro Tag auf null in einem halben Jahr."

Ähnlich wie Shào Zé und andere Punkte am Beginn des Dünndarmmeridians, leitet Wàn Gŭ das Qì zum Kopf, besonders zu Auge und Ohr.

„Ich sehe grün, dann rot. Im Arm nimmt der Muskeltonus zu."

„Ich sehe und fühle, wie mein Kopf zu glühen beginnt. Erst wird er rot, dann weiß, dann steigen weiße Wattebäusche vom Kopf gegen den Himmel auf. Alles fühlt sich sehr weich an."

„Ich sehe den Kopf zweigeteilt: oben hell und unten dunkel. In der Augenhöhle ist die Trennungslinie, sie ist nach oben gewölbt wie ein Halbmond."

„Ich sehe einen tosenden Wasserfall vor mir, der alles übertönt. Dann sehe ich eine Wand mit Fenstern. Diese sind teils offen, teils geschlossen. Dahinter ist der Himmel zu sehen – das wirkt befreiend. Ich sehe das Ende meiner letzten Beziehung – ich hatte schon losgelassen, sie noch nicht."

„Ich spüre Energie im Kopf, die Ohren sausen. Die beiden Dü 19 glühen. Ich spüre die Verbindung von Dü 18 zu B 1. Vorm Dritten Auge sehe ich ein Bild von Weite, habe einen Panoramablick über eine Prärie ohne Indianer."

Die Bilder, die man sieht, haben manchmal mit Tieren und Natur zu tun, mit ursprünglicher Wildheit. Wàn Gŭ stärkt die Verbindung zur eigenen ungezähmten Natur.

„Die Hände sind sehr warm. Sie verwandeln sich langsam in die Greifer eines Tieres. Die Greifer verwandeln sich weiter zu Pferdehufen – bin dann ganz schnell gelaufen mit diesen Hufen."

Unruhe, Anspannung, Angst und Übererregung.

Nachlassendes Seh- und Hörvermögen.

Akupunktur: 4–10 mm senkrecht.

Spastische Obstipation, Darmkolik, Durchfall, Erbrechen.

Gelbsucht und Erkrankungen der Gallenwege.

Ohrensausen, Sehstörungen, Kopf- und Nackenschmerzen.

Fieber, Epilepsie.

Schreibkrampf, Schwäche des Handgelenks, Arthritis der Hand- und Fingergelenke.

Dü 5 Yáng Gǔ Tal des Yáng

Funktion: Jing Xué (Flusspunkt), Feuerpunkt des Feuers – Stundenpunkt.

Lage: An der ulnaren Seite des Handgelenks, in der Vertiefung zwischen Elle und Handwurzel – zwischen dem Processus styloideus ulnae und dem Dreiecksbein und Erbsenbein der Handwurzel.

Akupressur: Mit dem Zeigefinger drücken. Druckstärke 3–4.

Ähnlich wie Shào Zé, Wàn Gǔ und andere Punkte am Beginn des Dünndarmmeridians leitet Yáng Gǔ das Qì zur Brust und zum Kopf, besonders zu Auge und Ohr. Als Feuerpunkt des Feuers wirkt er anregend auf das Herz und das Dritte Auge – die zwei Wohnungen des Shén.

„Beim Punkt auf der rechten Seite sehe ich die Knochen des Handgelenks zuerst dunkel, dann hell – das Handgelenk wird zu einer Zwiebel; die Wurzeln wachsen in die Finger; der grüne Teil wächst nach oben in die Schultern. Beim Punkt auf der linken Seite sehe ich ein helles Licht im ganzen linken Armskelett; dann spüre ich Impulse an der Schläfe – als ob jemand klopfen würde – und Lebendigkeit."

„Ich spüre ein Kribbeln und Hitze in der Brust, dann Trauer über etwas Verlorenes."

„Ich habe das Gefühl, das Herz ist sehr groß. Ich sehe rot! Die Wärme geht nach außen. Das Herz trommelt laut – ich höre den Herzschlag sehr deutlich."

„Das Herz klopft intensiver, wellenartige Energie fließt vom Herz aus in den Kopf. Oben kann sie nicht weg, sie staut sich. Ein Bild – ich mache oben den Gummistoppel auf."

„Der Herzschlag erhöht sich; ich habe ein aufwärts gerichtetes Gefühl, es ist aktivierend. Ich sehe blau. Ich habe das Gefühl, mich selber anzunehmen."

„Ich fühle Glück im Mund. Ich spüre das Schädeldach. Die Energie fließt zu Dü 8."

„Ich habe ein angenehmes Frühlingsgefühl. Ich sehe eine Helligkeit im Dritte Auge. Dann habe ich ein weites, lockeres Gefühl im Hara."

„Das Gefühl, riesige Insektenaugen zu haben – eine weite Stirn – einen großen Kopf. Der Raum um mich herum ist hell und weiß. Dann fühle ich Harndrang und Wärme im Hara."

„Mein Hinterkopf öffnet sich. Etwas Bräunliches strömt nach oben hin raus. Meine Schultern sinken nach unten."

Yáng Gǔ aktiviert das Wei Qì, die Abwehrenergie des Organismus. Das Wei Qì des Tài Yáng bildet die energetische Schutzhülle des Körpers. Yáng Gǔ verstärkt sie besonders im Kopfbereich: Man kann sich anderen gegenüber besser abgrenzen und reagiert nicht überempfindlich. Der Meisterpunkt für den Aufbau der Schutzhülle ist Wài Guan (SJ 5).

„Ich fühle eine sanfte Hülle (bis zu 2 Meter um mich herum), die mich anschaut. Ich sitze schwebend in der Mitte. Ich fühle mich weniger sicher als bei Dü 2."

Verstopfte Nase, Sehstörungen, Schmerzen im Handgelenk.

Akupunktur: 5–10 mm senkrecht.

Unruhe, Übererregbarkeit, Fieber, Schwindel und Epilepsie.

Ohrensausen und Schwerhörigkeit.

Zahnfleischentzündung und Zahnschmerzen im Oberkiefer.

Schmerzen im Handgelenk, an der Außenseite des Arms und im Nacken.

Periarthritis der Hand- und Schultergelenke.

Dü 6 Yǎng Lǎo Das Alter annehmen

Funktion: Xì Xué (Spaltenpunkt).

Lage: An der Außenseite des Unterarms, radial vom Processus styloideus ulnae in einer kleinen Spalte, die bei Supination entsteht.

Akupressur: Mit dem Zeigefinger drücken. Druckstärke 2–4.

Yǎng Lǎo hat meist zuerst eine tief entspannende Wirkung. Man fühlt sich „in seiner Erdhöhle beschützt wie ein Murmeltier".

„Ich bin auf Rückzug und gehe nach innen, da ist es dunkel."

„Ich gehe nach innen – vom Kopf beginnend, dann in den Hals; dann in die Lungen. In den Lungen ist Hitze."

„Ich gehe nach innen, da fühle ich mich angenehm und geborgen – ich sitze in meinem Herzen."

„Ich sitze in einem dunklen Erdloch, es ist total angenehm. Meinen Herzschlag fühle ich intensiv."

„Ein Pelerinenmantel ist über mich gestülpt. Ein Bild und ein Gefühl – meine Hände sind Feuerbälle."

Als Xì Xué mobilisiert Yǎng Lǎo in Gewebsspalten angesammeltes Qì und hat daher in der Folge eine eher belebende Wirkung. Er macht zufrieden und heiter und öffnet das Herz. Man spürt eine helle, warme Energie und sieht Bilder in warmen Farben, in Rot, Orange und Gelb.

„Ich empfinde Heiterkeit, hätte loslachen können."

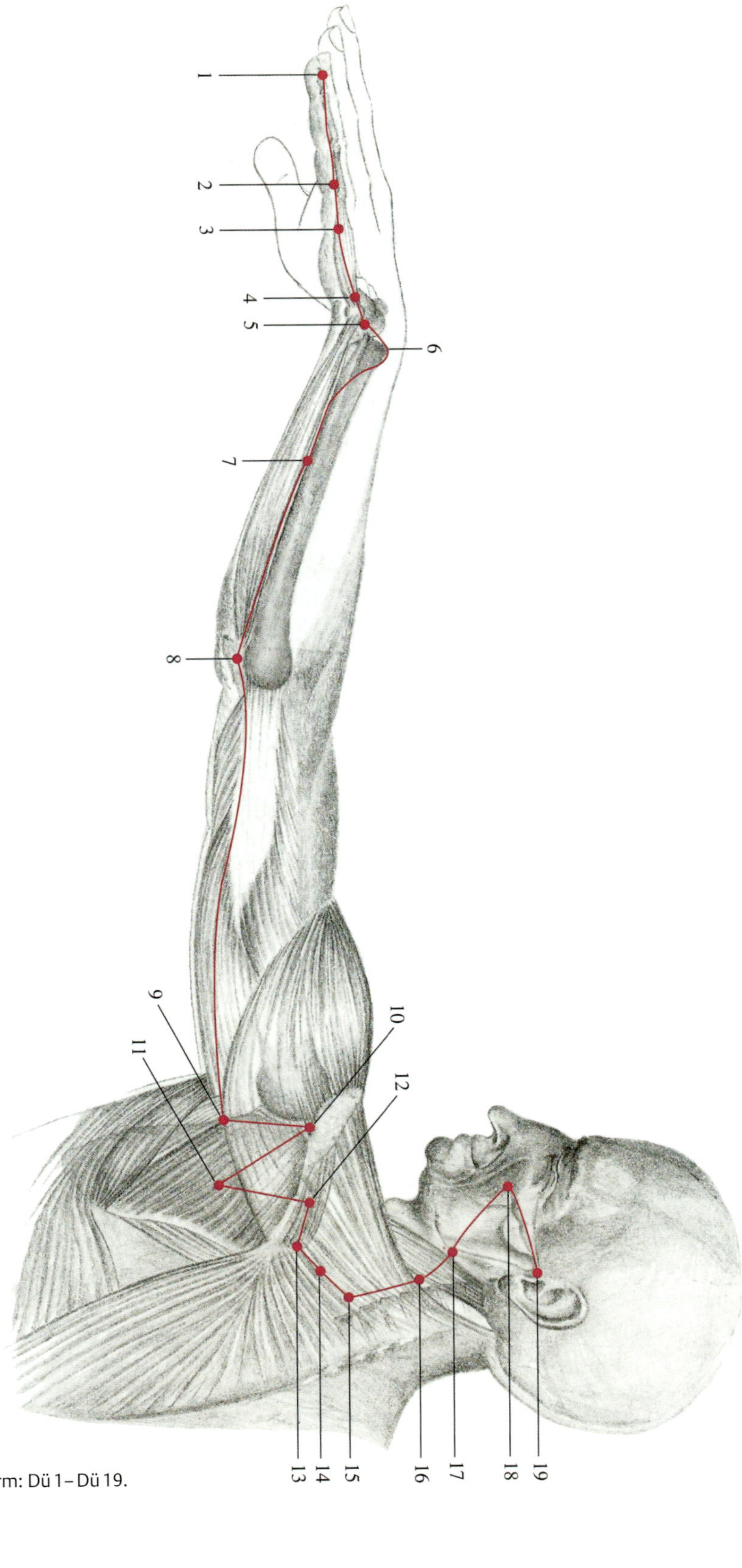

▶ **Abb. 8.33** Dünndarm: Dü 1 – Dü 19.

„Sommer, Blumen und Berge."

„Im Punkt auf der rechten Seite sehe ich eine Mohnblüte. Sie hat innen helle Punkte, Lichtkugeln, und diese strahlen in den Körper und erzeugen ein sexuelles Gefühl. Um den Punkt auf der linken Seite sehe ich einen hellen Kranz – eine helle Krone. Ein Frosch setzt sich die Krone auf – ich musste lachen."

„Ein großes Sektglas mit perlenden, aufsteigenden rotgelben Bläschen aus allernächster Nähe, wie eine Karikatur."

Schwindel, Sehschwäche, Energiemangel, Niedergeschlagenheit und Betrübnis.

Akupunktur: 3 mm senkrecht oder 1–2 cm in Richtung Nèi Guan (HH 6).

Als Spaltenpunkt wird er bei akuten Schulter- und Nackenschmerzen und bei starken Durchfällen kräftig sediert.

Bei Asthmaanfall und Status asthmaticus sedierende Akupunktur von Yǎng Lǎo und Shàn Zhong (Rèn 17), wenn Tian Tú (Rèn 22) keine Erleichterung bringt.

Bewegungseinschränkungen der Schulter und der Hand, Schmerzen im Unterarm.

Ohrensausen und Sehstörungen.

Dü 7 Zhi Zhèng
In der Mitte gelegene Unterstützung

Funktion: Luò Xué – Verbindung zu H 7.

Lage: An der Ulnarseite des Unterarms, zwischen Elle und M. flexor carpi ulnaris, 5 cun proximal vom Handgelenk – 1 cun distal der Mitte der Verbindungslinie von Dü 5 und Dü 8.

Akupressur: Mit dem Zeigefinger drücken. Druckstärke 4–5.

Zhi Zhèng gleicht als Luò Xué ein unterschiedliches Energiegefälle zwischen Herz und Dünndarm aus. Bei Fülle im Herzen – Herzklopfen, Übererregbarkeit, Ängstlichkeit und raschem Wechsel der Gefühle: himmelhoch jauchzend und zu Tode betrübt – wirkt er beruhigend und bringt die Dinge ins Lot. Er entspannt den Bauch und macht die Brust weit.

„Der Oberkörper ist warm. Ich sehe alles rot. Ich fühle mein Herz in einem Ring von Feuer."

„Der Herzraum geht auf, es fühlt sich warm und wohltuend an."

„Ich fühle ein Strahlen vom Herz ausgehen."

„Ich fühle Wärme. Erinnerungen an früher treten auf. Ich bin hier in Gräfelfing zur Schule gegangen; mir kam der ganze Schulweg in Erinnerung."

„Wärme und Energie fließen vom Steißbein zur Halswirbelsäule. Dann strahlt es von hinten in den Brustraum aus."

„Es macht mich weit und groß. Ich fühle Kontakt nach oben, nach sehr weit oben. Es gibt mir großes Vertrauen in das Leben, in das Universum."

Zhi Zhèng entspannt den Geist und die Seele. Es fällt leicht, die Gedanken ausschwingen und zum Stillstand kommen zu lassen. Er zeigt einen innerlichen Platz der Stille, wo einem kaum eine äußere Störung etwas anhaben kann – von dem aus man aber auch agieren kann.

„Habe ein allgemeines Energiefühl. Kopf und Körper fühlen sich einheitlich an, das Denken hört auf."

„Es ist wie ‚Windows beenden'. Er bringt den Gedankenprozess zur Ruhe."

„Ich spüre eine Wirkung auf das Ohr, nehme die Stille im Raum wahr! Ich höre ganz fein, so als ob man das Gras wachsen hört. Sehr angenehm!"

„Ein Tischler, der Holz hobelt – vollkommene Zufriedenheit mit dem, was er tut; vollkommenes Aufgehen in einfachem Tun."

„Mönche in langen Gewändern, die um vier Uhr morgens aufstehen und zur Meditation gehen."

Akupunktur: 1–2 cm senkrecht.

Darmkolik, Durchfall und spastische Obstipation. Schmerzen im Bereich der Finger, der Hand, des Armes und der Schulter.

Nackensteifigkeit und Fieber.

Unruhe, Angst, Neurasthenie, Hysterie, Manie, Depressionen, Psychosen, Wechsel von Reizbarkeit und Apathie.

Zhi Zhèng schafft Einklang zwischen Herz und Bauch: er wirkt psychisch stabilisierend und stärkt sexuelles Selbstvertrauen. Manchmal weckt er eine Sehnsucht nach Romantik und Erotik.

Dü 8 Xiăo Hăi
Kleines Meer

Funktion: Hé Xué (Meerpunkt), Erdpunkt des Feuers – Sedierungspunkt.

Lage: In der Mulde zwischen Olecranon und medialem Epicondylus des Oberarmknochens.

Akupressur: Den Punkt bei gebeugtem Ellbogen mit dem Mittelfinger drücken. Druckstärke 2–3.

Xiăo Hăi wirkt angenehm entspannend. Man fühlt sich leicht, alles Schwere gleitet ab. Manchmal fühlt man sich schwerelos – als ob man sich gleich in die Luft erheben könnte. Die Bilder, die man sieht, haben des öfteren Fliegen und Schweben zum Inhalt – und den Übergang vom Dunkeln zum Licht.

„Über einer weiten Felderlandschaft schweben, ruhig und angenehm."

„Ein Feuerdrache – ein Fabelwesen – bewegt sich leicht und schwerelos mit sehr großen Schwingen durch den Himmel. Ein großer und mächtiger, aber auch gutmütiger Drache. Die anfängliche Dunkelheit wird immer mehr zu weißem Licht."

„Es ist Nacht. Ich stehe vor einer Eingangstür, daneben ein rhombenartiges Fenster – drinnen ist Licht."

Xiǎo Hǎi macht das Hara warm. Er wirkt beruhigend bei Fülle im Feuer – Aufregungen, Anspannung, Lampenfieber und Herzklopfen und erleichternd bei Betrübnis, Niedergeschlagenheit und Melancholie.

Akupunktur: 5–10 mm senkrecht.

Xiǎo Hǎi wirkt über den tiefen Ast des Dünndarmmeridians regulierend auf den Vagus: Im Allgemeinen fördert er Entspannung und Verdauung. Bei Darmkolik, Durchfall und Schmerzen im Unterbauch bremst er die überschießende parasympathische Aktivität.

Als Hé Xué (Meerpunkt) hat er direkten Einfluss auf den Dünndarm, als Sedierungspunkt wirkt er spasmolytisch bei Darmkrämpfen und spastischer Obstipation.

Zahnschmerzen des Oberkiefers, Zahnfleischentzündung, Kaumuskelkrampf.

Sehschwäche und Schwerhörigkeit. Fieber.

Epilepsie, Neurasthenie, Hysterie, Manie und Depression.

Periarthritische und rheumatische Beschwerden im Bereich des Ellbogen- und Schultergelenks, Epicondylitis, Nackenverspannungen und Schiefhals.

Dü 9 Jian Zhen Beständige Schulter

Lage: In der medialen Achsellücke unterhalb des Hinterrandes des Deltamuskels – bei herabhängendem Arm 1 cun oberhalb des hinteren Endes der Achselfalte.

Akupressur: Tief mit dem Daumen drücken. Druckstärke 5–7.

Jian Zhen entspannt die Schultern. Er verbessert den Energiefluss zwischen Armen und Rumpf und stärkt so die Verbindung zwischen Handeln und Sein.

Er gibt oft das Gefühl, auf eine entspannte Weise handeln zu können, zupacken und durchgreifen zu können. Jian Zhen stärkt das Element Holz – die expansiven Kräfte in uns.

„Der Arm ist schwer. Er beginnt in meiner Vorstellung zu schwingen wie ein Gewicht, wie eine Schwungmasse, wie eine Keule – ein Affengefühl. Es ist ein spielerisches Gefühl, gleichzeitig kann ich mich schützen, mich wehren, zuschlagen!"

„In meiner Vorstellung führe ich in verschiedenen Situationen konstruktive Konfliktgespräche mit verschiedenen Bekannten – und hüpfe dabei von einer Sache zur nächsten. Seltsamer Zustand: Es ist wie geistig abwesend sein – und das Unterbewusstsein arbeitet von selber."

„Hohe Bäume, die sich im starken Wind wiegen. Frühlingsstimmung, eine beglückende Atmosphäre – ein Boomerang aus Holz zieht seine Kreise."

„Ein Schachbrett: Die Holzfiguren werden lebendig. Die Bauern beginnen zielstrebig zu marschieren, die zweite Reihe folgt im Schutz der Vorhut. Es ist eine bestimmte, vorwärts strebende, kriegerische Energie."

„Der Frühling ist frisch und knackig, überall trällerten die Vögel. Ein Wandersbursch, der unterwegs war, um die Welt kennen zu lernen, singt fröhlich ein Liedchen: Wenn das Wörtchen wenn nicht wär', wär' mein Vater Millionär! Er kehrt im Wirtshaus ein, um Mittag zu essen."

Akupunktur: 10–25 mm senkrecht.

Durch Arthritis, Rheuma oder Unfälle entstandene Schmerzen und Bewegungseinschränkungen im Schultergelenk.

Lähmung des Arms, z. B. nach Schlaganfall.

Unvermögen, den Arm nach hinten zu heben – Jian Zhen liegt an der für diese Bewegung zuständigen Pars spinalis des Deltamuskels.

Bei Periarthritis humeroscapularis, Sensibilitätsstörungen und Schwäche im Schulterbereich wird er oft in Kombination mit Jian Gǔ (Di 15) und Jian Liáo (SJ 14) gestochen.

Der Fernpunkt bei Bewegungseinschränkungen des Arms beim Heben nach oben ist Tiáo Kǒu (Ma 38).

Ohrensausen und Schwerhörigkeit.

Dü 10 Naò Shu Leitet das Qi zum Oberarm

Funktion: Kreuzungspunkt der Wundermeridiane Yáng Wéi Mài und Yáng Qiao Mài.

Lage: In einer deutlichen Vertiefung direkt unterhalb der Schulterblattgräte, senkrecht über dem Ende der hinteren Achselfalte – senkrecht über Dü 9.

Akupressur: Tief mit dem Daumen drücken. Druckstärke 4–6.

Naò Shu entspannt die Schultern und den Nacken. Wie Jian Zhen (Dü 9) verbessert er den Energiefluss zwischen

Rumpf und Armen und stärkt so die Fähigkeit, sich durchzusetzen – die Schulter ist die Schaltstelle vom Fühlen und Sein zum Durchgreifen und Handeln.

Akupunktur: 1–2 cm senkrecht.

Schwäche des Schultergürtels, Schmerzen und Bewegungseinschränkungen im Schultergelenk, Periarthritis humeroscapularis.

Als Punkt des Yáng Qiao Mài hilft er bei körperlicher und seelischer Erschöpfung, Stirn- und Hinterkopfschmerzen, schmerzenden Augen und ophthalmischer Migräne.

Als Punkt des Yáng Wéi Mài hilft er bei Schläfenkopfschmerz, depressiver Verstimmung und Schwierigkeiten, sich anderen gegenüber abzugrenzen.

Dü 11 Tian Zong
Himmlischer Meister

Lage: In der zentralen Vertiefung der rückwärtigen Fläche des Schulterblatts (der Fossa infraspinata) – im Schwerpunkt des Dreiecks, wenn man sich das Schulterblatt als Dreieck mit der Spitze nach unten und der Schulterblattgräte als Basis vorstellt.

Akupressur: Leicht mit dem Mittelfinger drücken. Druckstärke 2–3.

Tian Zong entspannt die Schulterblätter und die Rückseite des Herzens. Er heilt alte Wunden, alte Liebesschmerzen – die Rautenmuskeln und Schulterblätter sind die Rumpelkammer des Herzens.

„Frieden. Die Brust ist warm und entspannt. Der Atem wird tiefer. Ein Schmerz steigt aus dem Herz in den Hals, löst sich und wird heller."

„Ich spüre das Herz, dann Rèn 17 und das Herz-Chakra in der Mitte der Brust. Geistig verdaue ich Liebesgeschichten vom letzten Jahr. Ich bekomme Sehnsucht nach Streicheln und Lieben."

„Die innere Stimme sagt: Ich bin die Schuld los! Der Inzest aus meiner Kindheit taucht auf. Ich spüre Wut, dann Freude im Herzen."

„Die Mutter arbeitet im Holzschuppen. Sie hat mir Vorwürfe gemacht und zieht sich jetzt zurück. Ich habe eine Wut im Bauch."

„Ein Bild: ein Holzschrank gefüllt mit Geschirr. Ein freies Gefühl im Brustkorb und tiefes Atmen."

Tian Zong macht die Brust weit, er gibt Wärme und innere Heiterkeit – und manchmal zaubert er ein stilles Lächeln auf die Lippen.

Seelische Traumen. Durch schlechte Erfahrungen behinderte Liebesfähigkeit.

Akupunktur: 1–2 cm senkrecht.

Verspannungen und Schmerzen im Schultergürtel und Nacken.

Spannungsgefühl und Schmerzen der Brüste vor der Regel und während der Stillzeit.

Dü 12 Bǐng Feng
An Bräuchen festhalten
Das Gesicht wahren

Funktion: Kreuzungspunkt mit dem Dreifachen Erwärmer, Gallenblasen- und Dickdarmmeridian.

Lage: In der Mitte der Fossa supraspinata, in einer Mulde am unteren Rand des Obergrätenmuskels, senkrecht über Dü 11.

Akupressur: Tief und lange mit dem Daumen drücken. Um die Energie zum Fließen zu bringen, kann der Klient die Arme mehrere Male ab- und adduzieren. Druckstärke 4–6.

Bǐng Feng entspannt den Obergrätenmuskel, der vor allem bei starken Männern oft chronisch verkrampft ist – die Arme sind ständig ein wenig vom Körper abgespreizt, der Held ist immer angriffs- und verteidigungsbereit.

Als Kreuzungspunkt von vier Yáng-Meridianen und durch seine Verbindung zum Du Mài und zum Blasenmeridian über Dà Zhui (Du 14) ist er eine Schlüsselstelle des Qì-Flusses im Schultergürtel. Er wirkt entkrampfend und entspannend auf Schultern und Nacken und ist ein wichtiger Punkt für Menschen, die sich gerne zu viel Pflichten und große Verantwortung auf die Schultern laden. Er macht die Arme und Hände warm und regt den Energiefluss vom Kopf zum Bauch hin an.

Kopflastigkeit, verstopfte Nase, Druck in der Stirn.

Akupunktur: 10–15 mm senkrecht.

Schmerzen und Verspannungen in Schultern und Nacken, rheumatische Beschwerden im Schultergürtel.

Schmerzen, Sensibilitätsstörungen und Kältegefühl in den Armen.

Übertriebenes Leistungsdenken, rigider Charakter.

Dü 13 Qu Yuán
Biegung in der Mauer

Lage: Im medialen Teil der Fossa supraspinata, in der Mulde, die in der Biegung der Schulterblattgräte liegt, auf halbem Weg zwischen Dü 10 und dem zweiten Brustwirbeldornfortsatz.

Akupressur: Tief und lange mit dem Daumen drücken. Um die Energie in Fluss zu bringen, kann der Klient die Arme mehrere Male ab- und adduzieren. Druckstärke 4–5.

Qu Yuán entspannt die Schultern und den Nacken und macht oft tiefsitzende Verspannungen bewusst. Er regt den Qì-Fluss entlang des Dünndarmmeridians zu Hals, Oberkiefer, Stirn und Ohren und über den tiefen Ast zu Brust, Bauch und Becken an.

Qu Yuán wirkt angenehm entspannend und gibt ein Gefühl von Weite und Befreiung.

„Eine weite Küstenlandschaft, ein ruhiges Meer."

„Der Kopf löst sich aus seiner Verankerung und leert sich, der Abstand zum Körper wird größer. Er fühlt sich an wie ein roter Lampion, vergessen im Garten nach dem Herbstfest."

Akupunktur: 5–12 mm senkrecht.

Schmerzen und Verspannungen in Hinterkopf, Schultern und Nacken.

Qu Yuán unterstützt das Bemühen, die Gedanken zu beobachten, er fördert die Meditation. Qu Yuán hilft aus der Enge, die entsteht, wenn man sich mit seinem Denken identifiziert, und verschiebt das Zentrum der Wahrnehmung weg vom Kopf.

Dü 14 Jian Wài Shu
Leitet das Qì zur äußeren Schulterregion

Lage: 3 cun seitlich der Mittellinie in Höhe des Unterrandes des ersten Brustwirbeldornfortsatzes – in Höhe von Táo Dào (Du 13).

Akupressur: Mit dem Daumen drücken, während der Klient in den Nacken und oberen Rücken atmet. Druckstärke 4–5.

Jian Wài Shu stärkt die Lungen und löst Verspannungen im Nacken und im Hals. Wie Qu Yuán (Dü 13) gibt er ein Gefühl von wohliger Entspannung und von Weite und Befreiung.

„Ich reiße einen breiten Halsring vom Hals. Darunter kommt ein gut beweglicher und kräftiger Stierhals zum Vorschein."

„Licht, Wärme und Feuer strömen in den Brustkorb. Ich spüre ein Zucken im großen Brustmuskel und ein starkes Kribbeln den Rücken hinunter."

Oft sieht man Bilder aus der Natur, vor allem von Wasser – Fluss und Meer – und Wald.

Manchmal hat man auch zwischen zwei entgegengesetzten Polen wechselnde Gefühle und Bilder – was der Doppelnatur der Lunge und ihrem rhythmischen Wechsel zwischen zwei Polen, der Ein- und Ausatmung, im psychischen Bereich entspricht. In der Astrologie wird die Lunge dem Sternzeichen der Zwillinge zugeordnet, die durch ihr ständiges Hin- und Herpendeln zwischen zwei Möglichkeiten charakterisiert sind. Das Denken in Polaritäten wie schwarz-weiß, gut-böse, richtig-falsch ist typisch für das Metallelement.

„Wie im Film sehe ich eine Sandhalde, eine Kiesgrube und eine Waldlandschaft von oben. Die Waldlandschaft wird zu einer Insel im Ozean. Ich springe ins Meer und schwimme wie ein Fisch. Das Fischsein wechselt mit Schweben wie Nebel."

„Ich fühle befreiende Weite, dann Herzklopfen und Verzweiflung. ‚Nein, ich will nicht!' wechselt mit angenehmer Weite. Ich kann entscheiden zwischen dunkel und hell."

Lungenschwäche, Husten, Bronchitis, Halsweh und Schmerzen im Nacken.

Akupunktur: 5–12 mm schräg abwärts oder in Richtung Dü 15. Gefährlicher Punkt.

Schmerzen im Schultergürtel und oberen Rücken, Schiefhals und Unbeweglichkeit im Nacken.

Perfektionismus, Prinzipienreiterei und Dogmatismus.

Bei chronischen Lungenerkrankungen und Rheuma im Bereich von Schultern und Nacken hilft Moxibustion.

Dü 15 Jian Zhong Shu
Leitet das Qì zur mittleren Schulterregion

Lage: 2 cun seitlich der Mittellinie in Höhe des Unterrandes des siebten Halswirbeldornfortsatzes – in Höhe von Dà Zhui (Du 14).

Akupressur: Mit dem Daumen drücken, während der Klient in den Nacken und oberen Rücken atmet. Druckstärke 4–5.

Jian Zhong Shu stärkt die Lungen, macht geistig wach, man fühlt sich kräftig und fit. Er entspannt Kopf und Nacken und stärkt die Sehkraft. Ähnlich wie Qu Yuán (Dü 13) regt er den Qì-Fluss entlang des Dünndarmmeridians zu Hals, Oberkiefer, Stirn und Augen und über den tiefen Ast zu Bauch und Becken an.

Wie Yáng Gŭ (Dü 5) aktiviert er das Wèi Qì im Kopfbereich – manchmal fühlt man die energetische Schutzhülle um den Kopf wie einen Helm.

Lungenschwäche, Husten, Bronchitis, Halsweh und Schmerzen im Nacken.

Ohrensausen und verschwommenes Sehen.

Akupunktur: 5–15 mm schräg in Richtung Du 14. Gefährlicher Punkt.

Schmerzen und Verspannungen in Schultern und Nacken, Schiefhals und Halswirbelsäulen-Syndrom.

Halsentzündungen und Lungenerkrankungen wie Asthma und Tuberkulose.

Sehstörungen und Schwerhörigkeit.

Dü 16 Tian Chuang Fenster zum Himmel

Lage: Am hinteren Rand des Kopfwenders (M. sternocleidomastoideus), auf gleicher Höhe mit der Spitze des Adamsapfels und mit Di 18.

Akupressur: Mit dem Zeigefinger drücken, während der Klient in den Hals und Nacken atmet. Druckstärke 3–4.

Tian Chuang ist ein Fenster zum Himmel – er öffnet den Energiefluss durch den Hals, die Kopfkontrolle wird gelockert. Die Atmung im Hara wird tiefer, wohlige Wärme durchströmt den Körper, man sinkt in eine tiefe Entspannung.

Man sieht Bilder vom Lieben und vom Licht.

„Ein Bild mit hellem, leuchtendem Hintergrund. Lichtfiguren aus Strahlen und geometrischen Mustern sind in Bewegung und verändern ständig ihre Gestalt.“

„Ein strahlendes, gelbes Licht. Rechts davon Jesus am Kreuz.“

„Mein ganzer Körper ist warm. Ich erinnere mich an ein Liebeserlebnis mit einem Freund.“

„Das Qì fließt hinauf, der Kopf lädt sich mit rotgoldener Yáng-Energie auf. Um Băi Huì (Du 20) und unter der Schädeldecke sammelt sich ein goldenes Licht.“

Tian Chuang regt das Kehlkopf-, Stirn- und Scheitel-Chakra an und fördert die Meditation. Den Punkt am Beginn einer Meditation beidseits leicht drücken.

Übermäßige Selbstkontrolle, steifer Nacken, Halsweh und Heiserkeit.

Akupunktur: 5–10 mm senkrecht.

Entzündungen des Kehlkopfs und des Rachenraumes.

Nackenschmerzen, Schiefhals und Kaumuskelkrampf.

Ohrensausen und Schwerhörigkeit.

Dü 17 Tian Róng Der Himmel erlaubt es

Funktion: Fenster zum Himmel.

Lage: Zwischen dem Unterkieferwinkel und dem vorderen Rand des Kopfwenders.

Akupressur: Mit dem Zeigefinger in Richtung Hypophyse drücken, während der Klient in den Hals und Nacken atmet. Druckstärke 3–4.

Tian Róng ist ein Fenster zum Himmel: Er öffnet den Energiefluss durch Hals und Kehle, entspannt das Mund-Kiefer-Segment und regt den Fluss des Qì zu Nase, Stirn und Ohren an. Er wirkt reinigend auf die Nebenhöhlen, die Nasenatmung wird frei, man fühlt den Kopf frei und klar. Tian Róng schärft die Sinne. Er macht hellhörig, manchmal auch lärmempfindlich und übersensibel.

Wie Tian Chuang (Dü 16) regt er das Kehlkopf-, Stirn- und Scheitel-Chakra an und fördert die Meditation.

„Ich fühle ein Strömen oberhalb der Augen.“

„Ein Altar in einer Krypta mit sehr hellem, gelbem Licht. Eine sakrale Stimmung.“

„Eine Hand greift von oben in meinen offenen Schädel.“

Steifer Nacken, Halsweh und Heiserkeit.

„Die Atmung geht sehr tief. Ich fühle mich an einem schwarzen Strang aufgehängt, der mich in die Höhe zieht.“

Übermäßige Selbstkontrolle, verbissene Miene.

Akupunktur: 2–10 mm schräg nach oben und innen, in Richtung Hypophyse.

Die Gefäße vermeiden, gefährlicher Punkt.

Rachen-, Mandel- und Kehlkopfentzündung, Tonsillarabszess, Schwellung der Lymphknoten in der seitlichen Halsregion.

Dysarthrie des Kiefergelenks, Schiefhals, Luftröhrenentzündung und Stauungsgefühle im Brustraum.

Ohrensausen und Schwerhörigkeit.

Dü 18 Quán Liáo Grube des Backenknochens

Funktion: Kreuzungspunkt mit dem Meridian des Dreifachen Erwärmers.

Teilungsstelle des Dünndarmmeridians in seinen Endast zum Ohr und den Verbindungsast zum Blasenmeridian – zu B 1 am inneren Augenwinkel.

Lage: Senkrecht unterhalb des äußeren Augenwinkels am unteren Rande des Jochbeins, in der Mulde vor dem Ansatz des Kaumuskels.

Akupressur: Mit dem Zeigefinger drücken. Druckstärke 2–4.

Quán Liáo vertieft die Atmung. Er regt den Fluss des Qì zum Oberkiefer und zu den Augen, zu Stirn und Nase an und wirkt reinigend auf die Schleimhäute der Nebenhöhlen. Die Nasenatmung wird frei, die Stirn fühlt sich weit an und entspannt.

„Ich fühle ein Jucken in den Zähnen, habe Beißlust, bin leicht aggressiv. Ich sehe den Löwenkopf auf der 20 Hongkongdollarnote."

„Ich habe Beißlust, Aggression, Lust zu kämpfen, zu zerfleischen."

„Das Gefühl, der Oberkiefer weitet sich aus, die Lippen spitzen sich wie beim inneren Lächeln."

„Ich fühle eine Verbindung zur Stirnhöhle."

„Ich bin verschnupft, habe aber nun das Gefühl von Befreiung in Kopf und Nase. Innen ist es hell."

„Ich habe ein Gefühl, als würden zwei 1-Kilogramm-schwere Tränen ganz langsam über die Wangen laufen. Die erste Träne empfinde ich immer angenehm!"

„Ich sehe Licht, es ist hell und klar in meinem Kopf – der erste klare Moment des Tages."

„Ich sehe einen orange-gelben Lichtwirbel „vor" den Augen."

„Ich habe Licht empfunden."

„Ein heller Morgen. Ein heller Kieselweg führt durch einen grünen Birkenwald."

„Vor meinen Augen sehe ich einen hellen Lichtbalken mit Wellen – so als würde man durch einen Monitor schauen. Die Darmperistaltik nimmt zu."

Zahnschmerzen im Oberkiefer, Verschleimung der Nebenhöhlen, verstopfte Nase, Gesichtsschmerzen, Zucken der Augenlider und Sehschwäche.

Quán Liáo hat oft auch eine allgemein wärmende, angenehme Wirkung auf den Körper.

„Ich nehme ein überwältigendes Vibrieren der Wirbelsäule entlang nach unten wahr. Die Hände werden heiß und dehnen sich aus."

Akupunktur: 5–10 mm senkrecht.

Akne des Gesichts, Altersäderchen, Schmetterlingsexanthem bei Lupus erythematodes.

Kieferhöhlenentzündung, Trigeminusneuralgie und Fazialisparese. Schief nach links oder rechts verzogener Mund, herabhängender Mundwinkel – Quán Liáo liegt am Ansatz des Mundwinkelhebers.

Ohrspeicheldrüsen- und Zahnfleischentzündung.

Eine gute Kombination bei Zahnschmerzen und zur Anästhesie des Oberkiefers mit Elektrostimulation bei zahnärztlichen Eingriffen ist Quán Liáo mit Hé Gǔ (Di 4) und Xiàn Gǔ (Ma 43) oder Nèi Tíng (Ma 44).

Sehstörungen, Lidrandentzündung und Augenlidkrampf.

Dü 19 Ting Gong Tempel des Hörens

Funktion: Kreuzungspunkt mit dem Dreifachen Erwärmer- und Gallenblasenmeridian.

Lage: Bei leicht geöffnetem Mund in der Mulde zwischen dem Kiefergelenk und dem Tragus des Ohrs.

Akupressur: Bei leicht geöffnetem Mund mit dem Zeigefinger drücken. Druckstärke 2.

Ting Gong wirkt entspannend und beruhigend. Manchmal sinkt man in leichten, schnell regenerierenden Schlaf – danach fühlt man sich munter und vital.

Ting Gong regt den Speichelfluss an und schärft die Sinnesempfindungen von Auge und Ohr.

„Die Hörwahrnehmung nimmt zu, ich nehme die Wellen deutlicher wahr."

„Ting Gong ändert meinen Tinnitus, hat das Ohr entlastet."

„Feuerzungen – oder Strahlen – kommen aus dem Ohr."

Er zündet das Licht im Stirn-Chakra an, regt die Wahrnehmung des Dritten Auges an.

„Ich fühle mich wacher, klarer, entspannter – so entspannt, dass ich für Dinge offen bin, die ich sonst nicht wahrnehme."

„Weiße Lichtblitze in konzentrischen Halbkreisen."

„Ein helles, weißes Licht vor dem Dritten Auge."

Ohrenbeschwerden, nachlassendes Hör- und Sehvermögen.

Akupunktur: 2–5 mm senkrecht.

Ohrenerkrankungen und Hörstörungen wie Ohrensausen, Schwerhörigkeit, Gehörgangekzem und Mittelohrentzündung.

Ting Gong wird bei Ohrenbeschwerden häufig zusammen mit Ěr Mén (SJ 21) und Ting Huì (G 2) gestochen: Man sticht in Ěr Mén ein und führt die Nadel subkutan und parallel zur Hautoberfläche in der Furche vor dem Ohr abwärts – durch Ting Gong bis zu Ting Huì. Wichtige Fernpunkte für das Ohr sind Zhong Zhǔ (SJ 3) und Zú Lín Qì (G 41).

Periarthritis des Kiefergelenks mit Kau- und Sprachschwierigkeiten.

Trigeminusneuralgie und Sehstörungen.

8.8.7 Diagnostische Kriterien der Dünndarmfunktion

▶ Tab. 8.27 Diagnostische Kriterien der Dünndarmfunktion.

Heiße Symptome, Fülle (Shi)	Kalte Symptome, Leere (Xu)
Bauchschmerzen, Darmkolik Spastische Obstipation Krampfartige Durchfälle Schmerzhafte Blähungen, die manchmal in den unteren Rücken, manchmal in die Eierstöcke oder die Hoden ausstrahlen Druckempfindlicher Bauch bei Berührung und Akupressur Begierig nach neuen Ideen und Informationen	Blähbauch, Völlegefühl Atonische Obstipation Wässrige, schmerzlose Durchfälle Unverdaute Partikel im Stuhl, Winde Malabsorption Verbesserung bei Wärme, Akupressur und Bewegung Hat zueinander im Widerspruch stehende Meinungen und Gedanken

8.8.8 Diagnostische Kriterien des Dünndarmmeridians

▶ Tab. 8.28 Diagnostische Kriterien des Dünndarmmeridians.

Fülle	Leere
Schmerzhafte Erkrankungen im Meridianverlauf: Neuralgien, Rheumatismus und Arthritis im Bereich der Arme und Schultern, Verspannungen und Schwellungen des Nackens. Zahnschmerzen, Trigeminusneuralgie, Mittelohrentzündung.	Taubheitsgefühle und Sensibilitätsstörungen im Meridianverlauf, Schwäche der Schultern und Arme.
Steife Gelenke; es fällt schwer, den Rumpf zu beugen.	Hyperflexibilität der Gelenke.

8.9 Der Meridian der Blase

Der Blasenmeridian ist der Yáng-Meridian des Wassers.

- Gekoppeltes Yin-Organ: **Niere**
- Gewebe: **Knochen und Zähne**
- Ausdruck der Kraft: **Kopfhaar**
- Sinnesorgan: **Ohren**
- Sinn: **hören**
- Klangfarbe der Stimme: **tiefes Timbre; seufzend und stöhnend**
- Gesichtsfarbe bei Krankheit: **schmutziggrau, dunkelbraun**
- Geruch bei Krankheit: **faulig, verwesend**
- Verhalten bei Stress: **zittern; erstarren, sich tot stellen**
- Geistige Funktion: **Hinnehmen und akzeptieren können, Toleranz und Flexibilität**
- Bei Fülle anregendes, bei Leere krankmachendes Wetter: **Kälte**
- Jahreszeit: **Winter**
- Richtung der Kraft: **Sinken**

Das Qì fließt vom Dünndarm- in den Blasenmeridian und von diesem in den Nierenmeridian.

Die Blase bildet mit dem Dünndarm die äußerste Energieschicht des Yáng, das Tài Yáng, das höchste Yáng.

8.9.1 Oberflächlicher Verlauf

Der Blasenmeridian entspringt am inneren Augenwinkel über dem Ausführungsgang der Tränendrüse (s. Abb. 8.34). Er führt zur Augenbraue und von dort, 15 fen seitlich der Mittellinie, über den Kopf zum Nacken. Auf dem Schädeldach zweigt ein Verbindungsast ab zu Băi Huì (Du 20). Das Gehirn wird als „Außerordentliches Organ" dem Element Wasser zugeordnet, über Băi Huì wird es vom Blasenmeridian mit Qì versorgt.

Im Nacken, im Punkt Tian Zhù (B 10), teilt sich der Meridian in einen inneren und einen äußeren Ast. Der innere Ast zieht unter dem M. Trapezius zum 7. Halswirbel, zum Punkt Dà Zhui (Du 14), dem Kreuzungspunkt aller Yáng-Meridiane, und weiter zu Táo Dào (Du 13) am Unterrand des ersten Brustwirbeldornfortsatzes. Von Táo Dào aus wendet er sich wieder nach lateral und verläuft am Rücken, 15 fen seitlich der Mittellinie, im Bindegewebsraum zwischen den zwei großen Muskelsträngen der Rückenstrecker. Er führt zwischen dem medialen M. longissimus und dem lateralen M. iliocostalis den ganzen Rücken abwärts bis zum Becken.

Er zieht über das Iliosakralgelenk bis zur Höhe des vierten Foramen sacrale (B 30), von dort schräg nach oben zum ersten Sakralloch (B 31) und dann wieder abwärts über das Kreuzbein und entlang des Steißbeins zum Punkt Huì Yáng (B 35) neben der Steißbeinspitze. Von B 35 führt er

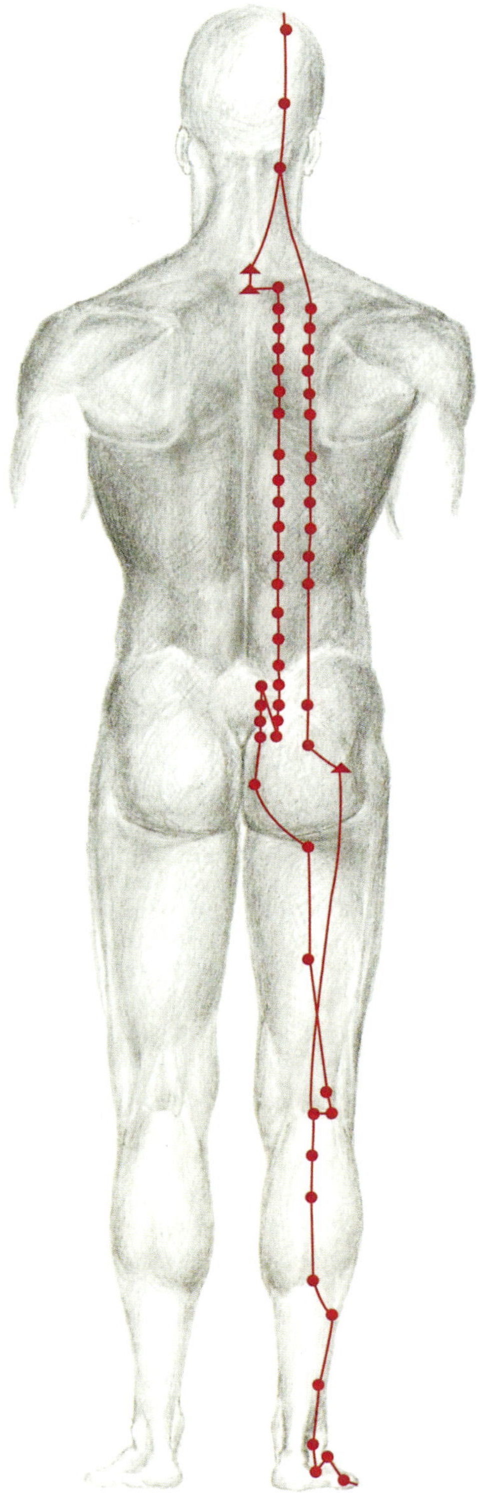

▶ **Abb. 8.34** Blase, oberflächlicher Verlauf.

entlang der Faszie des Glutaeus maximus zur Gesäßquerfalte (B 36).

An der Oberschenkelrückseite verläuft der innere Ast zuerst genau in der Mitte, im Bindegewebsraum zwischen dem M. biceps femoris und dem M. semitendinosus. Im unteren Drittel des Oberschenkels wendet er sich leicht nach außen und folgt dem medialen Rand des langen Bizepskopfes bis zur Kniekehle (B 39). In der Mitte der Kniekehle, im Punkt Wĕi Zhong (B 40), vereinigt er sich mit dem äußeren Ast des Blasenmeridians.

Der äußere Ast zieht am Nacken zuerst den Trapeziusrand entlang, dann wendet er sich in die Tiefe und führt, eine Handbreit seitlich der Mittellinie, den ganzen Rücken abwärts bis zum Becken. Er fließt am lateralen Rand des M. iliocostalis, unter dem Trapezius und Latissimus dorsi.

Am Gesäß verläuft er zwischen Glutaeus maximus und Glutaeus medius bis zu Huán Tiào (G 30), einem Kreuzungspunkt mit dem Gallenblasenmeridian. Huán Tiào liegt zwischen dem M. glutaeus maximus und dem M. piriformis, im Bindegewebsraum über dem Ischiasnerv, knapp nach dessen Durchtrittsstelle durch das Foramen infrapiriforme.

Am Oberschenkel führt der äußere Ast gemeinsam mit dem N. ischiadicus bis zu dessen Teilungsstelle, dann im Bindegewebsbett des N. tibialis weiter bis zur Kniekehle, wo er sich in Wĕi Zhong (B 40) mit dem inneren Ast vereinigt. An der Unterschenkelrückseite verläuft der Blasenmeridian zuerst genau in der Mittellinie, im Faszienraum zwischen Soleus und Gastrocnemius. In Chéng Shan (B 57) wendet er sich schräg nach außen, zieht am lateralen Rand der Achillessehne abwärts bis zum Fersenbein (B 61) und gelangt über die Außenkante des Fußes zu seinem Endpunkt (B 67) am lateralen Nagelfalzwinkel der kleinen Zehe.

Der innere Ast des Blasenmeridians steht am Rücken in enger Verbindung mit dem Zentralnervensystem und dem sympathischen Anteil des autonomen Nervensystems. Neben jedem Wirbel der Brust- und Lendenwirbelsäule liegt ein Spinalganglion, zu dem vorwiegend sensible Fasern führen, und ein sympathisches Ganglion des Grenzstrangs, das mit dem Spinalganglion in neuronaler Verbindung steht.

Die sensiblen Fasern leiten die spezifischen Sinnesempfindungen von Haut, Muskeln und Eingeweiden zu Rückenmark und Gehirn. Die sympathischen Fasern regulieren die Aktivität von Blutgefäßen, Drüsen und inneren Organen im antagonistischen Wechselspiel mit den parasympathischen Fasern des Nervus vagus, auf den der Dünndarmmeridian besonderen Einfluss hat. Sowohl die Spinalnerven als auch die sympathischen Fasern zeigen eine segmentale Anordnung, die der segmentalen Wirkung der Shu Xué des inneren Astes des Blasenmeridians entspricht.

Anatomisch gesehen liegen die Shu Xué über den Spinalganglien und sympathischen Ganglien des Grenzstrangs. Über die Shu Xué kann die Funktionsweise des zentralen wie des autonomen Nervensystems direkt beeinflusst werden. Jeder Shu Xué wirkt spezifisch auf das entsprechende Hautsegment (Dermatom), auf das entsprechende Muskelsegment (Myotom) und auf die von diesem Segment aus innervierten inneren Organe.

8.9.2 Tiefer Verlauf

Der tiefe Ast zweigt im unteren Rücken im Punkt Shèn Shu (B 23) vom inneren Ast des Blasenmeridians ab. Er tritt in den Retroperitonealraum ein und führt zur Niere, seinem gekoppelten Yin-Organ (s. Abb. 8.35).

In der Niere teilt er sich in zwei Energiebahnen. Die eine führt den Harnleiter entlang zur Blase, seinem Ursprungsorgan. Die andere führt entlang des M. psoas major und des Truncus lumbosacralis zum Plexus sacralis an der Vorderfläche des Kreuzbeins. Von dort zieht er gemeinsam mit dem Ischiasnerv durch das Becken und vereinigt sich knapp nach der Durchtrittsstelle durch das Foramen infrapiriforme mit dem äußeren Ast des Blasenmeridians in Huán Tiào (G 30). Der Tiefe und der äußere Ast verlaufen am Oberschenkel gemeinsam mit dem N. ischiadicus bis zu dessen Teilungsstelle, dann im Bindegewebsbett des N. tibialis weiter bis zur Kniekehle, wo sie in Wĕi Zhong (B 40) mit dem inneren Ast zusammenfließen.

8.9.3 Aufgaben der Blase

Neben der physiologischen Funktion der Aufnahme, Sammlung und Ausscheidung des von der Niere produzierten Harns, hat die Blase in der chinesischen Tradition eine wichtige Funktion in der Regulierung der Aktivität des zentralen wie des autonomen Nervensystems. Ihre zentrale Aufgabe ist, neben der Ausscheidung, die Entspannung und Regeneration des Organismus.

8.9.4 Akupressur und Akupunktur

Die Akupressur des Blasenmeridians bewirkt eine tiefe Entspannung und – über die Shu- oder Leitungspunkte des Qì – eine Regulierung der Funktionen der Yin- und Yáng-Organe. Über die Shu des inneren Astes des Blasenmeridians am Rücken und am Kreuzbein kommt es bei Akupressur und bei sedierender Akupunktur zu einer Verringerung der sympathischen Aktivität der Ganglien des Grenzstrangs und damit zu einem Überwiegen parasympathischer Aktivität – Stress wird verringert, Verdauung, Ausscheidung, Aufbau und Regeneration werden gefördert, der Körper erholt sich. Das Gleichgewicht zwischen Innen und Außen wird wieder hergestellt. Wurde viel Energie in Aktivitäten, in körperlicher und geistiger Arbeit verbraucht, fließt nun viel Qì in die inneren Energieschichten des Körpers, von den Gliedmaßen in den Rumpf, von der Schale in den Kern, von Gedanken in Empfindungen und Gefühle. Anspannung, Hektik und Betriebsamkeit machen einer wohltuenden Müdigkeit Platz. Manchmal kommt es auch zu einem leichten Kältegefühl, das durch den verstärkten Qì-Fluss in die inneren Energieschichten ausgelöst wird.

Der Blasenmeridian ist der längste Meridian. In seinem Verlauf liegen viele Engpässe und Staudämme, in denen der Qì-Fluss oft vermindert oder ganz blockiert ist: die Augen und die Stirn; der Hinterkopf und der Nacken; der Rücken und das Gesäß; die Rückseite der Oberschenkel und der Knie; die Waden und Fußgelenke. Wenn sich das Qì in einem dieser Bereiche staut, kommt es zu einem Verlust an Biegsamkeit, zu Unflexibilität und Steifheit, zu Starre und Schmerzen, aber auch zu Entzündungen und Krämpfen.

Besonders im Nacken, im unteren Rücken, im Kreuzbeinbereich und in den Kniegelenken ist der Qì-Fluss bei vielen Menschen derart blockiert, dass es neben andauernden oder immer wiederkehrenden Schmerzen zu einem gebeugten Rücken, Bandscheibenschäden, Ischias, Hexenschuss und Abnutzungserscheinungen der Kniegelenke kommt. Ist der Qì-Fluss im Blasenmeridian schon in früher Kindheit und Jugend gestört, können auch Verkrümmungen der Wirbelsäule wie Lordose, Skoliose und Kyphose entstehen. Durch chronische Anspannungen und Schmerzen im Wirbelsäulenbereich werden die Funktionsweisen des zentralen und des autonomen Nervensystems beeinträchtigt, was in der Folge zu einer fortschreitenden Beeinträchtigung der Organfunktion führt.

Die Akupressur des Blasenmeridians bringt die Energie im Kopf und Nacken, im Rücken, im Gesäß und an der Rückseite der Beine in Fluss. Im Kopf und im Rücken gestautes Qì kann zu den Beinen, den Füßen und zum Nierenmeridian fließen, der bei Verspannungen und Blockaden im Bereich des Blasenmeridians oft an einem Energiemangel leidet, was sich als schwache Vitalität und Willensschwäche, als verminderte Lebens- und Liebeslust äußert. Wegen ihrer entspannenden und entstauenden, regenerierenden und vitalisierenden Wirkung, die auch durch die breit gefächerte Einflussnahme auf die Organfunktionen zustande kommt, wird die Akupressur des Blasenmeridians meist als äußerst wohltuend empfunden. Aus diesen Gründen ist er der am häufigsten massierte Meridian – in der chinesischen Meridianmassage wie auch in den meisten Shiatsu-Formen, wie z. B. dem Namikoshi-Shiatsu.

Viele der in den letzten Jahrzehnten entwickelten und verfeinerten Methoden, wie z. B. die Wirbelsäulengymnastik, Altamajor-Therapie, Alexander-Technik, Feldenkrais und vor allem die Craniosacral-Therapie, haben durch ihre Arbeit mit der Wirbelsäule einen positiven Einfluss auf den Fluss des Qì im Du Mài wie im Blasen- und im Nierenmeridian. Die im Westen praktizierte Form der Heilakupressur hat eine eher negative Wirkung, da die Rückseite des Körpers, dem Rückfluss des venösen Blutes zum Herzen folgend, von unten nach oben massiert und daher gegen den Energiefluss gearbeitet wird (es gibt auch andere Möglichkeiten, den Rückfluss des Blutes zum Herzen zu unterstützen). Der Blasenmeridian wird gegen den Strich gebürstet, die Energie wird weg von Beinen und Becken – wo meist Unterversorgung herrscht – hinaus zu Nacken und Kopf massiert – wo sie sich ohnehin meist staut. Die Richtung ist kulturspezifisch – weg von der Erde, alle Energie hinauf zum Kopf. Daher sind mit dieser Form der Heilakupressur auch keine andauernden Erfolge bei Kopf-, Nacken- und Rückenschmerzen zu erzielen.

Akupressur und Akupunktur des Blasenmeridians helfen bei Störungen und Beschwerden, die, zusammen mit Erkrankungen des Herzens und des Gefäßsystems wie Arteriosklerose, Herzinfarkt und Schlaganfall, einen Großteil der sogenannten Zivilisationskrankheiten ausmachen. Sie helfen bei Stirn- und Hinterkopfschmerzen, bei Nackenverspannungen und Halswirbelsäulensyndrom; bei Rückenschmerzen, Hohlkreuz, Hexenschuss und Ischias; bei Wadenkrämpfen, Blasenentzündungen und Hämorrhoiden; bei Menstruationsstörungen, Frigidität, Unfruchtbarkeit und Impotenz; und sie helfen bei verminderter Lebenskraft und Liebeslust.

Mit Akupunktur lassen sich die oben angegebenen Erkrankungen und Beschwerden häufig erst dann wirksam und mit wenigen Akupunkturen behandeln, wenn das Qì im Blasenmeridian durch Akupressur und auf den Meridian wirkende Körperübungen in Fluss gebracht worden ist. Darüber hinaus hilft Akupunktur des Blasenmeridians bei Augenkrankheiten und Sehstörungen, bei Erkältungen, Stirnhöhlenentzündung und ganz allgemein bei Erkrankungen und Symptomen, die durch Kälte entstanden sind oder durch Kälte verschlimmert werden. Akupunktur hilft bei Nieren- und Urogenitalerkrankungen und, über die Shu- oder Beeinflussungspunkte, bei fast allen inneren Krankheiten – vor allem, wenn sie chronisch sind.

Die Fernpunkte am Knie, am Unterschenkel und am Fuß werden bei Kopfschmerzen, Migräne und Epilepsie verwendet (B 60, B 62, B 65 und B 66); bei Nervosität, Schlaflosigkeit und in der Suchttherapie (B 62); bei Rückenschmerzen (B 60, B 55 und B 56); bei Lendenschmerzen, Ischias und Hämorrhoiden (B 40, B 57 und B 58); bei Nieren- und Urogenitalerkrankungen wie Blasenatonie, Harnwegsinfekten und Nierenkolik (B 39, B 40, B 58, B 64, B 63, B 65 und B 67); bei Sehstörungen

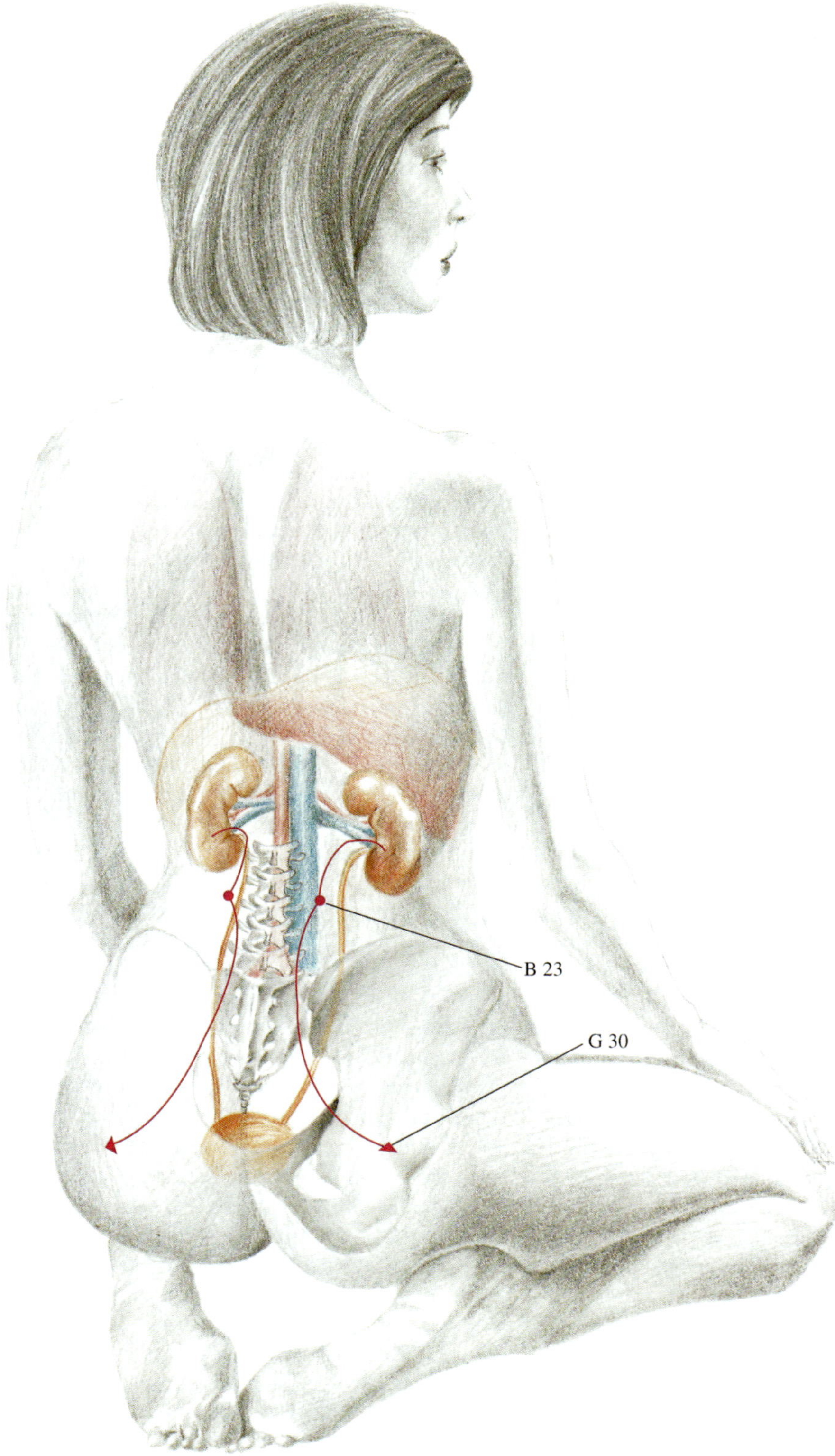

► **Abb. 8.35** Blase, tiefer Verlauf.

(B65 und B67), Hautkrankheiten (B40) und in der Geburtshilfe (B60 und B67). Die Punkte am Bein werden bei Paresen, z. B. in der Rekonvaleszenz nach einem Schlaganfall, bei Durchblutungs- und Sensibilitätsstörungen der Beine gestochen oder gemoxt und erweisen sich bei der Behandlung von Knie- und Fußgelenksbeschwerden als hilfreich.

Akupressur und Akupunktur des Blasenmeridians wenden die Energie von außen, vom Tài Yáng, der äußersten Energieschicht des Yáng, nach innen, zur Niere hin und zum Shào Yin, der Tiefsten Schicht des Yin. Man wird still und ruht sich aus. Manchmal schläft man auch ein, um dann erfrischt wieder zu erwachen.

8.9.5 Die wichtigsten Punkte

▶ Tab. 8.29 Die wichtigsten Punkte des Blasenmeridians.

B62	**Shen Mài** Meisterpunkt des Wundermeridians Yáng Qiao Mài Meisterpunkt der Schlaflosigkeit
B60	**Kun Lún** Jing Xué (Flusspunkt), Feuerpunkt Meisterpunkt der Schmerzen im Bereich des Blasenmeridians
B40	**Wĕi Zhong** Hé Xué (Meerpunkt), Erdpunkt Meisterpunkt des unteren Rückens, des Gesäßes und des Beckenbodens
B23	**Shèn Shu** Leitet das Qì zur Niere Tor des Lebens
B2	**Zăn Zhú** Augenerkrankungen, Kopfschmerzen
B10	**Tian Zhù** Fenster zum Himmel Parasympathische Wirkung
B11	**Dà Zhù** Meisterpunkt der Knochen
B13	**Fèi Shu** Leitet das Qì zur Lunge
B14	**Jué Yin Shu** Leitet das Qì zur Herzhülle
B15	**Xin Shu** Leitet das Qì zum Herzen
B17	**Gé Shu** Leitet das Qì zur Zwerchfell Meisterpunkt des Blutes
B18	**Gan Shu** Leitet das Qì zur Leber
B20	**Pí Shu** Leitet das Qì zum Milz-Pankreas
B25	**Dà Cháng Shu** Leitet das Qì zum Dickdarm
B58	**Fei Yáng** Luò Xué – Verbindungspunkt zu N3
B64	**Jing Gŭ** Yuán Xué (Quellpunkt)
B65	**Shù Gŭ** Shu Xué (Strömungspunkt), Holzpunkt des Wassers – Sedierungspunkt
B66	**Tong Gŭ** Yíng Xué (Bachpunkt), Wasserpunkt des Wassers – Stundenpunkt
B67	**Zhì Yin** Jing Xué (Flusspunkt), Metallpunkt des Wassers – Tonisierungspunkt
Rèn 3	**Zhong Ji** Mù Xué (Sammelpunkt) der Blase
B28	**Páng Guang Shu** Leitet das Qì zur Blase
Zeiten höchsten Energieflusses durch den Blasenmeridian (beste Ansprechbarkeit für Akupressur; beste Zeit zur Sedierung): 15–17 Uhr und 3–5 Uhr. Beste Zeit zur Tonisierung: 17–19 Uhr und 5–7 Uhr.	

8.9.6 Verzeichnis der Punkte

B1 Jing Míng
Strahlende Augen

Funktion: Verbindungspunkt vom Dickdarm- zum Magenmeridian.

Punkt des Wundermeridians Yin Qiao Mài.

Punkt des Wundermeridians Yáng Qiao Mài (chinesischer Verlauf).

Verbindungpunkt von Yin Qiao Mài und Yáng Qiao Mài beim chinesischen Verlauf.

Lage: 1 fen medial und oberhalb des inneren Augenwinkels, im tiefsten Punkt der Delle.

Akupressur: Die Kuppe des Zeigefingers behutsam in die Delle legen, bis man den Energiefluss spürt. Druckstärke 1.

Jing Míng wird von vielen Menschen instinktiv bei müden und schmerzenden Augen massiert. Er entspannt

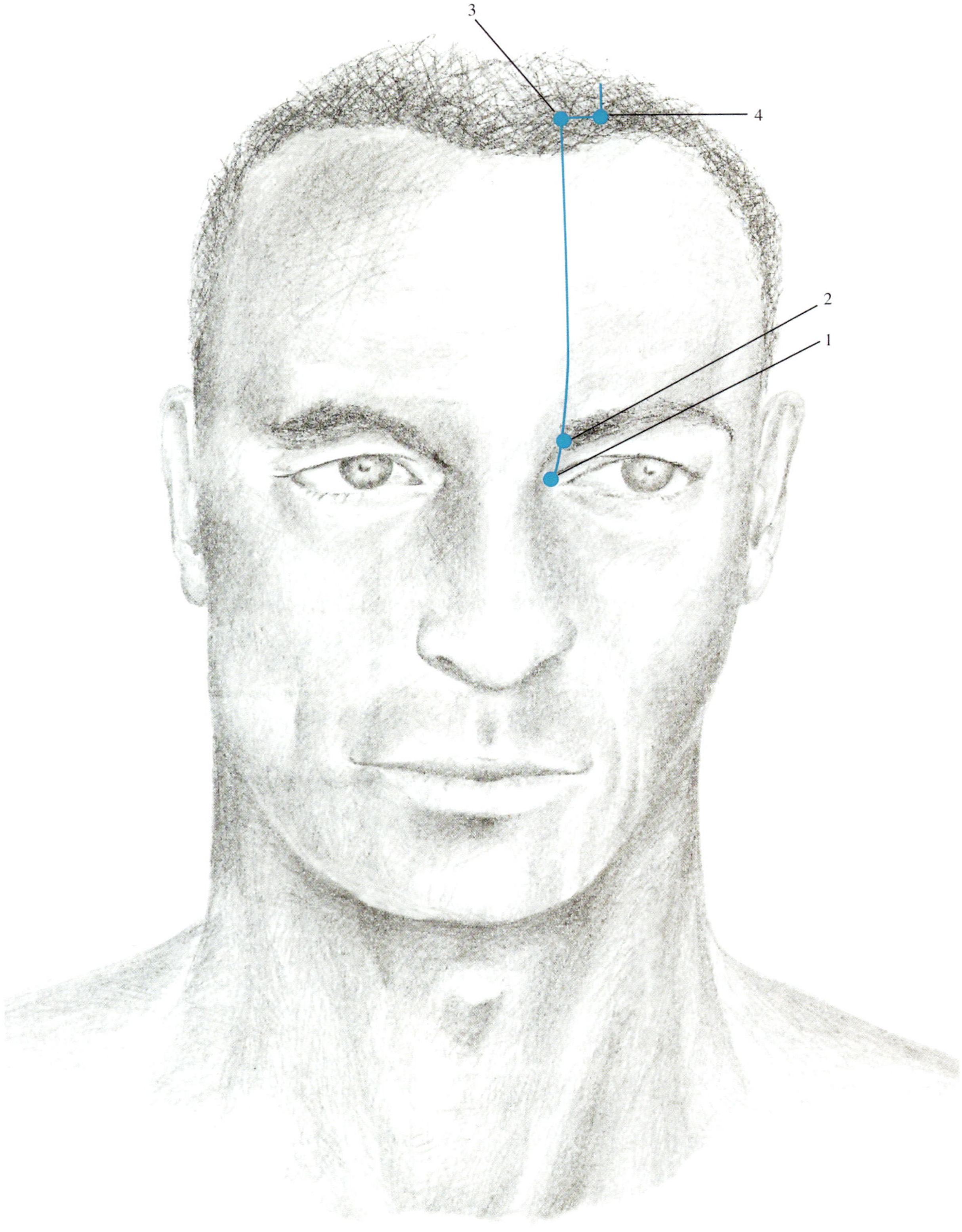

►**Abb. 8.36** Blase: B1–B4.

die Augen und löst auch Spannungen an der Rückseite der Augäpfel und in der Tiefe der Augenhöhle.

„Jing Míng macht den Kopf und die Sicht klar."

„Ich bekomme feuchte Augen."

Zusammen mit anderen augenwirksamen Punkten verbessert er Sehfehler wie Astigmatismus und Kurz- und Weitsichtigkeit: Bei Kurzsichtigkeit sind die Augenmuskeln meist durch chronische Spannung verkürzt – der Augapfel wird in die Länge gezogen; bei Weitsichtigkeit ist die Augenmuskulatur meist durch mangelnden Tonus überdehnt – da der Zug der Augenmuskeln zu schwach ist, verkürzt sich der Bulbus; eine der Ursachen des Astigmatismus kann ein unterschiedlicher Spannungszustand der einzelenen Augenmuskeln sein – da der Augapfel nicht gleichmäßig in der Augenhöhle „verspannt" wird, verformt er sich, die Abbildungen auf der Netzhaut werden unscharf.

Der durch Jing Míng und andere auf die Augen wirkenden Punkte – wie z.B. Di 4, B 2, G 1, G 14, PaM 1 bis 4, Ma 1, G 20, G 37 und Le 3 – angeregte Energiefluss im Auge verbessert die Durchblutung, fördert den Abtransport der Schlacken und gleicht den Spannungszustand der Augenmuskeln auf lange Sicht hin aus. Um Sehfehler wirksam zu verbessern, ist eine Kombination von Sehtraining, spezifischen Augenübungen, Akupressur und Akupunktur in regelmäßiger und systematischer Anwendung erfolgversprechend.

Als Schaltstelle des Wundermeridianpaares Qìao Mài hat Jing Míng einen ausgleichenden Einfluss auf das Verhältnis von Yin- und Yáng-Energie im Körper: bei Fülle im Yáng Qiao Mài ist man hyperaktiv, überdreht und kann abends nicht einschlafen, bei Fülle im Yin Qiao Mai kann man morgens die Augen nicht öffnen und ist auch tagsüber schläfrig und träge.

Jing Míng wirkt auf die Hypophyse, das Dritte Auge oder Stirn-Chakra. Über die Hypophyse hat er einen regulierenden Einfluss auf die Hormonsysteme des Körpers. Er entspannt den Geist und regt die innere Bilderwelt an.

„Ein Bild: ein Orgasmus im Gehirn, ein erregender Farbenrausch, ein Farbenstrudel – ich bin da durch. Ein starkes Gefühl im Dritten Auge, dann ein Bild: eine Anhöhe mit drei dünnen schwarzen Kreuzen. Menschen mit weißen und orangenen Blumengirlanden wie in Indien, sie hängen diese Blumengirlanden über die Kreuze. Ich seh' das Bild ausliegender Position. Es war in einer Klosteranlage, ringsum sind schneebedeckte Berge. Dann geht die Energie aus den Beinen raus und hoch, ich trete aus Yìn Táng (PaM 1) aus, intensives violettes Licht, wie ein violettes Buch, das man dreht und in die Sonne hält, und ich gehe da durch, rieche intensiv Elena und Achim. Ich kam zu einer terrakottafarbenen Höhle in einer Wüste in Mesopotamien. Auch der Sand ist terrakottafarben. In der Höhle sind rituelle Gefäße und Schalen aus Ton. Im Tontopf war Goldsand, oder Weihrauch, daneben ein filigran gearbeiteter vierfüßiger Kerzenständer aus Gold und Silber, der einen dunkellila, fast schwarzen runden Stein hält. Ich werde von Menschen durch ein Höhlenlabyrinth zu einem Steintor geführt, an dem ein Relief von einem Männergesicht mit sehr großen Augen und Vollbart ist. Es erinnert an ein griechisches Relief. Darüber sind drei Zeichen. Dann komm' ich wieder aus dem Bild heraus – ein türkiser, violetter, zitronengelber, oranger Farbstrudel, intensiv wie ein Regenbogen, durch den ich durchtauche. Ich spüre einen starken Druck auf die Nasenwurzel. Dann wache ich langsam wieder auf."

Er hilft bei Migräne, Stirnkopfschmerzen und Einschlafstörungen, bei verstopfter Nase und chronischer Stirnhöhlenentzündung.

Akupunktur: 1–3 mm senkrecht, bei genauer Kenntnis der Anatomie. Sehfehler und Erkrankungen des Auges, der Tränendrüse und des Augenlids wie Hagelkorn, Bindehautentzündung, Grauer Star und Sehnervenentzündung.

B 2 Zǎn Zhú
Ansammlung von Bambus

Lage: Am medialen Ende der Augenbraue im Foramen supraorbitale, senkrecht über dem inneren Augenwinkel.

Akupressur: Druckstärke 2–3. Ähnlich wie Jing Míng (B 1) entspannt Zǎn Zhú Augen und Stirn und regt das Dritte Auge an. Bei längerer Akupressur spürt man ein tiefes Loslassen, eine tiefe Geborgenheit.

Müde und schmerzende Augen, verschwommenes Sehen, Stirnkopfschmerzen.

Akupunktur: 2–10 mm schräg und subkutan, die Nadel nach unten oder nach außen gerichtet.

Sehfehler und Augenleiden.

Migräne, Schwindel, Trigeminusneuralgie des ersten Astes.

Schnupfen, Stirnhöhlenentzündung.

B3 Méi Chong
Den Augenbrauen entgegengesetzt

Lage: Senkrecht über B2, 5fen innerhalb der Stirnhaargrenze oder 3,5cun oberhalb der Augenbraue, auf Höhe von Du24.

Akupressur: Druckstärke 1–2.

Méi Chong macht oft im Gesicht festgehaltene Gefühle bewusst, die wir nicht zu zeigen gewagt haben, löst sie, verwandelt sie: So mag sich z.B. quengelige Unzufriedenheit in Entspannung verwandeln, Bockigkeit in Heiterkeit, Unsicherheit in Selbstwertgefühl. Wie auch andere Punkte am Haaransatz – Shén Tíng (Du24), Běn Shén (G13) und Tóu Lín Qì (G15) – entspannt er die Mimik, löst er die Maske.

Sehschwäche, Stirnkopfschmerzen.

Akupunktur: 3–12 mm schräg oder flach, nach dorsal gerichtet.

Sehfehler und Augenleiden.

Schnupfen, Stirnhöhlenentzündung, Migräne, Schwindel, Epilepsie.

Ständiger Zwang, das Gesicht wahren zu müssen.

B4 Qu Chai
Amtsstelle in der Biegung

Lage: 15fen seitlich der Mittellinie, 5fen innerhalb der Stirnhaargrenze oder 3,5cun oberhalb der Augenbraue, zwischen Du24 und B3.

Akupressur: Druckstärke 1–2.

Qu Chai entspannt das Gesicht, die Nasenatmung wird frei, der Kopf klar und leicht. Manchmal fühlt man wohlige Geborgenheit – wie im inneren eines Kokons.

Verstopfte Nase, Stirnkopfschmerzen.

Akupunktur: 3–12 mm flach im Meridianverlauf, in Richtung B5.

Nasenbluten, Stirnhöhlenentzündung.

Sehfehler, Augenschmerzen, Augenflimmern.

Herzleiden wie Herzrasen und Herzschmerzen – Qu Chai liegt in der Thoraxzone der Schädelakupunktur.

B5 Wŭ Chù
Fünfter Ort

Lage: 15fen seitlich der Mittellinie, 1cun innerhalb der Stirnhaargrenze oder 4cun oberhalb der Augenbraue; 5 fen hinter B4, auf gleicher Höhe mit Du23.

Akupressur: Druckstärke 1–2.

Wŭ Chù gibt ein Gefühl wohliger Entspannung. Manchmal spürt man im Kopf gestautes Qì durch den Hals – wie durch einen Trichter – abfließen, man taucht tief in sich ein, in ein Meer, in den Bauch.

Stirn- und Scheitelkopfschmerzen. Stress.

Akupunktur: 3–12 mm flach im Meridianverlauf, in Richtung B6.

Sehstörungen, Augenflimmern und Epilepsie.

Herzleiden wie Herzjagen und Rhythmusstörungen – Wŭ Chù liegt wie Qu Chai (B4) in der Thoraxzone der Schädelakupunktur.

B6 Chéng Guang
Empfang des Lichts

Lage: 15fen seitlich der Mittellinie und 3,5cun hinter der Stirnhaargrenze; 2,5cun hinter B5, auf gleicher Höhe mit Du21.

Akupressur: Druckstärke 1–2.

Chéng Guang öffnet eine Tür zur Spiritualität, die individuell sehr unterschiedlich erlebt wird.

Man spürt eine Einheit von Körper und Geist. Man fühlt sich weit werden, über Begrenzungen hinauswachsen. Vielleicht wird man sich bewusst, dass man ein Leben führt, in dem man nur mehr auf Anforderungen reagiert, und spürt eine starke Kraft, die in den Himmel zieht, und eine Sehnsucht nach Kreativität und Freude.

Vielleicht sieht man goldenes Licht oder Farbspiralen in den Punkten: Oder man spürt das Herz-Chakra wie ein faustgroßes Ei aus Licht; oder man hat das Gefühl, die Zellen beginnen zu schwingen, ein Summen erfüllt den Raum, der Körper schwingt in Wellen.

Akupunktur: 3–12 mm flach im Meridianverlauf, in Richtung B7.

Scheitelkopfschmerzen, Sehstörungen, Brechreiz, Schwindel und Epilepsie.

Verstopfte oder stark rinnende Nase, nichts und niemanden mehr riechen können, starker Stress.

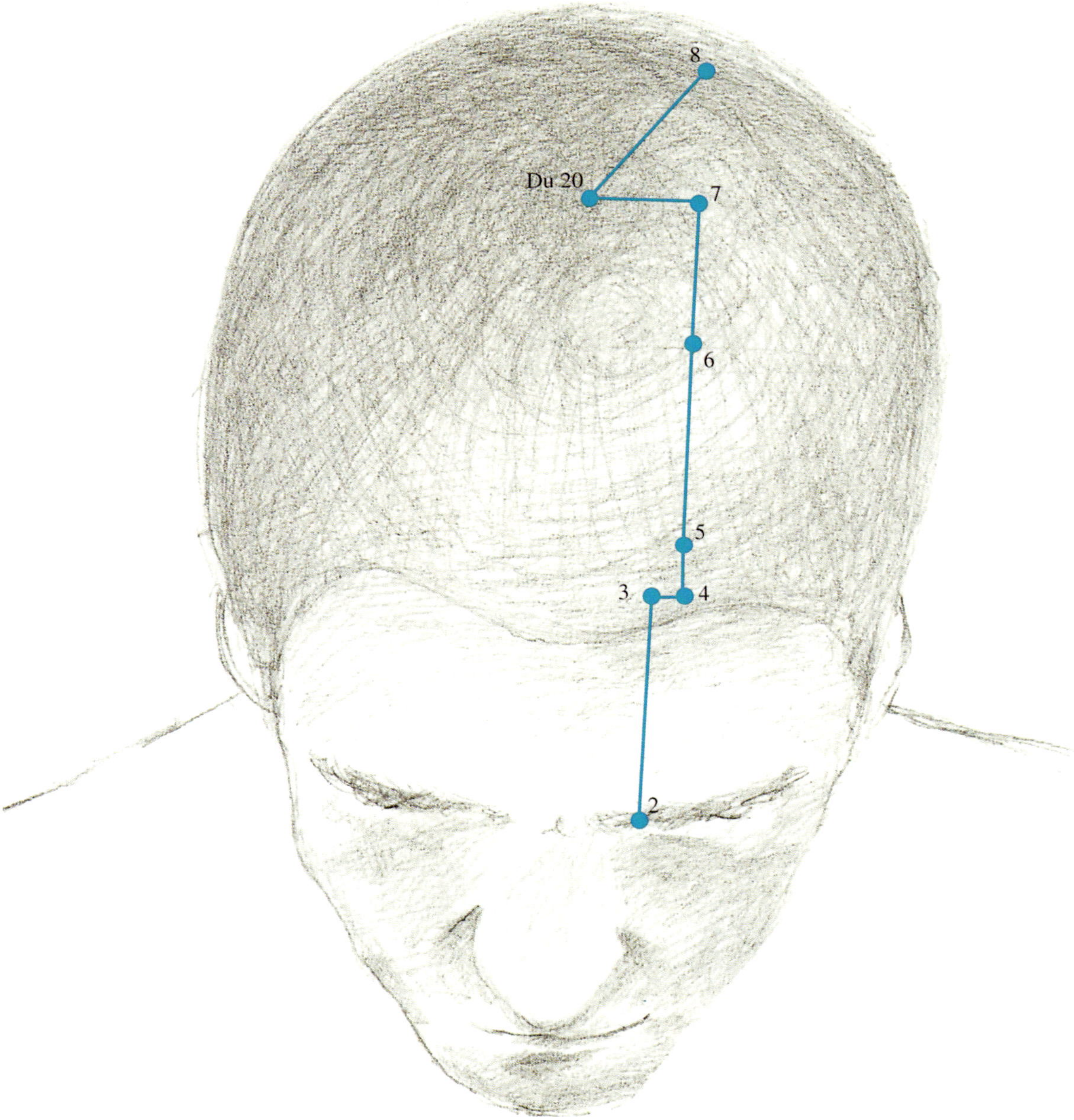

▶ **Abb. 8.37** Blase: B 2– B 8.

Herzleiden wie Herzangst und Herzschmerzen – Chéng Guang liegt wie Qu Chai (B4) und Wǔ Chù (B5) in der Thoraxzone der Schädelakupunktur.

Verhaftetsein in der materiellen Welt, Unkenntnis eines größeren Lebenszusammenhanges.

B7 Tong Tian
Direkter Zugang zu den Himmlischen

Lage: 15 fen seitlich der Mittellinie und 5 cun hinter der Stirnhaargrenze; 15 fen hinter B6, auf gleicher Höhe wie Du 20.

Akupressur: Druckstärke 1–2.

Tong Tian wirkt tief entspannend.

Ähnlich wie Bǎi Huì (Du 20) und Chéng Guang (B6) aktiviert er das Kronen-Chakra – unseren Zugang zu den Himmlischen. Wenn wir diesen Zugang gefunden haben, waten wir nicht mehr als Einzelkämpfer durch den Dschungel der Existenz, sondern gondeln mit ein wenig mehr Anmut und Toleranz eine Art göttliche Leitschiene entlang.

Manchmal macht Tong Tian Lust auf Astralreisen – Lust auf die Entwicklung der Fähigkeit, den Körper mit dem Geist beliebig verlassen zu können – und öffnet die Tür zu einer psychedelischen Bilderwelt.

Akupunktur: 3–12 mm flach im Meridianverlauf, in Richtung B8.

Schädeldachschmerzen, Sehstörungen, Schwindel, Nasenbluten, verstopfte oder stark rinnende Nase, Verlust des Geruchsinns, Epilepsie.

Sich in der eigenen Existenz gefangen fühlen, Unkenntnis eines über das eigene Ich hinausgehenden Lebenszusammenhangs.

B8 Luò Què
Verbindung zur Rückseite

Lage: 15 fen seitlich der Mittellinie und 15 fen hinter B7, auf gleicher Höhe mit Du 19.

Akupressur: Druckstärke 1–2.

Luò Què entspannt die Augen und die Stirn, er stärkt die Sehkraft und regt das Dritte Auge oder Stirn-Chakra an: Die mentale Aktivität beruhigt sich, das Denken wird klarer, manchmal sieht man psychedelische Farben und Formen.

Sehschwäche, Schnupfen, Schädeldachschmerzen.

Akupunktur: 3–12 mm flach im Meridianverlauf, in Richtung B9.

Sehfehler und Augenerkrankungen wie Bindehautentzündung, Hagelkorn, Nachtblindheit, Kurz- und Weitsichtigkeit, Sehnervenentzündung, Grüner und Grauer Star.

Nasenbluten, Stirnhöhlenentzündung, eingeschränktes Geruchsvermögen, Schwindel und Ohrensausen.

Mangelnde Konzentrationsfähigkeit, Absencen, Epilepsie.

B9 Yù Zhěn
Den Kopf auf Jade betten

Lage: 13 fen seitlich der Mittellinie auf Höhe der Grube am Oberrand des Hinterhauptshöckers (Protuberantia occipitalis externa) – 13 fen seitlich von Du 17.

Akupressur: Druckstärke 1–3.

Yù Zhěn entspannt die Augen, die Stirn und den Nacken.

Man bekommt das Gefühl, nach hinten zu sinken, beginnt zu träumen und zu treiben. Manchmal stellt sich ein „anderes Sehen“ ein – Zusammenhänge werden klar.

Yù Zhěn erleichtert die Nasenatmung bei Erkältung.

Stirn- und Scheitelkopfschmerzen, Augenschmerzen.

Akupunktur: 3–12 mm flach im Meridianverlauf, in Richtung B10.

Sehstörungen, Schwindel, Verlust des Geruchsinnes.

Manchmal beginnt man, die Welt mit anderen Augen zu sehen – es ist mir z. B. passiert, dass ich ein paar Stunden nach der Akupunktur die Welt zu meiner Überraschung einige Stunden lang mit den Augen meiner Mutter sah.

B10 Tian Zhù
Säule des Himmels

Funktion: Fenster zum Himmel.

Teilungsstelle des Blasenmeridians in einen inneren und einen äußeren Ast.

Lage: In einer deutlichen Delle im Nacken, seitlich des Ansatzes des Kapuzenmuskels, 13 fen seitlich der Mittellinie, 5 fen innerhalb des Haaransatzes am Nacken oder 5 fen unterhalb des Hinterhauptsrandes – auf gleicher Höhe mit Du 15.

Akupressur: Tief und lange mit Daumen oder Mittelfinger drücken, während der Klient in die Lungenspitzen atmet,

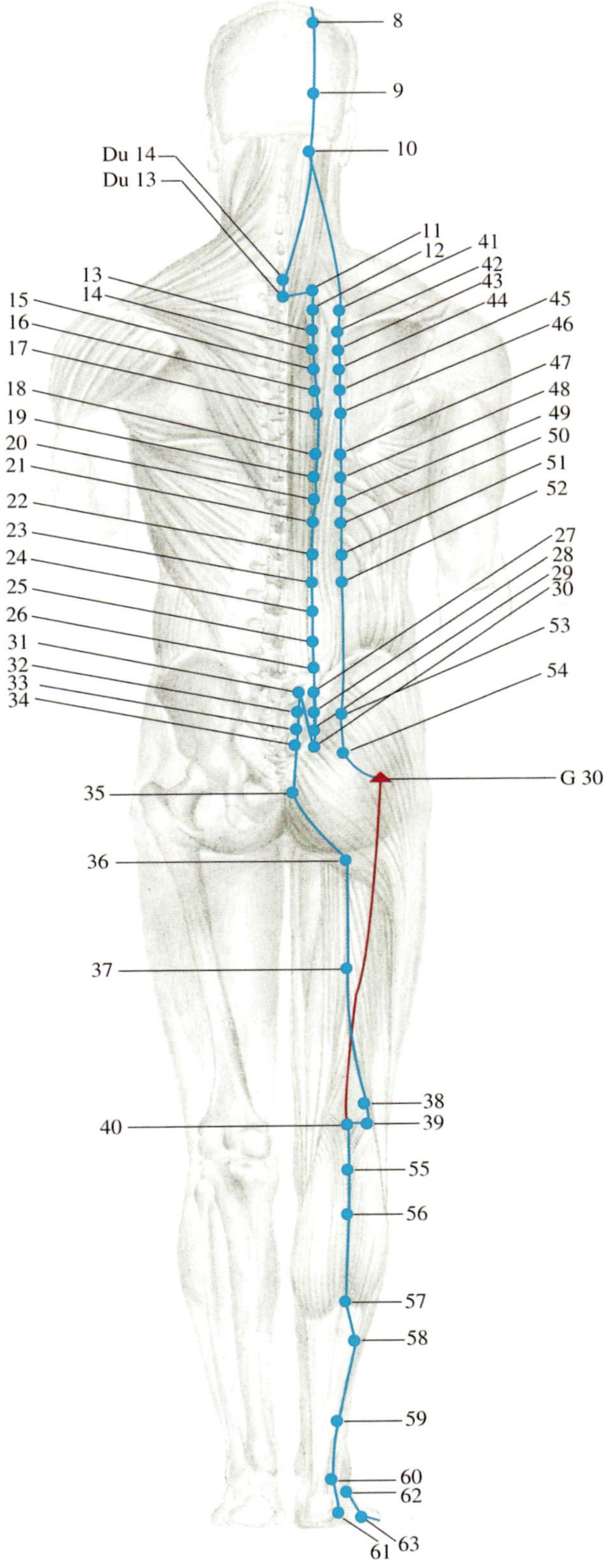

▶ **Abb. 8.38** Blase: B 8–B 63.

sodass sich die Schlüsselbeine beim Ein- und Ausatmen heben und senken. Druckstärke 5–7.

Bei Akupressur im Sitzen legt der Klient den Kopf in den Nacken, wodurch sich die Nackenmuskulatur entspannt und sich die Wirkung des Punkts verstärkt.

Als Fenster zum Himmel gleicht Tian Zhù die Energie zwischen Kopf und Körper, Denken und Fühlen, linker und rechter Gehirnhemisphäre aus. Die Gedankentätigkeit lässt nach und pendelt sich in der Gegenwart ein. Manchmal kommen die Gedanken ganz zum Stillstand, ohne dass man das Wachbewusstsein verliert.

Nacken, Hals und Schultern entspannen sich, der Rücken wird weit und der Körper beginnt, tief und einheitlich zu atmen. Tian Zhù gibt ein rundes Ganzkörpergefühl, man fühlt sich ausgeglichen, ruhig und wohlig.

Ähnlich Feng Chí (G 20) und Feng Fŭ (Du 16) ist Tian Zhù eine wichtige Schleuse der Energie: Im Kopfbereich gestautes Qì kann über den Meridian abfließen, Stirn-, Scheitel- und Hinterkopfschmerzen lassen nach.

Verstopfte Nase, Augenschmerzen, Sehstörungen.

Akupunktur: 5–12 mm senkrecht oder leicht schräg aufwärts, in Richtung Hypophyse.

Tian Zhù ist einer der wichtigsten Punkte mit parasympathischer und blutdrucksenkender Wirkung und hat regulierenden Einfluss auf die Schädeldurchblutung.

HWS-Syndrom, steifer Nacken, Schiefhals.

Augenerkrankungen, Schwindel, Stirnhöhlenentzündung, Anosmie.

Nervosität, Neurasthenie und Hysterie.

B 11 Dà Zhù
Großes Weberschiffchen

Funktion: Meisterpunkt des Knochengewebes.

Wirkung auf die Wirbelsäule und den Du Mài über Táo Dào (Du 13).

Kreuzungspunkt mit dem Dreifachen Erwärmer- und Dünndarmmeridian.

Lage: 15 fen seitlich der Mittellinie auf Höhe des Unterrandes des ersten Brustwirbeldornfortsatzes.

Akupressur: Druckstärke 3–4.

Dà Zhù bringt die Energie zwischen der Kopf-Hals-Region und dem Rumpf zum Fließen. Er entspannt Schultern und Nacken und wirkt auf die Lunge, die Atmung wird breit.

Dà Zhù ist ein Punkt, an dem man eines anderen Menschen Blick im Nacken fühlt – und entsprechende Erinnerungen speichert.

Schmerzen im Hinterkopf und Nacken flache Atmung, Husten.

Akupunktur: 5–15 mm senkrecht oder schräg nach medial. Gefährlicher Punkt.

Dà Zhù hat einen regulierenden Einfluss auf den Calzitonin-Stoffwechsel der Nebenschilddrüsen und wird daher bei Knochenerkrankungen und rheumatoider Arthritis verwendet, am besten in Kombination mit Tài Xi (N 3) oder Zhào Hăi (N 6).

HWS-Syndrom, Schiefhals, steifer Rücken.

Verspannungen und Schmerzen des Nackens, der Schultern und der Wirbelsäule.

Unruhe, Hysterie, die Angst im Nacken.

Bronchitis, Lungenentzündung, Asthma und Fieber.

B 12 Feng Mén
Tor des Winds

Funktion: Leitet das Qì zur Lunge.

Lage: 15 fen seitlich der Mittellinie auf Höhe des Unterrandes des zweiten Brustwirbeldornfortsatzes.

Akupressur: Druckstärke 3–4.

Feng Mén wirkt auf die Oberlappen der Lungen, die Atmung vertieft sich, die Lungenspitzen werden gekräftigt. Freie Atmung in den Lungenspitzen lässt Optimismus und ein Gefühl der Freiheit entstehen.

Kopf- und Nackenschmerzen, Husten, Schwäche nach Infekten.

Akupunktur: 5–15 mm senkrecht oder schräg nach medial. Gefährlicher Punkt.

Sorgen, Kümmernisse, Traurigkeit. Pessimistische Haltung gegenüber der Zukunft, Mutlosigkeit, Depression aus Lungenschwäche.

Bronchitis, Keuchhusten, Asthma bronchiale, Rippenfellentzündung.

Schnupfen und chronische Entzündungen der Nebenhöhlen.

Hautjucken, Akne und Abszesse am Nacken und Rücken.

Schmerzen im Bereich des Schultergürtels, vor allem wenn sie durch Zug oder Wind entstanden sind.

Moxibustion zur Vorbeugung bei Neigung zu Furunkeln und Abszessen, chronischem Husten und Schwäche.

B 13 Fèi Shu
Leitet das Qì zur Lunge

Funktion: Shu Xué (Leitungspunkt) der Lunge.

Lage: 15 fen seitlich der Mittellinie auf Höhe des Unterrandes des dritten Brustwirbeldornfortsatzes.

Akupressur: Druckstärke 4–5. Fèi Shu kräftigt die Lungen, die Atmung vertieft sich, auch die Lungenblasen werden gestärkt. Freie Atmung in den Lungenblasen lässt ein Gefühl von Weite und Erleichterung entstehen.

Fèi Shu wirkt psychisch und physisch entspannend, er macht zuversichtlich und optimistisch.

Rückenschmerzen, Atmennot und Husten.

Akupunktur: 5–15 mm senkrecht oder schräg nach medial.

Gefährlicher Punkt.

Kummer und Sorgen, man weiß keinen Ausweg. Tiefe Trauer, Niedergeschlagenheit und Verzweiflung. Selbstmordgedanken.

Reizhusten, Bronchitis, Lungenentzündung und chronische Lungenerkrankungen wie Asthma, Emphysem und Tuberkulose.

Chronische Hautkrankheiten, Hautjucken, Nachtschweiß.

B 14 Jué Yin Shu
Leitet das Qì zum Jué Yin, zur mittleren Energieschicht des Yin

Funktion: Shu Xué (Leitungspunkt) der Herzhülle.

Lage: 15 fen seitlich der Mittellinie auf Höhe des Unterrandes des vierten Brustwirbeldornfortsatzes.

Akupressur: Druckstärke 4–5.

Jué Yin Shu kräftigt das Herz, es wird einem warm ums Herz, er fördert Herzlichkeit und Großmut.

Wenn man aufgeregt und nervös ist, wird man ruhiger, wenn man still ist, kann man manchmal ein feines, tanzendes Glücksgefühl im ganzen Körper spüren.

Schmerzen zwischen den Schulterblättern, innere Unruhe, Herzklopfen, Herzschmerzen, Schluckauf, chronischer Husten.

Akupunktur: 5–15 mm senkrecht oder schräg nach medial.

Gefährlicher Punkt.

Erkrankungen von Herz und Kreislauf:

Tonisierend bei niedrigem Blutdruck, bei Orthostase-Syndrom (Schwindelgefühle beim Aufstehen) und Bradykardie.

Sedierend bei hohem Blutdruck, Tachykardie und Herzneurose – Angstgefühle, Herzstiche, Herzrasen, Druckgefühl im Brustkorb und ziehen an der Innenseite des linken Arms.

Bei Herzbeutelentzündung, Rhythmusstörungen und koronarer Herzkrankheit in Abstimmung und Kombination mit medikamentöser Therapie.

Verminderte Libido, psychisch bedingte Impotenz, vorzeitiger Samenerguss und mangelnde Hingabefähigkeit – man muss beim Sex an alles mögliche denken und gibt keinen Laut von sich, kein Stöhnen, kein Lachen.

B 15 Xin Shu
Leitet das Qì zum Herzen

Funktion: Shu Xué (Leitungspunkt) des Herzens.

Lage: 15 fen seitlich der Mittellinie auf Höhe des Unterrandes des fünften Brustwirbeldornfortsatzes.

Akupressur: Druckstärke 4–5.

Xin Shu und Shén Táng (B 44) – der Herzpunkt des äußeren Astes – sind der Zugang zur unbewussten Seite des Herzens, die Tür zu den Grundgefühlen des Herzens: Manche Menschen werden sich ihres Herzens bei diesen Punkten auf eine angenehme und freundlich entspannte Weise bewusst, sie empfinden Liebe und ein ruhiges Lebensgefühl, das sich einstellt, wenn man vom Herzen her handelt und lebt.

Bei vielen aber sind diese Punkte die Rumpelkammer des Herzens, in der Erinnerungen an Enttäuschungen und Herz-Verletzungen lebendig sind: Traurigkeit über den Verlust einer großen Liebe, beklemmende Gefühle, Mühsal, gebrochenes, verhärtetes und bitteres Herz.

Xin Shu und Shén Táng regen das Herz-Chakra an. Wenn das Herz-Chakra offen ist und Energie hat, spürt man Liebe und Hingabe bei dem, was man tut und erlebt, und man wird sich auch seiner Handlungen und Gefühle in jedem Moment des Tages mehr und mehr bewusst – das Herz ist die untere Wohnung des Shén, des bewussten Geistes.

Die Akupressur des Punkts hilft bei Herzklopfen, Nervosität, Lampenfieber, Prüfungsangst, Schlaflosigkeit, Husten, Herzschmerzen und Schmerzen zwischen den Schulterblättern.

Akupunktur: 5–15 mm senkrecht oder schräg nach medial.

Gefährlicher Punkt.

Xin Shu entspannt und kräftigt das Herz.

Erkrankungen des Herzens wie Angina pectoris, Herzinsuffizienz im Frühstadium, paroxysmale Tachykardien und Arrhythmien.

Neurasthenie, Hysterie und Epilepsie.

Xin Shu hilft bei Gedächtnisschwäche und in der Rekonvaleszenz nach einem Schlaganfall.

Bei Schlaflosigkeit in Kombination mit Băi Huì (Du 20), Shén Mài (B 62), Shén Mén (H 7) und/oder Nèi Guan (HH 6).

Zur Vorbeugung von Koronarsklerose und Herzinfarkt in Kombination mit Shén Dào (Du 11), Jué Yin Shu (B 14), Shén Mén, Nèi Guan und Tài Yuan (Lu 9).

B 16 Du Shu
Leitet das Qì zum Du Mài

Funktion: Shu Xué (Leitungspunkt) des Du Mài.

Lage: 15 fen seitlich der Mittellinie auf Höhe des Unterrandes des sechsten Brustwirbeldornfortsatzes.

Akupressur: Druckstärke 4–5.

Als Beeinflussungspunkt des Du Mài erhöht Du Shu den Fluss des Qì in der Wirbelsäule und stärkt das Yáng von Körper und Geist. Wenn der Du Mài angeregt wird, fühlt man sich leicht und kräftig, vielleicht hat man Flugträume oder man sieht Bilder, in denen man selbstbestimmt handelt.

Du Shu entspannt die Rückenmuskulatur und verbindet obere und untere Körperhälfte.

Er wirkt auf die Lunge, Herz und Zwerchfell: Möglicherweise spürt man ein Feuer in der Brust, ein Lächeln, Zufriedenheit; er beruhigt und stimmt friedlich; die Atmung wird tiefer.

Atembeschwerden, Hustenkrämpfe, Schluckauf.

Herz- und Rückenschmerzen.

Akupunktur: 5–15 mm senkrecht oder schräg nach medial.

Gefährlicher Punkt.

Ständige Schläfrigkeit und Müdigkeit.

Bronchitis, chronische Lungenschwäche durch mangelhafte Atmung.

Erkrankungen des Herzens, Brust- und Bauchschmerzen.

Hautjucken und Haarausfall.

B 17 Gé Shu
Leitet das Qì zum Zwerchfell

Funktion: Shu Xué (Leitungspunkt) des Zwerchfells.

Meisterpunkt des Blutes.

Lage: 15 fen seitlich der Mittellinie auf Höhe des Unterrandes des siebten Brustwirbeldornfortsatzes.

Akupressur: Druckstärke 4–5.

Gé Shu vertieft die Atmung durch Wirkung auf das Zwerchfell und die Atemmuskulatur. Durch verstärkte Zwerchfellbewegungen werden der Blutkreislauf angeregt und die Oberbauchorgane massiert: Er hilft bei Schluckauf und Magenbeschwerden wie Völlegefühl, Sodbrennen und Erbrechen; durch Akupressur der Leber kommen auch manchmal Ärger und Unwille hoch, es werden Situationen mit Menschen bewusst, von denen man sich abgelehnt und nicht gewollt fühlt.

Herzschmerzen, Atemnot, Husten, Bronchitis.

Akupunktur: 5–15 mm senkrecht oder schräg nach medial. Gefährlicher Punkt.

Als Meisterpunkt des Blutes wird er bei allen Blutkrankheiten gestochen, wie z. B. zur Regulation der Blutgerinnung bei hämorrhagischen Diathesen.

Chronische Lungenerkrankungen wie Asthma und Tbc.

Herzbeschwerden, Endo- und Perikarditis, beginnende Herzvergrößerung und Herzinsuffizienz. Roemheld'scher Symptomenkomplex.

Magersucht, Gastritis und Magengeschwür.

Krampfzustände der Speiseröhre und des Zwerchfells, Krampfzustände von Magenmund und Pförtner.

Erkrankungen von Leber und Gallenblase.

B 18 Gan Shu
Leitet das Qì zur Leber

Funktion: Shu Xué (Leitungspunkt) der Leber.

Lage: 15 fen seitlich der Mittellinie auf Höhe des Unterrandes des neunten Brustwirbeldornfortsatzes.

Akupressur: Mit dem Daumen drücken. Druckstärke 5–6.

Gan Shu wirkt auf die Leber und den Oberbauch, auf die Augen, Muskeln und Sehnen.

Manchmal macht er Spannungszustände in Körper und Geist bewusst, z. B. seelische Schmerzen oder Spannungen an der Rückseite der Beine; manchmal bringt er mit Traumbildern von der eigenen inneren Dynamik in Kontakt – „ein Spielzeugkreisel“, „ein auf und ab hüpfender Kobold“.

Schmerzen und Verspannungen im mittleren Rücken, chronische Müdigkeit, Völlegefühl.

Reizbarkeit, Nervosität, Schlaflosigkeit.

Akupunktur: 5–15 mm senkrecht oder schräg nach medial. Gefährlicher Punkt.

Gan Shu reinigt die Leber und die Seele von Zynismus und Bitterkeit. Er stärkt die Sehkraft und gibt Kraft für einen Neubeginn.

Erkrankungen von Leber und Gallenblase wie Ikterus und Hepatitis.

Appetitlosigkeit, Völlegefühl, Oberbauchschmerzen, Magenkrämpfe, Gastritis, Geschwüre von Magen und Zwölffingerdarm.

Der Ärger schlägt sich auf den Magen, Wut im Bauch, cholerisches Temperament.

Neurasthenie, Planlosigkeit, Mangel an Zielvorstellungen, Depression.

Augenerkrankungen, Sehstörungen, Nachtblindheit.

Energiemangel, Muskelschwäche, Impotenz.

B 19 Dǎn Shu
Leitet das Qì zur Gallenblase

Funktion: Shu Xué (Leitungspunkt) der Gallenblase.

Lage: 15 fen seitlich der Mittellinie auf Höhe des Unterrandes des zehnten Brustwirbeldornfortsatzes.

Akupressur: Mit dem Daumen drücken. Druckstärke 5–6.

Dǎn Shu stärkt die Funktionen der Gallenblase. Er unterstützt Unternehmungsgeist und Fröhlichkeit, Tanzen und Springen, vielleicht verspürt man aber auch Unruhe und Ungeduld.

Schläfenkopfschmerzen, Reizbarkeit.

Schmerzen und Verspannungen im mittleren Rücken und Oberbauch, Völlegefühl.

Akupunktur: 5–15 mm senkrecht oder schräg nach medial. Gefährlicher Punkt.

Erkrankungen von Leber und Gallenblase wie Gelbsucht, Entzündungen der Gallenblase und der Gallenwege, Gallensand, Gallensteine, Gallenkolik.

Muskelkrämpfe. Augenerkrankungen, Sehstörungen.

Reizbarkeit, Jähzorn und explosive Wutausbrüche.

Bitterer Mundgeschmack, Erbrechen, Speiseröhrenkrampf, Zwölffingerdarmgeschwür.

Unterdrückte Aggressionen, Niedergeschlagenheit, ständige Müdigkeit.

Milzvergrößerung und Diabetes mellitus – nach den Gesetzen der Fünf Elemente kontrolliert die Gallenblase Milz und Pankreas.

B 20 Pí Shu
Leitet das Qì zum Milz-Pankreas

Funktion: Shu Xué (Leitungspunkt) des Milz-Pankreas.

Lage: 15 fen seitlich der Mittellinie auf Höhe des Unterrandes des elften Brustwirbeldornfortsatzes.

Akupressur: Mit dem Daumen drücken. Druckstärke 5–6.

Pí Shu wirkt regulierend auf die Funktionen der Milz, der Bauchspeicheldrüse und der Eierstöcke. Der Bauch entspannt sich, man wird zufriedener, ruhiger, wieder vertrauter mit sich selbst. Manchmal wirkt er auch ernüchternd, man kommt auf den Boden der Tatsachen zurück.

Rückenschmerzen, Verdauungsbeschwerden, Appetitlosigkeit.

Akupunktur: 5–15 mm senkrecht oder schräg nach medial. Gefährlicher Punkt.

Verdauungsstörungen, Völlegefühl, Oberbauchschmerzen, Durchfälle.

Diabetes mellitus, Gastritis, Geschwüre von Magen und Zwölffingerdarm, Darmentzündung.

Bindegewebsschwäche, Ödeme und Bauchwassersucht – Pí Shu regt den Abfluss von Wasser aus dem Gewebe über das Lymphsystem an.

Leichte Erschöpfbarkeit und Kraftlosigkeit.

Übermäßiges Nachdenken und Grübeln, Schlaflosigkeit infolge geistiger Überbeanspruchung, man ist zuviel im Kopf. Pí Shu hilft dabei, sich wieder zu spüren, sich in seiner Haut wohl zu fühlen.

B 21 Wèi Shu
Leitet das Qì zum Magen

Funktion: Shu Xué (Leitungspunkt) des Magens.

Lage: 15 fen seitlich der Mittellinie auf Höhe des Unterrandes des zwölften Brustwirbeldornfortsatzes.

Akupressur: Mit dem Daumen drücken. Druckstärke 5–6.

Wèi Shu entspannt den Verdauungstrakt.

Appetitlosigkeit, Sodbrennen, Brechreiz und Übelkeit.

Schmerzen und Verspannungen im mittleren Rücken.

Akupunktur: 5–15 mm senkrecht oder schräg nach medial. Gefährlicher Punkt.

Erkrankungen des Magens: Gastritis, Magenkrämpfe, Magen- und Zwölffingerdarmgeschwür. Unvollständige oder schlechte Verdauung, man bleibt mager, auch wenn man viel isst.

B22 San Jiao Shu
Leitet das Qì zum Dreifachen Erwärmer

Funktion: Shu Xué des Dreifachen Erwärmers.

Lage: 15 fen seitlich der Mittellinie auf Höhe des Unterrandes des ersten Lendenwirbeldornfortsatzes.

Akupressur: Mit dem Daumen drücken. Druckstärke 5–7.

San Jiao Shu macht Feuer in den Drei Höhlen – in der Brust, im Bauch und im Becken. Man spürt Wärme, manchmal Aufregung, manchmal sexuelle Erregung, die Atmung vertieft sich, die Gefühle sind hell.

San Jiao Shu regt die Funktionen des Dreifachen Erwärmers an: Er hilft bei flacher, ungenügender Atmung und chronischem Husten; bei ständigen Verdauungsbeschwerden wie Blähungen und Durchfall; bei Steifheit und Schmerzen im unteren Rücken, sexueller Lustlosigkeit, Impotenz und Frigidität.

Er regt auch die Gehirndurchblutung an – manchmal spürt man die Wärme im Kopf.

Akupunktur: 5–30 mm senkrecht.

Chronische Erkrankungen des Verdauungstraktes wie Gastritis und Darmentzündung. Bei Darminfektionen und Amöbenruhr in Kombination mit medikamentöser Behandlung.

Erkrankungen der Nieren, Harnwegsinfekte, Harninkontinenz.

Mangeldurchblutung des Gehirns, Schwindel, Neurasthenie.

B23 Shèn Shu
Leitet das Qì zur Niere

Funktion: Shu Xué (Leitungspunkt) der Niere.

Yáng-Tor des Hara.

Lage: 15 fen seitlich der Mittellinie auf Höhe des Unterrandes des zweiten Lendenwirbeldornfortsatzes.

Akupressur: Mit dem Daumen drücken. Druckstärke 5–8.

Shèn Shu entspannt den unteren Rücken und stärkt Vitalität und Sexualität – er wird auch „Tor des Lebens" genannt.

Kreuzschmerzen, Müdigkeit, Abgeschlagenheit.

Menstruationsbeschwerden, kalte Füße.

Akupunktur: 5–30 mm senkrecht.

Als Beeinflussungspunkt der „Wasserniere" (der Niere als Ausscheidungsorgan) wirkt er auf den Wasser- und Mineralhaushalt des Körpers, als Beeinflussungspunkt der „Feuerniere" (der Nebenniere) regulierend auf Produktion und Ausschüttung der Nebennierenhormone.

Erkrankungen der Nieren, Harn- und Geschlechtsorgane wie Nierenbecken- und Blasenentzündungen, Harnwegsinfekte, Hämaturie, Menstruationsstörungen und Fluor vaginalis.

Vorzeitiger Samenerguss, Erektionsschwäche, Impotenz und Frigidität.

LWS-Syndrom, Hexenschuss und Ischias.

Angstzustände, Lebensangst, Angst vorm Ertrinken.

Chronische Erkrankungen des Ohrs wie Schwerhörigkeit, Ohrensausen und rezidivierende Mittelohrentzündung.

Bluthochdruck, verschwommenes Sehen.

Energiemangel, ständiges Frösteln, man friert leicht.

Zur Stärkung von Sexualität und Lebenskraft in Kombination mit Mìng Mén (Du 4), Tài Xi (N 3) und San Yin Jiao (MP 6).

B24 Qì Hǎi shu
Leitet das Qì zum Meer der Energie

Funktion: Shu Xué (Leitungspunkt) des Meeres der Energie – mit dem Meer der Energie ist das Hara und das Zweite Chakra gemeint.

Yáng-Tor des Hara – das Qì Hǎi shu entsprechende Yin-Tor des Hara am Unterbauch ist Qì Hǎi (Rèn 6).

Lage: 15 fen seitlich der Mittellinie auf Höhe des Unterrandes des dritten Lendenwirbelfortsatzes.

Akupressur: Mit dem Daumen drücken. Druckstärke 5–8.

Qì Hǎi shu stärkt das Hara, die Lebenskraft. Die Energie fließt vom Kopf in den Bauch, man fühlt sich zentriert, bewusster und klarer. Das Zweite Chakra wird angeregt, bei entwickelter Wahrnehmung spürt man eine kreisrunde Energiescheibe am Unterbauch zwischen Rèn 4 und Rèn 6.

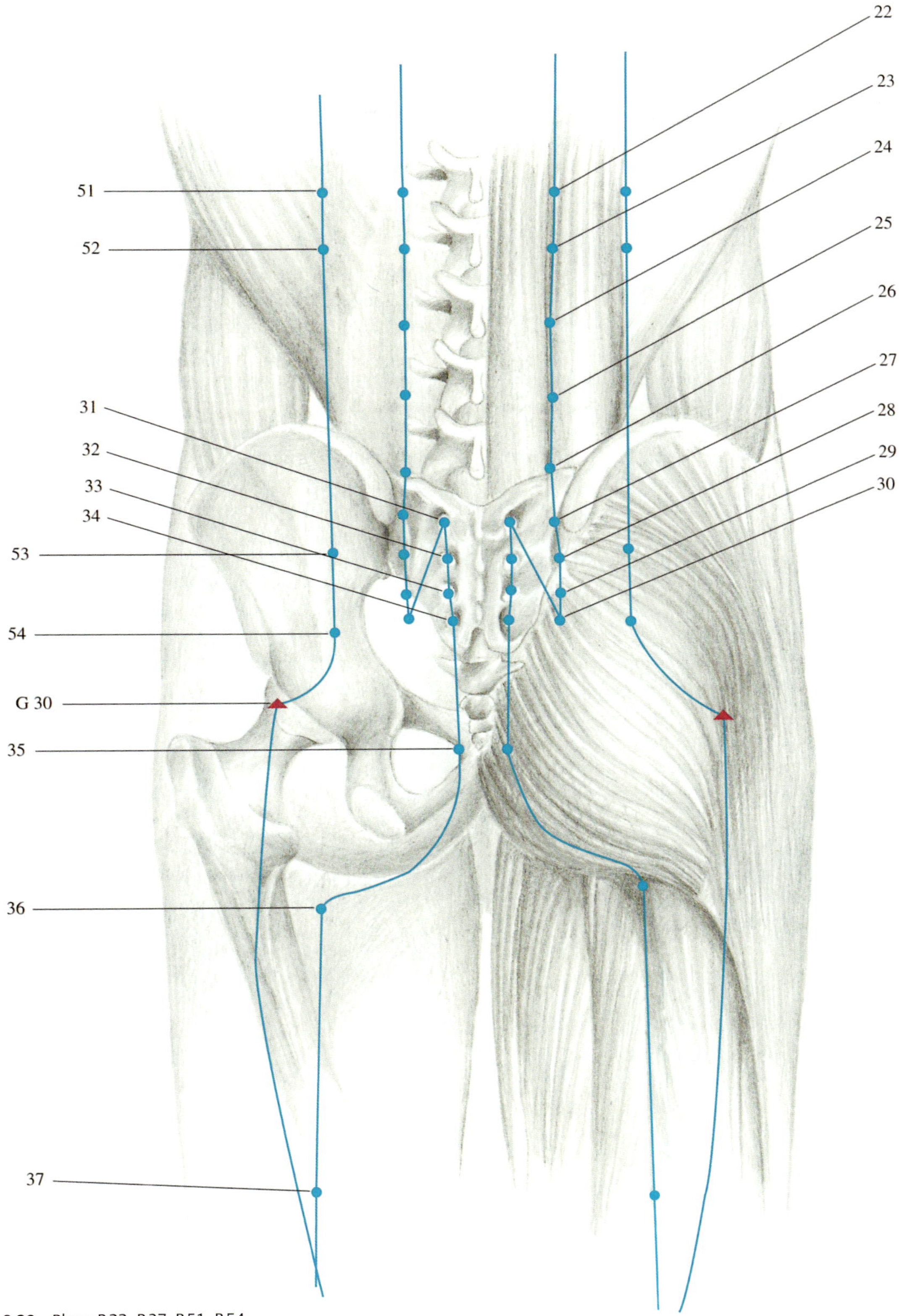

▶ **Abb. 8.39** Blase: B 22–B 37, B 51–B 54.

Schmerzen und Verspannungen im unteren Rücken.

Akupunktur: 5–30 mm senkrecht.

Ischias, Hämorrhoiden, atonische Obstipation.

Moxibustion bei allgemeiner Schwäche und Energiemangel: Qì Hǎi shu, Shèn Shu (B23), Mìng Mén (Du4), Qì Hǎi (Rèn6) und Guan Yuán (Rèn4).

B25 Dà Cháng Shu
Leitet das Qì zum Dickdarm

Funktion: Shu Xué (Leitungspunkt) des Dickdarms.

Lage: 15 fen seitlich der Mittellinie auf Höhe des Unterrandes des vierten Lendenwirbeldornfortsatzes.

Akupressur: Mit dem Daumen drücken. Druckstärke 5–8.

Dà Cháng Shu entspannt den unteren Rücken.

Als Beeinflussungspunkt des Dickdarms stärkt er das Metallelement: Man fühlt sich in einer schützenden Hülle geborgen (die Abgrenzung gegenüber der Umwelt ist eine Funktion des Metalls).

Akupunktur: 5–30 mm senkrecht.

Kreuzschmerzen, Ischias, Harninkontinenz.

Blähungen, Durchfall, atonische oder spastische Obstipation.

Dünn- und Dickdarmentzündungen.

Wichtiger Punkt zur Prävention von schweren Dickdarmerkrankungen wie Colitis ulcerosa und Dickdarmkarzinom.

B26 Guan Yuán Shu
Leitet das Qì zum Verschluss der Ursprungsenergie

Funktion: Shu Xué (Leitungspunkt) des Hara.

Lage: 15 fen seitlich der Mittellinie auf Höhe des Unterrandes des fünften Lendenwirbeldornfortsatzes.

Akupressur: Mit dem Daumen drücken. Druckstärke 5–7.

Er entspannt den Bauch und macht ihn warm, die Darmperistaltik wird angeregt. Meist steigert er die Energie im ganzen Körper. Kreuz- und Regelschmerzen.

Akupunktur: 5–30 mm senkrecht.

Bauchschmerzen, Durchfall, Dünn- und Dickdarmentzündung – Guan Yuán Shu regt die Immunabwehr im Bereich des Darmes und der inneren weiblichen Geschlechtsorgane an.

Menstruationsstörungen, Erkrankungen von Uterus und Eierstöcken.

Miktionsbeschwerden, Blasenentzündung.

B27 Xiǎo Cháng Shu
Leitet das Qì zum Dünndarm

Funktion: Shu Xué (Leitungspunkt) des Dünndarms.

Lage: 15 fen seitlich der Mittellinie auf der Höhe des ersten Sakralloches, in der Vertiefung zwischen dem Kreuzbein und der Spina iliaca posterior superior.

Akupressur: Mit dem Zeige- oder Mittelfinger drücken. Druckstärke 2–3.

Xiǎo Cháng Shu zieht das Qì vom Rücken zum Becken, entspannt die Lenden und fördert sexuelle Hingabefähigkeit. Er kräftigt das Hara, der Bauch entspannt sich, die Darmperistaltik wird angeregt.

Lenden- und Regelschmerzen.

Akupunktur: 5–20 mm senkrecht.

Verdauungsbeschwerden und Darmkrankheiten wie Durchfälle, Koliken, atonische und spastische Obstipation, Dünn- und Dickdarmentzündung. Bei Darminfektionen und Amöbenruhr in Kombination mit medikamentöser Behandlung.

Erkrankungen der Harn- und Geschlechtsorgane wie Harnröhren- und Prostataentzündung, Hämaturie, Harninkontinenz, Ausfluss, Eileiter- und Eierstockentzündung.

Schmerzen im unteren Rücken und im Iliosakralgelenk, Ischias, Hämorrhoiden und Frigidität.

B28 Páng Guang Shu
Leitet das Qì zur Blase

Funktion: Shu Xué (Leitungspunkt) der Blase.

Lage: 15 fen seitlich der Mittellinie auf der Höhe des zweiten Sakralloches.

Akupressur: Mit dem Zeige- oder Mittelfinger drücken. Druckstärke 2–3.

Páng Guang Shu macht Unterbauch, Becken und Beine warm, die Darmperistaltik wird angeregt.

Kreuz-, Bauch- und Regelschmerzen.

Akupunktur: 5–20 mm senkrecht.

Beschwerden und Erkrankungen der Harn- und Geschlechtsorgane wie Harnwegsinfekte, Bettnässen, Blasenentzündung, Harnverhaltung und Menstruationsstörungen.

Schmerzen im unteren Rücken und im Iliosakralgelenk, Ischias, Verstopfung und Durchfall.

B 29 Zhong Lǔ Shu
Leitet das Qì zur Rückgratmitte

Funktion: Shu Xué (Leitungspunkt) des Zentralkanals der Wirbelsäule.

Lage: 15 fen seitlich der Mittellinie auf der Höhe des dritten Sakralloches.

Akupressur: Mit dem Zeige- oder Mittelfinger drücken. Druckstärke 2–3.

Zhong Lǔ Shu entspannt das Becken und die Sexualität. Er regt die Kundalini an – die man bei entwickelter Wahrnehmung z. B. als ein Schaudern entlang der Wirbelsäule bis zur Kopfmitte wahrnehmen kann – und schürt ein langsam, aber stetig wachsendes sexuelles Feuer. Manchmal kommen auch mit negativen sexuellen Prägungen zusammenhängende Gefühle wie Misstrauen oder Traurigkeit auf.

Akupunktur: 5–20 mm senkrecht.

Steife Lenden, Schmerzen im Kreuzbein und unteren Rücken und Ischias.

Impotenz, vorzeitiger Samenerguss, unbefriedigende Sexualität.

Blähungen, Darmkolik, Dünn- und Dickdarmentzündung.

B 30 Bái Huán Shu
Leitet das Qì zu den weißen Ringen

Funktion: Shu Xué (Leitungspunkt) der Kundalini in den Chakren.

Lage: 15 fen seitlich der Mittellinie auf der Höhe des vierten Sakralloches.

Akupressur: Mit dem Zeige- oder Mittelfinger drücken. Druckstärke 2–3.

Bái Huán Shu entspannt das Becken und regt die Kundalinienergie an – man nimmt ein hinauffließendes Kribbeln in der Wirbelsäule wahr und fühlt sich energiegeladen und wach. Bei entwickelter Wahrnehmung spürt man die Chakren von unten nach oben – an der Stelle des Siebten Chakras im Kopf einen horizontalen weißen oder bläulichweißen Energiewirbel oder Trichter. Man sieht sich über eine Landschaft fliegen. Man fühlt sich zutiefst erfreut.

Akupunktur: 5–20 mm senkrecht.

Erkrankungen der Harn- und Geschlechtsorgane. Harnverhaltung, Verstopfung, Menstruationsstörungen.

Ischias, Steifheit und Schmerzen in der Kreuzbeingegend und im unteren Rücken.

Energiemangel, dumpfes Lebensgefühl.

B 31 Shàng Liáo
Obere Grube

Lage: Im ersten Sakralloch, in seinem distalen, medialen Quadranten.

Akupressur: Mit dem Zeige- oder Mittelfinger drücken. Druckstärke 2–3.

Er entspannt das Becken und macht Schmetterlinge im Bauch.

Steifheit und Schmerzen in der Kreuzbeingegend und im unteren Rücken, Regelschmerzen, Ischias, Verstopfung.

Akupunktur: 5–20 mm senkrecht.

Erkrankungen der Harn- und Geschlechtsorgane: Blasenentzündung, Dysurie, Prostata- und Hodenentzündung, Prostatavergrößerung, Zyklusstörungen, Ausfluss, Gebärmuttersenkung, Entzündung von Eierstock, Eileitern und Uterus, Sterilität.

Frigidität, Impotenz und Hämorrhoiden.

B 32 Cì Liáo
Nachfolgende Grube

Lage: Im zweiten Sakralloch.

Akupressur: Mit dem Zeige- oder Mittelfinger drücken. Druckstärke 2–3.

Cì Liáo entspannt das Becken und regt die Kundalini an – man nimmt ein hinauffließendes Kribbeln oder ein quirliges Gefühl in der Wirbelsäule wahr.

Steifheit und Schmerzen in der Kreuzbeingegend und im unteren Rücken, Regelschmerzen, Ischias und Verstopfung.

Akupunktur: 5–20 mm senkrecht.

Indikationen wie Shàng Liáo (B 31).

B 33 Zhong Liáo
Mittlere Grube

Lage: Im dritten Sakralloch.

Akupressur: Mit dem Zeige- oder Mittelfinger drücken. Druckstärke 2–3.

Er entspannt den Bauch und regt die Darmperistaltik an.

Steifheit und Schmerzen in der Kreuzbeingegend und im unteren Rücken, Regelschmerzen, Ischias und Verstopfung.

Akupunktur: 5–20 mm senkrecht.

Indikationen wie Shàng Liáo (B 31).

B 34 Xià Liáo
Untere Grube

Lage: Im vierten Sakralloch.

Akupressur: Mit dem Zeige- oder Mittelfinger drücken. Druckstärke 2–3.

Xià Liáo wärmt den Unterbauch und wirkt sexuell erregend.

Manchmal kommen auch mit negativen sexuellen Prägungen zusammenhängende Gefühle aus dem Brustbereich ins Bewusstsein: Traurigkeit, Verlassenheit, Unruhe, Beklemmung.

Steifheit und Schmerzen in der Kreuzbeingegend und im unteren Rücken, Regelschmerzen, Ischias, Verstopfung.

Akupunktur: 5–20 mm senkrecht.

Indikationen wie Shàng Liáo (B 31).

B 35 Huì Yáng
Jahrmarkt des Yáng
Zusammenkunft des Yáng

Lage: 5 fen seitlich der Mittellinie auf Höhe der Steißbeinspitze.

Akupressur: Mit dem Daumen drücken. Druckstärke 4–5.

Huì Yáng hat eine starke Yáng-Wirkung: Er gibt Wachheit, Kraft, Energie, Drive, Abenteuergeist und ein positives Grundgefühl. Der Atem wird tief, der Brustkorb weit. Man hat das Gefühl, einen unvermuteten Energieschub zu bekommen, mit jedem Atemzug größer und stärker zu werden.

Huì Yáng weckt das Wurzel-Chakra auf. Bei entwickelter Wahrnehmung kann man ein weißes, sich drehendes, von unten nach oben weiter werdendes Gewinde im Zentrum des Körpers sehen.

Akupunktur: 5–10 mm senkrecht.

Ischias, Hämorrhoiden, Durchfall, Darmentzündung, Darmblutung, Analprolaps.

Energiemangel, Impotenz, Fluor vaginalis.

Huì Yáng unterstützt Eigeninitiative, Selbständigkeit und Unabhängigkeit.

B 36 Chéng Fú
Übernimmt die Unterstützung

Lage: In der Gesäßquerfalte in der Mitte der Oberschenkelrückseite, zwischen dem M. biceps femoris und dem M. semitendinosus

Akupressur: Mit dem Daumen drücken. Druckstärke 4–6.

Chéng Fú bringt im unteren Rücken und Becken gestautes Qì in Fluss und leitet es in die Beine. Er wärmt Bauch und Lenden und erhöht die energetische Ladung im Becken und in den Beinen.

Schmerzen und Verspannungen im Gesäß und unteren Rücken, Hexenschuss, Ischias, Regelschmerzen, Verstopfung, kraftlose Beine.

Akupunktur: 1–4 cm senkrecht.

Hämorrhoiden, Harnverhaltung, Paresen der Beine.

B 37 Yin Mén
Tor der purpurnen Hitze

Lage: In der Mitte der Oberschenkelrückseite, 6 cun unter der Gesäßquerfalte, zwischen dem M. biceps femoris und dem M. semitendinosus.

Akupressur: Mit dem Daumen drücken. Druckstärke 5–7.

Er wärmt die Füße und den Bauch, meist versetzt er in eine ruhige Stimmung, manchmal macht er unternehmungslustig.

Schmerzen und Verspannungen im Oberschenkel, im Gesäß und im unteren Rücken, Ischias, kraftlose Beine.

Akupunktur: 1–4 cm senkrecht.

Paresen und Durchblutungsstörungen der Beine.

B 38 Fú Xi
Auftauchende Gelegenheit

Lage: 1 cun oberhalb von B 39, medial der Sehne des M. biceps femoris.

Akupressur: Mit dem Daumen drücken. Druckstärke 3–5.

Fú Xi wirkt lösend auf Spannungen der Kniebeuger und der Bizepssehne. Er macht Bauch und Beine warm, meist wirkt er beruhigend und entspannend, manchmal macht er munter und entschlossen – in seiner Wirkung auf das Hara ist er der kleine Bruder von Wĕi Yáng (B 39).

Akupunktur: 10–25 mm senkrecht.

Blasenentzündung, Harnverhaltung, spastische Verstopfung. Verkürzung der Kniebeuger durch chronische Spannung.

B 39 Wĕi Yáng
Yáng in der Biegung

Funktion: Hé Xué (Meerpunkt) des unteren Wärmers (Unterbauch und Becken).

Lage: Am lateralen Ende der Beugefalte des Kniegelenks, medial der Sehne des M. biceps femoris.

Akupressur: Mit dem Daumen drücken. Druckstärke 3–4.

Durch chronische Verspannungen wird der Fluss des Qì im Kniebereich häufig eingeschränkt und blockiert, was zu Knieverletzungen und Meniskusschäden führen kann. Wĕi Yáng und Wĕi Zhong (B 40) bringen den Fluss der Energie durch das Kniegelenk in Gang.

Als Meerpunkt des unteren Wärmers kräftigt Wĕi Yáng das Hara und die Vitalität – man spürt Wärme im Bauch, manchmal sogar lodernde Hitze. Der Unterbauch pulsiert, die Atmung vertieft sich, manchmal beginnt der Körper zu vibrieren, Oberbauch und Füße werden warm. Man fühlt Aufregung; oder wilde Entschlossenheit; oder Humor gepaart mit Kraft; oder tiefe Ruhe und Vertrauen – der Gefühlsbereich spiegelt den Zustand des Dreifachen Erwärmers wider.

Schmerzen und Verspannungen im unteren Rücken und an der Rückseite der Oberschenkel.

Bauchschmerzen, allgemeines Schwächegefühl, sexuelle Kraftlosigkeit.

Akupunktur: 5–20 mm senkrecht.

Als Meerpunkt reguliert Wĕi Yáng die Funktionen des unteren Wärmers: bei spastischen Zuständen wirkt er entkrampfend, bei Schwäche und Leere in Unterbauch und Becken tonisierend.

Dysurie, Nieren- und Harnleiterkolik, Krämpfe im Unterbauch, Fieber, Epilepsie.

Moxibustion bei durch Energieleere bedingten Erkrankungen wie chronischen Durchfällen, Ausfluss und rezidivierenden Blasenentzündungen.

Chronische Anspannung und Verkürzung der Kniebeuger.

B 40 Wĕi Zhong
Mitten in der Biegung

Funktion: Hé Xué (Meerpunkt), Erdpunkt.

Meisterpunkt für Gesäß und unteren Rücken.

Lage: In der Mitte der Beugefalte des Kniegelenks.

Akupressur: Mit dem Daumen bei gebeugtem Bein drücken, sodass die Kniekehle entspannt ist. Druckstärke 3–5.

Wĕi Zhong löst Spannungen im Kniebereich, an der Rückseite der Oberschenkel, im Beckenboden und unteren Rücken. Er wirkt kräftigend und wärmend auf die Nierengegend, den Bauch und das Becken. Die Kniegelenke sind psychosomatische Stauungszonen, deren Zustand widerspiegelt, ob ein Mensch federnd oder starr, demütig oder stolz durchs Leben geht, ob er nachgiebig oder flexibel ist, oder ob er auf einem einmal eingenommenen Standpunkt eisern beharrt. Angespannte Kniesehnen sind Ausdruck und Mittel übermäßiger Selbstkontrolle. B 36 bis B 40 unterstützen Anpassungsfähigkeit, Loslassen und Hingabe.

Ischias und Kreuzschmerzen.

Akupunktur: 5–20 mm senkrecht.

Als Meerpunkt hat er eine direkte Wirkung auf die Blase: Miktionsstörungen, Bettnässen, Blasenentzündung, Harnwegsinfekte. Durch Verbesserung der Ausscheidungskapazität von Niere und Blase hilft er bei Hautkrankheiten: Psoriasis, Akne, Furunkulose, Ekzeme, allgemeiner Juckreiz und Allergien; außerdem bei Haarausfall und übermäßiger Schweißsekretion.

Kniebeschwerden, Arthritis und Arthrose des Kniegelenks, Paresen der Beine, Coxarthrose, Hämorrhoiden.

Hauptpunkt bei Lumbalgien und Ischias.

Eine wirkungsvolle Kombination bei Hautkrankheiten ist Wĕi Zhong mit Qu Chí (Di 11) und Feng Mén (B 12) oder Fèi Shu (B 13).

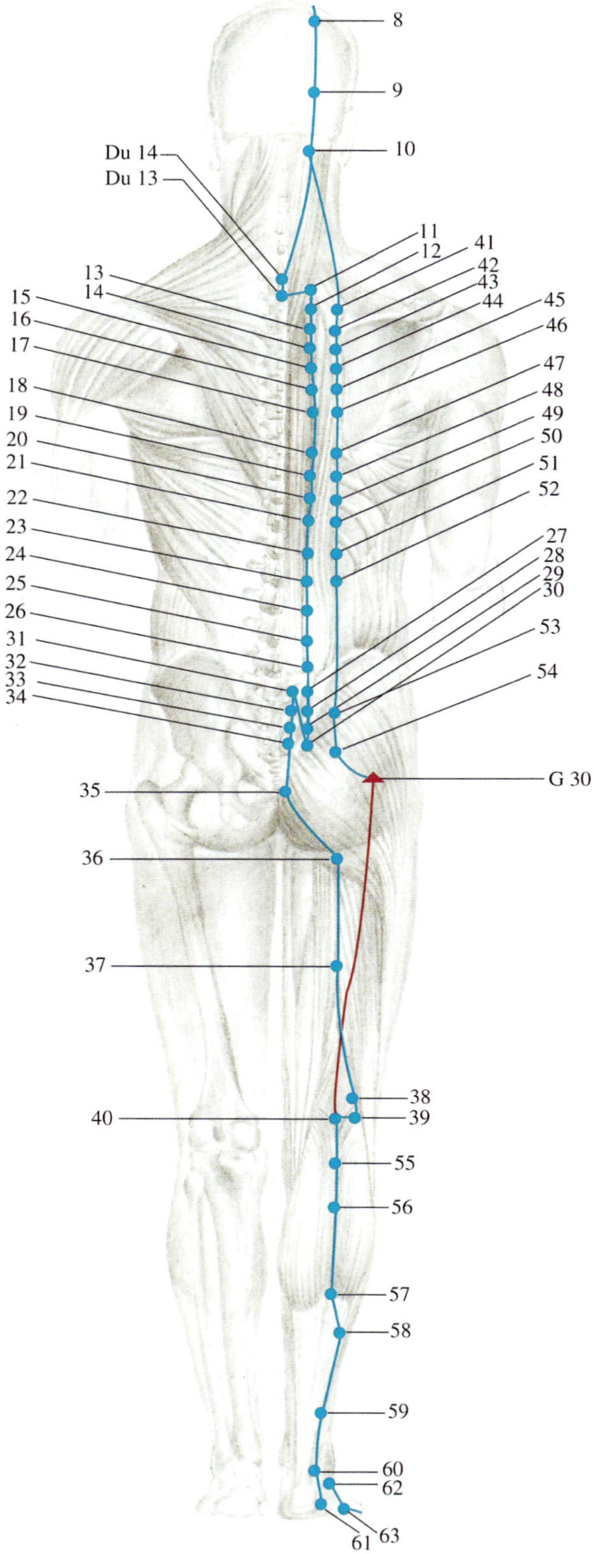

▶ **Abb. 8.40** Blase: B 8 – B 63 (Wiederholung).

B 41 Fù Fen
Benachbarter Zweig

Funktion: Leitet das Qì zur Lunge.

Kreuzungspunkt mit dem Dünndarmmeridian.

Lage: 3 cun seitlich der Mittellinie auf Höhe des Unterrandes des zweiten Brustwirbeldornfortsatzes.

Akupressur: Mit dem Daumen drücken, während der Klient nach oben in die Lungenspitzen atmet, sodass sich Schultern und Nacken beim Atmen bewegen. Druckstärke 4–5.

Fù Fen wirkt auf die Oberlappen der Lungen, die Atmung vertieft sich, die Lungenspitzen werden gekräftigt. Freie Atmung in den Lungenspitzen lässt Optimismus und Zuversicht entstehen.

Über den äußeren Ast des Blasenmeridians macht er warme Knie und Füße.

Nacken- und Schulterschmerzen, Husten, Bronchitis.

Akupunktur: 4–6 mm senkrecht oder 5–15 mm schräg im Meridianverlauf. Gefährlicher Punkt.

Sorgen, Kümmernisse, Traurigkeit. Mutlosigkeit und Depression aus Lungenschwäche.

Keuchhusten, Asthma bronchiale, Lungentuberkulose und Lungenentzündung.

B 42 Pò Hù
Tor des Pò
Tor zum instinktiven Wissen der Seele

Funktion: Leitet das Qì zur Lunge.

Lage: 3 cun seitlich der Mittellinie auf Höhe des Unterrandes des dritten Brustwirbeldornfortsatzes.

Akupressur: Druckstärke 4–5.

Pò Hù kräftigt die Lungen, die Atmung vertieft sich, die Dickdarmperistaltik wird angeregt. Man fühlt sich geborgen und ruhig.

Schulter- und Thoraxschmerzen, Atemnot, Husten, Bronchitis.

Akupunktur: 4–6 mm senkrecht oder 5–15 mm schräg im Meridianverlauf. Gefährlicher Punkt.

Trauer, Kummer und Sorgen, man fühlt sich einsam und isoliert. Geringe Vitalität und Mutlosigkeit durch ungenügende Atmung, Niedergeschlagenheit und Verzweiflung.

Lungenentzündung, Pleuritis und chronische Lungenerkrankungen wie Asthma und Tuberkulose.

Steifer Nacken und Schmerzen im Schulterblattbereich.

B 43 Gao Huang Shu
Leitet das Qì zur Schutzhülle des lebenswichtigen Organs

Funktion: Leitet das Qì zur Herzhülle.

Punkt des Wundermeridians Yáng Qiao Mài (japanischer Verlauf).

Lage: 3 cun seitlich der Mittellinie auf Höhe des Unterrandes des vierten Brustwirbeldornfortsatzes.

Akupressur: Druckstärke 4–5.

Gao Huang Shu entspannt den Bereich zwischen den Schulterblättern, er kräftigt die Lungen und das Herz. Ängstlichkeit und Sorgen werden geringer, eine depressive Stimmungslage hellt sich auf.

Nervöse Anspannung, Schlaflosigkeit, Erschöpfung, Husten, Bronchitis.

Akupunktur: 5–12 mm schräg in Richtung Schulterblatt. Gefährlicher Punkt, auch Kollapsgefahr.

Erkrankungen von Herz und Lunge wie Asthma, Tuberkulose, Tachykardieneignung und Herzneurose.

Schwaches Gedächtnis, Neurasthenie, Hysterie, Depressionen und allgemeines Schwächegefühl.

Gao Huang Shu steigert die Abwehrkraft und die Blutbildung, er wird bei Anämien gemeinsam mit Gé Shu (B 17) und Xuán Zhong (G 39) gestochen oder gemoxt.

B 44 Shén Táng
Halle des Shén Atrium des Geistes

Funktion: Leitet das Qì zum Herzen.

Lage: 3 cun seitlich der Mittellinie auf Höhe des Unterrandes des fünften Brustwirbeldornfortsatzes.

Akupressur: Druckstärke 4–5.

Im Gefühlsbereich hat Shén Táng ähnliche Wirkungen wie Xin Shu (B 15), der Shu des Herzens.

Herzklopfen, Nervosität, Schlaflosigkeit, Husten, Herzschmerzen und Schmerzen zwischen den Schulterblättern.

Akupunktur: 4–6 mm senkrecht oder 5–15 mm schräg im Meridianverlauf. Gefährlicher Punkt.

Erkrankungen von Herz und Lungen wie Bronchitis, Asthma, Angina pectoris und paroxysmale Tachykardien.

Steifer Rücken, Gedächtnisschwäche, Neurasthenie.

B 45 Yì Xi
Ach wie wunderbar!

Funktion: Leitet das Qì zum Du Mài.

Lage: 3 cun seitlich der Mittellinie auf Höhe des Unterrandes des sechsten Brustwirbeldornfortsatzes.

Akupressur: Druckstärke 4–5.

Yì Xi erhöht den Fluss des Qì im Wundermeridian Du Mài: Eine angenehme Wärme breitet sich im ganzen Körper aus, man fühlt sich rundum wohl, entspannt und erfrischt.

Über den Du Mài wird das Dritte Auge angeregt.

Rückenschmerzen, Husten, Müdigkeit und Erschöpfung.

Akupunktur: 4–6 mm senkrecht oder 5–15 mm schräg im Meridianverlauf. Gefährlicher Punkt.

Erkrankungen von Herz und Lungen, Atemnot, Beklemmungsgefühl.

Flankenschmerzen, Erbrechen, Schwindel und Schwäche.

B 46 Gé Guan
Pass zum Zwerchfell

Funktion: Äußerer Beeinflussungspunkt des Zwerchfells.

Lage: 3 cun seitlich der Mittellinie auf Höhe des Unterrandes des siebten Brustwirbeldornfortsatzes.

Akupressur: Druckstärke 4–5.

Gé Guan vertieft die Atmung durch Wirkung auf das Zwerchfell. Durch verstärkte Zwerchfellbewegungen werden Leber, Milz und Magen massiert und der Blutkreislauf angeregt: Man spürt eine angenehme Wärme im Oberbauch, manchmal breitet sich Wärme oder Hitze im ganzen Körper aus.

Steifer Rücken, Atemnot, Husten, Schluckauf, Erbrechen, man kann nicht in den Bauch atmen.

Akupunktur: 4–6 mm senkrecht oder 5–15 mm schräg im Meridianverlauf. Gefährlicher Punkt.

Asthma bronchiale, Schluckbeschwerden, Speiseröhrenkrampf, Magersucht, Gastritis und Magengeschwür.

Rückenschmerzen, eingezogener und verkrampfter Bauch.

B 47 Hún Mén
Tor des Hún
Tor zur Bilderwelt der Seele

Funktion: Leitet das Qì zur Leber.

Punkt des Wundermeridians Yáng Qiao Mài (japanischer Verlauf).

Lage: 3 cun seitlich der Mittellinie auf Höhe des Unterrandes des neunten Brustwirbeldornfortsatzes.

Akupressur: Druckstärke 4–5.

Hún Mén wirkt auf die Leber und den Oberbauch, er stärkt den Rücken und wärmt das Herz. Der Bauch wird warm, das Herz wird weit.

Er stärkt die Sehkraft und die Fähigkeit, in Bildern zu denken, und fördert die Kreativität.

Herz- und Rückenschmerzen, Schlaflosigkeit.

Appetitlosigkeit, Völlegefühl, Übelkeit und Ekel.

Akupunktur: 4–6 mm senkrecht oder 5–15 mm schräg im Meridianverlauf. Gefährlicher Punkt.

Verdauungsbeschwerden wie Oberbauchschmerzen, Blähungen, Erbrechen und Durchfall.

Chronische Müdigkeit und Reizbarkeit, Erkrankungen von Leber und Herz.

B 48 Yáng Gang
Kettenglied des Yáng

Funktion: Leitet das Qì zur Gallenblase.

Lage: 3 cun seitlich der Mittellinie auf Höhe des Unterrandes des zehnten Brustwirbeldornfortsatzes.

Akupressur: Druckstärke 4–5.

Yáng Gang wirkt auf Gallenblase, Leber, Magen und Geschlechtsorgane.

Er macht den Bauch warm, manchmal fühlt man auch Hitze oder ziehen im Unterbauch und sexuelle Erregung.

Er zentriert und richtet auf.

Appetitlosigkeit, Völlegefühl, Bauch- und Regelschmerzen, Erbrechen.

Akupunktur: 4–6 mm senkrecht oder 5–15 mm schräg im Meridianverlauf. Gefährlicher Punkt.

Erkrankungen von Leber und Gallenblase wie Gelbsucht, Gallenblasenentzündung und Gallenkolik.

Magenkrämpfe, Magersucht, Zwölffingerdarmgeschwür.

B49 Yì Shè
Haus des Yì
Haus der Bedeutung und Ideen

Funktion: Leitet das Qì zum Milz-Pankreas.

Lage: 3 cun seitlich der Mittellinie auf Höhe des Unterrandes des elften Brustwirbeldornfortsatzes.

Akupressur: Druckstärke 4–5.

Yì Shè macht ein sonniges Gefühl im Bauch, man fühlt sich rundum wohl, weich und zufrieden. Er regt den Solarplexus an – man fühlt sich zentriert, in der eigenen Mitte – und wärmt und entspannt das Becken.

Rückenschmerzen, Verdauungsbeschwerden.

Akupunktur: 4–6 mm senkrecht oder 5–15 mm schräg im Meridianverlauf. Gefährlicher Punkt.

Verdauungsstörungen wie Völlegefühl, Brechreiz, Blähungen und Durchfall.

Diabetes mellitus.

Übermäßiges Nachdenken und Grübeln und daraus resultierende Schlaflosigkeit.

Yì Shè hilft dabei, mit sich in Frieden zu sein und sich in seiner Haut wohl zu fühlen.

B50 Wèi Cang
Speicher des Magens

Funktion: Leitet das Qì zum Magen.

Lage: 3 cun seitlich der Mittellinie auf Höhe des Unterrandes des zwölften Brustwirbeldornfortsatzes.

Akupressur: Druckstärke 4–5.

Wèi Cang macht ruhig, er bringt die Energie vom Kopf in den Bauch. Er erdet.

Rücken- und Oberbauchschmerzen, Verdauungsbeschwerden.

Akupunktur: 4–6 mm senkrecht oder 5–15 mm schräg im Meridianverlauf. Gefährlicher Punkt.

Erkrankungen des Magens.

Schlechte Verdauung, Magenschmerzen, Erbrechen, Verstopfung.

B51 Huang Mén
Tor zum Innersten

Funktion: Leitet das Qì zum San Jiao.

Lage: 3 cun seitlich der Mittellinie auf Höhe des Unterrandes des ersten Lendenwirbeldornfortsatzes.

Akupressur: Druckstärke 4–5.

Huang Mén verstärkt den Energiefluss im ganzen Körper, Wärme breitet sich aus, auch die Füße werden warm. Er entspannt Rücken und Bauch, die Darmperistaltik wird angeregt.

Rückenschmerzen, Verdauungsbeschwerden.

Akupunktur: 5–20 mm senkrecht.

Chronische Erkrankungen der Verdauungsorgane.

Magenkrämpfe, Bauchschmerzen, Verstopfung.

Kältegefühl im ganzen Körper.

B52 Zhì Shì
Sitz des Willens

Funktion: Leitet das Qì zur Niere.

Punkt des Wundermeridians Yáng Qiao Mài (japanischer Verlauf).

Lage: 3 cun seitlich der Mittellinie auf Höhe des Unterrandes des zweiten Lendenwirbeldornfortsatzes.

Akupressur: Mit dem Daumen drücken. Druckstärke 5–8.

Zhì Shì entspannt den unteren Rücken und das Becken. Er erzeugt eine wohlige Entspannung, gleichzeitig fühlt man sich belebt und wach.

Steifheit und Schmerzen im unteren Rücken, Müdigkeit, Erschöpfung, kalte Füße.

Akupunktur: 5–20 mm senkrecht.

Erkrankungen der Nieren und der Harn- und Geschlechtsorgane. Miktionsbeschwerden, Hautkrankheiten, Ödeme.

Angstzustände, Energiemangel, Impotenz, man fühlt sich ausgebrannt und leer.

B 53 Bao Huang
Uterus und Knochenmark

Funktion: Leitet das Qì zur Blase.

Punkt des Wundermeridians Yáng Qiao Mài (japanischer Verlauf).

Lage: 3 cun seitlich der Mittellinie auf Höhe des Unterrandes des zweiten Kreuzbeinwirbeldornfortsatzes, auf gleicher Höhe mit B 32.

Akupressur: Mit dem Daumen drücken. Druckstärke 4–6.

Bao Huang entspannt Unterbauch und Becken, er wirkt auf die Eierstöcke und die Prostata.

Schmerzen in der Kreuzbeingegend und im unteren Rücken, Blähungen, Bauchschmerzen.

Akupunktur: 5–20 mm senkrecht.

Erkrankungen der Harn- und Geschlechtsorgane.

Harnverhaltung, Darmkrämpfe, Verstopfung.

B 54 Zhì Bian
Ende der Reihe

Lage: 3 cun seitlich der Mittellinie auf der Höhe des Hiatus sacralis.

Akupressur: Mit dem Daumen drücken. Druckstärke 5–7.

Zhì Bian hat eine energetische Verbindung zu Huì Yin (Rèn 1): Über diese entspannt und kräftigt er Anus und Beckenboden, äußere und innere Geschlechtsorgane. Man spürt eine sanfte Erregung.

Über Huì Yin kann er ein Aufsteigen des Qì im Nierenmeridian bewirken – die Atmung vertieft sich, man fühlt sich wach und klar.

Schmerzen im unteren Rücken, Ischias, Reizblase und Regelschmerzen.

Akupunktur: 1–3 cm senkrecht.

Erkrankungen der Harn- und Geschlechtsorgane, Coxarthrose, Hämorrhoiden.

B 55 Hé Yáng
Gemeinsames Yáng

Lage: In der Furche zwischen dem medialen und dem lateralen Kopf des Wadenmuskels, 2 cun unter der Kniekehlenmitte, 2 cun unter B 40.

Akupressur: Mit dem Daumen drücken. Druckstärke 4–5.

Hé Yáng entspannt den mittleren und unteren Rücken und das Becken. Man spürt Energiefluss und Wärme in der Leistengegend und im Beckenboden.

Konflikte zwischen Gefühl und Vernunft, zwischen Neigung und Pflicht schlagen sich oft als Spannungen im unteren Rücken nieder. Da Hé Yáng den unteren Rücken entspannt, macht er auch diese Konflikte manchmal bewusst [28].

Er wärmt die Beine von innen her. Man kann das Gefühl bekommen, gerne und lange zu laufen. Unterschenkel und Füße fühlen sich kräftig und einheitlich an – wie aus einem Guss.

Rückenschmerzen, Wadenkrämpfe, Durchblutungsstörungen der Beine.

Akupunktur: 10–25 mm senkrecht.

Muskelschwäche, Paresen und Sensibilitätsstörungen der Beine.

Kniebeschwerden.

Ständiger Zeitdruck.

B 56 Chéng Jin
Stütze des Muskels

Lage: In der Furche zwischen dem medialen und dem lateralen Kopf des Wadenmuskels, auf halbem Weg zwischen B 55 und B 57, im Zentrum des Muskels.

Akupressur: Mit dem Daumen drücken. Druckstärke 4–5.

Nach der Akupressur von Chéng Jin fühlen sich Becken und Beine kräftig und einheitlich an, aber auch sinnlich und angenehm, ein Gefühl von natürlicher Beweglichkeit, Lust, Genuss und Luxus.

Rückenschmerzen, Wadenkrämpfe.

Akupunktur: 1–3 cm senkrecht.

Hämorrhoiden, Verstopfung.

Schmerzen im Verlauf des Blasenmeridians wie Stirnkopfschmerzen und Ischias.

Sich nicht gehen lassen können, übertriebene Angst vor möglichen Gefahren.

B 57 Chéng Shan
Stütze des Berges

Lage: In der Vertiefung im Winkel zwischen den beiden Köpfen des Wadenmuskels, 8 cun unter B 40.

Akupressur: Mit dem Daumen drücken. Druckstärke 4–5.

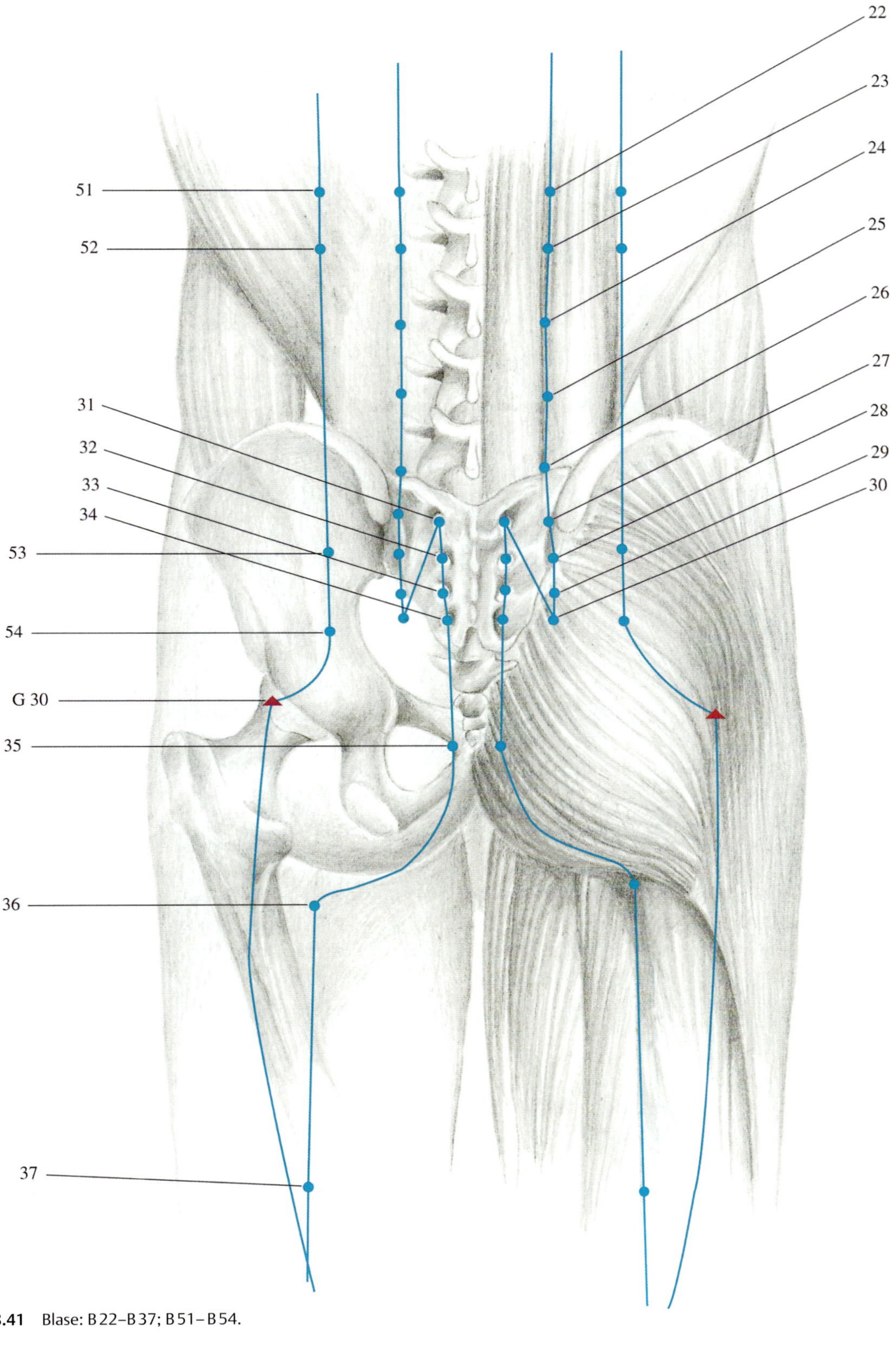

▶ **Abb. 8.41** Blase: B 22–B 37; B 51–B 54.

Chéng Shan verringert die Kopf-Körper-Trennung: Der Kopf wird hell und klar, der Geist schlüpft ganz in den Körper hinein, Geist und Körper schmiegen sich eng aneinander und entspannen sich.

Man kann auch das Gefühl bekommen, getragen zu werden, von unten her gestützt zu sein.

Chéng Shan entspannt Beckenboden und Waden und wärmt die Füße.

Schmerzen im unteren Rücken, Wadenkrämpfe, Durchblutungsstörungen der Unterschenkel und Füße.

Akupunktur: 1–3 cm senkrecht.

Verstopfung, Hämorrhoiden.

Schmerzen im Verlauf des Blasenmeridians wie Stirnkopfschmerzen und Ischias.

Nicht entspannen können. Angst, die Kontrolle zu verlieren, sich nicht gehenlassen können.

B 58 Fei Yáng
Aufwirbeln

Funktion: Luò Xué – Verbindung zu N 3.

Lage: 7 cun senkrecht über B 60, am Außenrand des Wadenmuskels.

Akupressur: Mit dem Daumen drücken. Druckstärke 4–5.

Fei Yáng ist eine Energieschleuse zwischen Blasen- und Nierenmeridian. Fließt viel Qì im unteren Teil des Blasenmeridians und in der Tiefe der Niere, fühlt man einen Zustand der Ruhe, des Nicht-Denkens, man fühlt sich zufrieden und genügt sich selbst.

Wie sein Name sagt, wirbelt Fei Yáng aber auch auf – wenn das Qì über den Nierenmeridian zu Beckenboden, Bauch und Brust gelangt.

Man kann es als Aufbruchsstimmung spüren; oder das Gefühl bekommen, oben und unten sind vertauscht.

Stirnkopfschmerzen, Augenflimmern, Schmerzen im unteren Rücken, nächtliche Wadenkrämpfe.

Akupunktur: 10–25 mm senkrecht.

Nasenbluten, Hämorrhoiden, Hexenschuss und Ischias.

Erkrankungen von Niere und Blase, Harnwegsentzündungen.

Paresen und Durchblutungsstörungen der Beine, Claudicatio intermittens.

Ständige Anspannung, Überarbeitung.

B 59 Fu Yáng
Yáng des Fußes

Lage: 3 cun senkrecht über B 60.

Akupressur: Mit dem Daumen drücken. Druckstärke 4–5.

Fu Yáng wirkt entspannend und verbindet die Energie von Unterschenkel und Fuß – als würde das Fußgelenk geschmiert.

Stirn- und Hinterkopfschmerzen, Schmerzen im unteren Rücken und Außenknöchel.

Akupunktur: 5–20 mm senkrecht.

Schmerzen im Verlauf des Blasenmeridians wie Ischias und Schwellungen der Knöchelgegend.

B 60 Kun Lún
Ein Gebirge in Tibet

Funktion: Jing Xué (Flusspunkt), Feuerpunkt des Wassers – zweiter Sedierungspunkt.

Lage: In der deutlichen Vertiefung zwischen Außenknöchel und Achillessehne, auf der Höhe der Spitze des Außenknöchels.

Akupressur: Mit Daumen und Zeigefinger gleichzeitig B 60 und den in der Vertiefung hinter dem Innenknöchel liegenden N 3 drücken. Druckstärke 3–4.

Kun Lún zieht das häufig an vielen Stellen im Verlauf des Blasenmeridians blockierte Qì zum Fuß hinunter. Er zieht den Geist in den Körper hinein, Augen, Stirn, Nacken und Rücken entspannen sich.

„Im Unterbauch spüre ich Wärme."

„Ich sehe ein Licht vor der Stirn. Beim Verändern des Druckes verändert sich das Licht – es wird heller oder dunkler."

„Ich sehe die als Tempelbecken gefaßte Quelle nördlich von Ubud in den Bergen von Bali. Sie wurde vor 1000 Jahren gefasst und gilt als heiliges Wasser."

Stirn- und Hinterkopfschmerzen, Schmerzen und Schwellungen des Außenknöchels.

Akupunktur: 5–15 mm senkrecht, in Richtung N 3. Kann auch bis N 3 durchgestochen werden. Vorsicht bei Schwangerschaft; bei Neigung zu Fehlgeburt nicht stechen.

Meisterpunkt der Schmerzen im Bereich des Blasenmeridians, vor allem bei Kopf-, Nacken- und Rückenschmerzen und Ischias.

In den Rücken ausstrahlende Herzschmerzen, Epilepsie bei Kindern, verzögerter Geburtsverlauf, Plazentaretention.

Ödeme, Paresen und Sensibilitätsstörungen des Unterschenkels. Achillessehnenentzündung, Distorsionen des Sprunggelenks.

B 61 Pú Can
Diener des Ginseng

Funktion: Punkt des Wundermeridians Yáng Qiao Mài (chinesischer Verlauf).

Lage: In einer Vertiefung an der Außenseite des Fersenbeins, 15 fen senkrecht unter B 60, an der Grenze von roter und weißer Haut.

Akupressur: Am besten mit dem Mittelfinger drücken. Druckstärke 3–4.

Pú Can entspannt den Kopf, die Lenden und das Kreuzbein.

Man fühlt sich wohlig, weich und geborgen.

Schmerzen im Hinterkopf, Kreuzbein und in der Ferse.

Akupunktur: 2–5 mm senkrecht.

Schmerzen und Schwellungen des Außenknöchels.

Kraftlosigkeit der Beine.

Lendenschmerzen – Pú Can verringert die Spannung im unteren Rücken bei Hohlkreuz.

Innerer und äußerer Leistungsdruck.

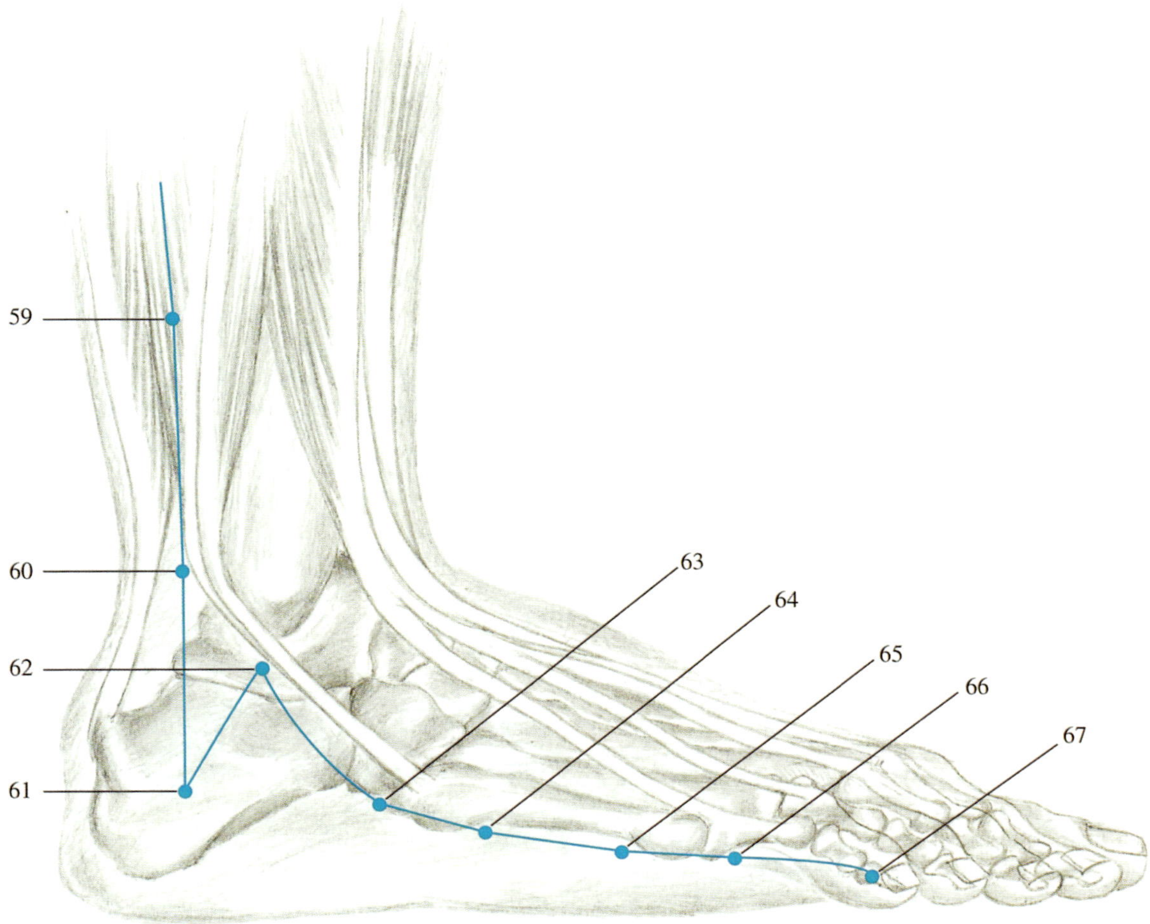

▶ **Abb. 8.42** Blase: B 59–B 67.

B62 Shen Mài
Ausdruck des Wundermeridians

Funktion: Meisterpunkt des Wundermeridians Yáng Qiao Mài.

Lage: In der Vertiefung 1 cun unter der Spitze des Außenknöchels, hinter der Sehne.

Akupressur: Leicht drücken, das Qì fließt hier sehr oberflächlich. Druckstärke 1–2.

Shen Mài wirkt beruhigend, man fühlt sich weich, lässt los, spürt Hingabe und Vertrauen, lässt sich fallen. Manchmal fällt man in den Schlaf.

Kopfschmerzen, Nervosität, Schlaflosigkeit.

Akupunktur: 2–6 mm senkrecht.

Als Meisterpunkt des Yáng Qiao Mài wirkt er beruhigend auf die Psyche, er ist ein Meisterpunkt der nervösen Schlaflosigkeit, anderer nervöser Störungen wie Übererregbarkeit, launischer Gereiztheit vor der Regel, Hysterie, Neurasthenie und Epilepsie und der Suchterkrankungen. Eine der wirkungsvollsten Punktekombinationen bei all diesen Indikationen ist Shen Mài mit Băi Huì (Du 20), Jiu Wĕi (Rèn 15), Shén Mén (H 7) und/oder Nèi Guan (HH 6).

Rückenschmerzen, Schmerzen und Schwellungen des Außenknöchels, Verstauchung im Sprunggelenk.

B63 Jin Mén
Goldenes Tor

Funktion: Xì Xué (Spaltenpunkt).

Punkt des Wundermeridians Yáng Wéi Mài (chinesischer Verlauf).

Lage: An der Außenseite des Fußes in einer Vertiefung unter dem Würfelbein und hinter der Tuberositas ossis metatarsalis quinti – hinter der Rauigkeit an der Basis des fünften Mittelfußknochens.

Akupressur: Mit dem Zeigefinger drücken. Druckstärke 4–5.

Jin Mén wirkt seelisch und körperlich entspannend. Man fühlt sich gelassen, in sich selbst zu Hause und kann das Alleinsein genießen.

Stirnkopfschmerzen, Schmerzen des Außenknöchels, häufiger Harndrang und plötzliche Blasenschmerzen.

Akupunktur: 3–10 mm senkrecht.

Akute Erkrankungen von Harnröhre und Blase wie Reizblase, Harnverhaltung, akute Blasenentzündung und Blasenkrämpfe.

Schmerzen im Sprunggelenk, Ödeme des Außenknöchels, Rückenschmerzen, Epilepsie.

B64 Jing Gŭ
Charakter der Hauptstadt

Funktion: Yuán Xué (Quellpunkt) – Verbindung zu N 4.

Lage: Am äußeren Fußrand, im Winkel zwischen Basis und Schaft des fünften Mittelfußknochens.

Akupressur: Mit dem Zeigefinger drücken. Druckstärke 4–5.

Das Ursprungsorgan eines Meridians wird häufig mit der Hauptstadt einer Provinz verglichen: Jing Gŭ ist der Quellpunkt und seine Wirkungen spiegeln den Charakter der Hauptstadt – der Blase – wider. Gefühle und Erinnerungen, die bei diesem Punkt auftauchen, haben die emotionalen Themen der Blase zum Inhalt: Urlaub, Entspannung und Lust; und manchmal auch Angst.

Jing Gŭ wirkt auf Harnröhre und Blase, wärmt den Unterbauch und bringt die Energie von Kopf und Becken in Einklang.

Manchmal spürt man auch eine den Körper umgebende energetische Hülle – die Blase nährt zusammen mit dem Dünndarm das Tài Yáng, die äußerste Yáng-Schale des Körpers.

Kopf-, Nacken- und Lendenschmerzen.

Neigung zu Blasenentzündungen, häufiger Harndrang.

Akupunktur: 3–10 mm senkrecht.

Erkrankungen von Blase und Niere.

Steifer Nacken und Rücken, HWS-Syndrom, Epilepsie.

Ständige Anspannung und Steifheit von Körper und Charakter.

B65 Shù Gŭ
Beherrscht das Rückgrat

Funktion: Shu Xué (Strömungspunkt), Holzpunkt des Wassers – Sedierungspunkt.

Lage: Am äußeren Fußrand, im Winkel zwischen Köpfchen und Schaft des fünften Mittelfußknochens.

Akupressur: Mit dem Zeigefinger drücken. Druckstärke 4–5.

Bei manchen Menschen stärkt Shù Gŭ das Wasserelement – er fördert das Loslassen von Muskelspannungen und die Entdeckung der Langsamkeit.

Bei anderen stärkt er das Holz – man wird wacher, nüchterner, blickt nach vorne.

Kopf-, Nacken- und Lendenschmerzen.

Müdigkeit.

Akupunktur: 3–10 mm senkrecht.

Steifer Nacken, Tortikollis, Schmerzen an der Rückseite der Beine.

Sehstörungen, Bindehautentzündung, Epilepsie.

Schmerzen und Krämpfe der Blase.

B 66 Tong Gŭ Offenes Tal

Funktion: Yíng Xué (Bachpunkt), Wasserpunkt des Wassers – Stundenpunkt.

Lage: Am äußeren Fußrand, im Winkel zwischen Basis und Schaft des Grundglieds der kleinen Zehe.

Akupressur: Mit dem Zeigefinger drücken. Druckstärke 3–5.

Als Wasserpunkt des Wassers wird Tong Gŭ zur Ersten Hilfe bei Verbrennungen, Verbrühungen, Sonnenbrand und Insektenstichen verwendet. In Notfällen mit dem Fingernagel drücken.

Tong Gŭ färbt die Innenwelt blau. Vielleicht spürt man eine Sehnsucht nach Geborgenheit, eine Sehnsucht nach dem Meer. Oder man fühlt Wellenbewegungen im Körper, ein Pulsieren, erotisches Verlangen.

Kopf- und Nackenschmerzen, Anspannung und Stress.

Akupunktur: 2–7 mm senkrecht.

Keine Hingabe, Anorgasmie, sexuelle Verklemmtheit, steifer Körper, rigider Charakter.

B 67 Zhì Yin Äußerstes Yin

Funktion: Jĭng Xué (Brunnenpunkt), Metallpunkt des Wassers – Tonisierungspunkt.

Lage: 1 mm proximal und lateral vom äußeren Nagelwinkel der kleinen Zehe.

Akupressur: Mit dem Fingernagel des Daumens drücken, der Zeigefinger hält den kleinen Zeh an seiner Unterseite. Druckstärke 1.

Zhì Yin leitet das Qì zum Nierenmeridian, er ist die Wende zum Yin. Er bringt Energie in Unterbauch und Gebärmutter; man fühlt eine tiefe Entspannung und manchmal angenehme Wellenbewegungen im Körper, die man mit dem Sanskritbegriff Kundalini umschreibt. Er ist einer der wirkungsvollsten Punkte für vollständige Entspannung und gut geeignet für den Abschluss einer Meridianmassage oder in der Körperarbeit – am besten in Kombination mit Yŏng Quán (N 1).

Schleier vor den Augen, Stirnkopfschmerzen.

Spannung im Nacken und Rücken, depressive Verstimmung.

Bei unvorhergesehener Geburt, z. B. im Flugzeug oder fernab der Zivilisation, bei starken Stirnkopfschmerzen, Hexenschuss, Ischias und anderen akuten Beschwerden im Verlauf des Blasenmeridians fest mit dem Fingernagel drücken. Druckstärke 2–5.

Akupunktur: 1–2 mm schräg gegen den Meridianverlauf. Vorsicht bei Schwangerschaft, kann geburtsauslösend wirken.

Bindehautentzündung, Sehstörungen, verstopfte Nase, Nasenbluten.

Blasenatonie, Sphinkterschwäche, Harninkontinenz.

Angstzustände.

Wichtiger Punkt in der Geburtshilfe: zur Geburtserleichterung; bei schwerer Geburt und verzögerter Plazentalösung; zur Drehung einer Steißlage durch tonisierende Akupunktur und/oder Moxibustion (zweimal täglich 10–30 Minuten).

8.9.7 Diagnostische Kriterien der Blasenfunktion

▶Tab. 8.30 Diagnostische Kriterien der Blasenfunktion.

Heiße Symptome, Fülle (Shi)	Kalte Symptome, Leere (Xu)
Schmerzen beim Wasserlassen Harnsperre Tröpfeln durch zu starke Anspannung des Schließmuskels Häufiges, mühsames Urinieren mit starkem Harndrang Heißer, dunkler, stark konzentrierter Harn Akuter Harnwegsinfekt	Restharn Harninkontinenz Nachtröpfeln durch zu geringe Spannung des Schließmuskels Häufiges Urinieren mit geringem Harndrang Kalter, heller Harn Chronisch-rezidivierende Blasenentzündung

8.9.8 Diagnostische Kriterien des Blasenmeridians

▶Tab. 8.31 Diagnostische Kriterien des Blasenmeridians.

Fülle	Leere
Schmerzende, gerötete Augen, Stirn- und Hinterkopfschmerzen, Nacken- und Rückenschmerzen, Kreuzschmerzen, Hexenschuss, Ischias und Wadenkrämpfe	Sehschwäche, chronische Stirnhöhlenentzündung, Verlust des Geruchssinnes, schwacher Rücken, kaltes Gesäß, kalte Beine und Füße, Hämorrhoiden

8.10 Der Meridian der Niere

Der Nierenmeridian ist der Yin-Meridian des Wassers.

- Gekoppeltes Yáng-Organ: **Blase**
- Gewebe: **Knochen und Zähne**
- Ausdruck der Kraft: **Kopfhaar**
- Sinnesorgan: **Ohren**
- Sinn: **hören**
- Klangfarbe der Stimme: **tiefes Timbre; seufzend, stöhnend**
- Gesichtsfarbe bei Krankheit: **schmutziggrau, dunkelbraun**
- Geruch bei Krankheit: **faulig, verwesend**
- Verhalten bei Stress: **zittern; erstarren, sich tot stellen**
- Von der Niere ausgehende Gefühle: **Furcht; Ehrfurcht und Staunen; sexuelle Lust; Angst, Panik, Verfolgungswahn**
- Bei Fülle anregendes, bei Leere krankmachendes Wetter: **Kälte**
- Jahreszeit: **Winter**
- Richtung der Kraft: **Ruhen**

Das Qì fließt vom Blasen- in den Nierenmeridian und von diesem in den Meridian der Herzhülle.

Die Niere bildet mit dem Herz die Energieschicht des Shào Yin, des Wenigen Yin, die innerste Energieschicht des Yin.

8.10.1 Oberflächlicher Verlauf

Der Meridian beginnt auf der Fußsohle im Winkel zwischen den Zehenballen in Yǒng Quán (N 1) (s. Abb. 8.43). Die Überleitung des Qì vom Blasen- zum Nierenmeridian erfolgt über einen in den klassischen Texten nicht erwähnten Punkt am inneren Nagelfalzwinkel der kleinen Zehe.

Der Nierenmeridian verläuft von der Sohle zur Innenseite des Fußes, unterhalb des rauen Kahnbeinvorsprungs (N 2) und des Innenknöchels vorbei zur Achillessehne (N 4), steigt dann an der Innenfläche des Fersenbeins abwärts zu Shuǐ Quán (N 5) und nach vorn zu Zhào Hǎi (N 6), der unterhalb des Innenknöchels in einer Vertiefung zwischen dem Sprungbein und der Sprungbeinstütze des Fersenbeins (Sustentaculum tali) liegt.

Eine Schleife vollführend wendet sich der Nierenmeridian von Zhào Hǎi aufwärts zur Innenseite des Unterschenkels und gelangt über N 8 an der hinteren Schienbeinkante zu San Yin Jiao (MP 6), der Kreuzungszone der drei Yin-Meridiane des Beins. Von da aus verläuft er am rückwärtigen Rand des langen Zehenbeugers und über die Innenseite der Wade zu Yin Gǔ (N 10), einem Punkt am Innenknie, der in der medialen Kniegelenksfalte zwischen den Sehnen der Mm. gracilis und semitendinosus und auf der platten Sehne des M. semimembranosus liegt.

Am Oberschenkel fließt er zwischen Faszien der Mm. semitendinosus und semimembranosus bis zu ihren Ursprüngen am Sitzbein, wendet sich dann nach hinten und innen zum Beckenboden und gelangt zwischen Anus und Steißbeinspitze zu Cháng Qiáng (Du 1).

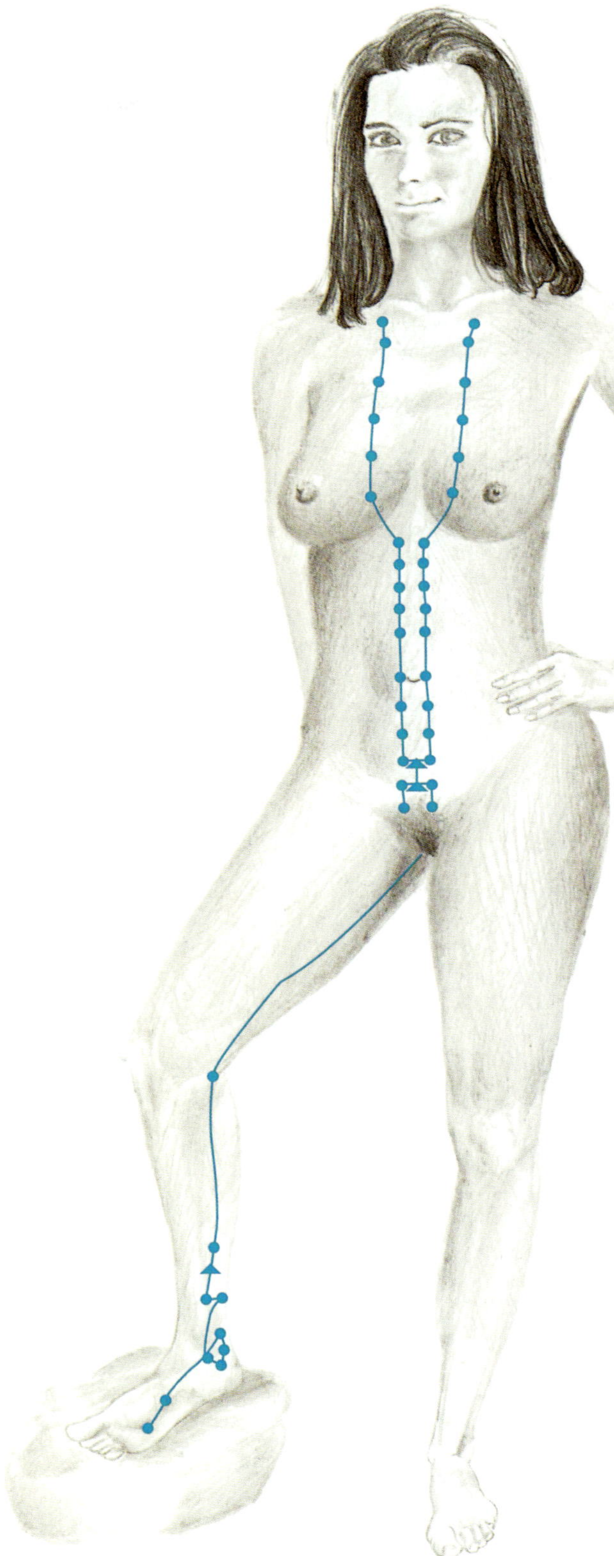

▶ **Abb. 8.43** Niere, oberflächlicher Verlauf.

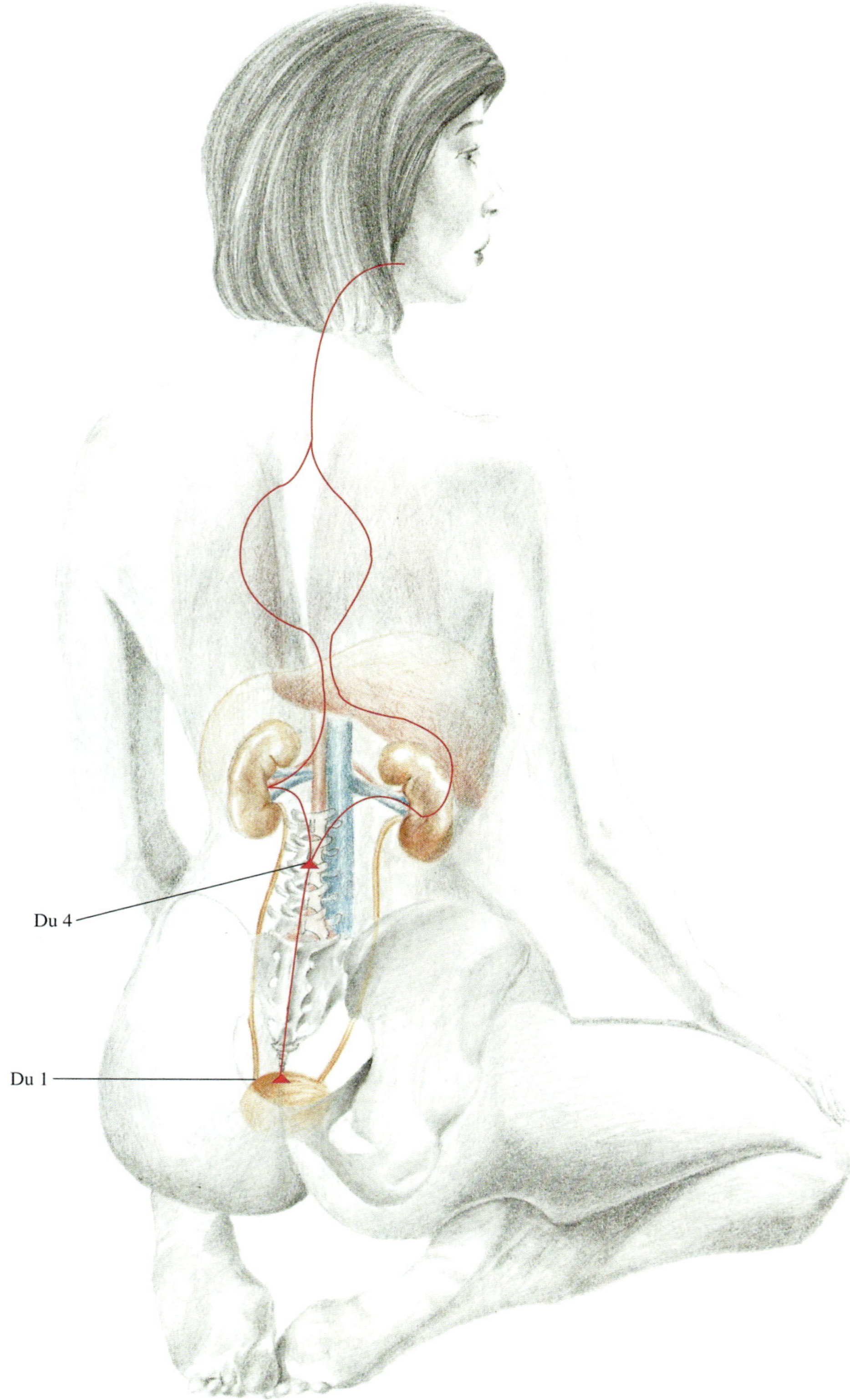

▶ **Abb. 8.44** Niere, tiefer Verlauf.

Gemeinsam mit dem Du Mài verläuft er im Inneren der Wirbelsäule bis zu Mìng Mén (Du 4), zwischen zweitem und drittem Lendenwirbel, tritt von da aus in den Retroperitonealraum ein und gelangt zur Niere, seinem Ursprungsorgan – der Nierenmeridian ist der einzige Organmeridian, dessen oberflächlicher Verlauf durch sein Ursprungsorgan führt.

Zusammen mit dem tiefen Ast des Blasenmeridians zieht er den Harnleiter entlang zur Blase und kommt am Oberrand des Schambeins, 5 fen seitlich der Mittellinie, an die Oberfläche (N 11).

Am Bauch fließt er 5 fen seitlich der Mittellinie bis zum Rippenbogen, wendet sich dann nach außen und oben und verläuft neben dem Brustbein in 2 cun Entfernung von der Mittellinie bis zu seinem letzten Punkt (N 27) im Winkel zwischen Brust- und Schlüsselbein.

Ein Seitenast am Unterbauch führt von N 12 über Zhong Ji (Rèn 3), den Mù Xué (Sammelpunkt) der Blase, und Guan Yuán (Rèn 4), den Mù Xué (Sammelpunkt) des Dünndarms, zu N 13 und bildet so die Querverbindung zum Rèn Mài.

8.10.2 Tiefer Verlauf

Der tiefe Ast beginnt zwischen zweitem und drittem Lendenwirbel im Punkt Mìng Mén (Du 4), tritt in den Retroperitonealraum ein und führt zur Niere (s. Abb. 8.44). Die energetische Verbindung entlang des Harnleiters zur Blase, dem gekoppelten Yáng-Organ, erfolgt durch den tiefen Teil des oberflächlichen Verlaufs.

Der tiefe Ast der rechten Niere zieht zur Leber, führt entlang der Lebervenen zur unteren Hohlvene und diese entlang durch das Zwerchfell zur rechten Lunge. Die Wirkung einiger Nierenpunkte – Shuǐ Quán (N 5) und Tài Xi (N 3) – auf die Sehkraft und das Dritte Auge kommt einerseits über den tiefen Verlauf des Lebermeridians zustande und andererseits über den Wundermeridian Yin Qiao Mai, der in Zhào Hǎi (N 6) beginnt und das Qì zu den Augen führt.

Der tiefe Ast der linken Niere zieht im Hiatus aorticus durch das Zwerchfell und gelangt zur linken Lunge. Die gute Wirkung einiger Fernpunkte – Dà Zhong (N 4) und Rán Gǔ (N 2) – bei Atembeschwerden und Lungenerkrankungen kommt durch den Tiefen wie durch den oberflächlichen Verlauf zustande.

Die beiden Äste fließen entlang der Hauptbronchien wieder aus den Lungen heraus und vereinigen sich in der Luftröhre zu einem gemeinsamen Fluss, der über die Kehle zur Zungenwurzel führt.

Entlang der großen Gefäße – Aorta, untere Hohlvene, Arterien und Venen der Lungen – gelangt das Qì des Nierenmeridians zur Herzhülle, dem Ursprungsorgan des im Energiekreislauf nachfolgenden Meridians.

8.10.3 Aufgaben der Niere

Der chinesische Organbegriff der Niere umfasst sowohl die Nieren als auch die Nebennieren und die verschiedenen anderen Hormondrüsen des Körpers. Die Niere als Ausscheidungsorgan wird Wasser- oder Yin-Niere genannt; das System der endokrinen Drüsen wird in der Traditionellen Chinesischen Medizin als Feuer- oder Yáng-Niere bezeichnet.

Die Wasser-Niere gehört – neben der Lunge, der Haut und dem Darm – zu den wichtigsten Ausscheidungsorganen des Körpers (weitere Ausscheidungsmöglichkeiten bestehen über die außersekretorischen Drüsen, wie z. B. die Schweißdrüsen, und den Uterus). Die Wasser-Niere reinigt das Blut, bildet den Harn und hält den Mineralstoffwechsel im Gleichgewicht. Ein genau ausgewogenes Verhältnis der Mineralstoffe wie Natrium, Kalium und Magnesium ist für die Funktion der Muskeln und Drüsen, vor allem aber für die Reizleitung im zentralen wie im autonomen Nervensystem von grundlegender Bedeutung. Nach chinesischer Anschauung werden daher Gehirn und Rückenmark eine besonders enge Verbindung zur Niere zugeschrieben, die ja auch schon durch die anatomische Lage der Nieren und des Nieren- und Blasenmeridians besteht.

Der Feuer- oder Yáng-Niere entspricht nach westlichem Verständnis das System der endokrinen Drüsen: die Nebennieren und die Geschlechtsdrüsen, die Langerhansschen Inseln des Pankreas, die Thymusdrüse, die Schilddrüse und die Nebenschilddrüsen und schließlich die Hypophyse und die Zirbeldrüse.

In der chinesischen Tradition ist die Niere das Haus des Shén, das Haus des Wassergeistes. Seine Funktionen sind der Überlebenstrieb und die Willenskraft, der Geschlechtstrieb und die sexuelle Lust. Er repräsentiert die Lebenskraft eines Menschen, mit der er das Leben meistert. Bei einem ausgewogenen Kräfteverhältnis zwischen Wasser- und Feuer-Niere kann sich der Shén voll entfalten: Wenn der Organismus innerlich flüssig, frisch und sauber ist und wenn ein gutes Zusammenspiel der Hormone die Stoffwechselvorgänge so aufeinander abstimmt, dass übersprudelnde, überschießende Kraft entstehen kann. Diese Kraft manifestiert sich in geschmeidigen Bewegungen des Körpers, in Flexibilität der Gelenke wie des Verhaltens, in einem gesunden Anpassungsvermögen an die Erfordernisse der jeweiligen Situation, in sexueller Potenz und Orgasmusfähigkeit, in starken Knochen und gesunden Zähnen, in einem seidigen Glanz der Haare, in einem guten Gehör und in unbändigem Tatendrang.

In den chinesischen Überlieferungen wird die Niere auch als Hüterin der konstitutionellen oder anzestralen Energie betrachtet. Die anzestrale Energie ist die Qualität und Quantität der verschiedenen Energien, die man von seinen

Eltern und der langen Reihe der Vorfahren erbt (anzestral bedeutet „von den Vorfahren kommend"). Der Begriff der anzestralen Energie umfasst unseren Begriff des genetischen Codes, dessen 64 Kombinationsmöglichkeiten wir sinnbildlich in den 64 Hexagrammen des Yijing wiederfinden. Die Niere wird als Aufbewahrungsort der anzestralen Energie angesehen sowie als Speicher verschiedener stofflicher und feinstofflicher Energien, die durch die Atmung und die Aufnahme und Verarbeitung von Nahrungsmitteln in unseren Organismus gelangen und nicht unmittelbar durch die Lebensprozesse selbst verbraucht werden. Im Neijing heißt es: „Die Nieren empfangen die Essenz der Zàng und Fu und bewahren sie auf."

Bei erhöhtem Energieverbrauch gibt die Niere gespeichertes Qì sowie anzestrale Energie über die Wundermeridiane je nach Bedarf an Gehirn und Rückenmark, die Knochen und Blutgefäße, die Geschlechtsorgane und die zwölf Organmeridiane ab.

8.10.4 Akupressur und Akupunktur

Die Akupressur des Nierenmeridians ist meist nur nach vorangegangener Akupunktur des Blasenmeridians wirksam, da sich das Qì im Verlauf des Blasenmeridians oft an vielen Stellen staut (s. Kap. 8.9, Akupressur und Akupunktur des Blasenmeridians).

Akupressur und Akupunktur der Nierenpunkte an den Füßen und Unterschenkeln machen die Füße, die Beine und das Becken warm. Die meisten Nierenpunkte im Fußbereich fördern ein natürliches und entspanntes Verhältnis zur Sexualität: Einige regen sexuelle Lust und Kraft und feine Gefühle der Hingabe an (N3, N6, N7 und N8), andere fördern die Verbindung von Lust und Liebe, von sexueller Leidenschaftlichkeit und Zärtlichkeit (N2, N5).

Die Akupressur der Nierenpunkte am Bauch stärkt das Hara, entspannt die Becken- und Verdauungsorgane und macht oft im Bauchraum verborgene Gefühle und Einstellungen bewusst. Die Nierenpunkte der Brust entspannen den Brustkorb und das Herz. Oft eröffnen sie einen Zugang zu unseren Herz-Gefühlen und geben Einsicht in unsere Liebesfähigkeit: Sie vermitteln Einblicke in unsere persönliche Art und Weise, zu lieben – oder Liebe zu vermeiden (N22–N25).

Zu den wichtigsten Indikationen für die Akupunktur des Nierenmeridians zählen Erkrankungen und Beschwerden im Bereich der Harn- und Geschlechtsorgane wie Nierenbeckenentzündung und Nierenkolik, Blasen- und Harnwegsentzündungen, Harnverhaltung, Harninkontinenz, Reizblase, Bettnässen und Hodenentzündung; Menstruationsstörungen, Zwischenblutungen und Gebärmuttersenkung; weiterhin Schwächezustände der Yáng-Niere, die sich als abnorme Müdigkeit, psycho-physische Erschöpfung, Empfindlichkeit gegen Kälte, Impotenz, Unfruchtbarkeit, Amenorrhöe und Gechlechtskälte äußern können, aber auch als Schreckhaftigkeit und Ängstlichkeit, als Mangel an eigenem Willen, als Depression, als vorzeitige Alterungserscheinungen und als rheumatische Beschwerden.

Weitere Indikationen für die Akupunktur des Nierenmeridians sind Störungen in der Wasserregulation wie z. B. Ödeme, Oligurie und Polyurie; durch einen Leerezustand der Niere bedingte Durchfälle (N2, N7, N8) und Verstopfung (N8, N15, N17 und N18); Atemnot und Asthma bronchiale bei Nierenschwäche (N3 und N4); Rachen-, Mandel- und Kehlkopfentzündung (N3); chronische Ohrinfektionen, Ohrensausen, Schwerhörigkeit und Schwindel (N3); Schmerzen im unteren Rücken (N3 und N4); Angstzustände (N2 und N3); Übererregbarkeit, Hysterie und Neurasthenie (N6 und N9).

Akupressur und Akupunktur helfen bei Regelbeschwerden, Bauch- und Brustschmerzen, Durchfall und Verstopfung, Übererregbarkeit und Müdigkeit. Akupressur und Akupunktur des Nierenmeridians bewirken eine tiefe Entpannung und Regeneration des Organismus. Qì fließt vermehrt von der Schale in den Kern, in die innerste Energieschicht, in die Tiefe, in das Shào Yin. Wie bei Akupressur und Akupunktur des Blasenmeridians lassen Anspannung, Hektik und Betriebsamkeit nach, man wird ruhig und manchmal fällt man in einen tiefen, erholsamen Schlaf.

8.10.5 Die wichtigsten Punkte

▶ Tab. 8.32 Die wichtigsten Punkte des Nierenmeridians.

N3	**Tài Xi** Yuán Xué (Quellpunkt), Shu Xué (Strömungspunkt), Erdpunkt
N6	**Zhào Hăi** Meisterpunkt des Yin Qiao Mài
N1	**Yŏng Quán** Jĭng Xué (Brunnenpunkt), Holzpunkt des Wassers – Sedierungspunkt Meisterpunkt der Fuß-Chakren
N4	**Dà Zhong** Luò Xué – Verbindung zu B64
N7	**Fù Liu** Jing Xué (Flusspunkt), Metallpunkt des Wassers – Tonisierungspunkt Meisterpunkt der Nebenniere
N10	**Yin Gŭ** Hé Xué (Meerpunkt), Wasserpunkt des Wassers – Stundenpunkt

G25	**Jing Mén** Mù Xué (Sammelpunkt) der Niere
B23	**Shèn Shu** Leitet das Qì zur Niere
Du4	**Mìng Mén** Tor des Lebens – Tor zur Nebenniere

Zeiten höchsten Energieflusses durch den Nierenmeridian (beste Ansprechbarkeit für Akupressur; beste Zeit zur Sedierung): 17–19 Uhr und 5–7 Uhr.
Beste Zeit zur Tonsierung: 19–21 Uhr und 7–9 Uhr.

8.10.6 Verzeichnis der Punkte

N 1 Yǒng Quán
Sprudelnde Quelle

Funktion: Jǐng Xué (Brunnenpunkt), Holzpunkt des Wassers – Sedierungspunkt.

Meisterpunkt der Fuß-Chakren.

Lage: Auf der Fußsohle an der Grenze zwischen dem vorderen und mittleren Drittel des Fußes, im Winkel zwischen den Zehenballen; in der Vertiefung proximal der distalen Gelenkverbindung des zweiten und dritten Mittelfußknochens.

Akupressur: Tief mit dem Daumen drücken, lange halten. Druckstärke 4–7.

Yǒng Quán ist einer der wirkungsvollsten Punkte für tiefe Entspannung und gut geeignet für den Beginn oder Abschluss von Körperarbeit, Shiatsu oder Meridianmassage.

Er bringt das Qì vom Kopf in die Beine, wärmt die Füße und stellt den Kontakt mit dem Boden, mit dem Körper, mit der sinnlich wahrnehmbaren Realität wieder her. Er erdet Menschen, die verwirrt, in Gedankengebäuden versponnen, abgehoben, verunsichert oder verängstigt sind.

„Ich habe ein Bild, in dem ich nach unten sause – wie in einem Luftschacht."

„Der Punkt macht heiß."

„Aufgewühlte Energien werden sortiert."

Als energetischer Gegenpol zu Bǎi Huì (Du20) hilft er bei Scheitelkopfschmerzen, Sonnenstich und Hysterie.

Zur Ersten Hilfe bei epileptischen Anfällen wird er in Kombination mit Rèn Zhong (Du26), Shào Chong (H9) und/oder Shào Shang (Lu11) verwendet. Eine wohltuende Kombination ist das Verbinden (das gleichzeitige Berühren oder Halten) von Yǒng Quán und Láo Gong (HH8) – dem Meisterpunkt der Hand-Chakren.

Akupunktur: 5–10 mm senkrecht.

Schmerzhafter Punkt, daher wird er meist nur bei Notfällen wie Ohnmacht, Hitzschlag, Kreislaufkollaps, Schock, Schlaganfall und Epilepsie gestochen.

Harnverhaltung, schwere Nierenfunktionsstörungen, Nierenbeckenentzündung, hämorrhagische Cystitis.

Angstzustände, schizoide Störungen.

Brutale Herzschmerzen, spastische Obstipation.

N 2 Rán Gǔ
Natürliches Tal

Funktion: Yíng Xué (Bachpunkt), Feuerpunkt des Wassers – zweiter Sedierungspunkt.

Lage: An der Innenseite des Fußes, in einer Vertiefung unterhalb des Kahnbeins – unterhalb der Tuberositas ossis navicularis.

Akupressur: Mit dem Zeigefinger drücken. Druckstärke 3–4.

Rán Gǔ verbindet Wasser und Feuer, sexuelle Hingabe und Freude, Leidenschaft und Liebe. Er wärmt das Becken und fördert ein natürliches, entspanntes Verhältnis zur Sexualität.

Menstruationsstörungen, andauernde Lustlosigkeit, frühzeitiger Samenerguss, mangelhafte sexuelle Erfüllung.

Kalte Füße und Fußschweiß.

Akupunktur: 3–8 mm senkrecht.

Erkrankungen von Niere, Blase und Geschlechtsorganen: Nierenbeckenentzündung, Blasen- und Harnröhrenentzündungen, Harninkontinenz; Juckreiz und Schmerzen in den Geschlechtsorganen, Vulvitis, Vaginitis; Samenerguss im Schlaf, Sterilität.

Schmerzen und Schwellungen des Fußes, brennend heiße Füße bei Nacht.

Übermäßiges Schwitzen und Durchfall.

Angstzustände, Atembeschwerden und Unbehagen in der Brust.

N 3 Tài Xi
Allergrößter Bach

Funktion: Yuán Xué (Quellpunkt) – Verbindung zu B58.

Shu Xué (Strömungspunkt), Erdpunkt.

Lage: Am tiefsten Punkt der Delle zwischen Innenknöchel und Achillessehne – auf halbem Weg zwischen der Spitze des Innenknöchels und dem Hinterrand der Achillessehne.

Akupressur: Mit Daumen und Zeigefinger gleichzeitig N3 und den in der Vertiefung hinter dem Außenknöchel liegenden B60 drücken. Druckstärke 3–4.

Tài Xi holt die Energie aus dem Kopf, der Kopf wird angenehm leer. Die Füße werden warm, Bauch und Beckenboden weich und entspannt. Der Qì-Fluss im Nierenmeridian wird spürbar stärker, das Becken wird angenehm durchströmt.

Manchmal wirkt er sexuell erregend, oder er macht auf eine sanfte Weise fröhlich und vergnügt.

Man beginnt, die Dinge in einem anderen Licht zu sehen, die Farben sind weicher, alles ist interessant, die Haut sensibel.

Als Quellpunkt gleicht er die Energie im Nierenmeridian aus: bei Schlaflosigkeit und Ängsten beruhigt er, bei Müdigkeit und Schlafsucht, bei ständigem Seufzen und Gähnen wirkt er belebend.

Ausbleibende und zu schwache Regelblutung, Nierenschmerzen, Reizblase, Schmerzen im unteren Rücken, Impotenz.

Halsschmerzen und Husten.

Akupunktur: 5–15 mm senkrecht, in Richtung B60.

Erkrankungen der Nieren und der Harn- und Geschlechtsorgane, Menstruationsstörungen, Harnverhaltung, Bettnässen und Harninkontinenz.

Ohrenerkrankungen und Hörstörungen wie Ohrensausen und Schwerhörigkeit.

Zahnschmerzen, Rachen-, Mandel- und Kehlkopfentzündungen.

Atemnot, Bronchitis, Asthma bronchiale.

Degenerative Erkrankungen, rheumatische Beschwerden.

Schmerzen im Sprunggelenk.

Angstzustände, schizoide Störungen.

N4 Dà Zhong Große Schale

Funktion: Luò Xué – Verbindung zu B64.

Lage: An der Innenseite der Ferse, im Winkel zwischen dem Oberrand des Fersenbeins und dem Ansatz der Achillessehne.

Akupressur: Mit dem Zeigefinger drücken. Druckstärke 3–4.

Als Verbindungspunkt gleicht Dà Zhong ein Energiegefälle zwischen Blasen- und Nierenmeridian, zwischen Rück- und Vorderseite aus. Wenn sich das Qì gleichmäßig verteilt hat, kann eine Empfänglichkeit für feine Bilder der Seele entstehen – Dà Zhong bedeutet Große Schale – wie z.B. ein türkisfarbener Tempel; das Becken als Sammelschale: eine wunderbar wässrige und schwebende Entspannung; das Becken als Lotusblütenteich.

Schmerzen der Ferse und des Innenknöchels, schwache Blase, Rückenschmerzen, allgemeiner Energie- und Phantasiemangel.

Akupunktur: 5–10 mm senkrecht.

Erkrankungen von Niere und Blase – sowohl Atonie als auch Spasmen der Blase, Miktionsstörungen.

Kältescheu, Energiemangel, Schlafsucht.

Husten, Atembeschwerden, Asthma bronchiale.

Herzklopfen, Herzschmerzen.

N5 Shuǐ Quán Quelle des Wassers

Funktion: Xì Xué (Spaltenpunkt).

Lage: An der Innenseite der Ferse, 1 cun unter N3, in einer Mulde des Fersenbeins.

Akupressur: Mit Daumen oder Mittelfinger drücken. Druckstärke 3–4.

Wie Rán Gǔ (N2) und Dà Zhong (N4) wirkt Shuìquan sowohl auf Niere und Sexualität als auch – über den Nierenmeridian im Brustbereich – auf Lunge und Herz: Man empfindet Freude oder Hingabe, der Atem fließt, die Brust wird weit. Rán Gǔ, Shuǐ Quán und die meisten Nierenpunkte im Brustbereich fördern die Verbindung von Lust und Liebe, von sexueller Leidenschaftlichkeit und Herz.

Shuǐ Quán entspannt die Rückenstrecker und das Hirn. Das Dritte Auge wird angeregt, die Sicht verbessert sich.

Als Spaltenpunkt wird Shuǐ Quán bei Regelschmerzen und starker Regelblutung und als Erste Hilfe bei Nierensteinen und Nierenkolik verwendet. Bei Schmerzen mit dem Fingernagel drücken.

Akupunktur: 3–10 mm senkrecht.

Shuǐ Quán wirkt schmerzstillend und krampflösend bei Dysmenorrhöe, Hypermenorrhöe, Nierenkolik und Dysurie.

Akute Störungen der Nierenfunktion, Gebärmuttersenkung.

Sehstörungen.

N 6 Zhào Hăi
In Richtung zum Meer
Gleißendes Meer

Funktion: Meisterpunkt des Wundermeridians Yin Qiao Mai.

Lage: 5 fen unter dem Unterrand des Innenknöchels, in einer Vertiefung zwischen zwei Sehnen.

Akupressur: Mit dem Mittelfinger drücken. Druckstärke 1.

Über den Wundermeridian Yin Qiao Mài setzt Zhào Hăi viel Energie im Organismus frei. Als Meisterpunkt des Yin Qiao Mài gleicht er das Verhältnis von Yin- und Yáng-Energie im Körper aus. Bei Yin-Fülle – kalte Füße, Müdigkeit, Trägheit, Schlafsucht und sexuelle Lustlosigkeit – wirkt er belebend und stimulierend, bei Yáng-Fülle – Schlaflosigkeit, Nervosität, Überspanntheit und vorzeitiger Samenerguss – beruhigt er.

„Ich fühle mich ruhig, entspannt und tief."

„Ich fühle ein Strömen und Wippen in den Beinen und spüre die Peristaltik im Darm."

„Ich wippe im Herzschlag vor und zurück."

„Ich spüre kalte und warme Wellen durch den Körper hindurch, blaugelbe Wellen. Dann kommt mir der Schweiß."

„Ich sitze an einem Bächlein: Als ich sechs war, hatte ich einen Freund, der war neun, wir rieben uns die Knöchel, bis sich schwarze Dreckfusseln gewuzelt haben."

Wenn man dafür bereit ist, empfängt man eine feine, stille Ekstase, wird man ein Teil vom „gleißenden, leuchtenden Meer" – man treibt selbstvergessen auf einem im Sonnenlicht glitzernden Fluss in Richtung zum Meer.

Zhào Hăi regt fein empfundene Sexualität an und Meditation.

Akupunktur: 3–10 mm senkrecht.

Erkrankungen der Harn- und Geschlechtsorgane, Reizblase, Gebärmuttersenkung.

Menstruationsstörungen, launische Gereiztheit vor der Regel und alle Beschwerden, die sich vor und während der Regel verschlimmern.

Impotenz, vorzeitiger Samenerguss, sexuelle Übererregbarkeit, Hysterie.

Neurasthenie, schizoide Störungen und Epilepsie.

Schmerzen und Schwellungen des Innenknöchels, Verstauchung im Sprunggelenk.

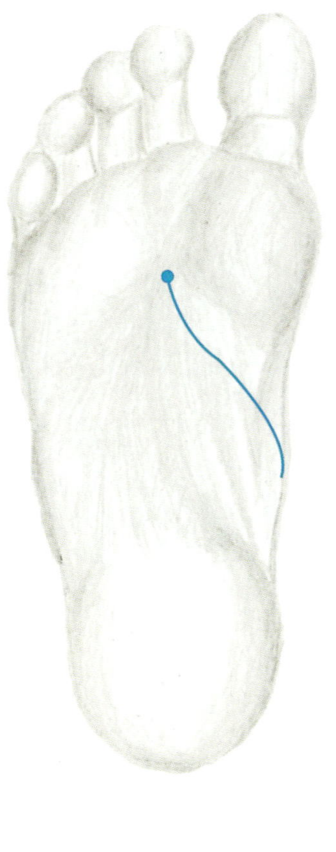

▶ **Abb. 8.45** Niere: N 1.

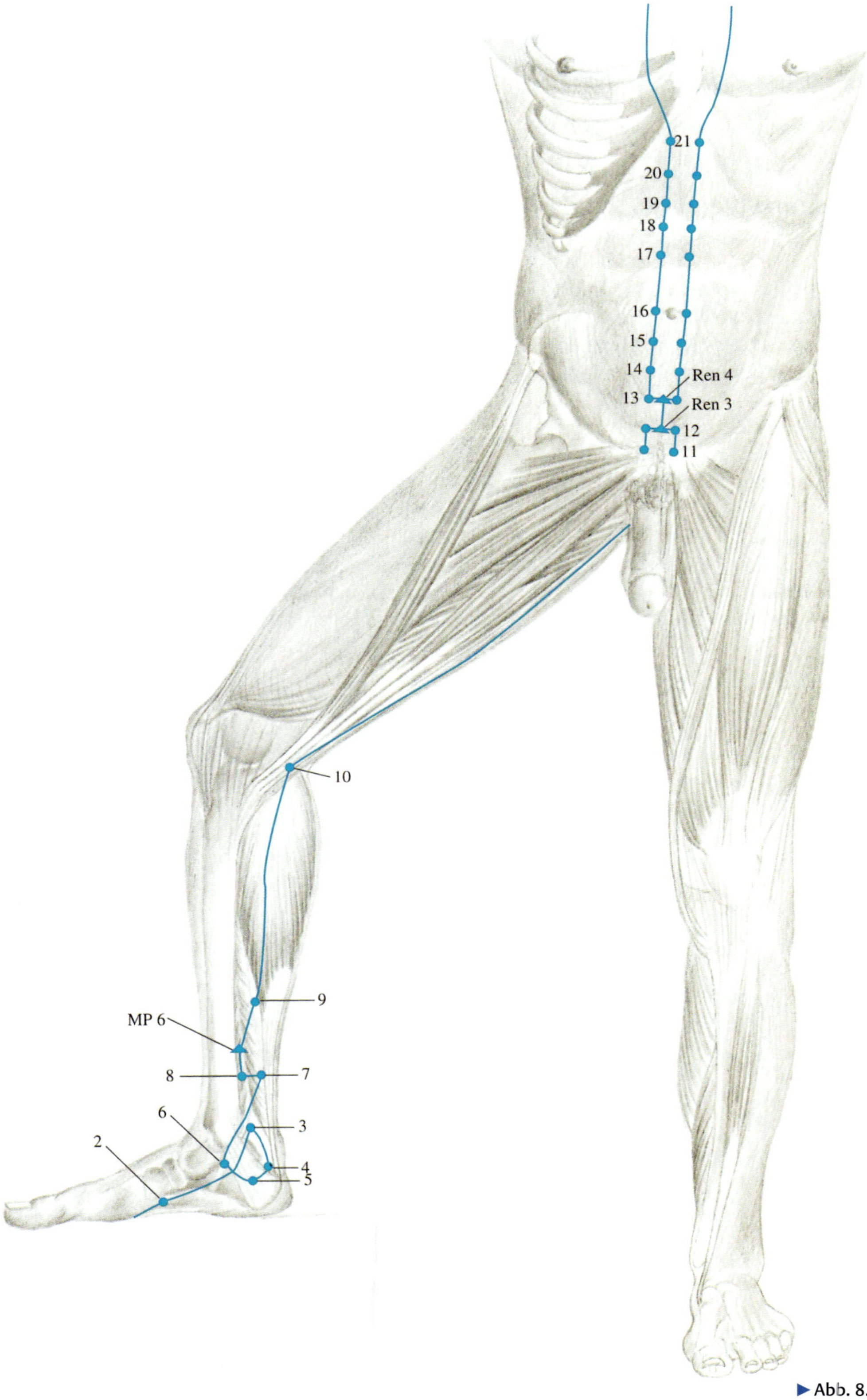

▶ **Abb. 8.46** Niere: N 2–N 21.

Zusammen mit Shén Mài (B 62) erhöht Zhào Hăi die Ausdauer beim Laufen.

N 7 Fù Liu
Erneut schnell strömen

Funktion: Jing Xué (Flusspunkt), Metallpunkt des Wassers – Tonisierungspunkt.

Meisterpunkt der Feuerniere (Nebenniere).

Lage: In der Rille zwischen Achillessehne und M. flexor digitorum longus, 2 cun über N 3.

Akupressur: Mit Daumen oder Mittelfinger drücken. Druckstärke 3–5.

Fù Liu regt die Feuerniere an. Er macht wach, vital, aktiv und stärkt die sexuelle Kraft. Als Metallpunkt des Wassers wirkt er auch gleichzeitig entspannend: Er bringt Struktur (Metall) in die Entspannung (Wasser), man ist entspannt, ohne „wegzuschwimmen" – man bleibt wach und präsent.

Lendenschmerzen und Hexenschuss.

Niedriger Blutdruck. Schwächegefühl und Mangel an Energie, Willen und Entschlusskraft.

Akupunktur: 5–15 mm senkrecht. Fù Liu regt die Produktion und Ausschüttung von Adrenalin, Corticosteroiden, Aldosteron und Sexualhormonen an.

Drohender Kollaps, Hypotonie.

Schwäche der Nierenfunktion, Nephritis, Hämaturie, chronisch rezidivierende Blasenentzündungen, Dysurie, Orchitis.

Durch einen Leerezustand der Niere bedingte Durchfälle, Nachtschweiß, Ödeme.

Schwellungen, Durchblutungsstörungen, Muskelschwäche und Paresen der Beine.

Schwache Libido, schwacher Wille.

Bei Schwächezuständen Moxibustion.

N 8 Jiao Xin
Gegenseitiges Vertrauen
Übergibt die Botschaft

Funktion: Kreuzungspunkt mit dem Milz-Pankreas- und Leber-Meridian – N 8, MP 6 und Le 5 bilden die Kreuzungszone der 3 Yin-Meridiane des Beins.

Lage: An der Unterschenkelinnenseite, 2 cun oberhalb der Spitze des Innenknöchels, in der Furche zwischen dem M. tibialis posterior und der Hinterkante des Schienbeins.

Akupressur: Mit dem Daumen drücken. Druckstärke 4–5.

Jiao Xin wirkt – ähnlich wie San Yin Jiao (MP 6) – regulierend auf die Durchblutung der Beine und des kleinen Beckens: Unterleib und Beine fühlen sich warm an, er hilft bei verzögerter oder zu starker Regelblutung. Vielleicht hat man Erinnerungen an die warme, angenehme Atmosphäre einer Begegnung oder eines Gesprächs – Jiao Xin bedeutet gegenseitiges Vertrauen – oder man sieht erotische Bilder und empfindet Lust.

„Die Energie fließt von Brust und Bauch ins Becken."

Akupunktur: 5–20 mm senkrecht.

Urogenitale Beschwerden wie Harnverhaltung, Penisschmerzen, Dysurie, Hoden- und Nebenhodenentzündung, Gebärmuttersenkung, Zwischenblutungen.

Nachtschweiß, Durchfall, Verstopfung.

N 9 Zhú Bin
Dem Gast Verehrung entgegenbringen

Funktion: Punkt des Wundermeridians Yin Wéi Mài (chinesischer Verlauf).

Lage: Auf der Verbindungslinie von N 3 und N 10 in einer Vertiefung am Innenrand des Wadenmuskels, 5 cun über N 3.

Akupressur: Mit dem Daumen drücken. Druckstärke 4–5.

Zhú Bin aktiviert den Yin Wéi Mài – er gleicht die Energie der Yin-Organe untereinander aus. Das Yin wird gestärkt – man fühlt sich angenehm entspannt, die Vorderseite weich und offen.

Man fühlt sich dahintreiben oder empfindet Wellenbewegungen im Körper (Niere); vielleicht spürt man einen Optimismus, egal was die Zukunft bringt (Lunge); eine seelische Orientierung in die Zukunft (Leber); ein glückliches Gefühl der Hingabe (Herz); oder man fühlt sich tief in sich selbst, im Einverständnis mit sich selbst – in diesem Seinszustand befindet man sich, wenn genügend Energie im Shào Yin ist, der tiefsten Schicht des Yin.

Akupunktur: 5–25 mm senkrecht.

Urogenitale Beschwerden, Menstruationsstörungen, kolikartige Schmerzen im Unterbauch.

Neurasthenie, Übererregung, Verwirrtheit, Hysterie, Epilepsie.

Wadenkrämpfe.

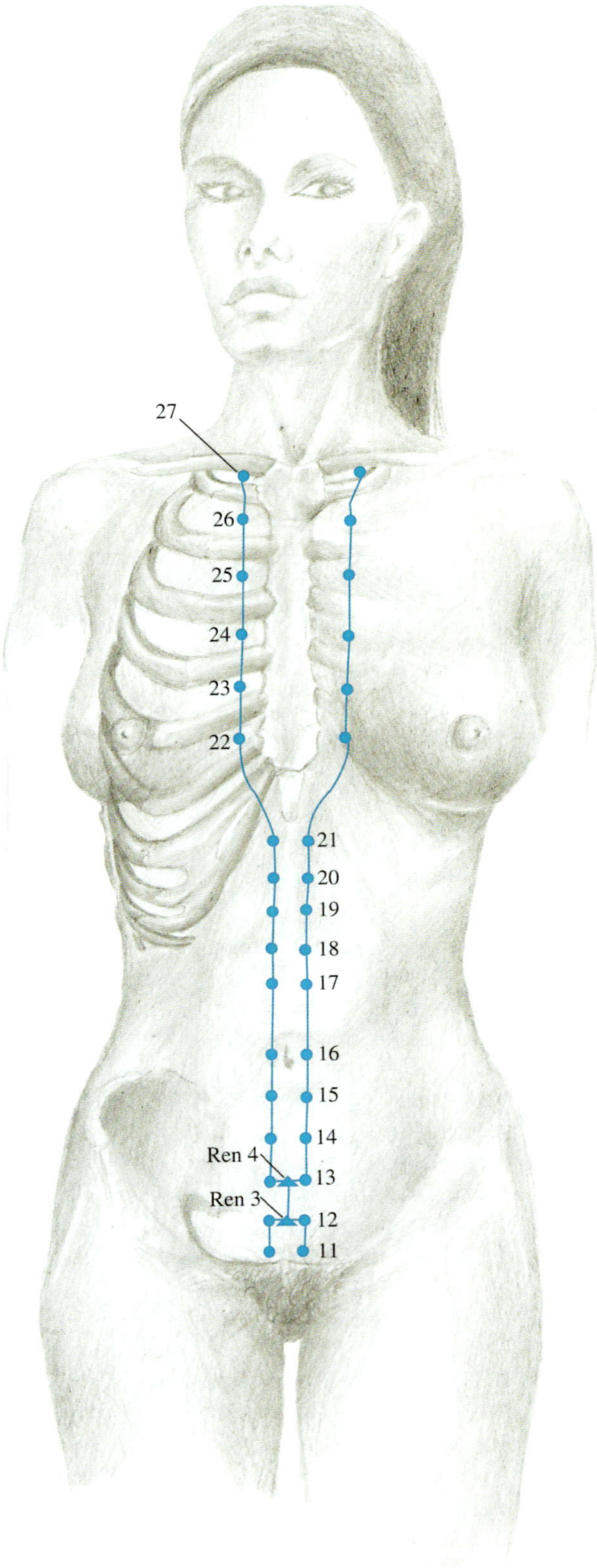

▶ **Abb. 8.47** Niere: N 11 – N 27.

N 10 Yin Gŭ
Tal des Yin

Funktion: Hé Xué (Meerpunkt), Wasserpunkt des Wassers – Stundenpunkt.

Lage: An der Innenseite des Knies, knapp vor dem Ende der medialen Kniegelenksfalte, in der Vertiefung zwischen den Sehnen des M. semitendinosus und des M. semimembranosus. Der Punkt ist nur bei gebeugtem Knie zu tasten, bei gestrecktem Bein ist er hinter den Sehnen verborgen.

Akupressur: Mit dem Zeige- oder Mittelfinger drücken, lange halten. Druckstärke 4–5.

Man hat Gefühle wie: „ein leichter Stein sinkt in warmem Wasser auf den Grund" oder „Das endlose Hineinsinken in ein Daunenbett".

Als Wasserpunkt des Wassers ist Yin Gŭ der Zugang zur Essenz des Wassers, der Zugang zu Gefühlen wie Zufriedenheit, Wohlbefinden und stiller Fröhlichkeit – bei manchen auch zu Grant und Wut.

„Das Hara wird warm."

„Ich fühle mich im Wasser-Element."

Yin Gŭ regt das Erste und Zweite Chakra an. In Damm, Hoden, Penis, Schamlippen und Klitoris spürt man Wärme und Qì, das dann über den Nierenmeridian aufsteigt und ein Gefühl von Größe gibt, von Kraft und Zentriertsein und ein erweiterndes Gefühl in der Brust.

„Die Leiste gibt nach."

Schwierigkeiten, nachzugeben, sich gehen zu lassen, sich fallen zu lassen.

Knieschmerzen.

Beschwerden beim Harnlassen, Schmerzen und Jucken der äußeren Geschlechtsorgane, Regelschmerzen.

Akupunktur: 5–20 mm senkrecht.

Erkrankungen und Beschwerden der Harn- und Geschlechtsorgane, wie Prostata- und Vaginaentzündungen, chronischer Ausfluss, verlängerte und verstärkte Regelblutung und Zwischenblutungen.

Erkrankungen und Abnutzungserscheinungen des Kniegelenks.

N 11 Héng Gŭ
Schambein

Funktion: Punkt des Wundermeridians Chong Mài.

Lage: Knapp oberhalb des Schambeins, 5 fen seitlich der Mittellinie in Höhe von Rèn 2.

Akupressur: Den Zeige- oder Mittelfinger auf den Punkt legen, ganz leicht drücken, das Qì fließt hier oberflächlich am stärksten. Druckstärke 1–2.

Héng Gŭ wirkt entspannend und wärmend auf Unterleib und Becken.

Man spürt einen Zustrom von Energie in Prostata und Hoden, Gebärmutter und Kreuzbein.

Manchmal weckt er mythische Bilder: Demeter, die Göttin der Fruchtbarkeit, in einem Tempel oder das Becken als energiespendender Quell, als große, weite Schale, aus der jemand trinkt.

Héng Gŭ weckt Gefühle der Lust an der Hingabe und Fruchtbarkeit.

Schmerzen in Unterbauch und Kreuzbein, Reizblase, Verdauungsbeschwerden.

Akupunktur: 5–20 mm senkrecht.

Urogenitale Erkrankungen und Beschwerden wie Blasen- und Harnröhrenentzündung, Harnverhaltung, Nierenschmerzen, Hoden- und Gebärmutterentzündung.

Sterilität, Impotenz und Frigidität, mangelnde Hingabefähigkeit.

Ängste, depressive Verstimmung, Erschöpfung.

Schmerzen und Verspannungen im unteren Rücken.

N 12 Dà Hè
Sehr einflussreich

Funktion: Punkt des Wundermeridians Chong Mài.

Lage: 5 fen seitlich der Mittellinie in Höhe von Rèn 3–1 cun oberhalb des Schambeins.

Akupressur: Mit dem Daumen drücken. Druckstärke 4–6.

Dà Hè entspannt den Unterbauch, die Lendenwirbelsäule und das Kreuzbein.

Manchmal spürt man den aufsteigenden Energiefluss im Zentralkanal oder Chong Mài.

Im geistigen Bereich hat er sehr unterschiedliche Wirkungen. Meist führt er in tiefe und abgelegene Winkel des Geistes, in eine Bilderwelt, die oft den Dualismus von Licht und Dunkel zum Inhalt hat, den Gegensatz von Natur und gestalteter Welt.

Bei entsprechender Wahrnehmungsfähigkeit öffnet er auch einen Zugang zur schamanischen Ebene der Wirklichkeit, zu Flugträumen und Tunnelvisionen.

Blasenschmerzen, Müdigkeit, Erschöpfung.

Akupunktur: 5–20 mm senkrecht.

Erkrankungen und Beschwerden der Harn- und Geschlechtsorgane.

Schmerzen im unteren Rücken, Impotenz, Sterilität.

N 13 Qì Xué
Nest der Lebenskraft

Funktion: Punkt des Wundermeridians Chong Mài.

Lage: 5 fen seitlich der Mittellinie in Höhe von Rèn 4–2 cun oberhalb des Schambeins oder 3 cun unterhalb des Nabels.

Akupressur: Mit dem Daumen drücken. Druckstärke 4–6.

Ebenso wie Guan Yuán (Rèn 4) kräftigt Qì Xué das Hara und das Zweite Chakra: Er steigert die Vitalkraft und wirkt sexuell anregend. Manchmal werden auch Gefühle wie Ärger oder Angst bewusst, die mit der Erinnerung an unharmonische Liebeserlebnisse verknüpft und in diesem Punkt gespeichert sind.

Qì Xué wirkt über den Nierenmeridian auch anregend auf den Brustbereich und die energetische Schutzhülle der Brust – „ein goldenvioletter Schutzschild vor Brust und Armen, wie die schimmernde Rüstung eines griechischen Gottes".

Bauch- und Regelschmerzen, Energiemangel und Schwäche.

Akupunktur: 5–20 mm senkrecht.

Erkrankungen der Harn- und Geschlechtsorgane, Menstruationsstörungen.

Ständige Durchfälle, Verdauungsbeschwerden.

Schmerzen im unteren Rücken und in der Kreuzbeingegend. Sterilität, Impotenz, sexuelle Schüchternheit, gehemmte Erotik, Angst vor der Lust.

N 14 Sì Măn
Erfüllung am vierten Punkt

Funktion: Punkt des Wundermeridians Chong Mài.

Lage: 5 fen seitlich der Mittellinie in Höhe von Rèn 5–3 cun oberhalb des Schambeins oder 2 cun unterhalb des Nabels.

Akupressur: Mit dem Daumen drücken. Druckstärke 4–7.

Sì Măn kräftigt das Hara und hat eine wohltuende Wirkung auf Gebärmutter und Eierstöcke.

Er macht kräftig und lebenslustig. Manchmal weckt er Bilder, die zum Thema haben, wie wir mit Konfrontation und Auseinandersetzung umgehen – ob wir mit Rückzug, Unterwerfung, Rebellion oder einer kraftvollen, fairen und humorvollen Haltung auf einen Konflikt reagieren.

Verdauungsbeschwerden, unregelmäßige Menstruation, verlängerte und zu starke Regelblutung.

Akupunktur: 5–20 mm senkrecht.

Menstruationsstörungen, Gebärmutterblutungen, postpartale Schmerzen.

Durchfall, Dünn- und Dickdarmentzündung.

N 15 Zhong Zhù
Sich auf die Mitte konzentrieren

Funktion: Punkt des Wundermeridians Chong Mài.

Lage: 5 fen seitlich der Mittellinie in Höhe von Rèn 7–1 cun unterhalb des Nabels.

Akupressur: Mit dem Daumen drücken. Druckstärke 5–8.

Zhong Zhù wirkt stärkend auf Hara und Solarplexus.

Häufig stößt man auf Gefühle, Regungen und Konflikte aus dem Wesenskern einer Persönlichkeit – wie z. B. Verletzlichkeit, Ängstlichkeit und Anspannung, Konflikte mit der Mutter oder das ungeschminkte Bedürfnis, sich zusammenzurollen und gestreichelt und geliebt zu werden.

Bauch- und Regelschmerzen, unregelmäßige Menstruation.

Akupunktur: 5–20 mm senkrecht.

Verdauungsstörungen, Verstopfung, Dünn- und Dickdarmentzündung.

Menstruationsstörungen, Eileiter- und Eierstockentzündungen.

N 16 Huang Shu
Beeinflussungspunkt des Innersten

Funktion: Punkt des Wundermeridians Chong Mài.

Lage: 5 fen seitlich der Nabelmitte.

Akupressur: Mit dem Daumen drücken. Druckstärke 4–6.

Huang Shu wirkt wohltuend und stärkend auf die Mitte. Er entspannt und zentriert, ein allgemeines Wohlgefühl stellt sich ein, die Atmung vertieft sich. Bauch und Rücken werden warm, manchmal entsteht ein leichtes Vibrieren im ganzen Körper.

Im seelischen Bereich stimuliert Huang Shu den Prozess des in die Mitte Kommens: Man ist in seiner Mitte und beobachtet Gutes und Schlechtes, Vollendetes und Unvollendetes, das einem widerfahren ist. „Huang Shu ist die Nabe des Rades."

Er ist eine energetische Schaltstelle zwischen oberer und unterer Körperhälfte: Nach unten hin wirkt er entspannend auf Becken und Hüften, nach oben hin auf den Magen.

Erbrechen, Magenschmerzen, Durchfall, Kältegefühl im Bauch und in der Lendengegend.

Akupunktur: 5–20 mm senkrecht.

Verstopfung, Bauchschmerzen, Magenkrämpfe, Magen- und Darmentzündung.

Menstruationsstörungen, Erkrankungen der Nieren- und Harnwege wie Harnröhren- und Nierenbeckenentzündung.

N 17 Shang Qu
Dickdarmbogen

Funktion: Punkt des Wundermeridians Chong Mài.

Lage: 5 fen seitlich der Mittellinie auf Höhe von Rèn 10–2 cun über dem Nabel.

Akupressur: Mit dem Daumen drücken. Druckstärke 4–6.

Shang Qu stärkt das Wasserelement, er regt die Ausscheidungstätigkeit von Dickdarm, Niere und Blase an.

Er entspannt den Kopf – die Wünsche, Ziele und Pläne sind ruhiggestellt. Man spürt, wie schön es ist, einfach auf dem Rücken zu liegen und nichts zu tun. Man fühlt sich weit werden und ist zufrieden.

Seine Wirkung auf die Feuerniere spürt man als Wärme oder Pulsieren im Körper, vielleicht auch als Flirren unter der Haut.

Shang Qu entspannt Verkrampfungen im Bereich des Solarplexus.

Spannungsgefühle im Oberbauch, Völlegefühl, Verstopfung, Magenschmerzen, Erbrechen und Durchfall. Kältegefühle.

Akupunktur: 5–20 mm senkrecht

Shan Qu wirkt entspannend auf den Gefühlsbereich des Solarplexus: Wut, Neid, Geiz, Eifersucht und Gier.

Kolikartige Oberbauchschmerzen, Magenkrämpfe, Pylorospasmus, Colitis.

Erkrankungen von Blase und Niere.

N 18 Shí Guan
Felspass

Funktion: Punkt des Wundermeridians Chong Mài.

Lage: 5 fen seitlich der Mittellinie in Höhe von Rèn 11–3 cun über dem Nabel.

Akupressur: Mit dem Daumen drücken. Druckstärke 4–6.

Shí Guan wirkt anregend auf den Gefühlsbereich von Leber und Milz: Bauch, Becken und Brust fühlen sich weit und offen an, man hat ein Gefühl von tiefem Vertrauen, von Sehnsucht nach Nähe, von Sehnsucht nach Streicheln und Berühren.

Manchmal regt Shí Guan die Kundalini an – man spürt eine heiße Energie in der Wirbelsäule und am Rücken.

Verkrampfter Oberbauch, Völlegefühl, Magenschmerzen, Verstopfung.

Akupunktur: 5–20 mm senkrecht.

Koliken, krampfartige Schmerzen der Gebärmutter, postpartale Bauchschmerzen.

Leberfunktionsstörungen, mangelhafte Nahrungsresorption durch exkretorische Pankreas-Insuffizienz, Magersucht.

Man hat kein Vertrauen und kann Nähe nicht ertragen.

N 19 Yin Du
Metropole des Yin
Sonne des Bauches

Funktion: Punkt des Wundermeridians Chong Mài.

Lage: 5 fen seitlich der Mittellinie auf Höhe von Rèn 12–4 cun oberhalb des Nabels.

Akupressur: Mit dem Daumen drücken. Druckstärke 4–6.

Yin Du regt das Sonnengeflecht an, er macht hell, weit und warm und wirkt wie ein sonniger Frühlingstag.

Er unterstützt eine freie, gerade und aufrechte Haltung und verfeinert die Sinneswahrnehmungen von Augen, Nase und Ohren.

Yin Du hilft bei Spannungsgefühlen und Schmerzen im Oberbauch.

Akupunktur: 5–20 mm senkrecht.

Erbrechen, Gastritis, Magen- und Zwölffingerdarmgeschwür, Roemheld-Symptomenkomplex.

Magenerweiterung, Leberfunktionsstörungen, unvollständige Verdauung.

N 20 Tong Gǔ
Offenes Tal

Funktion: Punkt des Wundermeridians Chong Mài.

Lage: 5 fen seitlich der Mittellinie auf Höhe von Rèn 13, 5 cun über dem Nabel.

Akupressur: Mit dem Daumen drücken. Druckstärke 4–6.

Er regt das Sonnengeflecht an und leitet die Energie nach oben zu Lunge und Herz: Man spürt, wie Kraft aus dem Bauchraum nach oben in Brustkorb und Arme fließt, die Atmung wird tiefer, das Blut wird überall stärker durchgepumpt, Wärme breitet sich aus.

Tong Gǔ regt das Herz-Chakra an: Er macht wach und bewusst, die Sinneswahrnehmungen sind gesteigert, man findet sich wieder im Hier und Jetzt.

Spannungsgefühle und Schmerzen im Oberbauch, Dumpfheit, Trägheit, niederdrückende Gefühle.

Akupunktur: 5–20 mm senkrecht.

Erbrechen, Aufstoßen, Sodbrennen, Gastritis, Magen- und Zwölffingerdarmgeschwür, Roemheld-Symptomenkomplex.

Magenerweiterung, Leberfunktionsstörungen, unvollständige Verdauung, mangelhafte Nahrungsresorption durch exkretorische Pankreas-Insuffizienz.

Allgemeine Schwäche, chronische Erkrankungen von Lunge und Herz.

Ähnlich wie Shang Qu (N 17) wirkt Tong Gǔ entspannend auf den Gefühlsbereich des Solarplexus: Wut, Neid, Geiz, Eifersucht und Gier.

N 21 You Mén
Tor zur Unterwelt
Tor zu Dunkelheit der Tiefe

Funktion: Punkt des Wundermeridians Chong Mài.

Lage: 5 fen seitlich der Mittellinie auf Höhe von Rèn 14–6 cun über dem Nabel.

Akupressur: Mit dem Daumen drücken. Druckstärke 4–6.

You Mén wirkt reinigend auf den Gefühlsbereich von Blase, Leber, Herz und Lungen. Oft kramt er Dunkles hervor, eine Erinnerung an eine Zurückweisung, ein bedrückendes Gefühl in der Brust, eine verkrampfte Situation.

Wenn man die hochkommenden Gefühle verarbeitet und verdaut hat, regt er die Leberdynamik an: Man spürt einen vorwärtsdrängenden Impuls und plant die Zukunft.

Verspannungen im Zwerchfellbereich, Aufstoßen, Sodbrennen, Erbrechen, Husten, Beklemmungsgefühle, Herzschmerzen.

Akupunktur: 5–15 mm senkrecht.

Schluckbeschwerden, Schwangerschaftserbrechen, Krampfzustände von Mageneingang und Speiseröhre.

Leberfunktionsstörungen, Bauchschmerzen, Durchfälle.

Erkrankungen von Herz und Lunge wie Asthma bronchiale, Angina pectoris und Herzneurose.

N 22 Bù Láng
Den Säulengang durchschreiten

Lage: Neben dem Brustbein im fünften Zwischenrippenraum, 2 cun seitlich der Mittellinie.

Akupressur: Bei Männern zuerst leicht, dann fester mit dem Mittelfinger drücken. Den Klienten gegen den Finger atmen lassen. Druckstärke 2–3. Bei Frauen auf dem Brustdrüsengewebe immer nur Druckstärke 1.

Bù Láng regt das Herz-Chakra an: Brustkorb, Herz und Lungen, Arme und Hände fühlen sich kräftig und einheitlich an, man spürt eine Einheit von Fühlen und Handeln; man hat den Impuls, Liebe und Zärtlichkeit zu geben – aus einer in sich ruhenden Stärke heraus, die nicht verletzt oder beleidigt ist, wenn sie zurückgewiesen wird; man kippt ins Hier und Jetzt.

Wenn die Energie im Herz-Chakra blockiert ist, können bei diesem Punkt Druck- und Beklemmungsgefühle in der Brust bewusst werden. Bù Láng regt auch das Stirn-Chakra an, die Obere Wohnung des Shén: Man spürt eine starke, klare, helle Energie, die „wie ein sanfter Blitz zum Dritten Auge hinaufschießt".

Husten, Beklemmungsgefühle, Herzschmerzen.

Akupunktur: 3–5 mm senkrecht oder 5–10 mm schräg in Richtung Brustbein.

Bei mageren Menschen Pneumothoraxgefahr.

Mangelnde Herzenswärme, man verhält sich im Konfliktfall cool, distanziert, intellektuell und rationalisierend.

Man unterdrückt seine Gefühle durch Rauchen.

Es gelingt einem nicht, sich gut zu integrieren und anzupassen, ohne seine Individualität dabei zu verlieren.

Erkrankungen des Herzens wie Herzneurose und Angina pectoris.

Atemnot, Rippenfellentzündung, Erkrankungen der Lunge wie Asthma und Lungenentzündung.

Interkostalneuralgie, Thoraxschmerzen.

N 23 Shén Feng
Altar der Geister
Siegel des Geistes

Lage: Neben dem Brustbein im vierten Zwischenrippenraum, 2 cun seitlich der Mittellinie.

Akupressur: Bei Männern zuerst leicht, dann fester mit dem Mittelfinger drücken. Den Klienten gegen den Finger atmen lassen. Druckstärke 2–4. Bei Frauen auf dem Brustdrüsengewebe immer nur Druckstärke 1.

Shén Feng macht das Herz warm, das Zwerchfell entspannt sich. Manchmal spürt man einen Zug im Beckenboden nach oben und Hitze im Kopf und Rücken.

Shén Feng hat eine tiefe seelische Wirkung, manchmal kommen symbolische Bilder oder schmerzliche Gefühle hoch, wie z. B. das Gefühl, verlassen worden zu sein.

Bei entsprechender Offenheit setzt er einen Erkenntnisprozess über die Muster in Gang, die unsere Liebesbeziehungen geprägt haben und noch immer prägen. Die Kunst zu lieben oder Liebe zu vermeiden, die wir von Eltern und Großeltern übernommen haben, sind das „Siegel des Geistes".

„Ich spüre eine Weite im Brustkorb, so als ob ich über eine Landschaft schauen würde."

„Ich sehe ein türkisblaues Licht im hinteren Teil des linken Auges."

Die Menschen, die unsere Liebesfähigkeit geprägt haben, sind „die Geister auf dem Altar".

„Ich sehe meine Mutter und spüre Aggressivität."

Druck und Beklemmungsgefühle in der Brust, Herzschmerzen, Husten.

Akupunktur: 3–5 mm senkrecht oder 5–10 mm schräg in Richtung Brustbein. Gefährlicher Punkt.

Mangelnde Herzenswärme, man verhält sich allgemein distanziert.

Hartherzigkeit, man sieht es als Schwäche an, Liebe zu empfinden.

Erkrankungen des Herzens wie Herzneurose und Angina pectoris.

Atemnot, Stauungsgefühle in der Brust, Rippenfellentzündung, Erkrankungen der Lunge wie Asthma und Lungenentzündung.

Krampfzustand der Speiseröhre, Brustdrüsenentzündung, vorbeugend gegen Tumoren der Brust.

Interkostalneuralgie, Thoraxschmerzen.

N 24 Líng Xu
Geisterruine

Lage: Neben dem Brustbein im dritten Zwischenrippenraum, 2 cun seitlich der Mittellinie.

Akupressur: Bei Männern zuerst leicht, dann fester mit dem Mittelfinger drücken. Den Klienten gegen den Finger atmen lassen. Druckstärke 2–4. Bei Frauen auf dem Brustdrüsengewebe immer nur Druckstärke 1.

Líng Xu entspannt Verkrampfungen des Brustkorbs, die Atmung wird tiefer, die Brust wird größer und weiter, man fühlt sich offen und froh.

Nach Aufregungen wirkt er beruhigend und kühlend auf das Herz.

Während Shén Feng (N 23) einen Blick in die Vergangenheit ermöglicht, stellt Líng Xu in Herzensangelegenheiten die Frage nach der Zukunft: Was habe ich zu tun?

Der Punkt heißt nicht zu Unrecht „Ruine der Geister": Manchmal sieht man Lichtfäden zu den Menschen, die einem nahe stehen; wenn man sich ein jugendliches Gemüt bewahrt hat, sieht man vielleicht Lichtkobolde oder geht auf einem Regenbogen spazieren.

Atembeschwerden, Beklemmungsgefühle, Herzschmerzen und Husten.

Spannungsgefühle in den Brüsten vor und während der Regel.

Akupunktur: 3–5 mm senkrecht oder 5–10 mm schräg in Richtung Brustbein. Gefährlicher Punkt.

Mangelnde Herzenswärme, Freudlosigkeit, Humorlosigkeit, man nimmt alles todernst.

Erkrankungen des Herzens wie Angina pectoris und Herzneurose.

Spannungsgefühl in der Brust, Atemnot, Bronchitis, Asthma bronchiale, Rippenfell- und Lungenentzündung, Thoraxschmerzen, Interkostalneuralgie, Krampfzustand der Speiseröhre, Brustdrüsenentzündung, vorbeugend gegen Tumoren der Brust.

N 25 Shén Cáng
Verborgener Geist
Wohnort des Shén

Lage: Neben dem Brustbein im zweiten Zwischenrippenraum, 2 cun seitlich der Mittellinie.

Akupressur: Zuerst leicht, dann fester mit dem Mittelfinger drücken. Den Klienten gegen den Finger atmen lassen. Druckstärke 2–4.

Shén Cáng entspannt einen verkrampften Brustkorb und regt eine zusammengesunkene Brust zu tiefer und voller Atmung an.

Ähnlich wie Bù Láng (N 22), Shén Feng (N 23) und Líng Xu (N 24) regt auch er das Herz-Chakra an und macht uns durch Bilder und Empfindungen verschiedene Aspekte unserer Liebesfähigkeit und unserer Herzensangelegenheiten bewusst.

„Ich spüre eine angenehme Hitze; stoße auf Weinen, eine Traurigkeit, die mit meinen Minderwertigkeitsgefühlen verbunden ist. Der Bereich zwischen den Schulterblättern schmerzt."

„Ich fühle Beengung."

„Ich sehe meine Mutter – und schicke sie weg."

„Ich fühle mich sehr ruhig. Eine Bank im Grünen auf einer Anhöhe. Sonne, es ist warm, ich bin alleine."

„Ich habe eine Wolke im Kopf – statt dem Hirn. Sehr angenehm!"

„Ich sitze am Strand, sehe das Meer. Es ist sonnig und friedlich, die Sonne spiegelt sich in den leichten Wellen."

Er bringt Energie zum Dritten Auge, dem Oberen Wohnort des Shén. Meist macht er klar und wach und gibt den Mut, wahrhafte Dinge von Herzen zu sagen.

Atembeschwerden, Beklemmungsgefühle, Husten und Herzschmerzen.

Akupunktur: 3–5 mm senkrecht oder 5–10 mm schräg in Richtung Brustbein. Gefährlicher Punkt.

Man fühlt sich von anderen Menschen abgeschnitten und ungeliebt.

Man fühlt sich nicht wahrgenommen und hat meist nicht den Mut, zu sagen, was man denkt und fühlt.

Atemnot, Bronchitis, Asthma bronchiale.

Funktionelle Herzbeschwerden, Brustschmerzen, Interkostalneuralgie.

N 26 Yù Zhong – Vermittler sprachlicher Brillanz

Lage: Neben dem Brustbein im ersten Zwischenrippenraum, 2 cun seitlich der Mittellinie.

Akupressur: Zuerst leicht, dann fester mit dem Mittelfinger drücken. Den Klienten zur Schlüsselbeinatmung anregen. Druckstärke 2–4.

Yù Zhong entspannt einen aufgeblähten, stolzen und starren Brustkorb und macht ihn weicher und flexibler, sodass die Ausatmung wieder vollständiger wird. Eine zusammengesunkene und Mitleid erregende Brust regt er zu tieferer und vollerer Atmung an – eine andere Übersetzungsmöglichkeit für Yù Zhong ist „Vermittler üppigen Aussehens".

Yù Zhong wirkt heilend auf Lungen und Hals. Er regt das Kehlkopf-Chakra an: Eine Aktivierung dieses Chakras lässt die Sprache voller und deutlicher werden, bei Männern oft auch tiefer; die Bereitschaft, sich einem anderen Menschen anzuvertrauen und sich mitzuteilen, wird größer, der sprachliche Ausdruck genauer. Ein aktiviertes Kehlkopf-Chakra bedeutet Selbstsicherheit in der Kommunikation und die Fähigkeit, andere begeistern und mitreißen zu können.

Heiserkeit, Halsweh und Husten, man fühlt sich im Hals wie zugeschnürt.

Akupunktur: 3–5 mm senkrecht oder 5–10 mm schräg in Richtung Brustbein. Gefährlicher Punkt.

Flache Atmung, Pessimismus, Mutlosigkeit.

Schwierigkeiten, sich auszudrücken, Hemmungen, zu sagen, was man denkt und fühlt.

Halsentzündungen, Atembeschwerden, Bronchitis, Keuchhusten, Asthma bronchiale, Nachtschweiß, Stauungsgefühle in der Brust.

N 27 Shu Fǔ – Leitet das Qì zum zentralen Palast

Lage: In der Vertiefung im Winkel zwischen Brustbein, Schlüsselbein und erster Rippe, 2 2fen seitlich der Mittellinie.

Akupressur: Mit dem Zeigefinger drücken. Den Klienten zur Schlüsselbeinatmung anregen. Druckstärke 2–3.

Shu Fǔ fördert die Lungenspitzenatmung, er regt eine flache, zusammengesunkene und Mitleid erregende Brust zu tieferer und vollerer Atmung an und macht wach und präsent.

„Ich habe das Gefühl wie eine Säule zu sein, die steht. Ich fühle mich sehr aufrecht. Ich richte mich auf."

„Meine Brust wird voll – ich visualisiere positive Lösungen für die Zukunft."

„Ich spüre Frieden, Ruhe, Geborgenheit."

Er entspannt den Bauch, macht hell, häufig entsteht in der einen oder anderen Form ein Gefühl der Zustimmung, ein Gefühl der Bejahung des eigenen Lebens: man kann dem zustimmen, was man tut und fühlt sich okay.

Shu Fǔ stärkt die Fähigkeit, wahrhafte Worte von Herzen zu sprechen, man hat den Wunsch, sich zu zeigen, wie man ist.

„Ich habe einen Kloß in der Kehle."

„Ich spüre eine scharfe Trennung zwischen der rechten und der linken Seite des Kehlkopfes – ein unangenehmes Röhrchen verläuft durch die rechte Seite.“

Heiserkeit, Halsweh und Husten.

Akupunktur: 3 mm senkrecht oder 4–8 mm schräg in Richtung Brustbein. Bei mageren Menschen Pneumothoraxgefahr.

Flache Atmung, zynischer Pessimismus, Mutlosigkeit, orales Verhalten.

Selbstzweifel, Minderwertigkeitskomplexe, man kritisiert sich ständig und lässt kein gutes Haar an sich.

Halsentzündungen, Atembeschwerden, Tracheo-Bronchitis, Asthma bronchiale, Stauungsgefühl und Schmerzen in der Brust.

8.10.7 Diagnostische Kriterien der Wasser-Niere

▶ **Tab. 8.33** Diagnostische Kriterien der Wasser-Niere.

Heiße Symptome, Fülle (Shi)	Kalte Symptome, Leere (Xu)
Wenig Harn	Viel Harn
Nierensteine	
Knochentumoren	Frühzeitige Bandscheibenabnutzung
	Gelenksknorpeldegeneration
	Osteoporose
	Schlechte Zähne
Differenziertes Hören	Hörschwäche
Überempfindlichkeit auf Töne und Geräusche	Ohrensausen

8.10.8 Diagnostische Kriterien der Feuer-Niere

▶ **Tab. 8.34** Diagnostische Kriterien der Feuer-Niere.

Heiße Symptome, Fülle (Shi)	Kalte Symptome, Leere (Xu)
Frühe Pubertät	Späte Pubertät
Kurze Menses	Lange Menses
Regelschmerzen	Amenorrhöe
Fruchtbar	Unfruchtbarkeit
Starke Libido	Geschlechtskälte
	Erektionsschwäche
	Impotenz
	Vorzeitige Ejakulation
Orgasmusfähigkeit	Anorgasmie
Starke Vitalität	Psycho-physische Erschöpfung
Ausgeprägte Willenskraft	Schwacher Wille
Mutig und aktiv	Ängstlich und schreckhaft
Kann Kälte gut vertragen	Empfindlich gegen Kälte
Braucht wenig Schlaf	Schlafsucht und chronische Müdigkeit

8.10.9 Diagnostische Kriterien des Nierenmeridians

▶ **Tab. 8.35** Diagnostische Kriterien des Nierenmeridians.

Fülle	Leere
Heiße Füße, steife Gelenke; Schmerzen beim Wasserlassen, akuter Harnwegsinfekt, Entzündungen der inneren und äußeren Geschlechtsorgane, Regelkrämpfe, schmerzhafter, geschwollener Rachen, heiße und trockene Zunge.	Kalte Füße, kalte Beine, kaltes Becken; schwache und überdehnbare Gelenke; unregelmäßige Menstruation, Ausfluss, Erektionsschwäche, frühzeitiger Samenerguss und Prostatavergrößerung; chronische Halsentzündung.

8.10.10 Der Wassertypus

► Tab. 8.36 Der Wassertypus

Was ihm wichtig ist	Womit er Schwierigkeiten hat/wovor er Angst hat
Ruhe, Stille, Alleinsein Träume und Musik Geheimnis, Mysterium, Meditation Wahrheit und Philosophie Esoterisches Wissen, Wissen um den Tod Schutz und Anonymität	Handeln; durchführen, organisieren Schnelligkeit und Unbedachtheit Ausdruck und Kommunikation Geselligkeit, ständiges Gerede, im Mittelpunkt stehen Unsensibilität und Grobheit Oberflächlichkeit und Unehrlichkeit Anpassung, Verantwortung, Pflicht Überschwang, Melodram, Hysterie Angst, verletzt und verlassen zu werden
Seine starken Seiten	**Was ihm in Liebe und Sexualität wichtig ist**
Feinfühlig, sensibel, aufmerksam Aufgeschlossen, wahrheitsliebend, objektiv Freimütig, aufrichtig Bescheiden, selbstgenügsam, sparsam, umsichtig Phantasievoll, erfinderisch, genial Nach innen schauend, weise, in sich ruhend	Annäherung und Begegnung fließend geschehen lassen, ohne große Gesten, ohne großes Pathos. Gegenseitige Anziehung mit starken, stillen Gefühlen. Gefühlsmäßige Verbundenheit mit dem anderen ohne große Worte. Langsamer, zärtlicher, gefühlsbetonter Sex. Mit dem anderen verschmelzen. Mystische Vereinigung in der Sexualität. Tantrische Sexualität.
Seine Schattenseiten bei Fülle	**Seine Schattenseiten bei Leere**
Zurückgezogen, in Gedanken verloren Wortkarg, lässt andere nicht teilhaben an seiner Welt Misstrauisch, paranoid Durchdringend, überkritisch, fordernd Exzentrisch, überspannt Lüstern, sexbesessen Verantwortungslos, asozial	Schreckhaft, unruhig, nervös Verängstigt, vor Schreck gelähmt Fühlt sich leicht angegriffen oder bedroht Willensschwach oder willenlos Energielos Geschlechtskalt Umständlich, unverlässlich, chaotisch

8.11 Der Meridian der Herzhülle

Die Herzhülle ist das zweite Yin-Organ des Feuers. Andere Bezeichnungen dieses Organs sind:

- Perikard – lateinisch für Herzbeutel oder Herzhülle
- Meister des Herzens – eine irreführende Übersetzung; eine korrekte Bezeichnung wäre „Kanzler“ oder „Burgvogt des Herzens“, denn die Aufgabe der Herzhülle ist nicht, über das Herz zu gebieten, sondern es zu beschützen und ihm zu dienen. In der chinesischen Analogie der Organhierarchie mit der Hierarchie am Kaiserlichen Hofe wird das Herz als Kaiser oder Prinz angesehen, und die Herzhülle als sein Erster Minister oder Kanzler.
- Kreislauf-Sexualität – eine zum Teil irreführende Bezeichnung; die Herzhülle reguliert zwar Kreislauf und Blutdruck, sexuelle Energie und Libido sind aber vor allem Funktionen der Niere.

Die Herzhülle bestimmt die herzliche, freudige Seite in unseren intimen Beziehungen, unseren Freundschaften und der Beziehung zu anderen Menschen ganz allgemein, sie bestimmt die Art, wie wir Liebe und Herzlichkeit ausdrücken und annehmen, nicht aber sexuelle Lust und Kraft. Die Verwechslung von Liebe und Sexualität ist abendländisches Kulturgut und stammt nicht aus China.

- Gekoppeltes Yáng-Organ: **San Jiao (Dreifacher Erwärmer)**
- Gewebe: **Blutgefäße**
- Körperflüssigkeit: **Blut**
- Sinnesorgan: **Zunge**
- Sinn: **sprechen**
- Klangfarbe der Stimme: **lebendig, warm, ausdrucksvoll; lachend, kichernd**
- Ausdruck der Kraft: **Teint**
- Gesichtsfarbe bei Krankheit: **rot und weiß gemischt**
- Geruch bei Krankheit: **versengt, verbrannt**
- Verhalten bei Stress: **Traurigkeit und Kummer**
- Von der Herzhülle kommende Gefühle: **Freude, Liebe, Hingabe, Zärtlichkeit; Begeisterung; Drama, Hysterie**
- Bei Leere anregendes, bei Fülle krankmachendes Klima: **Hitze**
- Jahreszeit: **Sommer**
- Richtung der Kraft: **Geben und Nehmen**

Das Qì fließt vom Meridian der Niere in den der Herzhülle und von diesem weiter in den Meridian des San Jiao.

Die Herzhülle bildet mit der Leber die mittlere Energieschicht des Yin, das Jué Yin.

8.11.1 Tiefer Verlauf

Der tiefe Ast entspringt im Herzgeflecht, dem vegetativen Nervengeflecht aus Sympathikus- und Vagusfasern in der Mitte der Brust, und führt zum Herzbeutel oder Perikard (s. Abb. 8.48). Vom Herzbeutel gehen drei Energiebahnen aus.

Die erste führt zu Shàn Zhong (Rèn 17), dem Yin-Tor des Herz-Chakras.

Die zweite zieht entlang der Aorta durch den oberen Erwärmer, durch den Hiatus aorticus in den Bauchraum und entlang der Arteriae iliacae communes weiter ins Becken. Sie verbindet die Herzhülle mit dem oberen, mittleren und unteren Wärmer.

Die dritte Bahn verläuft seitlich im Inneren des Brustkorbs und kommt neben der Brustwarze an die Körperoberfläche.

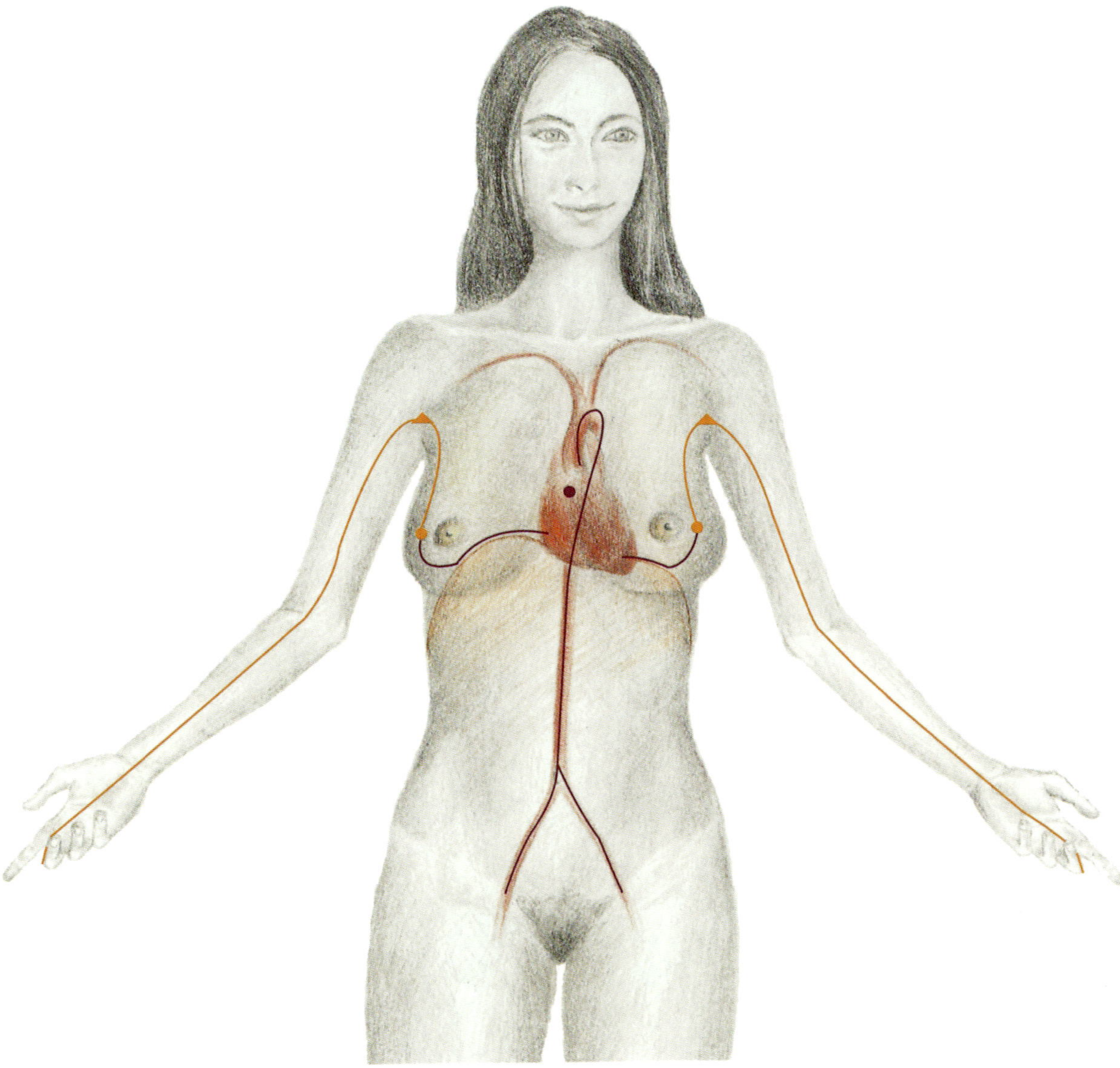

▶ **Abb. 8.48** Herzhülle, tiefer Verlauf.

8.11.2 Oberflächlicher Verlauf

Der oberflächliche Ast beginnt in Tian Chí (HH 1), 1 cun seitlich der Brustwarze (s. Abb. 8.49). Er führt auf der Brustwand nach außen und oben, macht einen Bogen um das vordere Ende der Achselfalte und verläuft an der Vorderseite des Oberarms zwischen den Köpfen des Bizeps (HH 2).

In der Ellenbeuge fließt er ulnar der Bizepssehne (HH 3), am Unterarm folgt er dem Verlauf des Nervus medianus. Seine Punkte am Unterarm (HH 4 bis HH 7) liegen auf der Mittellinie der Unterarminnenseite, zwischen den Sehnen der Mm. palmaris longus und flexor carpi radialis.

Der Meridian folgt einem Endast des Nervus medianus zwischen dem dritten und vierten Mittelhandknochen zu Láo Gong (HH 8) in der Mitte der Hohlhand, gelangt dann schräg über die Handinnenfläche zur radialen Seite des Mittelfingers und folgt dieser bis zu seinem Endpunkt (HH 9) an der Mittelfingerspitze/am radialen Nagelfalzwinkel – es gibt beide Lokalisationen in der Literatur, sie haben ähnliche Wirkung.

Ein Seitenast zweigt in Láo Gong ab und zieht zu Guan Chong (SJ 1) am ulnaren Nagelfalzwinkel des Ringfingers. Er verbindet den Meridian der Herzhülle mit dem des San Jiao.

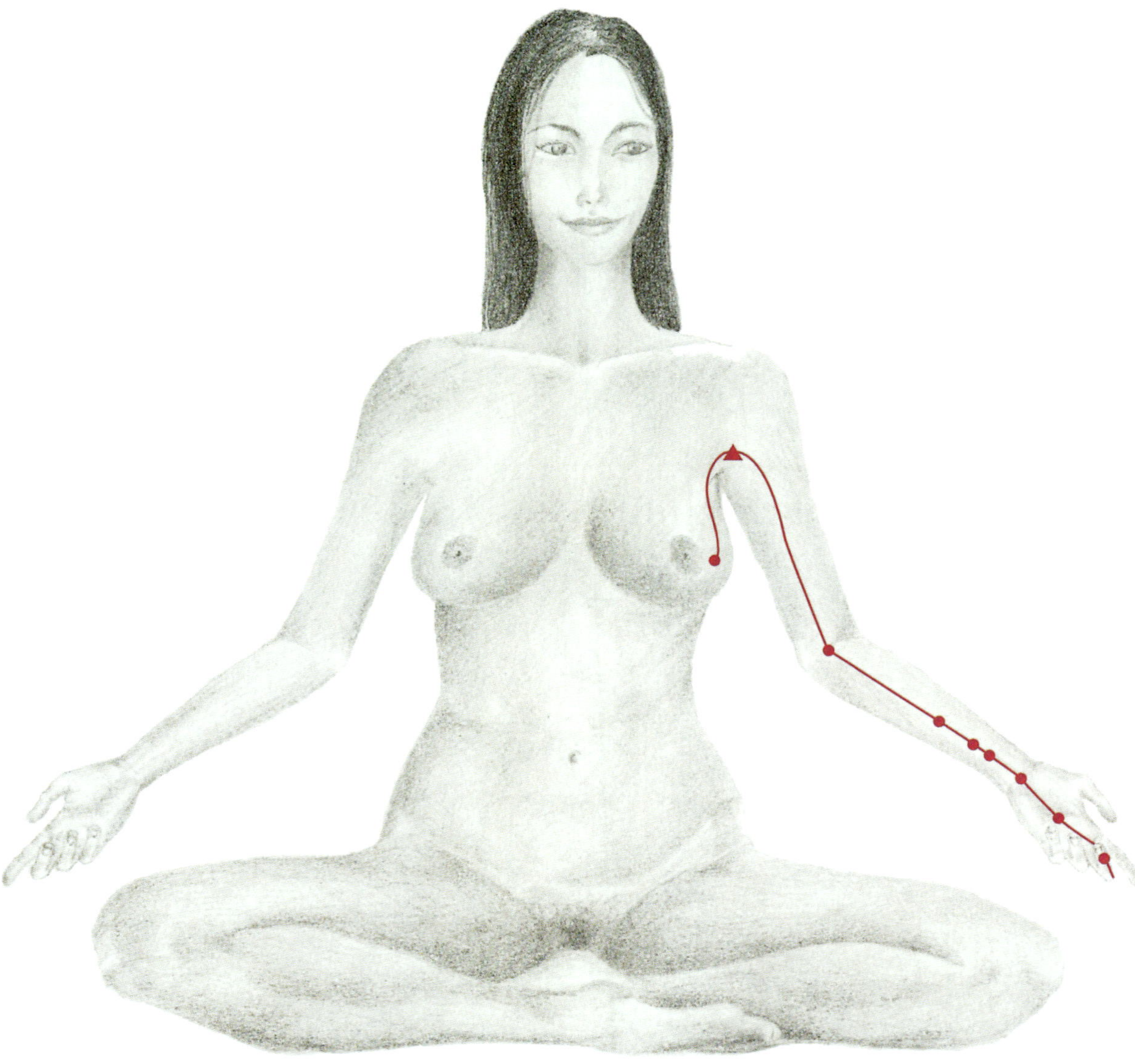

► **Abb. 8.49** Herzhülle, oberflächlicher Verlauf.

8.11.3 Aufgaben der Herzhülle

Der chinesische Organbegriff der Herzhülle umfasst, anatomisch gesehen, den Herzbeutel oder das Perikard und, funktionell gesehen, den Blutkreislauf und alle Hormone und Regulationsmechanismen, die über eine Weiter- oder Engerstellung der Gefäße und über eine Erhöhung oder Verringerung des Plasmavolumens den Blutkreislauf erhalten und steuern. Zu den wichtigsten Regulatoren von Kreislauf und Blutdruck zählen die Pressorezeptoren, das Kreislaufzentrum in der Medulla oblongata, Adrenalin, Noradrenalin, Acetylcholin und das Renin-Angiotensin-Aldosteron-System. Die Blutgefäße als anatomische Grundlage der Blutzirkulation werden dem Feuerelement im Allgemeinen und im Besonderen dem Herzen wie der Herzhülle, aber auch dem Dreifachen Erwärmer zugeordnet.

Die Funktionen der Herzhülle überschneiden sich mit dem Begriff der Yáng-Niere, worunter man in der Chinesischen Medizin das System der endokrinen Drüsen versteht. In den älteren chinesischen Texten wird von der Herzhülle überhaupt nur als Yáng-Niere gesprochen und es dürfte erwiesen sein, dass die Yáng-Niere der ursprüngliche Begriff war, um das hormonelle Geschehen einschließlich der Kreislaufregulation durch blutdruckwirksame Hormone zu umschreiben. Heute versteht man unter Yáng-Niere das System der endokrinen Drüsen unter Ausschluss der hormonellen Mechanismen, die der Aufrechterhaltung von Kreislauf und Blutdruck dienen.

Die enge Verflechtung von Yáng-Niere und Herzhülle kommt auch darin zum Ausdruck, dass das Qì im Meridiankreislauf vom Meridian der Niere in den der Herzhülle fließt. Aus der Verbindung von Niere und Herzhülle wird ersichtlich, dass die Herzhülle eine Mittlerstellung zwischen Niere und Herz einnimmt, zwischen Wasser und Feuer, zwischen dem unteren und dem oberen Pol des Menschen.

In der chinesischen Tradition wird die Herzhülle als Erster Minister oder Kanzler des Feuerprinzen bezeichnet, als sein Leibwächter, als Beschützer des Herzens, als sein Schloss. Seine Aufgabe ist es, den Prinzen vor Schaden und Niederlage zu bewahren, seine Weisungen an seine Hofbeamten und Untertanen weiterzugeben und dem Prinzen über ihr Wohlergehen Bericht zu erstatten.

Die Herzhülle vermittelt die Impulse des Herzens und des Shén – des Bewusstseins, des Geistes, des Esprit – an die Umgebung und nimmt Anerkennung, aber auch Klagen, Kritik und Beschwerden entgegen. Die Herzhülle ist der Mittler zwischen Innen und Außen, zwischen Außen und Innen. Ihre psychische Funktion ist die Kunst des Liebens – Liebe annehmen zu können und Liebe zu geben, Wärme auszustrahlen und sich selbst und anderen gegenüber großzügig zu sein.

8.11.4 Akupressur und Akupunktur

Die Akupressur des Meridians der Herzhülle macht Arme und Hände warm, entspannt und weitet die Brust. Psychisch bedingte Herzschmerzen und Herzangst sowie leichte Fälle von organischen Herzschmerzen werden gelindert oder verschwinden ganz. Man atmet auf.

Die Akupressur des Meridians der Herzhülle regt meist warme und süße Empfindungen in uns an, den Wunsch zu lieben und geliebt zu werden, den Wunsch, Zärtlichkeit zu geben und zu empfangen. Manchmal fühlt man sich auch glücklich mit sich selbst und eingebettet wie in einen Kokon. Manche Punkte wirken entspannend und beruhigen das Herz, wie z. B. Qu Zé (HH 3), Dà Líng (HH 7) und Nèi Guan (HH 6), der auch entspannend und entkrampfend auf die Oberbauchorgane wirkt. Andere, wie z. B. Láo Gong (HH 8) und Zhong Chong (HH 9), wirken anregend auf das Herz, sie wirken belebend und machen wach und präsent. Manchmal führen sie das Bewusstsein weiter ins Reich des Feuers, ins Land der Phantasie, ins Reich von Märchen und Magie.

In der Akupunktur zieht man den Meridian der Herzhülle dem Herzmeridian zur Behandlung von funktionellen und organischen Herzbeschwerden meist vor. Mit Akupunktur werden Herz- und Kreislauferkrankungen wie hoher und niedriger Blutdruck und Blutdrucklabilität, koronare Herzkrankheit, Rhythmusstörungen, Herzbeutel-, Herzmuskel- und Herzinnenhautentzündung behandelt, in schweren Fällen in Abstimmung mit der allopathischen Medikation.

Einige Punkte, wie Xi Mén (HH 4), Jian Shi (HH 5), Nèi Guan und Dà Líng, haben zusätzlich zu ihrer Wirkung auf Herz und Kreislauf eine ausgeprägte psychische Wirksamkeit: sie helfen bei Übererregung und Schlaflosigkeit, bei Angstzuständen und schizoiden Störungen, bei Hysterie, Neurasthenie und Epilepsie.

Als Meisterpunkt des Yin Wéi Mài ist Nèi Guan der wichtigste Fernpunkt bei Krämpfen und Beschwerden im Oberbauch: er hilft bei Übelkeit und Erbrechen, bei Gastritis, Magen- und Zwölffingerdarmgeschwür.

8.11.5 Die wichtigsten Punkte

▶ Tab. 8.37 Die wichtigsten Punkte des Herzhüllen-Meridians.

HH 6	**Nèi Guan** Luò Xué (zu SJ 4) Meisterpunkt des Yin Wéi Mài Meisterpunkt des Oberbauches
HH 1	**Tian Chí** Fenster zum Himmel

HH 3	**Qu Zé** Hé Xué (Meerpunkt), Wasserpunkt
HH 7	**Dà Líng** Yuán Xué (Quellpunkt) und Erdpunkt
HH 9	**Zhong Chong** Jing Xué (Flusspunkt), Holzpunkt (Tonisierungspunkt)
Rèn 17	**Shàn Zhong** Mù Xué (Sammelpunkt) der Herzhülle Meisterpunkt der Atemwege Meisterpunkt der Brust
B 14	**Jué Yin Shu** Shu Xué der Herzhülle

Zeiten höchsten Energieflusses durch den Meridian der Herzhülle (beste Ansprechbarkeit für Akupressur; beste Zeit zur Sedierung):19–21 Uhr und 7–9 Uhr.
Beste Zeit zur Tonisierung: 21–23 Uhr und 9–11 Uhr.

8.11.6 Verzeichnis der Punkte

HH 1 Tian Chí – Himmlischer Weiher – Himmlischer Teich

Funktion: Fenster zum Himmel.

Kreuzungspunkt mit dem Gallenblasen- und Lebermeridian.

Lage: 1 cun lateral der Brustwarzenmitte.

Akupressur: Leicht mit Mittelfinger oder Daumen drücken, lange halten. Druckstärke 1.

Tian Chí ist ein Fenster zum Himmel – man lässt den Kopf und die gedankliche Kontrolle los und gibt sich mehr den Gefühlen und Empfindungen hin. Die Atmung wird angeregt.

„Ich spüre Helligkeit, Klarheit und Zuversicht."

Er macht sanft, anschmiegsam und weich. Er gibt liebevolle Gefühle und Wärme im Herzen. Man hat feine, warme, süße Empfindungen in den Armen und in der Brust, die Gefühle sind blumig oder pastellfarben wie ein sanfter Frühlingstag.

„Mein Brustkorb ist leicht und weit."

„Ich empfinde tiefe Lebensfreude."

„Ich spüre Wärme in den Händen und den Brüsten."

Tian Chí verbindet die Energien der Niere und der Hülle des Herzens: lustvolles Kraftgefühl im Hara und schmelzende Empfindungen in der Brust, sexuelle Erregung und stille Freude, Orgasmus- und Liebesfähigkeit.

Spannungsgefühl in den Brüsten vor und während der Regel, übermäßige Gefühlskontrolle, Herzschmerzen, mangelnde Hingabefähigkeit.

Regelmäßige Akupressur von Tian Chí, Tian Quán (HH 2) und Nèi Guan (HH 6), ein- bis zweimal im Monat, als Vorbeugung gegen die Entwicklung von gutartigen und bösartigen Knoten in der Brust.

Akupunktur: 3–6 mm schräg nach lateral. Vorsichtig zu nadelnder Punkt.

Milchmangel, Brustdrüsenentzündung, Lymphknotenschwellungen der Achselhöhle, Schmerzen in der Achselgegend und im seitlichen Thoraxbereich.

Kreislaufstörungen, hoher und niedriger Blutdruck.

Herzklopfen, Herzstiche, Erkrankungen des Herzens wie Angina pectoris und Herzbeutelentzündung.

PaM 18 Jian Qián – Vorne an der Schulter

Lage: Am oberen Ende der vorderen Achselfalte.

Akupressur: Zuerst leicht, dann etwas tiefer mit dem Mittelfinger drücken. Druckstärke 2–4.

Jian Qián regt die Brustatmung an und entspannt die Schultern. Die Brust weitet sich, man fühlt sich wohlig und geborgen, glücklich und leicht. Jian Qián regt das Herz-Chakra an: Wärme und Freude im Herzen.

Manchmal nimmt man auch Gefühle wahr, die unser Herz belasten und schwer machen: eine Traurigkeit, eine Enttäuschung, eine Sehnsucht nach Geborgenheit und Liebe.

„Ein weiches, wonniges Gefühl in der Brust. Der Raum um mich wird plötzlich weit."

„Bin über eine Landschaft gerannt und meinem Freund in die Arme gesegelt, der ziemlich weit weg stand. Ein Gefühl von Leichtigkeit – musste über meinen Stress am Vormittag lächeln."

„Laufe mit einem Freund in einer verschneiten Winterlandschaft und wir hatten irrsinnigen Spaß miteinander. Totale Leichtigkeit, intensives Glücksgefühl. Freude. Herz, Bauch und Becken in Einklang. Wir sitzen dort, es wird Nacht, tiefblauer Himmel, der immer dunkler wird. Totale Ruhe."

„Verschiedene Bilder: eine Schneelandschaft – ein weißes Licht, das zur Sonne wird. Eine Thing-Stätte im Sommer: weiße Steine im Kreis auf einem Feld vor sommerlichem Wald, frisches Grün. Kahle Bäume, aus denen Raben auffliegen. Ein Feuer vor der untergehenden Sonne. Bin gelöst, bin in heiterer Stimmung."

„Ein alter Holzbrunnen mit Holztrog – ich geh' hin, um zu sehen, ob ich Wasser schöpfen kann. Ein anderes Bild: Ich gehe zum Bauernhaus, dort sind umgestülpte Milchkannen. War ein bisschen enttäuscht – keine Flüssigkeit in den Kannen, kein Wasser im Brunnen."

„Ein Strand im Urlaub, da ist ein Freund von mir, ich geh' auf ihn zu. Plötzlich sind wir zwei Lichtwesen, haben uns verschmolzen – ganz leicht – ganz schön – bin ich noch allein oder nicht, aber wir waren immer noch zu zweit. Dann zurück zum Strand. War allein, aber nicht traurig darüber. Große Geborgenheit."

„Der Geruch von Flieder. Eine große Wiese, lauter Mädchen, ein Sonnwendfest. Wir haben Ringelreihn getanzt, man muss über sieben Zäune klettern, und hinter jedem eine Blume pflücken, die sieben Blumen unters Kopfkissen legen, mit ihnen eine Nacht verbringen, dann kriegt man den Mann, den man sich wünscht."

„Ich wiege ein Baby in den Händen, fühle Zufriedenheit und Geborgenheit."

„Verschiedene Bilder: Tanzende Kinder um ein Feuer. Eine Katze, die sich wohlig um den warmen Kamin schmiegt. Eine Schlange ringelt sich um den Baum hoch – der Baum wird zum Äskulapstab. Ein kleines Männchen mit einer Laterne sitzt in einem Bötchen und paddelt durch meine Adern. Freude im Herz."

Spannungsgefühl in den Brüsten vor und während der Regel, Niedergeschlagenheit, Beklemmungsgefühl und Herzschmerzen.

Akupunktur: 1–2 cm senkrecht.

Herzklopfen, Herzstiche und Erkrankungen des Herzens wie Herzneurose, Angina pectoris und Arrhythmien.

Schmerzen in der Schulter und in der Achselgegend, Lymphknotenschwellungen der Achselhöhle.

HH 2 Tian Quán
Himmlische Quelle

Funktion: Punkt des Wundermeridians Yin Wéi Mài (japanischer Verlauf).

Lage: Auf der Vorderseite des Oberarms, 2 cun unter dem vorderen Ende der Achselfalte, zwischen den Köpfen des Bizeps.

Akupressur: Mit Daumen oder Mittelfinger drücken. Druckstärke 2–3.

Tian Quán verbindet die Energien von Brust und Oberarmen: Man hat sanfte, warme, liebevolle Gefühle verbunden mit dem Wunsch, diese Empfindungen auszudrücken, zu geben und zu nehmen.

Manchmal wendet Tian Quán die Energie nach innen: Man lässt sich gehen und gerät in Meditationsstimmung. Man empfindet es als angenehm, alleine zu sein und niemanden zu brauchen. Man fühlt sich empfänglich für die Stille eines Klostergartens und ist glücklich mit sich selbst.

Nervöse Ängstlichkeit, Beklemmungsgefühle, Herzschmerzen und Husten.

Akupunktur: 5–15 mm senkrecht.

Herzklopfen, Herzstiche, Herzrasen und hoher Blutdruck.

Erkrankungen des Herzens wie Angina pectoris, Herzbeutel- und Herzinnenhautentzündung.

Stauungsgefühl in der Brust, Bronchitis, Asthma bronchiale.

Völlegefühl im Oberbauch, Übelkeit, Erbrechen, Magersucht.

Schmerzen an der Innenseite des Oberarms, Lymphknotenschwellungen und Schmerzen der Achselhöhle. Man hat Schwierigkeiten, mit sich alleine zu sein.

HH 3 Qu Zé
Teich in der Beuge

Funktion: Hé Xué (Meerpunkt), Wasserpunkt.

Punkt des Wundermeridians Yin Wéi Mài (japanischer Verlauf).

Lage: In der Beugefalte des Ellbogens, in der Vertiefung auf der ulnaren Seite der Bizepssehne.

Akupressur: Den Punkt bei gebeugtem Arm mit dem Daumen drücken. Druckstärke 4–5.

Qu Zé stärkt das Wasser im Feuer: er wirkt beruhigend und entspannend; manchmal fühlt man sich wie in einem Kokon, oder man fühlt sich in den Boden einsinken und mit der Umgebung verschmelzen. Er verstärkt die Wahrnehmung des Brustkorbs und der in ihm wohnenden Gefühle und macht Unterarme und Hände warm.

„Ich habe das Bedürfnis mehr in die Brust zu atmen – ich empfinde den Brustkorb als gepresst."

„Im oberen Brustbereich fühlt es sich kühl und wässrig an."

„Bin traurig."

„Ich habe ein Energie- und Wärmegefühl im Brustkorb – der Brustkorb dehnt sich aus."

„Spüre ein ruhiges, starkes Herz, empfinde Freundlichkeit."

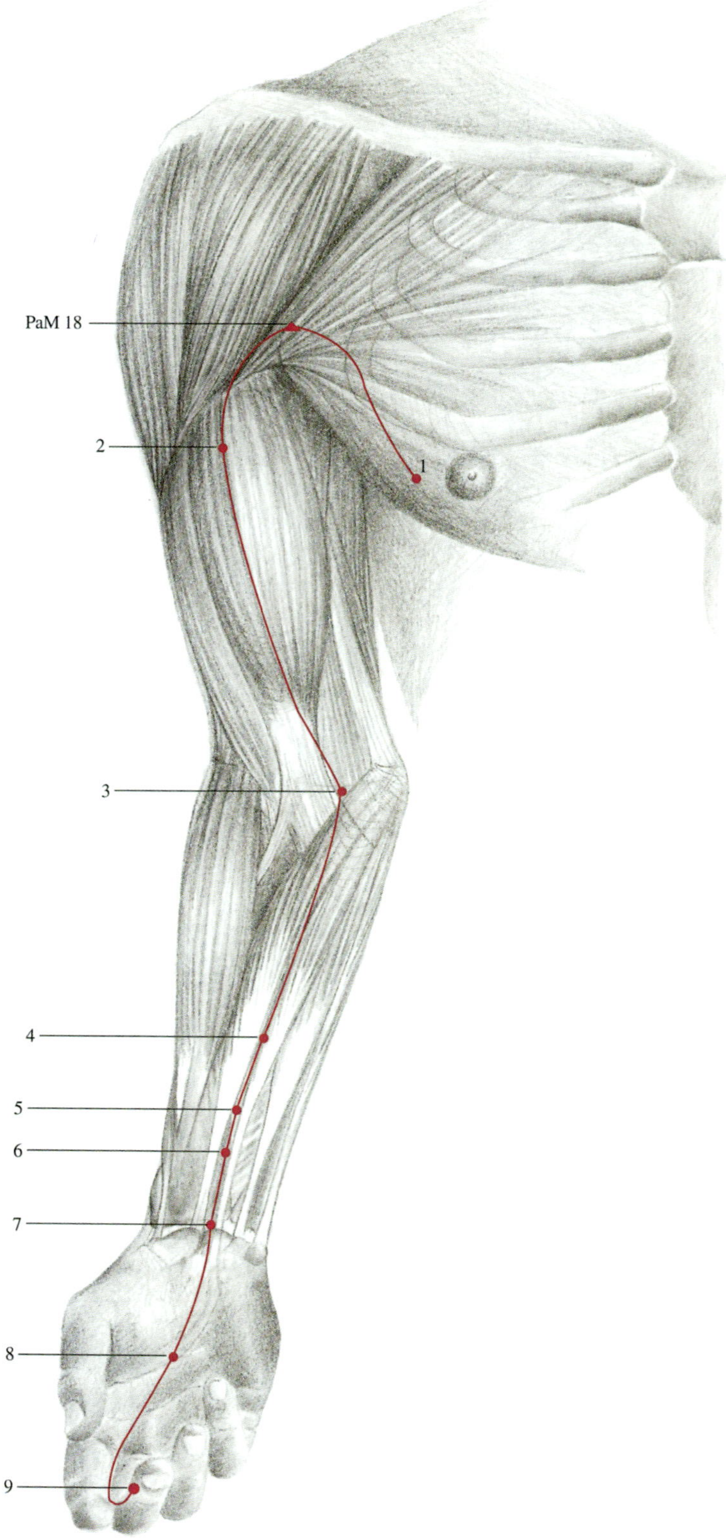

▶ **Abb. 8.50** Herzhülle: HH 1–HH 9.

„Ich habe ein Bedürfnis zu schmusen und zu kuscheln."

„Ich spüre Wärme im Brustbereich – und Chaos im Kopf: viele Bekannte und viele Situationen fallen mir auf einmal ein."

Manchmal macht er einem auch die eigene Unruhe bewusst und beschleunigt den Herzschlag. Obwohl er traditionellerweise zur Behandlung von Unruhe, Ängstlichkeit, Nervosität, Herzklopfen und Herzschmerzen verwendet wird, sind das meiner Erfahrung nach eher Indikationen für Akupunktur – denn bei Feuerfülle ist es vorteilhafter, das Qì über Punkte des Dünndarmmeridians zu Blase und Niere zu leiten und so durch Wasser das Feuer zu kontrollieren.

Als Wasserpunkt des Feuers wirkt Qu Zé auch auf Gehirn und Gehör.

„Ich spüre Wärme in den Händen. Der Kopf schmerzt, dann wird alles angenehm leicht."

„Ein Gefühl der Wärme im Gehirn, so als wenn die Schädeldecke abheben müsste."

„Bin sehr sensibel im Hören – ich habe ganz stark gehört, was hier und jetzt zu hören war."

Bei Schmerzen an der Ellbogeninnenseite im Meridianverlauf von Qu Zé in Richtung Handgelenk massieren.

Akupunktur: 5–20 mm senkrecht.

Beklemmungs- und Angstgefühle, Herzklopfen und Herzschmerzen.

Herz- und Kreislauferkrankungen wie hoher Blutdruck, Angina pectoris, Herzrasen, Herzmuskel- und Herzinnenhautentzündung.

Bronchitis und Fieber.

Epicondylitis, Arthritis des Ellbogens.

HH 4 Xì Mén
Tor zur Spalte

Funktion: Xì Xué (Spaltenpunkt).

Lage: Auf der Innenseite des Unterarms, 5 cun proximal der Beugefalte des Handgelenks, zwischen den Sehnen des M. palmaris longus und des M. flexor carpi radialis.

Akupressur: Mit Daumen oder Mittelfinger drücken. Druckstärke 3–4.

Xì Mén hat eine anregende Wirkung auf das Herz. Er vertieft die Atmung, macht den Brustkorb weit und warm, die Hände warm. Er zentriert und richtet die Wahrnehmung nach innen.

„Bekomme eine vollere, rundere Atmung."

„Ich nehme den Herzschlag deutlich wahr."

„Habe einen unregelmäßigen, starken Puls."

„Sehe rosarote Farbe."

„Ich habe das Bild eines dunklen Innenraumes mit einem kleinen, roten Pulsieren in der Mitte."

„Habe das Bild einer heißen, orangenen Kugel, die pulsiert."

„Habe das Gefühl, mich selbst sehr zu mögen."

„Spüre Wärme im ganzen Körper. Fühle mich sehr wehmütig."

„Bin sehr friedlich. Habe das Bild, wie meine Familie Weihnachten um den Gänsebraten sitzt – ich rieche den Geruch."

„Habe das Bedürfnis zu kuscheln."

Plötzliche Herzschmerzen, Beklemmungsgefühl, Angst.

Akupunktur: 1–2 cm senkrecht.

Als Xì Xué (Spaltenpunkt) bei akuten Herz- und Kreislauferkrankungen wie Angina pectoris, Tachykardie, Rhythmusstörungen und andauerndem Nasenbluten.

Brustdrüsenentzündung, Bronchitis, Rippenfellentzündung, Asthma bronchiale.

Neurasthenie, psychische Labilität.

Xì Mén nimmt die Angst.

HH 5 Jian Shi
Beauftragter im Zwischenraum

Funktion: Jing Xué (Flusspunkt), Metallpunkt des Feuers – zweiter Sedierungspunkt.

Lage: Auf der Innenseite des Unterarms, 3 cun proximal der Beugefalte des Handgelenks, zwischen den Sehnen des M. palmaris longus und des M. flexor carpi radialis.

Akupressur: Mit Daumen oder Mittelfinger drücken. Druckstärke 3–4.

Jian Shi wirkt auf das Herz, den Magen-Darm-Trakt, Gebärmutter und Eierstöcke.

Bei Magen-, Herz- und Regelschmerzen tief und lange drücken.

Akupunktur: 5–20 mm senkrecht.

Jian Shi wird in der chinesischen Tradition als „Austreiber der Dämonen" angesehen.

Unruhe, Ängstlichkeit, die Kehle fühlt sich wie zugeschnürt an.

Schizoide Störungen, Neurasthenie, Hysterie, Epilepsie.

Herz- und Kreislauferkrankungen, Tachykardie.

Menstruationsstörungen, Gebärmutterentzündung.

Krämpfe und Schmerzen im Meridianverlauf.

HH 6 Nèi Guan
Pass nach Innen

Funktion: Luò Xué – Verbindung zu SJ 4.
Meisterpunkt des Wundermeridians Yin Wéi Mài.
Meisterpunkt des Oberbauches.

Lage: Auf der Innenseite des Unterarms, 2 cun proximal der Beugefalte des Handgelenks, zwischen den Sehnen des M. palmaris longus und des M. flexor carpi radialis.

Akupressur: Mit Daumen oder Mittelfinger drücken. Druckstärke 3–4.

Als Meisterpunkt des Yin Wéi Mài gleicht Nèi Guan Fülle und Leere der Zàng-Organe untereinander aus. Die Atmung vertieft sich, die Darmperistaltik wird angeregt, er wirkt krampflösend und entspannend.

Wenn das Qì in den Yin-Organen gleichmäßig verteilt ist, hat man ein Gefühl der Einheit.

„Ich spüre einen Energiefluss in den Armen, am Hals und im Gesicht."

„Ich fühle Wärme im ganzen Körper, habe ein Wohlgefühl im Bauch und das Gefühl von Geborgenheit."

„Bin ganz stark im Hier und Jetzt."

„Wie wenn ein Stein ins Wasser fällt und Kreise sich nach außen ziehn."

Bei unterschiedlicher Qì-Ladung in den Yin-Organen vollzieht sich dieser Vorgang unter Umständen rasch.

„Feuer breitet sich explosionsartig nach den Seiten hin aus."

Auch wird Qì vermehrt vom Yáng ins Yin geleitet.

„Es fühlt sich an, als ob ich einen großen Helm aufhabe – ich kriege ganz große Ohren wie Mr. Spock. Vom Helm fühle ich eine Dusche innerhalb des Körpers – wie wenn sich was entlädt."

Man kann das Gefühl bekommen, „in einem See aus Energie zu liegen", oder man hat eine angenehm kühle Empfindung – „blaugrüne Wollust".

Manchmal empfindet man zärtlich oder sexuell – oder findet sich in einem inneren Dialog mit dem Partner. Nèi Guan macht das Herz, Liebe und Mitgefühl bewusst.

„Ich sehe ein Bild mit einer Karte mit chinesischen Schriftzeichen ‚Mitte des Herzens'."

„Sehe ein drahtiges Licht quer über dem oberen Brustkorb."

„Ich sehe ein Schiff auf hoher See im heftigen Sturm, fühle Unruhe und Bedrohung."

„Sehe die Bewegung von „Geben und Nehmen" aus dem Bauchtanz."

„Fühle eine spiralige Welle vom Herz-Chakra ausgehend."

„Ich fühle und sehe ein oranges halbmondförmiges Glühen quer über dem oberen Brustkorb. Im Herz-Chakra ist ein großer rosa Tropfen – dieser fällt in Zeitlupe ins Wasser."

„Ich spüre mein Herz groß, schräg liegend und weit links oben in der Brust. Es beginnt zu leuchten. Um das Herz sehe ich eine weiße Hülle, wie ein in lockere Falten gelegtes weißes Seidenpapier. Das Herz wird zu einer großen, aus dem Meer steil herausragenden Insel, die weiße Umhüllung zu der Brandung. Dann sehe ich vom Meer aus eine Palmenküste im Sturm, überall spritzende Gischt, geknickte Palmen, Überflutung. Es ist ein Stück an der Südküste Sri Lankas, wo ich vor 29 Jahren länger war. Ich denke an den Tsunami Ende 2005, der dort war. Aufwallendes Mitgefühl im Herz mit den Bewohnern dieses Landstrichs. Mir fällt auf, dass ich diese Art des Mitgefühls mit diesem Land nicht so tief empfand, als in den Medien über die Katastrophe berichtet wurde – da hatte ich viel mehr Distanz."

Nèi Guan hat eine entkrampfende Wirkung auf den Oberbauch, er entspannt das Sonnengeflecht.

„Ich habe Hunger und Bauchknurren."

Druck- und Stauungsgefühl im Oberbauch, Sodbrennen, Übelkeit.

Nervosität, Lampenfieber, Prüfungsangst, Unruhe, Schlaflosigkeit, Kopfschmerzen.

Akupunktur: 5–20 mm senkrecht oder in Richtung auf Wài Guan (SJ 5).

Herz- und Kreislauferkrankungen wie Angina pectoris, Rhythmusstörungen, Herzmuskel- und Herzinnenhautentzündung, hoher und niedriger Blutdruck. Nèi Guan ist der wichtigste Fernpunkt für den Oberbauch: Schluckauf, Völlegefühl, Erbrechen, Gastritis, Magen- und Zwölffingerdarmgeschwür.

Bei Erregungs- und Angstzuständen, Schlaflosigkeit, Hysterie, Epilepsie und in der Suchttherapie wird häufig die Kombination mit Shen Mén (H 7), Shén Mài (B 62) und Băi Huì (Du 20) verwendet.

HH 7 Dà Líng
Großer Hügel

Funktion: Yuán Xué (Quellpunkt) – Verbindung zu SJ 5.
Shu Xué (Strömungspunkt), Erdpunkt des Feuers – Sedierungspunkt.

Lage: In der Beugefalte des Handgelenks zwischen den Sehnen des M. palmaris und des M. flexor carpi radialis.

Akupressur: Mit dem Mittelfinger drücken. Druckstärke 3–4.

Dà Líng entspannt, das Herz beruhigt sich, die Atmung vertieft sich. Er wirkt auf das Kehlkopf-Chakra: Ausdruckshemmungen können bewusst werden – ein Kloß im Hals, oder die Maske, mit der man zeigt, mir geht es gut. Man kann den Impuls haben, sich nicht mehr abwürgen zu lassen, sich ehrlich zu zeigen.

Dà Líng macht entschlossen: Man lässt sich nichts mehr gefallen, man zeigt die Krallen.

Ängstlichkeit, Unruhe, Schlaflosigkeit, Lampenfieber, Prüfungsangst, Halsweh und Kopfschmerzen.

Schreibkrampf, Handgelenksschmerzen.

Akupunktur: 3–10 mm senkrecht.

Herz- und Kreislauferkrankungen wie hoher Blutdruck und Blutdrucklabilität, koronare Herzkrankheit, Rhythmusstörungen, Herzbeutel-, Herzmuskel- und Herzinnenhautentzündung.

Bei Übererregung, Schlaflosigkeit, Hysterie und Epilepsie in Kombination mit Shào Hǎi (H3), Shen Mài (B62) und Bǎi Huì (Du20).

Bei Angstzuständen und schizoiden Störungen in Kombination mit Tian Shu (Ma25), Zú San Lǐ (Ma36) und Jiu Wěi (Rèn15).

Magenschmerzen, Erbrechen.

Rachen-, Hals- und Mandelentzündung. Bei üblem Mundgeruch in Kombination mit Lián Quán (Rèn23), Jiě Xi (Ma41) und/oder Zhang Mén (Le13).

HH8 Láo Gong
Palast des Verdienstes
Tempel des Dienens

Funktion: Yíng Xué (Bachpunkt), Feuerpunkt des Feuers – Stundenpunkt.

Meisterpunkt der Hand-Chakren.

Lage: Im Zentrum der Handinnenfläche, zwischen dem dritten und vierten Mittelhandknochen auf der Kopflinie.

Akupressur: Mit dem Mittelfinger drücken. Druckstärke 3–4.

Láo Gong macht Feuer im Körper, Wärme in den Händen. Er wirkt aufladend und regenerierend. Er aktiviert das Kehlkopf-Chakra und verbrennt Negativität.

Láo Gong führt ins Reich des Feuers, ins Land der Phantasie, ins Reich von Märchen und Magie:

„Ich sehe einen Hofnarren, der alles sagen darf, was ihm einfällt – auch die beißendste Ironie."

„In meiner Kindheit gab es eine Madonnenfigur in einem Glaskasten, die haben wir aufgezogen, dann hat sie sich gedreht – mit ihren strahlenden Händen."

„Ich sehe eine Tänzerin, die mit ihren Händen und ihren Körperbewegungen Energie zu formen vermag."

„Ich bin ein kleines Mädchen, das einen kostbaren Schatz in der Hand hält, den ich niemandem zeige. Der Schatz ist ein funkelndes Auge, das alles sehen kann. Ich darf diesen Schatz nur dem Menschen zeigen, der mich wirklich liebt – und der wird dadurch verwandelt."

Láo Gong regt die Hand-Chakren an: das Formen, Halten, Geben und Empfangen.

Akupunktur: 3–10 mm senkrecht.

Moxibustion und tonisierende Akupunktur sollte nur bei Schwäche oder Leere im Feuerelement erfolgen. Bei Fülle im Feuer kann es zu Herzrasen und Herzschmerzen kommen.

Bradykardie, Kältegefühle, Energiemangel, langsames Sprechen und Denken, hartnäckiges Nasenbluten.

Mundhöhlen- und Zahnfleischentzündung, schlechter Mundgeruch.

Beeinträchtigung der Feinmotorik, Lähmungen, Sensibilitätsstörungen und Polyneuropathie der Hand.

Raynaud-Syndrom, Dupuytren-Kontraktur.

Hauterkrankungen wie Ekzeme und rezidivierender Pilzbefall der Hand.

Paresen und Sensibilitätsstörungen des Armes.

HH9 Zhong Chong
Energieimpuls für die Mitte

Funktion: Jing Xué (Brunnenpunkt), Holzpunkt des Feuers – Tonisierungspunkt.

Notfallpunkt bei Ohnmacht, Schock und Herzversagen.

Lage: 1 mm proximal und lateral vom radialen Nagelwinkel des Mittelfingers.

Akupressur: In Notfällen fest mit dem Fingernagel drücken.

Akute Beschwerden und Erkrankungen von Herz und Kreislauf wie Hitzschlag, Kreislaufkollaps und Schlaganfall. Bei Schwindel, drohendem oder eingetretenem Bewusstseinsverlust und Schockzuständen in Kombination mit Rèn Zhong (Rèn26).

Momentane Müdigkeit, Erschöpfung.

Schwindelgefühle und Energiemangel durch zu niedrigen Blutdruck.

Zhong Chong gibt den „Energieimpuls für die Mitte": Er stärkt Herz und Kreislauf, weckt auf, macht wach und präsent. Er regt die Hypophyse an, schärft das Körperbewusstsein und die Wahrnehmung des Energiekörpers. Ähnlich wie Láo Gong (HH 8) führt er in zentrale Bereiche des Geistes – ins Reich der Fabelwesen, ins Land der Phantasie.

Akupunktur: 1–2 mm schräg oder flach gegen den Meridianverlauf.

Indikationen wie bei der Akupressur – Akupunktur und Moxibustion sind in Notfällen natürlich wirksamer als die Akupressur.

Niedriger Blutdruck, Schwindelgefühle beim Aufstehen, Bradykardie, Herzmuskelschwäche.

Herzschmerzen, Beklemmungsgefühle, koronare Herzkrankheit, Herzmuskel- und Herzinnenhautentzündung.

Fieber ohne Schweiß, tiefe Bewusstlosigkeit, Koma.

8.11.7 Diagnostische Kriterien der Funktion der Herzhülle

▶ **Tab. 8.38** Diagnostische Kriterien der Funktion der Herzhülle.

Heiße Symptome, Fülle (Shi)	Kalte Symptome, Leere (Xu)
Hoher Blutdruck Schneller, kräftiger Puls Herzklopfen Übererregbarkeit und Nervosität Schlaflosigkeit Neurasthenie Hysterie Romantisch Dramatisch Sentimental	Niedriger Blutdruck Langsamer, schwacher Puls Schwindel Energiemangel Ohnmacht Schwer zu begeistern Freudlos Lieblos Oberflächlich Kokett

8.11.8 Diagnostische Kriterien des Meridians der Herzhülle

▶ **Tab. 8.39** Diagnostische Kriterien des Meridians der Herzhülle.

Fülle	Leere
Leichte Erregbarkeit, manchmal Überempfindlichkeit der Brüste; Herzstiche, Herzschmerzen; Entzündungen und Schmerzen im Meridianverlauf, Hitzegefühl in den Handflächen.	Geringe Erregbarkeit der Brüste; Taubheitsgefühl, Sensibilitätsstörungen und ödematöse Schwellungen im Meridianverlauf, klamme und kalte Hände.

8.11.9 Der Feuertypus

▶ **Tab. 8.40** Der Feuertypus – liebendes Herz

Was ihm wichtig ist	Was ihm in Liebe und Sexualität wichtig ist
Liebe und Romantik Intuition und Empfindung Verschmelzen und Intimität Sinnlichkeit und Genuss Erregung und Leidenschaft Selbstdarstellung und -ausdruck Drama und Melodrama	Miteinander lachen Sich an der Liebe freuen Immer neue Gipfelerlebnisse Im Orgasmus miteinander verschmelzen
Seine starken Seiten	**Womit er Schwierigkeiten hat/wovor er Angst hat**
Lebenslustig, frisch und fröhlich Lebendig, wach, begeisterungsfähig Unterhaltsam, humorvoll, erfrischend Optimistisch, mitreißend, charismatisch Hinreißend und entzückend Zärtlich und romantisch Einfühlsam und liebevoll	Nicht geliebt werden, nicht lieben können Trennung, Schmerz, Grenzen Langeweile, Nichtstun, Warten Dummheit, Unsensibilität Dummheit und Gewöhnlichkeit
Seine Schattenseiten bei Fülle	**Seine Schattenseiten bei Leere**
Überempfindlich, übererregbar, nervös Schwärmerisch, dramatisch, sentimental Immer wieder unsterblich verliebt Himmelhoch jauchzend – zu Tode betrübt	Oberflächlich, leichtfertig, kokett Tut nichts aus Liebe, selbstsüchtig Liebt Seifenopern und Fernsehshows Verblendet, in sinnlose Leidenschaften verstrickt

8.12 Der Meridian des San Jiao

Der San Jiao ist das zweite Yáng-Organ des Feuers. Eine andere Bezeichnung ist **Dreifacher Erwärmer**.

Nach der chinesischen Lehre lassen sich **drei brennende Höhlen** im Organismus unterscheiden: die Brusthöhle als Wohnort von Atmung und Herzschlag, die Bauchhöhle als Wohnort der Verdauung und der Beckenraum als Wohnstätte der Fortpflanzung und Ausscheidung. Die Aufgabe des Dreifachen Erwärmers ist zum einen die Koordination dieser Funktionsräume untereinander, also beispielsweise die Abstimmung der Atemtiefe und -frequenz auf den Verdauungsprozess oder die Fortpflanzung und zum anderen die Regelung der Körpertemperatur und des Gleichgewichtes. Der San Jiao wird mehr als Funktionszusammenhang betrachtet denn als organische Realität, obwohl man ihm verschiedene Koordinationszentren im Gehirn zuordnen kann, z. B. Zentren zur Regelung der Körpertemperatur im Hypothalamus.

- Gekoppeltes Yin-Organ: **Herzhülle**
- Gewebe: **Blutgefäße**
- Körperflüssigkeit: **Schweiß**

- Gekoppeltes Yin-Organ: **Herzhülle**
- Gewebe: **Blutgefäße**
- Körperflüssigkeit: **Schweiß**
- Sinnesorgan: **Zunge**
- Sinn: **sprechen**
- Klangfarbe der Stimme: **lebendig, ausdrucksvoll, klar; lachend**
- Ausdruck der Kraft: **Teint**
- Gesichtsfarbe bei Krankheit: **rot und weiß gemischt**
- Geruch bei Krankheit: **versengt, verbrannt**
- Verhalten bei Stress: **Traurigkeit und Verwirrung**
- Durch das Zusammenwirken von San Jiao und Herzhülle entstehende Gefühle: **Kühnheit, Mut, Entschlossenheit**
- Geistige Funktion: **Überblick, Wachheit, Präsenz**
- Bei Leere anregendes, bei Fülle krankmachendes Wetter: **Hitze**
- Jahreszeit: **Sommer**
- Richtung der Kraft: **Integration und Koordination**

Das Qì fließt vom Meridian der Herzhülle in den Meridian des San Jiao und von diesem in den Gallenblasenmeridian.

Der San Jiao bildet mit der Gallenblase die mittlere Energieschicht des Yáng, das Shào Yáng.

8.12.1 Oberflächlicher Verlauf

Der Meridian des Dreifachen Erwärmers beginnt am ulnaren Nagelfalzwinkel des Ringfingers (s. Abb. 8.51). Er zieht die Ulnarseite des Ringfingers entlang und zwischen dem vierten und fünften Mittelhandknochen über den Handrücken.

Er verläuft ulnar der Sehne des Fingerstreckers über die Außenseite des Handgelenks (SJ 4) und zwischen Elle und Speiche in der Mittellinie der Außenseite des Unterarms. Er fließt außen am Kopf des Ellbogens vorbei und in der Mitte der Oberarmrückseite, auf der Ansatzsehne des Trizeps. Kurz bevor er in die hintere Schulterregion gelangt, verläuft er zwischen dem langen und dem lateralen Kopf des Trizeps. Der Punkt Nào Huì (SJ 13) – „Zusammentreffen der Oberarmmuskeln" – liegt zwischen den beiden Köpfen des Trizeps am Hinterrand des Deltoideus.

Von Nào Huì fließt er über den Deltamuskel und die Rückseite des Schultergelenks zum Übergang der Schulterblattgräte in das Akromion – Jian Liáo (SJ 14) liegt in der Lücke zwischen den Ursprüngen des hinteren (Pars spinalis) und des mittleren Teils (Pars acromialis) des Deltoideus. Er überquert das Akromion, zieht entlang oberer Trapeziusfasern zur Schulterhöhe – zu Tian Liáo (SJ 15) und Jian Jǐng (G 21) – und verläuft dann gemeinsam mit dem Gallenblasenmeridian über den Kapuzenmuskel nach hinten zum siebten Halswirbel, wo sein Qì in Dà Zhui (Du 14) in das „Meer des Yáng" (den Du Mài) mündet.

Noch immer gemeinsam mit dem Gallenblasenmeridian verlaufend, wendet er sich wieder nach außen, kreuzt den Dünndarmmeridian in Bǐng Feng (Dü 12) und zieht im Bindegewebsraum zwischen der Schulterblattgräte und dem Obergrätenmuskel zur Schulter. Er gelangt auf die Vorderseite und entlang der Oberkante des Schlüsselbeins zu Que Pén (Ma 12) im Zentrum der Fossa supraclavicularis, wo der tiefe Ast des Meridians vom oberflächlichen Verlauf abzweigt.

In Que Pén wendet sich der Meridian des Dreifachen Erwärmers nach oben, überkreuzt den Kopfwender und gelangt hinter dem Ohrläppchen, im Winkel zwischen Unterkiefer und Warzenfortsatz, zum Punkt Yì Feng (SJ 17). Dort teilt er sich in zwei Äste.

Der eine Ast zieht hinten um das Ohr herum (SJ 18, SJ 19) bis zur Höhe der Ohrmuschelspitze (SJ 20), steigt zur Schläfe auf und kreuzt dabei den Gallenblasenmeridian in Qu Bìn (G 7), Xuán Lú (G 5) und Hàn Yàn (G 4). Dann wendet er sich abwärts, zieht über Shàng Guan (G 3) am Jochbeinbogen und im Verlauf des Gelenkfortsatzes des Unterkiefers zum Masseter, beschreibt dort einen Bogen und endet unterhalb des äußeren Augenwinkels in Quán Liáo (Dü 18).

Der andere Ast, auch Ohrenast genannt, führt ins Innere des Ohrs und kommt vor dem Ohr in Ting Gong (Dü 19) wieder an die Oberfläche. Er steigt in der Furche vor dem Ohr auf zu Ěr Mén (SJ 21), kreuzt dann den oben beschriebenen Ast und zieht zu Si Zhú Kong (SJ 23), seinem letzten Punkt am äußeren Ende der Augenbraue.

8.12.2 Tiefer Verlauf

Der tiefe Ast beginnt in Que Pén (Ma 12), in der Grube oberhalb des Schlüsselbeins (s. Abb. 8.52). Er tritt in den Brustraum ein und verläuft entlang der Unterschlüsselbeinschlagader zur Herzhülle, seinem gekoppelten Yin-Organ. Vom Herzbeutel zieht er gemeinsam mit dem tiefen Ast des Meridians der Herzhülle entlang der Aorta durch den oberen Wärmer, durch den Hiatus aorticus in den Bauchraum, den mittleren Wärmer, und entlang der Arteriae iliacae communes weiter ins Becken, den unteren Wärmer. Der tiefe Ast verbindet und koordiniert die Drei Erwärmer. Vom unteren Wärmer führt ein Energiekanal an der Außenseite des Oberschenkels abwärts zur Kniekehle – zum Punkt Wěi Yáng (B 39), dem unteren Hé Xué (Meerpunkt) des unteren Wärmers.

8.12.3 Aufgaben des San Jiao

Der Dreifache Erwärmer ist der komplexeste und daher auch der am leichtesten aus dem Gleichgewicht zu bringende Funktionszusammenhang des gesamten Organismus. In den klassischen Texten erscheint er als der Außenminister des Feuers, als der Schützer von Yáng- und Yin-Organen, als der Energie-Minister, der die Herstellung der verschiedenen Arten des Qì wie Yong Qì und Wei Qì überwacht und ihre Verteilung im Körper gewährleistet.

8.12.4 Akupressur und Akupunktur

Die Akupressur des Meridians der Drei Erwärmer hat eine regulierende Wirkung auf die Energie des Organismus. Sie bringt Kopf, Herz und Bauch in Einklang. Sie gibt Kraft und Energie, Mut und Selbstvertrauen, Entschlossenheit und Präsenz. Die Brust weitet sich, man atmet durch, der Körper wird warm.

Da der Dreifache Erwärmer die Herstellung und Verteilung des Wei Qì anregt, wird auch die energetische Schutzhülle des Körpers gestärkt – man kann sich der Umgebung gegenüber besser abgrenzen, man kann sich besser sammeln, man kann sich besser auf sich selbst konzentrieren und regenerieren.

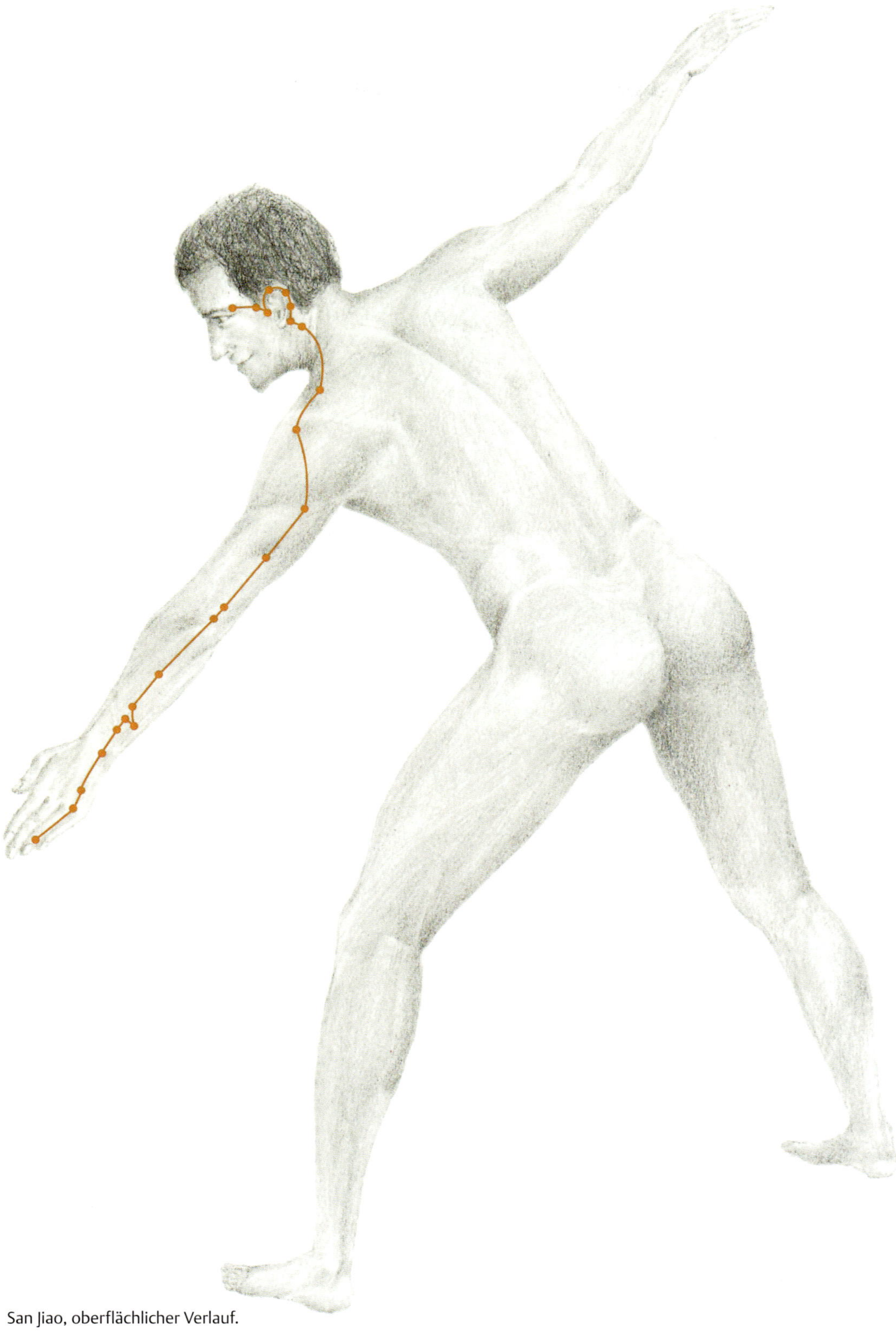

►**Abb. 8.51** San Jiao, oberflächlicher Verlauf.

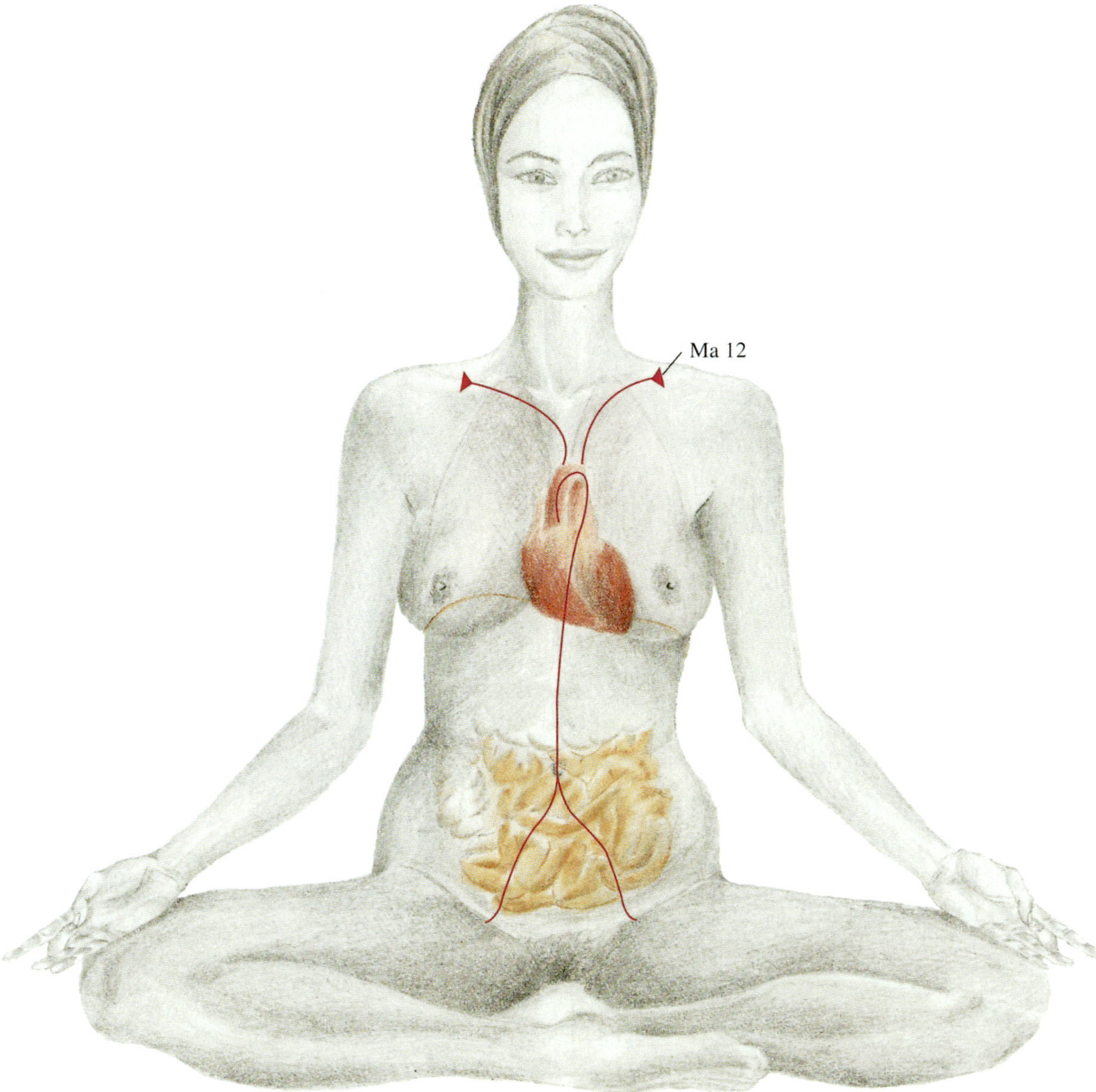

► **Abb. 8.52** San Jiao, tiefer Verlauf.

Die Akupressur dieses Meridians entspannt und kräftigt die Arme, den Schultergürtel und den Nacken. Vor allem die Punkte im Schulterbereich (SJ 13, SJ 14 und SJ 15) geben ein Gefühl breiter und geschmeidiger Schultern. Wenn sich die Schultern entspannen, werden chronischer Handlungsbedarf und Aktivismus abgelöst durch ein wohltuendes Einsinken in sich selbst.

Die Akupressur des San Jiao macht den Kopf klar und verfeinert die Sinneswahrnehmungen von Auge und Ohr: Man hört besser, man sieht klarer. Punkte wie Huì Zong (SJ 7) und Sì Dú (SJ 9) fördern die Selbstwahrnehmung und das Verständnis für aktuelle Lebenszusammenhänge. Punkte wie Lú Xí (SJ 19), Jiăo Sun (SJ 20) und Er Mén (SJ 21) fördern die Einsicht in seelische Konflikte und machen Grundgefühle des Herzens bewusst. Einige Punkte stärken die bildliche Vorstellungskraft und Imagination (SJ 2, SJ 18), andere regen die innere Sammlung an und die Meditation (SJ 5, SJ 17, SJ 23).

Zu den wichtigsten Indikationen für Akupunktur zählen Störungen im Meridianverlauf wie Armschmerzen und Parästhesien, Schulter- und Nackenverspannungen, rheumatische und arthritische Beschwerden der Finger-, Ellbogen- und Schultergelenke, Periarthritis humeroscapularis, Schiefhals, Rachen- und Kehlkopfentzündung, Kopfschmerzen, Migräne, Schwindel und Erkrankungen von Auge und Ohr.

Über den Meridian des San Jiao werden Störungen und Erkrankungen der Drei Erwärmer behandelt: chronische Atemwegserkrankungen (SJ 15), nervöse Herzbeschwerden (SJ 10) und Thoraxschmerzen (SJ 8, SJ 10), Gastroenteritis (SJ 6, SJ 7), Durchfall (SJ 7) und Verstopfung (SJ 4, SJ 6). Außerdem hilft Akupunktur bei Wetterfühligkeit (SJ 5 und SJ 15), hohem Blutdruck (SJ 15), fieberhaften Erkrankungen (SJ 5), Malaria (SJ 4) und Epilepsie.

Wenn man erschöpft und ausgelaugt ist, werden die Punkte des Dreifachen Erwärmers neuen Lebensmut bringen. Wenn man ausgeruht ist, wird man sich kräftig und aktiv fühlen – und bereit, neue Aufgaben in Angriff zu nehmen. Wenn man über genügend Kraftreserven verfügt, wird man nach Akupressur oder Akupunktur des San Jiao vor Energie sprühen und neue Horizonte sehen.

8.12.5 Die wichtigsten Punkte

▶ Tab. 8.41 Die wichtigsten Punkte des San-Jiao-Meridians.

SJ 5	**Wài Guan** Luò Xué – Verbindung zu HH 7 Meisterpunkt des Wundermeridians Yáng Wéi Mài
SJ 4	**Yáng Chí** Yuán Xué (Quellpunkt)
SJ 1	**Guan Chong** Jĭng Xué (Brunnenpunkt), Metallpunkt des Feuers – zweiter Sedierungspunkt
SJ 3	**Zhong Zhŭ** Shu Xué (Strömungspunkt), Holzpunkt des Feuers – Tonisierungspunkt
SJ 6	**Zhi Gou** Jing Xué (Flusspunkt), Feuerpunkt des Feuers – Stundenpunkt
SJ 10	**Tian Jĭng** Hé Xué (Meerpunkt), Erdpunkt des Feuers – Sedierungspunkt
SJ 14	**Jian Liáo** Erkrankungen der Schulter
SJ 17	**Yì Feng** Hörstörungen, Erkrankungen des Ohrs
SJ 21	**Ĕr Mén** Hörstörungen, Erkrankungen des Ohrs
Rèn 5	**Shí Mén** Mù Xué (Sammelpunkt) des San Jiao
Rèn 17	**Shàn Zhong** Mù Xué (Sammelpunkt) des oberen Wärmers Mù Xué (Sammelpunkt) der Herzhülle Meisterpunkt der Atemwege
Rèn 12	**Zhong Wăn** Mù Xué (Sammelpunkt) des mittleren Wärmers Mù Xué (Sammelpunkt) des Magens Meisterpunkt der Fu Organe
Rèn 7	**Yin Jiao** Mù Xué (Sammelpunkt) des unteren Wärmers
B 22	**San Jiao Shu** Leitet das Qì zum San Jiao

Zeiten höchsten Energieflusses durch den Meridian des Dreifachen Erwärmers (beste Ansprechbarkeit für Akupressur. Beste Zeit zur Sedierung): 21–23 Uhr und 9–11 Uhr. Beste Zeit zur Tonisierung: 23–1 Uhr und 11–13 Uhr.

8.12.6 Verzeichnis der Punkte

SJ 1 Guan Chong
Voller Schwung und Energie in Zeiten der Bedrängnis

Funktion: Jĭng Xué (Brunnenpunkt), Metallpunkt des Feuers – zweiter Sedierungspunkt.

Lage: 1 mm proximal und lateral vom ulnaren Nagelwinkel des Ringfingers.

Akupressur: Mit dem Fingernagel des Daumens drücken, der Zeigefinger hält den Ringfinger an seiner Unterseite. Druckstärke 1.

Bei Halsweh, plötzlicher bleierner Müdigkeit und Energiemangel etwas fester mit dem Fingernagel drücken. Druckstärke 2–5.

Guan Chong macht den Körper warm, vor allem die Brust und die Schultern, leitet das Qì zum Herz und am Kopf vor allem zu Auge und Ohr und zu den Nebenhöhlen.

„Ich fühle Fülle und Weite in Brust und Bauch und Entspannung in den Füßen. Die Energie geht hinter den Ohren hoch."

„Mein Oberkörper ist sehr heiß, dann total kalt – ein Gefühl zwischen Hitze und Kälte. Ich sehe einen weißen Pfeil nach rechts. Anschließend ein Gefühl, dass Bauch und Brust aufrecht, offen und frei sind. Die Atmung ist leichter."

„Ich spüre Wärme und sehe Licht in der Stirn."

„Ich fühle mich schnell. Spüre einen Druck oberhalb der Augen! Dieser hebt die Schädeldecke. Ich sehe ein Bild, in dem im Dunkeln wilde Tiere (Löwen, Tiger und Affen) auftauchen und wieder verschwinden. Nachdem ich die Augen wieder geöffnet habe, ist der ganze Raum in Nebel gehüllt. Ich sehe alles durch einen Weichzeichner."

„Ich fühle eine horizontale Trennwand durch meinen Kopf in Höhe der Nasenflügel. Die obere Hälfte des Kopfes fühlt sich an, als wäre ich übermüdet. Die Augen sind gereizt. Im unteren Kopfteil ist es angenehm kühl, leicht belüftet."

„Ich fühle meine müden Augen – habe nur 3 Stunden geschlafen. Sehe Predjamski Jam, eine Raubritterburg bei Postoina in Slowenien."

„Ich sehe extrem klar."

„Ich kann tief durchatmen. Dann fühle ich, wie meine Haare wie ein Heiligenkranz vom Kopf abstehen. Ich fühle ringförmige Stirnkopfschmerzen, die verschwinden."

„Ein Bild von einem Bach, der Schmutz wegbefördert. Dann spüre ich die Nasennebenhöhlen."

„Ich spüre einen Druckausgleich im Ohr."

„Ich höre besser. Die Kieferhöhlen sind verdichtet. Ich sehe rot-orange-gelbes Herbstlaub."

Guan Chong gibt Entschlossenheit, sich durchzusetzen, ein Gefühl der Stärke in Schultern, Armen und Händen. Er regeneriert und stärkt die energetische Schutzhülle des Körpers.

„Der Schultergürtel ist warm. Ich sehe eine große rote Flamme, dann lila-schwarze Flecken, die sich drehen. Das Gesicht ist locker und entspannt."

„Ich sehe einen schwarzen Schwedenofen. Auf Höhe der Augen hat es gebrannt. Plötzlich kam eine Schlange unter dem Ofen hervor und kriecht auf meinen Bauch zu. Die Schlange ist kraftvoll und zielgerichtet, im Bauch spüre ich Abwehr."

„Ein großes weites Meer von klarem Licht, das über das Gesicht in den Körper fliesst und ihn entspannt, vor allem die Wirbelsäule. Die Wirbelsäule lässt locker, der Körper wird aufgetankt."

„Ich nehme ein goldenes Licht wahr, das mich bei jedem Atemzug aufpumpt und größer und größer macht."

„Ich sitze in meiner Energiehülle, ordne meine Gedanken und fühle mich wohl."

„Umordnung im Energiefluss und in den Gedanken: Alles wird fester und klarer!"

„Eine große Ruhe, die Gedanken sind nicht geflogen. Ich spüre die Darmperistaltik."

„Ich spüre eine Wärme unterhalb des Nabels."

„Der Punkt zentriert und macht stark."

Er gibt Präsenz, Klarheit und Weite. Manchmal eröffnet er schlagartig einen neuen Horizont, und man sieht bisher ungeahnte Möglichkeiten.

Allgemeines Kältegefühl, Halsweh, nachlassendes Hör- und Sehvermögen, Verwirrtheit, Reizbarkeit und Unentschlossenheit.

Akupunktur: 1–2 mm schräg oder flach im Meridianverlauf.

Schluckbeschwerden, Rachen-, Hals- und Mandelentzündung.

Fieber ohne Schweiß, Schulter- und Nackenschmerzen durch Kälte und Wind.

Plötzliche Hörstörungen.

SJ 2 Yè Mén
Pforte der Säfte

Funktion: Yíng Xué (Bachpunkt), Wasserpunkt.

Lage: In der Schwimmhaut zwischen den Grundgelenken des vierten und fünften Fingers, 5 fen proximal des Schwimmhautrandes.

Akupressur: Mit dem Zeigefinger drücken. Druckstärke 2–3.

Yè Mén macht den Körper warm, verfeinert die Sinneswahrnehmungen von Auge und Ohr und verbessert die Visualisation. Da er ein Wasserpunkt ist, sieht man oft Bilder von Wasser.

„Ich spüre eine Bewegung nach oben – wie beim Tauchen aus dem Wasser an die Oberfläche steigen."

„Ich sehe Wasserwirbel."

„Ich schwimme im Meer."

Yè Mén gibt manchmal auch ein kerniges Gefühl von Kraft und Stärke, ein urtümliches, kerngesundes Selbstvertrauen und Lebensgefühl, das an Heimatfilme der 50er Jahre erinnert, an stramme Waden und lustige Burschen.

„Tränen der Rührung schießen mir in die Augen. Ich sehe und fühle das kommende Tennisturnier, fühle mich mutig, mich wieder ins Getümmel zu stürzen, dabeizusein, mitzuschwingen. Ich spüre Vorfreude."

Schüchternheit, Zaghaftigkeit, Kopfschmerzen, Halsweh.

Akupunktur: 2–10 mm in Richtung Handgelenk.

Erkrankungen von Auge und Ohr: Sehschwäche, Bindehautentzündung, Schwerhörigkeit, Ohrensausen, Gehörsturz.

Zahnschmerzen, insbesondere der Schneidezähne.

Angina, Schüttelfrost, Malaria.

Ängstlichkeit. Schwierigkeiten zu visualisieren.

SJ 3 Zhong Zhǔ
Zwischen den kleinen Inseln

Funktion: Shu Xué (Strömungspunkt), Holzpunkt des Feuers – Tonisierungspunkt.

Lage: Auf dem Handrücken zwischen dem vierten und fünften Mittelhandknochen, in der Vertiefung proximal des Metacarpophalangealgelenks.

Akupressur: Bei locker geballter Faust mit dem Zeigefinger drücken. Druckstärke 3–5.

Zhong Zhǔ stärkt die Sehkraft und verfeinert das Gehör. Man hat klare und deutliche Bilder. Zhong Zhǔ macht unterschwellige Aggressionen bewusst. Er stärkt das Kämpferherz, gibt Gefühle von Kraft und Entschlossenheit.

„Ich spüre Hitze im Schulter- und Nackenbereich, im linken Ohr hat was geknackst und geht auf. Das rechte Ohr ist heiß."

„Ich fühle eine Schutzhülle wie einen Panzer hinterm Nacken. Der Schultergürtel ist rot und wärmend."

„Ich habe einen regelmäßigen Herzschlag, die Darmperistaltik nimmt zu."

„Vom Bauch beginnend nach oben bin ich gewachsen."

„Ich empfinde Klarheit. Ich sehe ein rotes helles Licht, intensive Farben. Ich fühle ein Pulsieren im Meridianverlauf."

„Ich erinnere mich an eine alte Frau, die kurz vor Weihnachten wegen ihrem Herz als Notfall zu mir kam. Ich fühle eine Schaukelbewegung."

„Ich fühle Ungeduld. Ich erkenne, dass ich die Schwingung des Raumes nicht mag – er wirkt kalt. Ich fühle Wärme in den Schläfen. Ich fühle, wie meine Augen größer werden – sie reichen fast bis zum Ohr. Mein Hör-Wahrnehmung steigt, sie wird feiner."

„Ein Bärenkopf. Der Bär hat einen aufgerissenen Bauch, ein braunes Fell. Ich sehe die rote Zunge und spitze, weiße Zähne."

Manchmal fühlt man sich auch einfach friedlich und angenehm entspannt.

„Mein Körper wird ganz weich – vor allem im Bauch und im Becken. Ich spüre schaukelnde Bewegungen."

„Eine riesige Daunendecke – so als ob man vom Flugzeug in die Wolken hineinsieht. Ich war zu faul, um hineinzusinken."

„Die Atmung vertieft sich. Ich habe das Gefühl, geatmet zu werden. Ich empfinde Freude, Begeisterung, Geborgenheit."

„Ich sehe eine Frühlingswiese."

„Ich empfinde innere Ruhe. Das Gefühl, angekommen zu sein."

„Ich fühle Frieden. Mein Kopf wird größer und weicher, fast watteähnlich. Das Gefühl reicht bis zu den Ohren. Ich höre watteähnliche Geräusche. Meine Augenlider sind unruhig, sehr belebend – dies hat mich geweckt. In meinem Kopf fühlt es sich dumpf an."

Unscharfes Sehen, leichte Schwerhörigkeit, Ohrenschmerzen, nachlassende Kampfkraft.

Akupunktur: Bei lockerem Faustschluss 5–15 mm senkrecht.

Zhong Zhǔ ist ein wichtiger Fernpunkt bei Ohrenerkrankungen und Hörstörungen wie Ohrensausen und Schwerhörigkeit.

Schwindel, Fieber, Kopfschmerzen, Halsweh.

Arthritis der Finger- und Handgelenke, Paresen des Armes, Lähmungen und Polyneuropathien der Hand.

Als Tonisierungspunkt gibt er Feuer und Lachen und eine Optik wie durch ein Weitwinkelobjektiv: hohes Auflösungsvermögen und gestochen scharfe Konturen, als hätte jemand das Blickfeld gewaschen und gewienert.

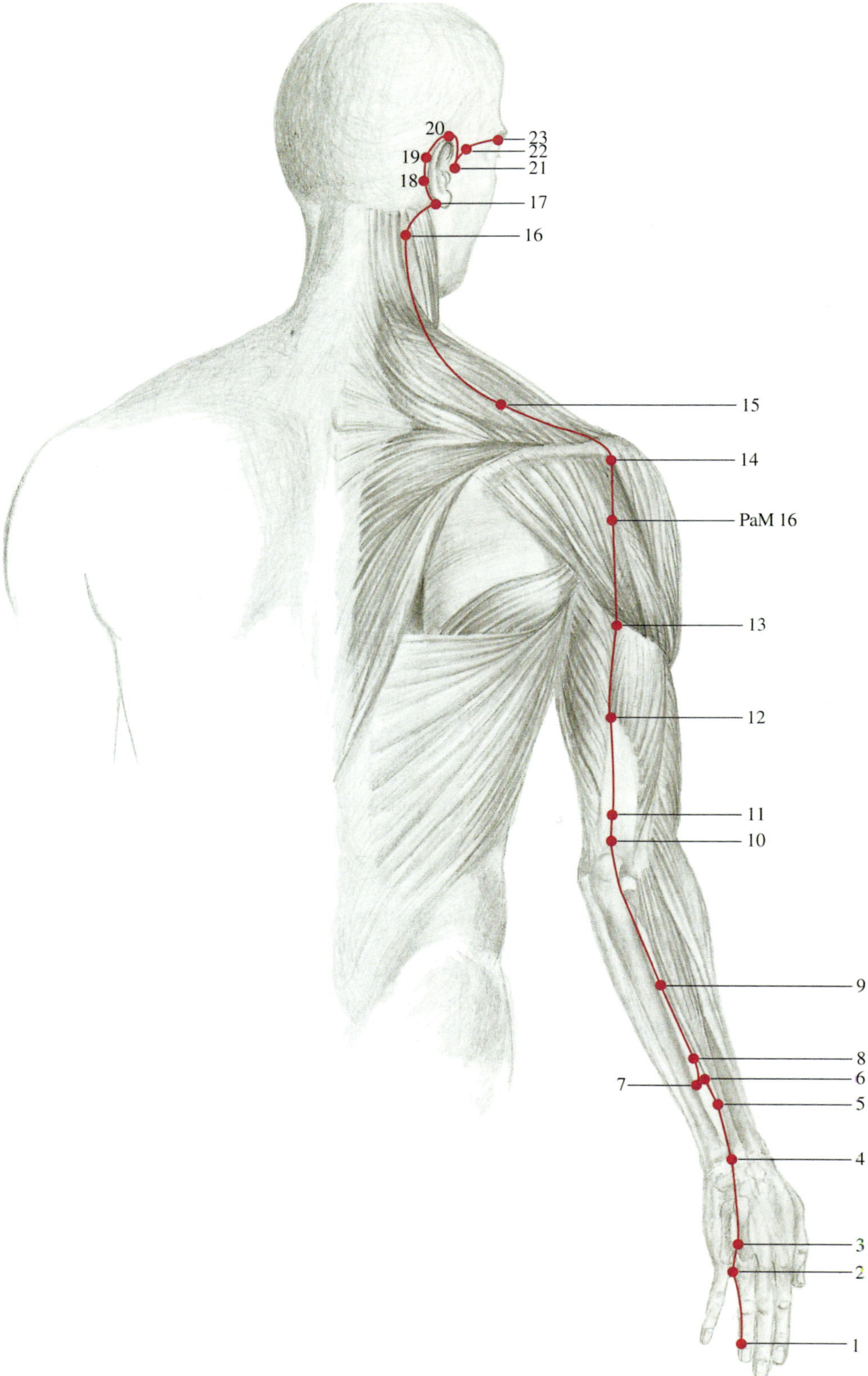

► **Abb. 8.53** San Jiao: SJ 1–SJ 23.

SJ 4 Yáng Chí
Teich des Yáng

Funktion: Yuán Xué (Quellpunkt) – Verbindung zu HH 6.

Lage: An der Außenseite des Handgelenks, zwischen Handwurzel und Elle, in der Vertiefung ulnar der Sehne des M. extensor digitorum communis.

Akupressur: Mit dem Zeigefinger drücken. Druckstärke 3–4.

Als Quellpunkt des San Jiao wirkt Yáng Chí allgemein energetisierend und wärmend. Da er die energetische Ladung der Drei Wärmer miteinander verbindet und ausgleicht, kann man seine Wirkung mehr in der Brust, oder mehr im Bauch oder mehr im Becken verspüren.

„Ich spüre Hitze in der Brust und im Hara."

„Starke Energieströme durch den ganzen Körper, vom Rücken ausgehend. Ich spüre eine starke Verbundenheit von Rücken, Nacken und Kopf."

Meist wirkt er aufladend im Brustbereich – man spürt das Herz und die ihm innewohnenden Gefühle wie Aufgeregtheit und bange Freude, Wehmut, kindliche Offenheit und ruhiges Glück.

„Luft holen fällt ganz leicht."

„Ich spüre ein inneres Lachen."

„Jemand umarmt mich von hinten und hält meine Brüste."

„Ich sehe ein an der Brust saugendes Baby."

Er hat auch eine anregende Wirkung auf die Geschlechtsorgane und verbindet sexuelle Gefühle mit denen des Herzens. Yáng Chí macht warme und weiche Hände.

Ähnlich wie Yáng Gǔ (Dü 5) und Wài Guan (SJ 5) stärkt Yáng Chí die Energiehülle des Körpers: Man kann sich besser sammeln und abgrenzen, manchmal hat man Gefühle von Macht, Freiheit und Größe. „Man fühlt sich wie ein Ritter in einer goldenen Rüstung, der aufrecht auf einem Wagen steht und sich ruhig auf die vor ihm liegende Aufgabe konzentriert."

Schmerzen im Handgelenk, Halsweh, Kopfschmerzen, nachlassendes Gehör.

Unfähigkeit, sich abzugrenzen und sich zu behaupten, kein Lebensmut, kein Feuer, Niedergeschlagenheit und Müdigkeit.

Akupunktur: 4–6 mm senkrecht.

Yáng Chí stärkt die Aura des Körpers, die erste Barriere gegen krankmachende Einflüsse von außen, und verbessert die Koordination von Atmung, Kreislauf, Verdauung und Ausscheidung. Daher hilft er bei allgemeiner Krankheitsanfälligkeit, degenerativen Erkrankungen und psychophysischer Erschöpfung – besonders wenn man sich nicht regeneriert, weil man sich nicht abgrenzen kann und nicht zur Ruhe kommt.

Erkrankungen des Ohres wie Ohrensausen und Schwerhörigkeit.

Diabetes mellitus, Malaria.

Spastische Obstipation, Bauch- und Regelschmerzen, Impotenz.

Schmerzen und Sensibilitätsstörungen im Meridianverlauf.

SJ 5 Wài Guan
Pass nach Außen
Die Außenschichten verschließen

Funktion: Luò Xué – Verbindung zu HH 7.

Meisterpunkt des Wundermeridians Yáng Wéi Mài.

Lage: Auf der Außenseite des Unterarms zwischen Elle und Speiche, 2 cun proximal der Handgelenksfalte.

Akupressur: Mit dem Daumen drücken. Druckstärke 4–5.

Wie auch andere Punkte des San Jiao wirkt er individuell unterschiedlich auf die Drei Erwärmer – Brust, Bauch und Becken.

„Der Oberbauch wird sehr warm. Die Wärme breitet sich nach oben zur Brust hin aus."

„Der Magen wird warm. Ich bekomme Hunger."

„Ich fühle eine Welle vom Becken die Beine hinunter."

Als Meisterpunkt des Yáng Wéi Mài verbindet er das Yáng: Wài Guan koordiniert die Yáng-Energien der Fǔ-Organe und stärkt die Energiehülle des Körpers – man kann sich der Umgebung gegenüber besser abgrenzen und fühlt sich kräftig und aktiv.

„Das Qì fließt im Verlauf des San-Jiao-Meridians zum Ohr und zum Auge. Dann hab' ich mir von innen die Rückseite meiner Augen angesehen. Aus dem Qì-Fluss des Meridians entwickelt sich eine Schutzhülle aus Flies oder einer Zeltplane um mich herum – darin habe ich mich ganz groß und stark gefühlt."

„Ich sehe eine Kluft im Gebirge. Auf der anderen Seite viele Menschen, die sind sehr laut. Ich werde immer größer und stärker, die Kluft wird immer größer. Ich fühle mich wohl."

„Ich sehe mich verkleinert als Figur in einer Energiehülle sitzen. Der Durchmesser der Energiehülle ist nahezu so groß wie der Durchmesser der Figur."

„Ich fühle mich wie in einem warmen Energie-Ei."

„Ich fühle mich rundum wohlig."

„Ich habe ein ganz einheitliches Körpergefühl."

„Ich bin in Bärenhaut eingepackt, mit einem Latz vorne.

Ich fühle mich sehr rund und warm. Mein ganzer Körper wurde zu einem runden Ei."

„Ein Gefühl, wie wenn in der Mitte vom Rücken die Sonne scheint."

Wài Guan erleichtert eine zentrale Erfahrung taoistischer Meditation: er stimuliert die Fähigkeit des Dritten Auges, sich mit bestimmten kosmischen Energieformen in Verbindung zu setzen. Möglicherweise nimmt man eine goldene Helligkeit oder weiß-orangenes Licht im Kopfbereich wahr – „ein Loch in der Mitte der Stirn, wo die Sonne reinscheint".

„In mir ist Stille, Ruhe und Offenheit."

„Ich habe ein leichtes Gefühl in der Taille und bin in einem meditativen Zustand."

Wài Guan stärkt die physische und geistige Sehkraft – wenn man innere Bilder sieht, sind sie meist glasklar wie ein Film.

„Ich bin unterwegs auf einer Schattenstraße, weit und breit ist nichts. Einige Felsen, vereinzelt wachsen Blumen aus der Straße, ich habe Sehnsucht gehabt."

„Anfangs ein Gefühl im Hinterkopf – ich sehe blaue Farben. Das Gefühl im Hinterkopf breitet sich in die Ohren aus. Ich durchbreche mit meinem Kopf eine Wolkenschicht. Mein Hinterkopf ist eine Wolke – ab den Augen nach oben ist blauer Himmel. Aus dem Hinterkopf sprießen Knospen oder kleine Äste."

„Ich spüre eine Wärme im Nacken, in der Gegend von G 20."

Wài Guan hilft bei Schläfenkopfschmerzen und bei Schwierigkeiten, sich abzugrenzen und Nein zu sagen.

Akupunktur: 5–15 mm senkrecht. Nicht im Sitzen stechen: Bei kreislauflabilen Menschen kann er zu Schwindelgefühlen und Ohnmacht führen, da er als Luò Xué Qì aus dem Meridian der Herzhülle „anlockt" oder „abzieht".

Wài Guan ist ein Hauptpunkt für rheumatische Beschwerden, Arthritis der Hand- und Fingergelenke und für alle sich bei Kälte, Wind und Feuchtigkeit verschlimmernden Krankheitssymptome.

Bei Wetterfühligkeit in Kombination mit Jian Liáo (SJ 15) und Zú San Lǐ (Ma 36).

Bei Arthritis und rheumatischen Beschwerden der großen Gelenke in Kombination mit Zú Lín Qì (G 41) und lokalen Punkten.

Paresen, Schmerzen, Sensibilitätsstörungen – Taubheit und Eingeschlafensein – und Polyneuropathie der Arme und Hände.

Bei Verspannungen und Schmerzen im Nackenbereich und Schiefhals in Kombination mit Dà Zhui (Du 14), Feng Chí (G 20) und/oder Jian Jǐng (G 21).

Migräne, besonders wenn sie durch Witterungseinflüsse und Wetterumschwung ausgelöst wird. Fieber, Nachtschweiß, Erkältung.

Ohrensausen, Schwerhörigkeit.

Entzündliche Hauterkrankungen und Juckreiz.

SJ 6 Zhi Gou
Abzweigung vom Graben

Funktion: Jing Xué (Flusspunkt), Feuerpunkt des Feuers – Stundenpunkt.

Lage: Auf der Außenseite des Unterarms zwischen Elle und Speiche, 3 cun proximal der Handgelenksfalte.

Akupressur: Mit dem Daumen drücken. Druckstärke 4–5.

Als Feuerpunkt des Feuers wärmt er die Brust, das Herz und den Kopf. Bei ausreichendem Qì im San Jiao weckt er unbeugsame Entschlossenheit und Kampfbereitschaft, kraftvolle Konzentration.

„Im Raum ums Herz fühle ich Entspannung und Wärme, sehe ein rotes Licht."

„Habe ein warmes Gefühl in der oberen Brustwirbelsäule."

„Heiße Wellen gehen über den Kopf. Die Muskeln unter der Kopfhaut ziehen sich zusammen."

„Ich habe ein intensives Gefühl im unteren Kopfsegment. Jemand hält mein Gesicht. Mein Gesicht lächelt, ohne dass ich es tue."

Zhi Gou hilft bei plötzlicher Heiserkeit und nachlassendem Gehör.

Er macht auch Feuer im unteren Wärmer, er hat eine anregende Wirkung auf die Dickdarmperistaltik und die Beckenorgane, der Bauch wird warm. Er ist einer der wirkungsvollsten Punkte bei schlaffer Verstopfung.

Akupunktur: 5–15 mm senkrecht.

Bei Kotbauch, atonischer Obstipation und Colon irritabile in Kombination mit Tian Shu (Ma 25), Shàng Jù Xu (Ma 37) und Yáng Líng Quán (G 34).

Erbrechen, Gastroenteritis, Herzschmerzen.

Paresen, Parästhesien und Schmerzen der Schultern und Arme.

SJ 7 Huì Zong Vereinigung der Sippe

Funktion: Xì Xué (Spaltenpunkt).

Lage: Auf der Außenseite des Unterarms, 3 cun proximal der Handgelenksfalte, in einer Vertiefung am radialen Rand der Elle – auf gleicher Höhe wie Zhi Gou (SJ 6), eine Fingerbreite lateral von ihm.

Akupressur: Druckstärke 3–4.

Huì Zong vereinheitlicht die Energie im Körper und wirkt weicher und wässriger als Wài Guan (SJ 5) oder Zhi Gou (SJ 6).

Er stärkt das Hara: Man spürt Kraft und Präsenz – oder Zuversicht und Urvertrauen. Der Körper wird oft bis in die Füße von Wärme durchströmt. Er fördert Einsicht und Verständnis in aktuelle Lebenszusammenhänge und gibt die Imaginationsfähigkeit, in schwierigen Situationen Lösungen zu finden.

Er verfeinert das Gehör und die Sensibilität – auch die Sensibilität gegenüber der Zeit: warten können, bis die Zeit für etwas reif ist; den richtigen Zeitpunkt erwarten können.

Akupunktur: 5–15 mm senkrecht.

Schmerzen und Sensibilitätsstörungen im Armbereich.

Ohrensausen, plötzliche Taubheit, Schwerhörigkeit.

Akute Gastroenteritis, Durchfall, Magenkrämpfe.

Epilepsie – als Xì Xué (Spaltenpunkt) aktiviert Huì Zong eine Hauptfunktion des San Jiao, den Energieausgleich im Körper.

SJ 8 San Yáng Luò Verbindung der drei Yáng

Funktion: Kreuzungspunkt der drei Yáng-Meridiane des Arms.

Lage: Auf der Außenseite des Unterarms zwischen Elle und Speiche, 4 cun proximal der Handgelenksfalte.

Akupressur: Mit dem Daumen drücken. Druckstärke 4–5.

San Yáng Lùo gleicht die Energie der drei Yáng-Meridiane untereinander aus, Feuer und Metall wird individuell sehr unterschiedlich erlebt.

Wirkungen auf das Feuer: ein Wärmegefühl und glasklare Bilder (SJ); man verarbeitet vergangene Eindrücke (Dü); ein Energiefluss, der aus dem Kopf hinaus in den Körper führt, verbunden mit einem Gefühl der Hingabe an den Lebensstrom, wo immer er auch hinführt; ein Wahrnehmen der feinen Energiezentren, man spürt Rèn Mài, Du Mài und die Chakren.

Wirkungen auf das Metall: ein Gefühl des Fliegens, der Freiheit und Unabhängigkeit; der Blick richtet sich nach vorn, in die Zukunft.

Schulter-, Arm- und Brustkorbschmerzen.

Heiserkeit, Kopfschmerzen, Müdigkeit.

Akupunktur: 5–20 mm senkrecht.

Erkrankungen im Thoraxbereich wie Herpes zoster und Interkostalneuralgie.

Plötzliche Taubheit, Schwerhörigkeit.

Rachen- und Kehlkopfkatarrh, Aphasie.

Energiemangel und Schlafsucht.

SJ 9 Sì Dú Der vierte Punkt im Graben

Lage: An der Außenseite des Unterarms zwischen Elle und Speiche, 5 cun distal der Olecranonspitze, 7 cun proximal der Handgelenksfalte.

Akupressur: Mit dem Daumen drücken. Druckstärke 4–5.

Sì Dú fördert die Selbstwahrnehmung, die Einsicht in fragwürdige Verhaltensweisen und faire Selbstkritik. Es kann einem „glasklar" werden, was wann, wie, wo, warum nicht stimmt.

Sì Dú integriert Bauch, Herz und Kopf – man fühlt sich fröhlich, zufrieden und entspannt.

Bei manchen Menschen wirkt er entrückend: „Ich löse mich ab und schwebe knapp oberhalb meines Körpers und habe ein umfassendes Glücksgefühl."

Akupunktur: 5–25 mm senkrecht.

Schmerzen und Parästhesien der Unterarme.

Plötzliche Heiserkeit, Rachen-, Kehlkopf- und Luftröhrenentzündung.

Zahnschmerzen, besonders der unteren Schneidezähne.

Ohrensausen und Hörsturz.

SJ 10 Tian Jǐng Himmlischer Brunnen

Funktion: Hé Xué (Meerpunkt), Erdpunkt des Feuers – Sedierungspunkt.

Lage: 1 cun proximal der Olecranonspitze in einer Vertiefung, die deutlich tastbar ist, wenn der Arm leicht gebeugt wird.

Akupressur: Mit dem Mittelfinger drücken. Druckstärke 4–5.

Als Erdpunkt des Feuers wirkt er beruhigend und entspannend, er gibt der Seele den Impuls, sich von Fest und Tanz des Sommers zu Reife und Innenschau des Herbstes zu wenden. Er macht ein ruhiges, warmes Feuer, gibt kontinuierliche Kraft und macht Mut, die Dinge zu tun, die zu tun sind.

„Ich habe das Gefühl, sehr auf mich gestellt zu sein. Ich musss bei mir sein, mich nicht so sehr nach außen wenden – ich bin grundsätzlich mit allem um mich herum mehr beschäftigt, als mit dem, was in mir ist. Dieser Punkt reduziert den Blick auf mich. Ich sehe mich allein in einem Raum. In einem anderen Raum werde ich von mehreren Menschen erwartet. Ich bin auch in Erwartung. Dieser Moment ist mir sehr vertraut, ich habe ihn schon oft erlebt. Ich assoziiere damit, dass Menschen immer was von mir erwarten. Es gibt immer eine Erwartungshaltung von meinem Gegenüber an mich. Ich erwarte nie etwas von anderen Menschen. Das kommt mir komisch vor, wenn ich das jetzt ausspreche – es ist so unlogisch. Es ist natürlich auch der Moment vor dem Auftritt – ich bin Pantomime. Ich gebe eher anderen Menschen den Vorzug. Ich spiele meine besten Karten nicht aus. Ich lasse eher die anderen gewinnen."

Als Meerpunkt wirkt er vor allem auf den oberen und mittleren Wärmer, im Bereich des unteren Wärmers wirkt er auf die Lendenwirbelsäule.

Seelische Übererregung, Schlaflosigkeit, Brustschmerzen, Husten.

Übelkeit, Erbrechen, Ellbogenschmerzen.

Tian Jǐng schärft das Gehör.

Akupunktur: 5–15 mm senkrecht.

Schulter-, Nacken- und Thoraxschmerzen.

Entzündliche Erkrankungen der Atmungsorgane, nervöse Herzbeschwerden, Neurasthenie, Niedergeschlagenheit nach physischen Traumen.

Kopfschmerzen, Schwindel, Epilepsie.

Ohrensausen und Schwerhörigkeit.

SJ 11 Qing Lĕng Yuan
Klares, stilles, tiefes Wasser

Lage: In einer Vertiefung über der Ansatzsehne des Trizeps, 2 cun proximal der Olecranonspitze – 1 cun proximal von SJ 10.

Akupressur: Mit dem Mittelfinger drücken. Druckstärke 4–5.

Qing Lĕng Yuan wirkt entspannend wie ein klares, stilles Wasser. Die Flankenatmung wird angeregt, man fühlt sich breiter werden in den Flanken, Solarplexus und Lendenwirbelsäule werden entspannt. Die Entspannung wandelt sich häufig in Ansporn und Kraft für neue Aktivitäten.

Schmerzen in Ellbogen und Oberarm.

Akupunktur: 5–10 mm senkrecht.

Paresen und rheumatische Schmerzen in Schulter und Arm, schmerzhafte Bewegungseinschränkungen des Ellbogen- und Schultergelenks.

SJ 12 Xiao Luò
Den See in Anspruch nehmen

Lage: In der Mitte der Oberarmrückseite, 4 cun distal des hinteren Endes der Achselfalte, auf der Verbindungslinie von SJ 11 und SJ 13.

Akupressur: Mit dem Mittelfinger drücken. Druckstärke 4–5.

Xiao Luò entspannt die Schultern und regt den oberen Wärmer an. Die Atmung vertieft sich, die Brust fühlt sich stark und kraftvoll an. Manchmal spürt man das Herz und eine Einheit von Fühlen und Handeln.

Bei manchen Menschen verbessert Xiao Luò die Nachtsicht.

Arm- und Schulterschmerzen, Brustschwäche.

Akupunktur: 5–15 mm senkrecht.

Arthritis und Periarthritis des Schultergelenks.

Kopf- und Nackenschmerzen. Epilepsie – Xiao Luò verlagert das Energiezentrum vom Kopf in die Brust.

SJ 13 Nào Huì
Zusammentreffen der Oberarmmuskeln

Lage: An der Oberarmrückseite in der Vertiefung, die vom hinteren Teil des Deltoideus, dem langen und dem lateralen Kopf des Trizeps gebildet wird – 3 cun unter SJ 14.

Akupressur: Mit dem Daumen drücken. Druckstärke 4–5.

Nào Huì entspannt Körper und Geist. Er macht den Kopf klar und den Brustbereich weit. Die Atmung wird tief und regelmäßig, man spürt ein allgemeines Wohlgefühl, stille Entschlossenheit und Tatkraft – „vom Nabel ausgehend ein helles Licht" und „innerliches Tanzen vor Glück".

Er entspannt die Schultern, Arme und Hände und gibt Menschen, die für ihre Arbeit leben, den Impuls, Tun und Schaffen loszulassen – entspannter zu sein.

Steife und eingezogene Schultern, flache Atmung, Arm- und Schulterschmerzen.

Akupunktur: 5–20 mm senkrecht.

Kraftlose Arme und Schultern, Arthritis und Periarthritis des Schultergelenks, Nackenverspannungen und Halslymphknotenentzündung.

Bei herabhängenden Schultern in Kombination mit Naò Shu (Dü 10) und Dà Zhui (Du 14) oder Táo Dào (Du 13).

PaM 16 Ta Ner

Lage: Auf dem Deltamuskel, im Bindegewebe zwischen dem hinteren und dem mittleren Teil des Deltoideus, auf der Verbindungslinie vom Ansatz des Deltamuskels zum Punkt Jian Liáo (SJ 14), an der Grenze vom mittleren zum oberen Drittel dieser Linie in einer Vertiefung.

Akupressur: Mit dem Daumen drücken. Druckstärke 4–5.

Ta Ner stärkt die Schultern, die Arme und die Brust. Er stärkt die Fähigkeit, durchzugreifen und zu handeln. Er macht energisch und heiß. Über den Meridian des Dreifachen Erwärmers regt er den Fluss des Qì zum Gesicht hin an.

„Ich habe das Gefühl, in den Schultern breit zu werden, mich in die Schultern auszudehnen, spüre einen Energiefluss über den Nacken ins Gesicht, besonders in den Mundbereich. Sehe meinen Kopf als den Kopf eines Adlers, an den Punkten auf den Schultern entspringen die Flügel. Habe das Gefühl, kraftvoll nach vorne zu fliegen."

„Ein Bild: von unten nach oben schwarz-rotgold, wie eine aufsteigende Flammenwand. Ich spüre die Magenpunkte im Gesicht. Das Gesicht ist präsent und, wie bei einem Vogel, prominent."

Steife, verkrampfte und eingezogene Schultern, Arm- und Schulterschmerzen.

Akupunktur: 5–30 mm senkrecht.

Kraftlose Arme und Schultern, Parese des M. deltoideus, Arthritis und Periarthritis des Schultergelenks.

Unfähigkeit, zu schwitzen.

Mangelnde Durchsetzungsfähigkeit, man kann die übernommene Verantwortung schlecht tragen.

Bei herabhängenden Schultern in Kombination mit Nào Huì (SJ 13), Naò Shu (Dü 10) und Dà Zhui (Du 14).

SJ 14 Jian Liáo Schultergrube

Lage: In der Vertiefung unterhalb des Akromionhinterrandes, in der Lücke zwischen den Ursprüngen des hinteren und des mittleren Teils des Deltoideus – in der hinteren der beiden Gruben, die sich bei Abduktion des Armes auf der Schulter zeigen (in der vorderen Grube liegt Jian Gŭ, Di 15).

Akupressur: Den Punkt bei Seitheben des Armes lokalisieren. Mit Daumen oder Mittelfinger drücken. Druckstärke 4–5.

Jian Liáo entspannt den Schultergürtel, die Schultern beginnen, wieder geschmeidig im Atemrhythmus zu fließen, man bekommt das Gefühl breiter und weicher Schultern. Wenn sich die Schultern entspannen, werden Aktivismus und das ständige Bedürfnis, zu handeln, abgelöst durch ein wohltuendes Einsinken in sich selbst.

Manche Menschen sehen sich davon schweben und fliegen, sie sehen sich, wie sie die Schwingen ausbreiten und sich über den alltäglichen Kleinkram erheben.

Kraftlose Arme, Schmerzen beim Heben des Armes.

Akupunktur: 5–20 mm senkrecht oder schräg abwärts in Richtung Jí Quán (H 1).

Arthritis und Periarthritis des Schultergelenks, Paresen und Schmerzen des Armes.

Unfähigkeit, die Hände in den Schoß zu legen und nichts zu tun.

Unfähigkeit, sich mit Geist und Phantasie über die tägliche Routine zu erheben.

SJ 15 Tian Liáo Grube des Himmels

Funktion: Punkt des Wundermeridians Yáng Wéi Mài.

Lage: Auf dem Trapezius, auf halbem Weg zwischen Akromion und Dornfortsatz des siebten Halswirbels, 1 cun hinter G 21.

Akupressur: Mit dem Daumen drücken. Druckstärke 4–6.

Tian Liáo hat eine entspannende Wirkung auf den Schultergürtel. Wenn man viel Bürde auf seine Schultern geladen hat, wird der Druck und die Müdigkeit plötzlich bewusst und man spürt, dass es an der Zeit ist, die Schultern loszulassen und Verantwortung abzugeben.

Andererseits kräftigt Tian Liáo den Nacken. Wenn man ausgeruht ist, erhöht er die Kraft und Bereitschaft, Ver-

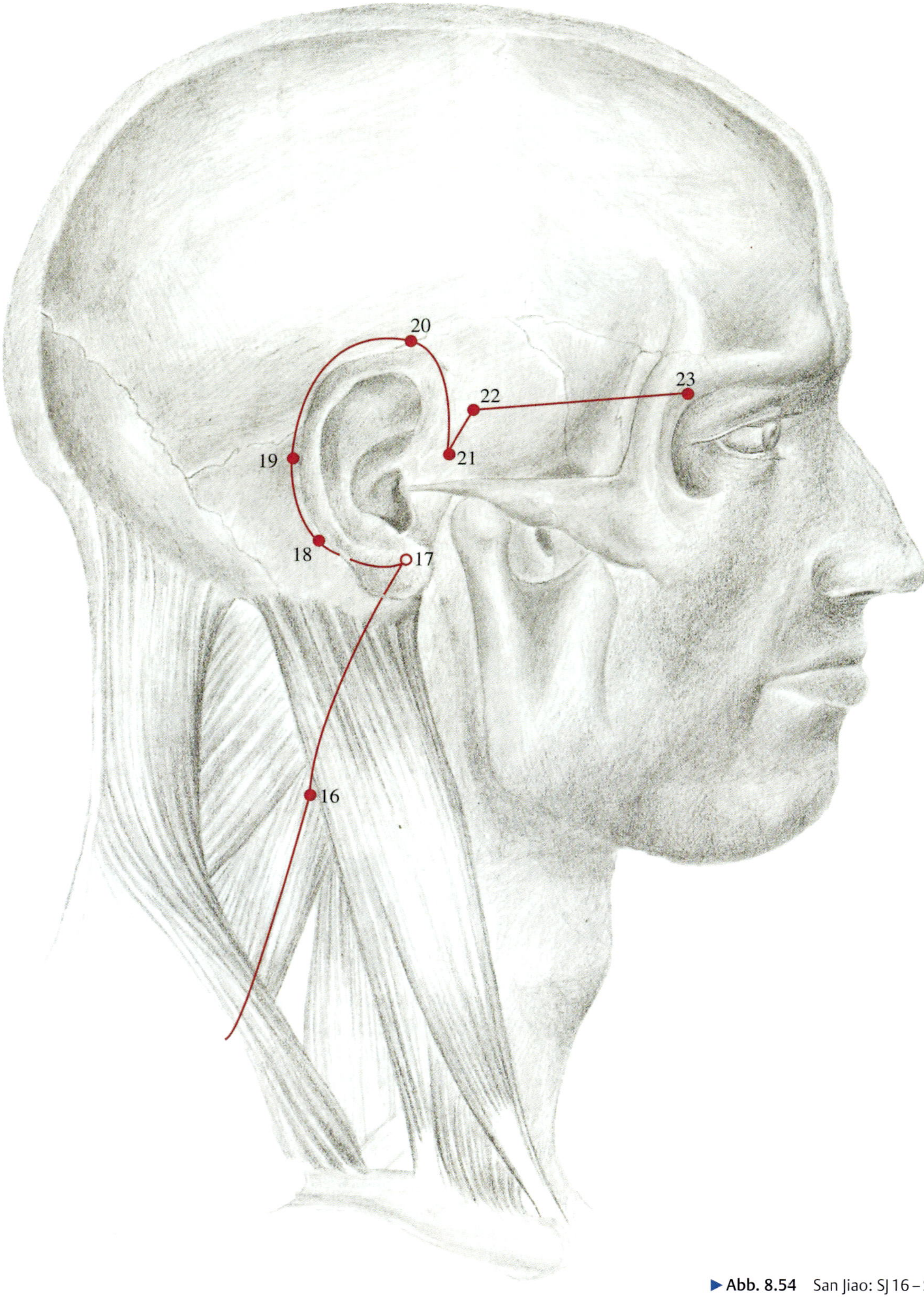

▶ **Abb. 8.54** San Jiao: SJ 16 – SJ 23.

antwortung zu übernehmen und Neues in Angriff zu nehmen.

Nacken- und Schulterschmerzen, Verspannungen des Schultergürtels.

Akupunktur: 5–20 mm schräg nach dorsal. Gefährlicher Punkt.

Rheumatische Erkrankungen des Schultergürtels und der Arme, Wetterfühligkeit, Verschlimmerung der Symptome bei Feuchtigkeit, Kälte und Wind.

Kopfschmerzen, steifer Nacken, Schiefhals, HWS-Syndrom.

Unfähigkeit, den Arm zu heben – Tian Liáo aktiviert den M. supraspinatus.

Chronische Atemwegserkrankungen, hoher Blutdruck – Tian Liáo wirkt regulierend auf den Druck, den wir uns selber machen, vor allem macht er übermäßigen psychischen Druck bewusst.

SJ 16 Tian Yǒu
Fenster zum Himmel

Funktion: Fenster zum Himmel.

Lage: Hinter und unterhalb des Processus mastoideus, am Hinterrand des Kopfwenders (M. sternocleidomastoideus), in Höhe von Tian Róng (Dü 17).

Akupressur: Mit dem Mittelfinger drücken. Druckstärke 3–4.

Als Fenster zum Himmel bewirkt Tian Yǒu einen Energieausgleich zwischen Kopf und Körper. Er holt aus dem Kopf; man fühlt sich meist hell und freundlich, mit weit offenen Armen zur Welt. Tian Yǒu regt den Fluss des Qì der zwei Wundermeridiane Rèn Mài und Du Mài auf ungewöhnliche Weise an: an der Vorderseite hinauf und an der Rückseite hinunter – normalerweise fließt das Qì im Du Mài aufwärts, vom Becken zum Kopf.

Steifer Nacken, Halsweh, Nacken- und Schulterschmerzen.

Akupunktur: 5–12 mm senkrecht.

Rachen- und Kehlkopfentzündung, Nackenverspannungen, Schiefhals.

Kopfschmerzen, Schwindel, Ohrensausen, Schwerhörigkeit, Hörsturz.

Sehstörungen, Sehschwäche.

Gesichtsödem.

SJ 17 Yì Feng
Schützt vor dem Wind

Funktion: Kreuzungspunkt mit dem Gallenblasenmeridian.

Lage: Hinter dem Ohrläppchen, im Winkel zwischen Unterkiefer und Warzenfortsatz.

Akupressur: Mit dem Zeigefinger drücken. Druckstärke 3–4.

Yì Feng fördert Entspannung und Hingabe, der Bauch wird weich. Er hat eine anregende Wirkung auf das Dritte Auge und das Hara.

Ohrenschmerzen, Hörschwäche.

Schmerzen im Kiefergelenk beim Kauen, Schluckauf, Halsweh.

Akupunktur: 3–20 mm in Richtung Yìn Táng (PaM 1).

Erkrankungen des Ohrs wie Mittelohrentzündung, Ohrensausen und Schwerhörigkeit.

Zahnschmerzen, Entzündungen und Eiterungen im Zahn- und Kieferbereich, Arthritis des Kiefergelenks.

Entzündung der Ohrspeicheldrüse.

Fazialisparese, Trigeminusneuralgie.

Rachen- und Kehlkopfentzündung.

SJ 18 Jì Mài
Pulsierende Ader

Lage: Hinter dem Ohr in einem Grübchen im Zentrum des Warzenfortsatzes, unter dem hinteren Ohrmuschelrand, 1 cun schräg oberhalb von SJ 17.

Akupressur: Mit Zeige- oder Mittelfinger drücken. Druckstärke 2.

Jì Mài regt den unteren Wärmer an: der Bauch wird weich und warm, manchen werden das Kreuzbein oder die Füße heiß; manchmal spürt man einen Energieschub durch den ganzen Körper und/oder sexuelle Lust.

Manche spüren ihren Dickschädel als kräftige, einheitliche Knochenhülle – Jì Mài gibt den Mut, in sinnvollen Angelegenheiten mit dem Kopf durch die Wand zu gehen, er gibt ein kräftiges, selbstbewusstes Durchsetzungsvermögen.

Er stimuliert das Dritte Auge, man taucht ein in die Welt der Träume und der Phantasie: „Meine Augen werden zu Insektenaugen, ich schaue in eine geheimnisvolle Welt mit Fabelwesen und Dschungeltoren…" „Aus meinem Dritten Auge wächst, wie bei einem Einhorn, ein gläserner Strahl, der sich in ein dreieckiges Schwert verwandelt."

Viele Bilder kreisen um das Element Metall, um Glas, Priester, Eis und Schwert.

Hinterkopfschmerzen, Hör- und Sehschwäche.

Jì Mài verbessert die bildliche Vorstellungskraft.

Akupunktur: 2–8 mm flach zwischen Haut und Knochen, entweder abwärts oder aufwärts, im Meridianverlauf.

Ohrensausen, Schwerhörigkeit.

Sehstörungen, Angstzustände, Epilepsie.

Jì Mài wirkt in verschiedenen Lebensbereichen unterstützend: Selbstdurchsetzung, sexuelle Kraft, Meditation, Visualisation und Phantasie.

SJ 19 Lú Xí
Der Schädel holt Atem

Lage: Hinter dem Ohr in einem Knochengrübchen, unter dem hinteren Ohrmuschelrand, 1 cun oberhalb von SJ 18.

Akupressur: Mit Zeige- oder Mittelfinger drücken. Druckstärke 2.

Lú Xí wirkt auf den oberen Wärmer, er macht Grundgefühle des Herzens bewusst: Alleinsein, Unruhe, sich geliebt fühlen.

Manchmal wirkt er sexuell erregend.

Hinterkopfschmerzen, Hör- und Sehschwäche.

Akupunktur: 2–8 mm flach zwischen Haut und Knochen, entweder abwärts oder aufwärts, im Meridianverlauf.

Ohrenschmerzen, Ohrensausen, Schwindel.

Bindehautentzündung, Sehstörungen.

Epilepsie.

SJ 20 Jiǎo Sun
Kleines Horn

Funktion: Kreuzungspunkt mit dem Gallenblasen- und Dünndarmmeridian.

Lage: In einem Knochengrübchen des Schläfenbeins, auf der Höhe der Ohrmuschelspitze.

Akupressur: Mit Zeige- oder Mittelfinger drücken. Druckstärke 2.

Jiǎo Sun macht, oft in bildhafter Form, tiefe seelische Konflikte und ihre körperliche Lokalisation bewusst: den Konflikt zwischen Kopf und Körper, den Konflikt zwischen dem eigenen Schatten und einer optimistischen Lebenskraft. Jiǎo Sun unterstützt seelische Transformation, meist verwandelt sich das eigene Dunkle in Licht.

Kopfschmerzen, Sehschwäche.

Akupunktur: 2–8 mm flach, schräg abwärts nach vorne oder hinten.

Zahnschmerzen, Zahnfleischentzündung.

Ohrensausen, Schwindel, Erbrechen.

Augenschmerzen, Bindehautentzündung, Sehstörung.

Epilepsie.

SJ 21 Ěr Mén
Eingang zum Ohr

Funktion: Kreuzungspunkt mit dem Gallenblasen- und Dünndarmmeridian.

Lage: Am Vorderrand des Ohrs, in der Vertiefung vor der Incisura tragica superior, dem Einschnitt zwischen Helix und Tragus. Die Vertiefung liegt über dem Kiefergelenk und ist bei leicht geöffnetem Mund gut zu tasten.

Akupressur: Bei leicht geöffnetem Mund mit dem Zeigefinger drücken. Druckstärke 2–3.

Ěr Mén wirkt auf den oberen Wärmer. Ähnlich wie Lú Xí (SJ 19) verdeutlicht er Grundgefühle des Herzens: Beklemmung, sich unverstanden fühlen, nicht gehört werden; Lebensfreude, jubelnde Begeisterung, Hingabe.

Ěr Mén verfeinert das Gehör und hilft bei Hörstörungen und Ohrenschmerzen.

Akupunktur: 2–5 mm senkrecht, bei leicht geöffnetem Mund.

Hauptpunkt bei Erkrankungen des Ohrs wie Mittel- und Außenohrentzündung, Ohrensausen und Schwerhörigkeit.

Schwindel, Sehstörungen.

Erkrankungen des Kiefergelenks, Zahnschmerzen.

Fazialisparese, Trigeminusneuralgie.

Bei Ohrenerkrankungen wird Ěr Mén häufig zusammen mit Ting Gong (Dü 19) und Ting Huì (G 2) gestochen: Man sticht in Ěr Mén ein und führt die Nadel subkutan und parallel zur Hautoberfläche in der Furche vor dem Ohr abwärts, durch Tingong bis zu Ting Huì.

Wichtige Fernpunkte für das Ohr: Zhong Zhǔ (SJ 3) und Zú Lín Qì (G 41).

SJ22 Hé Liáo
Grube der Einstimmung und Harmonie

Funktion: Kreuzungspunkt mit dem Gallenblasen- und Dünndarmmeridian.

Lage: In einer Vertiefung am hinteren Ansatz des Schläfenhaares, vor und oberhalb SJ21, in der Höhe des oberen Ohrmuschelansatzes – über dem Jochbogen, knapp hinter der Zornesader (A. temporalis superficialis).

Akupressur: Mit Zeige- oder Mittelfinger drücken. Druckstärke 2–3.

Zuerst beschleunigt Hé Liáo die Gedankenaktivität, die Gedanken sind schnell und klar, manchmal aber auch in hellem Aufruhr. Manche Menschen spüren bei diesem Punkt auch die Energiehülle des Kopfes wie einen Helm.

Dann wird man ruhiger, fühlt Präsenz, Zufriedenheit, Wärme und Geborgenheit, sattes Dasein, sattes Entspannen. Man sehnt sich nach der Natur, sieht Bilder von Wasser und Wald und staunt über das Schöne. Man kann auch das Gefühl bekommen, in einer pulsierenden Welt zu sein. Man hört sehr klar.

Schläfenkopfschmerz, Unruhe, Reizbarkeit, Aggressivität.

Akupunktur: 2–6 mm schräg im Meridianverlauf. Die Arterie vermeiden.

Ohrensausen, Schwerhörigkeit, Ohrinfektionen.

Schwindel, Migräne, Fazialisparese.

Arthritis des Kiefergelenks, Kieferklemme.

SJ23 Si Zhú Kong
Himmelsmusik

Funktion: Kreuzungspunkt mit dem Gallenblasenmeridian.

Lage: In einem Knochengrübchen am äußeren Ende der Augenbraue.

Akupressur: Mit Zeige- oder Mittelfinger drücken. Druckstärke 1–2.

Ähnlich wie Hé Liáo (SJ22) beschleunigt Si Zhú Kong zuerst die Gedankenaktivität, bevor er die geistige Energie (im Dritten Auge) sammelt und konzentriert.

„Grelle Blitze durchzucken meinen Kopf, stoßen gegen die Schädeldecke. Unangenehm!"

„Ein goldener Wollknäuel, ich ziehe an einem Faden. Der Knäuel löst sich auf, daraus entsteht eine nackte goldene Frau."

Durch die innere Sammlung entsteht ein Wohlgefühl, Entspannung in einem gedankenleeren Raum.

„Mein Gesicht floss wie ein Pfannkuchen auseinander."

„Vom Kopf strömt ‚alles' hinunter in den Körper."

„Si Zhú Kong macht ein angenehm entspanntes und schwingendes Gefühl im Körper."

Er entspannt die Augen, hat eine heilende Wirkung auf die Ohren, löscht die Gedanken aus und fördert die Meditation.

„Danach ist mein Blick reingewaschen. Ich sehe die Farben klarer."

„Die Wärme fließt trichterförmig ins Ohr."

„Innen im Ohr ist es warm. Ich habe Riesen-Ohrmuscheln und höre besser."

Stirn- und Schläfenkopfschmerzen. Müde, schmerzende Augen, Seh- und Hörschwäche.

Akupunktur: 2–6 mm subkutan, schräg abwärts.

Augenerkrankungen, Sehstörungen. Fazialisparese.

Stirnhöhlenentzündung, Migräne, Schwindel, Epilepsie.

Die Gedanken jagen sich, man denkt im Kreise und kommt nicht zur Ruhe.

8.12.7 Diagnostische Kriterien der Funktion des San Jiao

▶ Tab. 8.42 Diagnostische Kriterien der Funktionen des San Jiao.

Heiße Symptome, Fülle (Shi)	Kalte Symptome, Leere (Xu)
Vitalität und Lebensfreude	Psychophysische Erschöpfung
Gute Abwehrkraft	Krankheitsanfälligkeit
Heißer Körper	Wetterabhängige Beschwerden
Aufgeblasener, fassartiger Brustkorb	Enger, schmaler Brustkorb
Erschwerte, mühsame Atmung	Flache und kurze Atmung
Schwierigkeiten beim Ausatmen	Schwierigkeiten beim Einatmen
Fieber	Nachtschweiß
Halsschmerzen	Chronische Bronchitis
Asthma bronchiale	Lungenentzündung und Tuberkulose
Herzklopfen und Herzschmerzen	Bradykardie
Nervöse Übererregbarkeit	Herzmuskelschwäche
Spastische Verstopfung	Schlaffe Verstopfung
Darmkrämpfe	Durchfall
Bauchfellreizung	Bauchwassersucht
Regelschmerzen	Impotenz
Harnretention	Harninkontinenz

8.12.8 Diagnostische Kriterien des Meridians des San Jiao

▶ Tab. 8.43 Diagnostische Kriterien des Meridians des San Jiao.

Fülle	Leere
Schmerzhafte Erkrankungen im Meridianverlauf: Rheumatismus, Arthritis und Neuralgien im Bereich der Hände, Arme und Schultern; Nackenverspannungen und Schiefhals; Mittelohrentzündung, Schläfenkopfschmerz, entzündliche Augenerkrankungen, Kurzsichtigkeit und Astigmatismus.	Taubheitsgefühl, Sensibilitätsstörungen und Paresen im Meridianverlauf, schwache Arme, schwache Schultern; Wetterfühligkeit, Migräne, Schwindel, Ohrensausen, Hör- und Sehschwäche.

9 Der Kleine Energiekreislauf – Du Mài und Rèn Mài

Der Du Mài wird das **Meer des Yáng** genannt und ist das Hauptreservoir oder das Sammelgefäß des Yáng Qì, der Yáng-Energie des Organismus. Der Rèn Mài wird das **Meer des Yin** genannt und ist das Hauptreservoir oder das Sammelgefäß des Yin Qì, der Yin-Energie des Körpers. Sie sind die wichtigsten Bahnen der Acht Wundermeridiane oder Wundermeridiane und haben als einzige unter ihnen eigene Punkte.

Du Mài und Rèn Mài sind die Hauptmeridiane des Organismus. Sie bilden den Kleinen Energiekreislauf, der das Herz des Meridiansystems darstellt. Beide Meridiane verlaufen in der Mittellinie des Körpers. Sie verbinden Mund und After, der Du Mài an der Rückseite, der Rèn Mài an der Vorderseite. Sie sind die ursprünglichen Energiebahnen, die schon bei einzelligen Organismen vorhanden sind. Entlang ihres Verlaufs schnürt sich die Zelle bei der Zellteilung ab. Das Qì fließt im Du Mài aufwärts, vom After zum Mund. Die Flussrichtung im Rèn Mài ist variabel und umgekehrt, sie passt sich den energetischen Strömungsverhältnissen im Körper an.

Im Rèn Mài fließt das Qì entweder abwärts, vom Mund zum After, in diesem Falle bildet es mit dem Du Mài einen geschlossenen Energiekreis auf der Oberfläche des Körpers, wie er in manchen taoistischen Schriften und Meditationsanleitungen beschrieben wird [48]. Oder es fließt im Rèn Mài aufwärts, vom Beckenboden zum Mund, und fließt dann im Inneren des Körpers, gemeinsam mit dem Qì des Du Mài, wieder abwärts zum Beckenboden. Der Kleine Energiekreislauf bildet in diesem Falle eine Acht und einen kontinuierlichen Energieaustausch zwischen Schale und Kern des Organismus.

Im Inneren des Körpers fließt das Qì im Zentralkanal, der bei den Taoisten und im Tantra auch „Innere Flöte" genannt wird [53]. Die Flussrichtung des Qì im Zentralkanal ist ebenfalls umkehrbar. Fließt das Qì im Zentralkanal aufwärts, vom Beckenboden zum Mund, fließt es an der Vorderseite im Rèn Mài wieder abwärts. Wenn es das nicht tut, fließt vermehrt Qì vom Becken zum Kopf und staut sich dort.

In den meisten klassischen und modernen Texten der Chinesischen Medizin wird der Zentralkanal nicht beschrieben und das Qì fließt im Rèn Mài immer aufwärts, vom Beckenboden zum Mund. Es wird nicht darauf eingegangen, wo das Qì dann hingeht. Bleibt es im Mund? Steigt es zu Kopf? Steigt es zum Himmel auf?

Es ist die Frage, ob der Trend zu aufsteigenden Energiebahnen eine biologische Eigenschaft der Organismen ist – beim Blutkreislauf würde man ja auch nicht auf den Gedanken verfallen, dass mehr Blut ins Gehirn gepumpt wird, als zurück zum Herzen fließt – oder ob es sich hier um eine „kollektive Absicht" handelt, um einen Stempel, den Hochkulturen wie China und das Abendland dem bioenergetischen Organismus aufdrücken. Dieser Trend lässt sich in anderen Kulturbereichen ebenfalls feststellen (vgl. auch das Kapitel über Akupressur und Akupunktur des Blasenmeridians), er heißt: weg von der Erde, alle Energie hinauf zum Kopf. Es ist die Frage, ob das gesund ist.

9.1 Der Wundermeridian Du Mài

Der Du Mài ist der Oberste Lenker des Yáng Qì, der Yáng-Energie des Organismus. In ihn mündet das Qì der sechs Yáng-Meridiane und er gleicht ihre Energie untereinander aus.

Andere Bezeichnungen sind

- **Lenkergefäß** – der Du Mài lenkt und koordiniert die verschiedenen Funktionen des Zentralnervensystems.
- **Gouverneur** – der Du Mài regiert über das Yáng Qì und die anzestrale Energie.

Dem Du Mài ist kein Organ zugeordnet, er ist jedoch in seiner Wirkungsweise und in seinem Verlauf dem Zentralnervensystem eng verbunden.

In den klassischen chinesischen Texten wird das Gehirn als Wunderorgan bezeichnet, dessen geistige Funktionen von allen Fünf Elementenergien gebildet werden. Die Niere „erzeugt" den Willen, Milz und Bauchspeicheldrüse Gedächtnis und logischen Intellekt, die Leber die Vision und den Plan, die Lunge die Klarheit und das Herz das Bewusstsein. Das Gehirn wird in der chinesischen Tradition auch als das **Meer des Marks** bezeichnet: Als physisches Substrat wird es der Niere zugeordnet, während die elektrische Tätigkeit der Nervenzellen als Ausdrucksform des Feuers aufgefasst wird.

Das chinesische Zeichen *Du* bedeutet „überwachen, beaufsichtigen, kontrollieren, verwalten". Der Du Mài hat eine koordinierende und aktivierende Wirkung auf alle Körperregionen und Organe. Die meisten seiner Punkte haben direkten Einfluss auf die sieben Haupt-Chakren des Körpers und sind mit deren Wirkungsweise eng verknüpft.

Der Du Mài hat einen besonderen Einfluss auf die Psyche. Er wirkt lenkend und ausgleichend auf die geistigen Funktionen der sechs Yáng-Organe: So unterstützt er z. B. die Koordination von zielorientiertem und strategischem

Denken (welches der Gallenblase zugeordnet wird) mit analytischem und systematischem Denken (Dickdarm), von Wissensaufnahme und Detailgenauigkeit (Magen) mit der Assimilation von Gedanken und Ideen (Dünndarm), von Wachheit und Präsenz (Dreifacher Erwärmer) mit geistiger Ruhe und innerer Stille (welche der Blase zugeordnet werden).

Im Du Mài zirkuliert die anzestrale Energie: Die anzestrale Energie ist die Qualität und Quantität der verschiedenen Energien, die wir von unseren Eltern und der langen Reihe der Vorfahren geerbt haben; sie wirkt wie ein Katalysator, der sich langsam im Laufe des Lebens, bei exzessivem Lebenswandel und schweren Krankheitsprozessen aber rasch verbraucht; ihr Aufbewahrungsort ist die Niere.

9.1.1 Tiefer Verlauf

Der Du Mài entspringt in den Nieren und den Nebennieren, zieht im Retroperitonealraum abwärts zum Plexus sacralis und Plexus coccygeus und kommt im hinteren Teil des Beckenbodens auf halbem Weg zwischen Steißbeinspitze und After an die Oberfläche.

9.1.2 Oberflächlicher Verlauf

Der oberflächliche Verlauf beginnt im Punkt Cháng Qiáng (Du 1) auf halbem Weg zwischen Anus und Steißbein (s. Abb. 9.1). Entlang der Wirbelsäulenmitte führt er zum Hinterhaupt (Du 16) und über die Mitellinie des Kopfes zur Stirn, zur Nase und zum Mund. Über die Oberlippenmitte (Du 27) zieht er in die obere Mundhöhle und endet oberhalb der Schneidezähne im Zentrum des Lippenbändchens oder Frenulum (Du 28).

Von Feng Fŭ (Du 16) unterhalb des Hinterhauptshöckers, von Băi Huì (Du 20) am höchsten Punkt des Kopfes und von Yìn Táng (PaM 1) in der Mitte zwischen den Augenbrauen zweigen Tiefe Äste ab, die das Gehirn mit Qì versorgen.

Von Kŏu Yín Jiao (Du 28) führen energetische Verbindungen durch die Mundhöhle über Chéng Jiang (Rèn 24) zum Rèn Mài. Einen direkten Fluss des Qì vom Du Mài zum Rèn Mài erreicht man, wenn man die Zunge an den oberen Gaumen legt, wie es in taoistischen Meditationsanleitungen beschrieben wird [48].

9.1.3 Akupressur und Akupunktur

Massiert man den Du Mài in seiner Flussrichtung vom Becken zum Kopf, aktiviert man den Geist und fühlt sich energiegeladen, wach und konzentriert. Massiert man den Du Mài gegen seine Flussrichtung vom Kopf zum Becken, entspannt sich der Geist, die Gedankenaktivität lässt nach, man wird ruhig und genießt. Im Zusammenhang mit der Akupressur des Blasenmeridians entspannt sich der Rücken. Nacken-, Rücken- und Kreuzschmerzen werden gelindert oder verschwinden ganz.

Akupressur und Akupunktur der Gouverneurpunkte im Becken- und Lendenbereich wirken erdend (Du 1), beruhigend und regenerierend (Du 4, Du 5). Sie stärken die Lebenskraft und die Sexualität (Du 1, PaM 13, Du 4, Du 5). Sie entspannen die Kreuzbeingegend und den unteren Rücken (PaM 14, Du 2, PaM 13, Du 3) und versorgen die Harn- und Geschlechtsorgane mit Qì: die Nieren und Nebennieren (Du 4), den Uterus (Du 2, Du 6), die Prostata und die Hoden (Du 2).

Wie auch die Punkte im Kreuzbein- und Lendenbereich wirken die Punkte im mittleren und oberen Rücken segmental auf die zugehörigen inneren Organe und die entsprechenden geistigen Haltungen, Erlebnisse und Gefühle.

Die Punkte im Nacken- und Kopfbereich haben, neben ihrer schmerzlindernden Wirkung bei Kopf- und Nackenschmerzen, vielfältige psychische Wirkungen. Punkte wie Táo Dào (Du 13) und Dà Zhui (Du 14) helfen bei Kommunikationsproblemen, übergroßer Schüchternheit und mangelnder Fähigkeit, den eigenen Regungen angemessenen Ausdruck zu verleihen. Einige Punkte, wie z. B. Feng Fŭ (Du 16), Sù Liáo (Du 25) und Rèn Zhong (Du 26), erhöhen die Bewusstseinshelligkeit und machen die Sinne hellwach – vor allem Auge, Nase und Ohr.

Viele Gouverneurpunkte im Kopfbereich, wie Năo Hù (Du 17), Qiáng Jian (Du 18), Shàng Xing (Du 23) und Yìn Táng (PaM 1), aber auch die der Leber (Du 8) und Gallenblase (Du 7) zugeordneten Punkte am mittleren Rücken, regen das bildliche Vorstellungsvermögen an, sie stärken die Imaginationsfähigkeit und kreative Visualisation. Punkte wie Cháng Qiáng (Du 1), Năo Hù, Qiáng Jian, Hòu Dĭng und Qián Dĭng (Du 21) sind zudem ein Speicher für archetypische und visionäre Bilder. Die Punkte im vorderen Kopfbereich (Du 23, Du 24, Du 25, PaM 1) wirken reinigend auf die Schleimhäute der Nase und der Nebenhöhlen und wecken Klarheit, Instinkt und Konzentration.

Zu den wichtigsten Indikationen für Akupunktur zählen Energiemangel und psycho-physische Erschöpfung (Du 4, Du 5), Abwehrschwäche und Fieber (Du 13, Du 14), Kopf- und Rückenschmerzen, Hexenschuss und Ischias, Übererregung (Du 20), Verwirrtheit, Gedächtnisschwäche (Du 11, Du 20), Schlaganfallfolgen, Ohnmacht (Du 26) und Epilepsie (Du 6, Du 11, Du 20, Du 26).

Die Gouverneurpunkte am Rücken werden, meist in Kombination mit den Shu Xué des gleichen Segments, bei Erkrankungen der inneren Organe genadelt. Außerdem helfen Punkte des Du Mài bei anorektalen und urogenita-

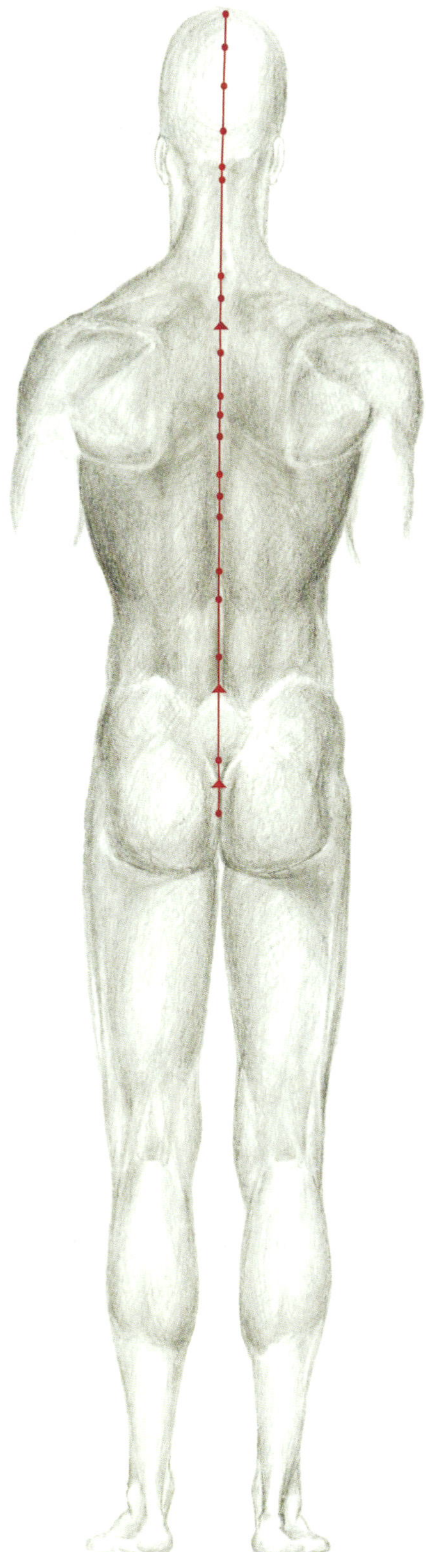

▶ **Abb. 9.1** Du Mài, oberflächlicher Verlauf.

len Störungen und Erkrankungen, Interkostalneuralgien, Hals- und Brustwirbelsäulensyndrom, Augenerkrankungen und Stirnhöhlenentzündung, psychischen und neurologischen Störungen.

Akupressur und Akupunktur des Du Mài stärken das Yáng: Sie aktivieren die Dynamik eines Menschen und stärken den Geist. Ähnlich wie beim Meridian der Drei Erwärmer, geben Akupressur und Akupunktur des Du Mài Kraft und Energie, Mut und Selbstvertrauen, Klarheit und Präsenz.

9.1.4 Die wichtigsten Punkte

▶ Tab. 9.1 Die wichtigsten Punkte des Wundermeridians Du Mài.

Du 20	**Băi Huì** Der obere Pol des Körpers Endpunkt des tiefen Astes des Lebermeridians Haupttor zum Scheitel-Chakra Tor zur Gegenwart Verbindung zum Polarstern
Du 14	**Dà Zhui** Kreuzungspunkt der sechs Yáng-Meridiane Immunstimulierender Punkt Haupttor zum Yáng des Kehl-Chakras
Du 4	**Mìng Mén** Tor des Lebens Meisterpunkt der Feuerniere (Nebenniere) Haupttor zum Yáng des Zweiten Chakras
Du 11	**Shén Dào** Haupttor zum Yáng des Herz-Chakras
PaM 1	**Yìn Táng** Haupttor zum Dritten Auge
Du 26	**Rén Zhong** Reanimationspunkt bei Ohnmacht Erste Hilfe bei Kreislaufkollaps, Schock und Epilepsie Kreuzungspunkt mit dem Dickdarm- und Magenmeridian
Dü 3	**Hòu Xi** Meisterpunkt des Du Mài
B 16	**Du Shu** Shu Xué des Du Mài

9.1.5 Verzeichnis der Punkte

Du 1 Cháng Qiáng
Starke Macht
Mächtige Stärke

Funktion: Haupttor zum Yáng des Wurzel-Chakras.
Zugang zur Basis.
Verbindungspunkt zum Wundermeridian Rèn Mài.
Kreuzungspunkt mit dem Nierenmeridian.

Lage: Auf der Mittellinie im hinteren Teil des Beckenbodens, auf halbem Weg zwischen Steißbeinspitze und Anus.

Akupressur: Zu seiner Aktivierung ist es von Vorteil, wenn der Klient den hinteren Beckenboden vorher einige Male mit dem Einatmen anspannt und nach hinten oben Richtung Kreuzbein zieht, dann den Beckenboden wieder beim Austamen loslässt. Mit Daumen und Zeigefinger der linken Hand die Pobacken leicht auseinanderziehen, sodass man die Distanz zwischen Steißbeinspitze und After abschätzen kann. Den Punkt mit dem Mittelfinger die Innenseite des Steißbeins entlang Richtung Zwerchfell drücken. Druckstärke langsam von sanft bis tief zunehmend: 2–8. Der Klient atmet dabei zum Beckenboden.

Cháng Qiáng regt das Wurzel-Chakra und die Kundalini-Energie an. Die hier beschriebenen Wirkungen von Cháng Qiáng sind Entsprechungen der Funktionsweise und des Energiezustandes des Muladhara oder Ersten Chakras:

a) Cháng Qiáng entspannt Analbereich und Beckenboden. Er baut Verspannungen in der Wirbelsäule ab. Er hilft bei Schmerzen im unteren Rücken und in der Kreuzbeingegend, bei Juckreiz am After und bei Verstopfung.

b) Er stärkt die Verbindung zur Erde, zur sinnlich wahrnehmbaren Realität. Man spürt Wärme in den Beinen und Fußsohlen: Die Erdung erfolgt über den Nierenmeridian, der Erdungspunkt ist Yǒng Quán (N 1). Man spürt und sieht sich mit beiden Beinen im Leben stehen.

„Es fühlt sich an wie eine Kraftquelle, die da in Cháng Qiáng eingeschlossen ist. Wie eine Welle, die nach oben zum Kopf geht – eine Dauer-Welle! Ganz warm! Nix Feines! Mit nachhaltiger Wirkung: jetzt geht's mir richtig gut. Ich spüre einen Wechsel zwischen Körper-Zusammenziehen, dann Loslassen … das Zusammenziehen wird immer weniger, das Loslassen mehr. Die Energie im Unterbauch – da sitzt mein Glück!!"

c) Er wirkt ausgleichend auf Libido und Sexualität: anregend bei schlafender oder verklemmter Sexualität, entspannend und dämpfend bei starkem Sexualtrieb.

„Ein angenehmes Gefühl in Bauch und Becken. Ich sehe ein Foto von mir in Schwarz-Weiß: das Tageslicht dringt durch die Rollos, ich zieh mir den Pullover hoch, drunter bin ich nackt."

„Ein Kellerraum, es ist ein Vergnügungslokal. Alles ist mit rotem Plüsch ausgekleidet. Ein Lift führt nach oben, eine rote Röhre geht in mir hoch. Oben entsteht eine rote Filzkappe mit einer Verlängerung oben drauf, wie eine Antenne."

d) Er lässt bei Männern Archetypen der Männlichkeit, bei Frauen Archetypen der Weiblichkeit ins Bewusstsein treten. Diese Archetypen entsprechen dem individuellen und kollektiven Unbewussten im Sinne Jungs und dem Es im Sinne Freuds.

Beispiele für männliche Archetypen: seinen Mann stehen, männlich sein: ernst, gefasst, stark, schweigsam und fähig, allein seinen Weg zu gehen. Der Westernheld.

Beispiele für weibliche Archetypen: die weiche, weiblich runde, verführerische Frau – lebenslustig, schimmernd, von einem Glanz umgeben, lustvoll. Das lockende Weib, der Vamp mit langen blonden Haaren (der Erfolg von Kitschromanen und Western beruht auf der Darstellung dieser Wurzelchakra-Archetypen).

e) Cháng Qiáng ist ein Zugang zum Unbewussten. Er ist ein Speicher, der Erlebnisse aus früheren Zeiten aufbewahrt.

„Ich gerate durch einen Brunnenschacht in eine dunkle Höhle und treffe T., eine Freundin, in einem früheren Leben ..."

Akupunktur: 1 cun senkrecht oder 1–2 cm schräg aufwärts.

Anorektale Erkrankungen: Hämorrhoiden, Analekzem, Analprolaps, Proktitis.

Durchfall, spastische, aber auch atonische Obstipation, Dickdarmentzündung, Blut im Stuhl (diagnostische Abklärung erforderlich). Vorbeugend gegen Dickdarmpolypen, Rektum- und Dickdarmkarzinom, vor allem bei familiärer Disposition.

Beschwerden und Erkrankungen der Harn- und Geschlechtsorgane wie Schmerzen beim Harnlassen, Harnröhrenentzündung, Vaginismus und Impotenz.

Man klammert sich an die Aufgaben des alltäglichen Lebens und kann sich nicht den Freuden des Lebens und der Lust öffnen. Man arbeitet verbissen, manchmal fanatisch, dennoch ist die Schaffenskraft blockiert. Cháng Qiáng hilft loszulassen.

Oder man ist sehr beeindruckbar, leicht zu faszinieren, ein Blatt im Wind. Die Erdung fehlt: Man ist ruhelos, unselbständig und hat eine Neigung zu Abhängigkeit und Fremdbestimmung. Cháng Qiáng beruhigt das zentrale Nervensystem und stärkt den eigenen Stand.

PaM 14 Yao Qí – Wunderbar am Kreuz

Funktion: Tor zum Wurzel-Chakra.

Lage: Auf der Mittellinie 2 cun über der Steißbeinspitze.

Akupressur: Mit dem Mittelfinger drücken. Druckstärke 1–2.

Wie Cháng Qiáng (Du 1) wirkt Yao Qí beruhigend und erdend. Er entspannt den Geist, man lässt los. Er entspannt das Becken, vor allem im Kreuzbeinbereich, und den Bauch.

Yao Qí wirkt rasch regenerierend. Wie Huì Yáng (B 35) hat er auch eine starke Yáng-Wirkung: Er gibt Kraft und Energie, man hat das Gefühl, einen unvermuteten Energieschub zu bekommen, mit jedem Atemzug größer zu werden.

Wie Zhong Lǚ Shu (B 29) und Bái Huán Shu (B 30) regt er die Kundalini an, den Qì-Fluss im Du Mài. Man nimmt ein Schaudern oder hinauffließendes Kribbeln in der Wirbelsäule wahr, manchmal einen Orgasmusreflex.

„Spüre einen Schub von hinten, der mich groß und hoch macht. Die Füße werden zu breiten und kräftigen Stampfern. Fühle eine erdige Ruhe. Die Leisten sind entspannt, das Kreuzbein wird warm."

Anspannung, Energiemangel und Müdigkeit.

Akupunktur: 5–10 mm flach nach unten zur Beruhigung und Sedierung, 5–10 mm flach nach oben zur Tonisierung.

Steifheit und Schmerzen des unteren Rückens und der Kreuzbeingegend.

Anorektale Erkrankungen.

Spastische Paresen der Beine – Yao Qí eignet sich gut zur Muskelrelaxation.

Psychische Störungen und Geisteskrankheiten, die durch einen Mangel an Erdung bedingt sind.

Epilepsie.

Du 2 Yao Shu – Leitet das Qì zur Hüfte

Funktion: Shu Xué der Hüfte.
Yáng-Tor zum Ersten Chakra.
Yáng-Tor zum Zweiten Chakra.

Lage: Im Gelenkspalt zwischen Kreuzbein und Steißbein, in der Mitte des Hiatus sacralis.

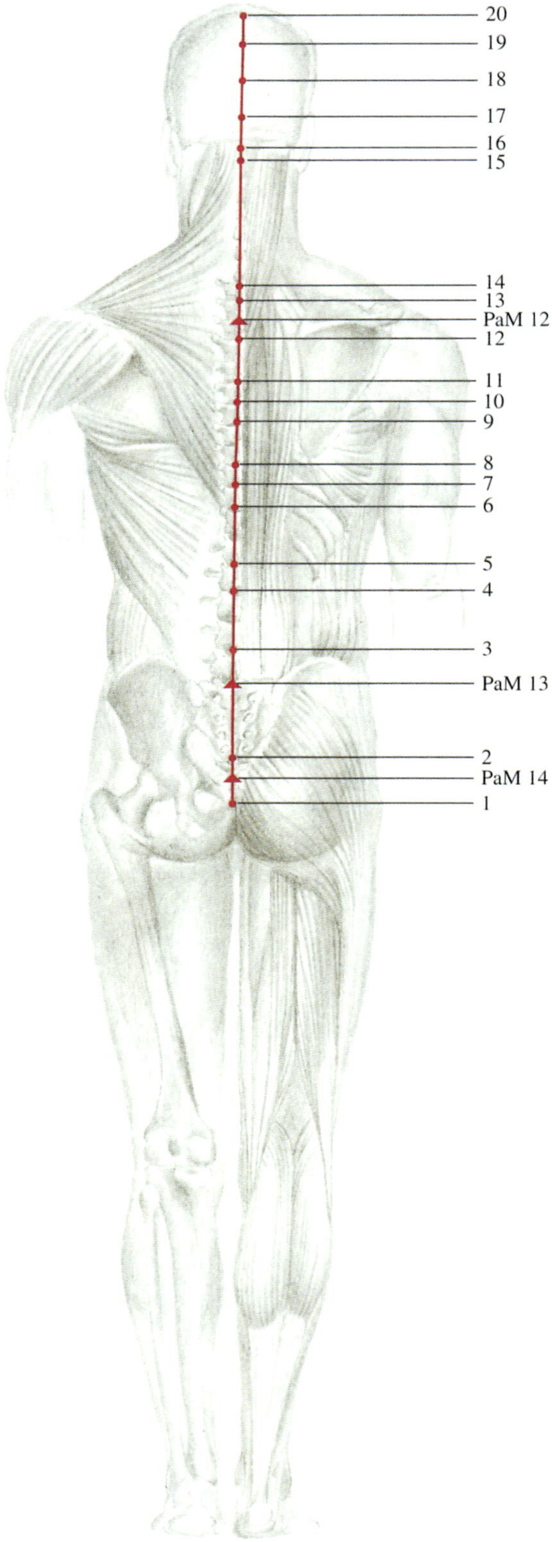

► **Abb. 9.2** Du Mài: Du 1 – Du 20.

Akupressur: Mit dem Mittelfinger drücken. Druckstärke 1–2.

Yao Shu kräftigt und entspannt. Er wirkt energetisierend auf den Uterus, die Prostata und die Hoden.

Als Yáng-Tor zum Wurzel-Chakra regt er den Energiefluss in die Beine an und man kann mit Themen dieses Chakras in Berührung kommen, z. B. mit einem etwaigen Konflikt zwischen Arbeitszwängen und Wunsch nach Selbstbestimmung, zwischen Zwanghaftigkeit und Lustprinzip.

Als Yáng-Tor zum Zweiten Chakra entspannt er die Kreuzbeingegend und den unteren Rücken. Gefühle und Bilder können bewusst werden, die unser Verhältnis zum anderen Geschlecht prägen. Die hochkommenden Gefühle kreisen um das Thema Mann-Frau, um Lust, Angst und Wut.

Akupunktur: 5–10 mm schräg aufwärts.

Steifheit und Schmerzen des unteren Rückens und der Kreuzbeingegend, Ischias, Hämorrhoiden, Analprolaps, Analekzem.

Urogenitalerkrankungen, Oligurie, Regelstörungen, vor allem unregelmäßige Menstruation.

Sensibilitätsstörungen, Paresen und Muskelatrophie der Beine. Bei spastischen Paresen Elektrostimulation in Verbindung mit Jǐ Zhong (Du 6).

Epilepsie.

PaM 13 Shi Qi Zhui
Siebzehnter Wirbel

Funktion: Tor zum Zweiten Chakra.

Lage: Unter der Dornfortsatzspitze des fünften Lendenwirbels.

Akupressur: Mit Mittelfinger oder Daumen drücken. Druckstärke 3–6.

Shi Qi Zhui entspannt und wärmt das Becken. Er regt den Qì-Fluss im Dài Mài und in den Geschlechtsorganen an, gibt sexuelle Kraft und stärkt die energetische Schutzhülle um das Becken. Man fühlt sich gelassen und ohne Verlangen, man ruht in sich.

„Das Bild einer blauen Moschee in der Abenddämmerung am Meer."

„Von Shi Qi Zhui breitet sich das Qì gürtelförmig, wie eine Schutzhülle, nach vorne zu den Geschlechtsorganen aus. Eine kompakte Energie um die Hüften, ein geschlossener Kreis, fühle mich gelassen und ruhig."

„Die Entspannung im Kreuzbein breitet sich langsam nach vorne aus. Wärme und Pulsieren im Becken. Ein Gefühl sexueller Grundstärke ohne sexuelles Verlangen. Ich ruhe in mir."

Rigidität und Schmerzen im unteren Rücken und in der Kreuzbeingegend, Regelbeschwerden, Geschlechtskälte, Impotenz und frühzeitiger Samenerguss.

Akupunktur: 5–15 mm schräg aufwärts.

Hohlkreuz, Hexenschuss, Ischias und Erkrankungen des Lumbosakralgelenks.

Mangeldurchblutung im kleinen Becken.

Urogenitale Erkrankungen und Beschwerden.

Sexuelle Getriebenheit, Don Juanismus und Nymphomanie.

Du 3 Yao Yáng Guan
Yáng-Pass der Lende

Funktion: Yáng-Tor zum Zweiten Chakra und zu den Fuß-Chakren.

Lage: Unter der Dornfortsatzspitze des vierten Lendenwirbels.

Akupressur: Mit Mittelfinger oder Daumen drücken. Druckstärke 3–5.

Yao Yáng Guan wärmt das Hara und die Beine und gibt Vitalität und Kraft. Manchmal spürt man eine heiße Verbindung zu Guan Yuán (Rèn 4) und Yǒng Quán (N 1).

Als Yáng-Tor des Zweiten Chakras wirkt er ähnlich wie Yao Shu (Du 2).

Rigidität und Schmerzen im unteren Rücken und in der Kreuzbeingegend, unregelmäßige Menstruation, Frigidität und Impotenz.

Akupunktur: 5–15 mm schräg aufwärts.

Urogenitalerkrankungen, Durchfall, Enteritis, Kolitis.

Hohlkreuz, Ischias, Sensibilitätsstörungen, Paresen und Muskelatrophie der Beine.

Nach Zeitler [72] und Bahr ein Spezialpunkt gegen Folgezustände nach Gehirnerschütterung und bei nervösen Störungen nach Traumen und Schock.

Sexuelle Getriebenheit, Don Juanismus und Nymphomanie.

Du 4 Mìng Mén
Tor des Lebens

Funktion: Meisterpunkt der Feuerniere (Nebenniere).
Haupttor zum Yáng des Zweiten Chakras.

Lage: Unter der Dornfortsatzspitze des zweiten Lendenwirbels.

Akupressur: Mit dem Mittelfinger drücken. Druckstärke 2–4.
Mìng Mén wärmt das Hara und die Beine.

Ähnlich wie bei Yao Shu (Du 2) und Yao Yáng Guan (Du 3) können Gefühle, Bilder und Einstellungen bewusst werden, die unser Verhältnis zum anderen Geschlecht prägen. Die hochkommenden Gefühle kreisen um Beziehungsthemen, um Kompromisse, Verlassenheitsängste, Wut, Versöhnung und Lust.

Schmerzen und Rigidität im unteren Rücken, Müdigkeit, Erschöpfung.

Akupunktur: 5–15 mm schräg aufwärts.
Urogenitale Erkrankungen und Störungen wie Bettnässen, Fluor vaginalis, Nierenschmerzen, Endometritis und Parametritis.

Steifer Rücken, Hohlkreuz, Hexenschuss.

Durchfall, Bauch- und Kopfschmerzen, Ohrensausen.

Als Meisterpunkt der Feuerniere gibt Mìng Mén Kraft und Vitalität und wirkt ausgleichend auf Libido und Sexualität: anregend und stärkend bei sexueller Schwäche, Unerregbarkeit, Gefühlskälte, Anorgasmie und Impotenz; entspannend und beruhigend bei vorzeitigem Samenerguss, Pollutionen, sexueller Getriebenheit und Nymphomanie. Bei psychophysischer Erschöpfung moxt man Mìng Mén zusammen mit Shèn Shu (B 23), Qì Hăi (Rèn 6), Guan Yuán (Rèn 4) und San Yin Jiao (MP 6).

Du 5 Xuán Shu
Hängender Drehpunkt

Lage: Unter der Dornfortsatzspitze des ersten Lendenwirbels.

Akupressur: Mit dem Mittelfinger drücken. Druckstärke 2–4.
Xuán Shu regt den Dreifachen Erwärmer an.

Wirkungen auf den unteren Wärmer: man entspannt, gleitet ins Wasser, in die Träume, später fühlt man sich aufgeladen und regeneriert.

Wirkungen auf den mittleren und oberen Wärmer: Wärme im Solarplexusbereich, freudige Aufregung, heiße Hände.

Steifheit und Schmerzen der Nierengegend und der Wirbelsäule.

Akupunktur: 5–15 mm schräg aufwärts.
Rückenschmerzen, Durchfall, Dyspepsie und Enteritis.

Du 6 Jĭ Zhong
Zentrum des Rückgrats

Funktion: Yáng-Tor zum Solarplexus.

Lage: Unter der Dornfortsatzspitze des elften Brustwirbels.

Akupressur: Mit dem Mittelfinger drücken. Druckstärke 2–4.
Jĭ Zhong verbindet die Energie der oberen und der unteren Körperhälfte. Er hilft bei Rückenschmerzen, stärkt das Erdelement und wirkt beruhigend und entspannend. Die Bilder, die man sieht, haben manchmal orange-braungelbe Farben, manchmal haben sie einen märchenhaften, barocken Charakter, Musketiere, Harlekins und Puppenspiel, wie Erinnerungen aus der Kinderzeit.

Jĭ Zhong ist auch ein Tor zu einer archaischen Schicht des Unterbewussten, in der es um Tod und Wiedergeburt, um die schwarze Wand vor dem Übertreten ins Licht geht.

„Ich sehe eine hohe schwarze Wand, sie ist unendlich hoch. Dann eine lange Treppe, die nach unten führt, zuerst dunkel, dann in gelbem Licht. Ich bekomme davon Kopf- und Augendruck."

„Eine große runde schwarze Fläche an einem Berg. Sie wird zu einem riesigen Tunnel. Ich schaue rein, sehe am anderen Ende des Tunnels ein strahlendes gelbes Licht. Dann sehe ich menschliche Gestalten in Pastelltönen, eher durchsichtig."

„Das Qì schießt in der Wirbelsäule gleichzeitig nach oben und unten bis zum Anschlag – zum Hinterkopf und zum Steißbein. Dann sehe ich Schwarz; im rechten oberen Quadranten eine achteckige Öffnung, dahinter psychedelisch fluoreszierendes Altrosa. Aus dem linken unteren Quadranten der Öffnung ragt ein gold-rauchigdurchsichtiger Kristall mit der Spitze in die Mitte der Öffnung. Seine Farbe und Struktur ist zwischen Rauchquarz und gelbem Topas. Dann sehe ich die Tempelruinenlandschaft von Hampi in Indien aus der Vogelperspektive, wo ich 1995 war. Das Charakteristische an dieser Landschaft sind riesengroße, runde, schwarze Basaltfelsen."

„Ich sehe eine schwarze Wand. Sie bekommt ein türkises Wellenmuster von oben nach unten. Durch einen Dunstschleier kann ich aus der Vogelperspektive einen Strand und Meer erkennen. Dieses Bild rückt immer näher, bis ich den Sand ganz grobkörnig vor meinen Augen sehe."

„Eine schwarze Röhre, ein Brunnenschacht nach unten. Ich fliege in Rückwärtsrollen nach unten in die Röhre. Mein Verstand verliert die Kontrolle. Ich kenne das von Atemsitzungen – gelange dann in frühere Leben."

„Ein antiker Torbogen aus Marmor, geschmückt mit Lorbeer. Ich gehe durch, darüber ist es weit."

Akupunktur: 5–15 mm schräg aufwärts.

Jĭ Zhong regt den Funktionskreis des Milz-Pankreas an: Er steigert die Abwehrkraft und hilft bei Verdauungsstörungen, Appetitlosigkeit, Durchfall und Gelbsucht.

Er hat einen Einfluss auf Uterus und Eierstöcke, auf den Zyklus und die Fruchtbarkeit der Frau, die ebenfalls Funktionen des Erdelements sind.

Epilepsie – Jĭ Zhong beruhigt das zentrale Nervensystem.

Bei spastischen Paresen der Beine Elektrostimulation in Verbindung mit Yao Shu (Du 2).

Jĭ Zhong kann bei allen Indikationen von Pí Shu (B 20) genadelt werden, am besten in Kombination mit diesem.

Du 7 Zhong Shu
Mitten in der Zentrale

Lage: Unter der Dornfortsatzspitze des zehnten Brustwirbels.

Akupressur: Mit dem Mittelfinger drücken. Druckstärke 2–4.

Zhong Shu stärkt die Funktionen der Gallenblase und des Holzelements. Das innere Sehen wird angeregt: Vielleicht beginnt man, ganz prosaisch die Zukunft zu planen; vielleicht gerät man auch in die Dämmerzone des Bewusstseins, wo sich Traum und Wirklichkeit überschneiden, man kann das Gefühl bekommen, zu schweben oder über eine Landschaft zu fliegen, in eine unbekannte Zukunft, in eine andere Welt ... (interessanterweise war die Akupunktur dieses Punktes im alten China, mit seiner starken Orientierung auf das Nützliche und Praktische, verboten).

„Eine helle Scheibe zieht sich in Sagittalebene durch meinen Körper. Ich spüre eine Wärmeentwicklung in meinem Bauch, dann wird mir übel. Ich bekomme Spasmen im oberen Bauchraum."

Schmerzen und Verspannungen im mittleren Rücken und Oberbauch.

Akupunktur: 5–15 mm schräg aufwärts.

Indikationen wie Dăn Shu (B 19), am besten in Kombination mit diesem.

Du 8 Jin Suo
Das Anspannen der Muskeln

Lage: Unter der Dornfortsatzspitze des neunten Brustwirbels.

Akupressur: Mit dem Mittelfinger drücken. Druckstärke 2–4.

Jin Suo stärkt die Funktionen der Leber und des Holzelements. Ähnlich wie bei Zhong Shu (Du 7) regt er das innere Sehen an: Oft sieht man Bilder mit idyllischen Szenen, viel Moosgrün, Lärchengrün und Natur, wie auf einem Breughel-Bild, oder aus der Vogelperspektive.

„Ich fliege sofort los ... und bin ganz durchsichtig. Ich sehe die Erde unter mir, an mir ziehen schneeweiße Wolken vorbei und ich bin sehr, sehr glücklich!"

Manchmal beginnt man auch, den Körper genauer wahrzunehmen, den Atemrhythmus zu beobachten.

Wenn man bei Zhong Shu an einen Konflikt und an Ärger erinnert worden ist, fällt es bei Jin Suo leichter, sich eine positive und konstruktive Lösung für diesen Konflikt vorzustellen.

„Meine Gedanken kreisen um Mühe und Plage, Sorge und Unruhe. Dann spüre ich Vitalisierung um den Mund, es entwickelt sich ein Sinn für Bedürfnisse."

Jin Suo wirkt sanfter, gibt aber auch Mut und macht Lust auf Bewegung.

„Blasen sprudeln kopfwärts, wie in einem Sektglas. Ich fühle mich geöffnet, nach oben geweitet – Leichtigkeit und Glück!"

Schmerzen und Verspannungen im mittleren Rücken, Müdigkeit, Reizbarkeit und Nervosität.

Akupunktur: 5–15 mm schräg aufwärts.

Indikationen wie Gan Shu (B 18), am besten in Kombination mit diesem.

Du 9 Zhì Yáng
Äußerstes Yáng

Lage: Unter der Dornfortsatzspitze des siebten Brustwirbels.

Akupressur: Mit dem Mittelfinger drücken. Druckstärke 2–4.

Zhì Yáng wirkt stark auf den geistigen Bereich der Gallenblase. Die Bilder, die man sieht, sind oft archaisch und haben mit Kampf, Gewalt, Leid und seiner Überwindung zu tun.

„Ich sehe ein Bild in himmelblau-grellgelb-weißleuchtenden Farben, es ist wie ein altgriechisches Relief, mit Kriegern, Streitwagen, Speeren und Tumult."

„Jemand fällt mir in den Rücken, mit dem Messer werde ich von hinten erstochen."

„Der Zentralkanal öffnet sich nach oben hin, große Lavabrocken bröckeln von mir ab, ich werde innerlich aufgefüllt mit Licht und Luft. Eine lebendig-frische Stimmung entsteht, ich bin eine von vielen Jungpflanzen in einer Aufforstung – lauter viele feine Pflanzen."

Rückenschmerzen, Steifheit der Wirbelsäule, Entscheidungsschwäche, Mutlosigkeit.

Akupunktur: 5–15 mm schräg aufwärts.

Indikationen wie Gé Shu (B 17), am besten in Kombination mit diesem.

Du 10 Líng Tái Fundament der Seele

Funktion: unteres Yáng-Tor des Herz-Chakras.

Lage: Unter der Dornfortsatzspitze des sechsten Brustwirbels.

Akupressur: Mit dem Mittelfinger drücken. Druckstärke 2–3.

Líng Tái macht die Hände und den Rücken warm. Er regt das Herz-Chakra an und wirkt individuell sehr unterschiedlich. Líng Tái bringt oft Dinge hervor, die uns zutiefst am Herzen liegen.

„Eine orangene Energieschicht von circa 7–10 cm ist über meinem Zwerchfell, eine Schicht von solider Liebe, die an der Basis meines Herzens liegt, eine Art Grund-Liebe, Grund-Vertrauen, aus dem das rote Herz herausragt wie aus einem Teich."

„Ich war in einer Gegend, die wie Desert Valley aussieht, in einer alten Arena. Ich stehe in der Mitte vor dem Kreis und vollziehe Rituale, bin allein! Bin das Zentrum der Welt."

Akupunktur: 5–15 mm schräg aufwärts.

Líng Tái wirkt auf Lunge und Herz.

Husten, Atembeschwerden, Bronchitis, Asthma bronchiale und andere Lungenerkrankungen. Furunkulose.

Rückenschmerzen, Interkostalneuralgie, steife Wirbelsäule, Herzbeschwerden.

Man hat keine Empathie mit den anderen und findet keine Erfüllung in dem, was man tut.

Du 11 Shén Dào Weg des Geistes

Funktion: Haupttor zum Herz-Chakra.

Lage: Unter der Dornfortsatzspitze des fünften Brustwirbels.

Akupressur: Mit dem Mittelfinger drücken. Druckstärke 2–3.

Shén Dào entspannt die Schultern und Arme, er macht Brust und Arme warm.

Je nach Situation regt er das Yáng oder das Yin des Herz-Chakras an. Das Yáng des Herz-Chakras ist der Wille des Herzens: Shén Dào gibt den Impuls und den Mut, Dinge, die auf der Seele lasten, anzugehen und klar auszusprechen, was einem am Herzen liegt. Man bekommt Selbstvertrauen und das Gefühl, sich auf offene Art und Weise durchsetzen zu können. Man kann sich anpassen und ist sozial integriert, ohne dabei seine Individualität zu verlieren.

Das Yin des Herz-Chakras ist die Freude des Herzens: Man fühlt sich gut aufgehoben und geborgen, man fühlt Unbeschwertheit und tiefen Frieden mit sich selbst und den anderen. Bild: „Das Kind spielt alleine unten am Fluss, es fühlt sich geborgen und ist ganz unbeschwert in sein Spiel vertieft."

Rigidität und Schmerzen im oberen Rücken und der Brustwirbelsäule, Verschlossenheit, Mutlosigkeit, Ängstlichkeit und Nervosität.

Akupunktur: 5–15 mm schräg aufwärts.

Herzklopfen, Herzschmerzen und Erkrankungen des Herzens wie Angina pectoris, paroxysmale Tachykardien und Arrhythmien.

Bronchitis, Thoraxschmerzen.

Gedächtnisschwäche, Neurasthenie, Angstzustände, Hysterie und Epilepsie.

Bei Herzerkrankungen und Gedächtnisschwäche am besten in Kombination mit Xin Shu (B 15), bei psychischen Störungen zusammen mit Xin Shu oder Shén Táng (B 44).

Zur Vorbeugung von Koronarsklerose, Herzinfarkt und Schlaganfall in Kombination mit Xin Shu, Jué Yin Shu (B 14), Shén Mén (H 7), Nèi Guan (HH 6) und Tài Yuan (Lu 9).

Du 12 Shen Zhù Stütze des Charakters

Funktion: Oberes Yáng-Tor des Herz-Chakras.

Lage: Unter der Dornfortsatzspitze des dritten Brustwirbels.

Akupressur: Mit dem Mittelfinger drücken. Druckstärke 2–3.

Shen Zhù wirkt auf das Yin und das Yáng des Herz-Chakras ähnlich und doch anders als Shén Dào (Du 11).

Wirkungen auf das Yáng: ein Gefühl von Stärke in Brust und Armen, Energie sammelt sich im Brustbereich; man hat das Gefühl einer gesunden Aggressivität, manchmal spürt man aber auch Beklemmung oder Missmut und bekommt das Gefühl, kämpfen oder sich verteidigen zu müssen; man möchte Beziehungen zu anderen Menschen klären und sich aus Verwicklungen lösen, man bekommt ein Bedürfnis nach Seelenputz und klaren Verhältnissen.

Wirkungen auf das Yin: man fühlt sich tief entspannt im Hier und Jetzt; man sieht Bilder von unberührter Natur, klarer Luft, Gebirge und Felsen, man sehnt sich nach Plätzen, die Kraft und Klarheit ausstrahlen.

Verspannungen und Schmerzen der Brustwirbelsäule, Husten, Mutlosigkeit, Ängstlichkeit und Niedergeschlagenheit.

Akupunktur: 5–15 mm schräg aufwärts.

Erkrankungen der Lunge wie Lungenentzündung, Bronchitis und Asthma bronchiale.

Chronische Hautkrankheiten wie Furunkulose und Akne.

Kummer und Sorgen, man weiß keinen Ausweg. Zwangsneurosen und Depression. Traurigkeit und Verzweiflung, Selbstmordgedanken.

Bei Erkrankungen der Lunge und der Haut und bei psychischen Indikationen am besten in Kombination mit Fèi Shu (B 13).

Kopfschmerzen, Schüttelfrost, Malaria und Epilepsie.

PaM 12 Wú Ming Ohne Namen

Lage: Unter der Dornfortsatzspitze des zweiten Brustwirbels.

Akupressur: Mit dem Mittelfinger drücken. Druckstärke 2–3.

Wú Ming wirkt auf die Lunge und das Metallelement. Er regt die Brustatmung an und macht den Schultergürtel weit. Er stärkt Schultern und Arme und regt den Qì-Fluss in der Wirbelsäule an, manchmal bis zu den Beinen und Geschlechtsorganen hin. Wú Ming aktiviert und belebt.

Verspannungen und Schmerzen der Brustwirbelsäule, Husten, Mutlosigkeit und Ängstlichkeit.

Niedergeschlagenheit, Energiemangel und Müdigkeit.

Akupunktur: 5–15 mm schräg aufwärts.

Erkrankungen der Lunge wie Bronchitis und Asthma.

Kummer und Sorgen, man weiß keinen Ausweg. Depression aus Lungenschwäche. Pessimistische Haltung gegenüber der Zukunft. Traurigkeit und Verzweiflung, Selbstmordgedanken und Psychosen. Wú Ming klärt den Geist, holt die Energie vom Kopf in die Brust und stärkt die Lunge.

Am besten in Kombination mit Feng Mén (B 12) oder Fèi Shu (B 13).

Du 13 Táo Dào Den Weg vorbereiten

Funktion: Immunstimulierender Punkt.

Kreuzungspunkt mit dem Blasenmeridian.

Unteres Yáng-Tor des Kehl-Chakras.

Lage: Unter der Dornfortsatzspitze des ersten Brustwirbels.

Akupressur: Mit dem Mittelfinger drücken. Druckstärke 2–3.

Táo Dào macht Brust und Schultergürtel weit. Manchmal wird man sich bewusst, einen (zu) engen Brustkorb und einen verspannten Schultergürtel zu haben, vielleicht spürt man aber auch den Schutz, der in der Muskelpanzerung liegt.

Schmerzen im oberen Rücken und Schultergürtel, Nacken- und Hinterkopfschmerzen.

Táo Dào regt das Fünfte Chakra an. Die folgenden Wirkungen von Táo Dào sind Funktionen des Vishuddha oder Kehl-Chakras:

a) Man lässt die Gedanken des vergangenen Tages Revue passieren oder zieht in irgendeiner Angelegenheit Bilanz. Táo Dào regt dazu an, bisher Gedachtes zu verarbeiten, zu integrieren und dann einen Schritt weiter zu gehen, man kommt zu neuen Schlüssen, zu neuen Ideen. Das Denken wird großzügiger und weiter – Táo Dào eröffnet neue Räume im Kopf.

b) Wenn das Kehl-Chakra Energie hat und offen ist, kann man die Dinge klar benennen und hat den Mut, die Voraussicht und die Klarheit, eine Atmosphäre zu schaffen, in der man gehört und verstanden werden kann.

Eine Anregung des Fünften Chakras durch Singen, durch bestimmte Yogaübungen – wie z. B. durch die Kerze und den Pflug – und durch Punkte wie Táo Dào, Dà Zhui (Du 14), Yă Mén (Du 15) und Chéng Jiang (Rèn 24) hilft Menschen mit Mangel an Einsicht in die eigene Gefühls- und Gedankenwelt und den – daraus entstehenden – Kommunikationsproblemen. Und sie hilft Menschen, die eine reiche Innenwelt und eine große Wahrnehmungsfähigkeit haben, aber nur selten einen Ton von sich geben können.

Akupunktur: 5–15 mm schräg aufwärts.

Infektionskrankheiten, Fieber, Malaria, Lungentuberkulose.

Halswirbelsäulensyndrom, Schiefhals, Kopfschmerzen, Schwindel, Epilepsie.

Neurasthenie, nervöse Erschöpfung.

Du 14 Dà Zhui Großer Wirbel

Funktion: Kreuzungspunkt der sechs Yáng-Meridiane.

Immunstimulierender Punkt.

Haupttor zum Yáng des Kehl-Chakras.

Lage: Unter der Dornfortsatzspitze des siebten Halswirbels.

Akupressur: Mit dem Mittelfinger drücken. Druckstärke 2–3.

Dà Zhui bringt das Qì im Nacken, in den Schultern und in den Armen zum Fließen. Ähnlich wie Tian Zhù (B 10) und Feng Chí (G 20) ist er eine wichtige Schleuse der Energie zwischen Kopf und Körper.

Spannungen im Kopf, im Gesicht, im Kiefer, im Hals, im Schultergürtel und im oberen Teil des Brustkorbs lösen sich.

In Dà Zhui mündet das Qì der sechs Yáng-Meridiane in den Du Mài. Dà Zhui gleicht aus, koordiniert das Yáng, gibt Stärke und Kraft.

Stärker noch als Táo Dào (Du 13) regt er das Kehl-Chakra an: Man bekommt das Bedürfnis, sich mitzuteilen, zu sprechen, zu reden.

„Ich stehe mit einem Megaphon auf einem Berg und rufe ‚Ich hab was zu sagen' in die Welt hinaus. Ich hab das Bedürfnis, mich mitzuteilen, die Sprache fließt raus aus mir."

Manchmal spürt man die Wirkung von Dà Zhui auch im Herz-Chakra – „eine feurige Kraft wie eine Sonne in der Mitte der Brust". Dà Zhui verbindet Sprache und Herz.

Husten und Heiserkeit. Energiemangel und Müdigkeit.

Kommunikationsprobleme: Wortkargheit und Redescheu, unvollständiger, unklarer und unverständlicher Ausdruck von Gefühlen und Gedanken.

Akupunktur: 5–15 mm senkrecht.

Ähnlich wie Wài Guan (SJ 15) gleicht Dà Zhui das Qì der sechs Yáng-Meridiane und der Fŭ-Organe untereinander aus – Dà Zhui wirkt stärker auf den physischen Körper, Wài Guan eher auf den Geist und die Energiehülle des Körpers.

Dà Zhui reguliert das Yáng Qì des gesamten Organismus, vor allem aber in der oberen Körperhälfte. Er ist de facto ein Luò Xué des Yáng.

Sedierende Akupunktur hilft bei Füllestörungen der Yáng-Meridiane: bei Schmerzen und Verspannungen im Nacken, Hinterkopf und oberen Rücken, in den Schultern und in den Armen; bei Steifheit der Wirbelsäule, Halswirbelsäulensyndrom und Schiefhals; bei psychischen Störungen und Geisteskrankheiten wie Hysterie, Neurasthenie, Epilepsie und Schizophrenie. Dà Zhui wirkt ebenso wie Wài Guan fiebersenkend – bei hohem Fieber am besten in Kombination mit diesem.

Tonisierende Akupunktur und Moxibustion hilft bei Paresen des Arms, bei allgemeiner Schwäche, Immunschwäche und nervöser Erschöpfung. Als immunstimulierender Punkt hilft er bei Infektionskrankheiten mit und ohne Fieber, auch bei Malaria und Tuberkulose.

Erkältung, Bronchitis, Asthma bronchiale. Ekzeme.

Zur Stärkung der Abwehrkraft in Kombination mit Qu Chí (Di 11), San Yin Jiao (MP 6) und Qì Hăi (Rèn 6).

Du 15 Yă Mén Zugang zum Schweigen

Funktion: Punkt des Wundermeridians Yáng Wéi Mài.

Oberes Yáng-Tor des Kehl-Chakras (chinesischer Verlauf).

Lage: Am Nacken, zwischen den Dornfortsätzen des ersten und des zweiten Halswirbels, 5 fen unter Feng Fŭ (Du 16).

Akupressur: Mit Mittelfinger oder Daumen drücken. Druckstärke 3–5.

Während Táo Dào (Du 13) und Dà Zhui (Du 14) die Zunge eher in Bewegung setzen, wirkt Yă Mén ausgleichend auf das Fünfte Chakra. Bei Energiemangel im Kehl-Chakra gibt er den Impuls, Gefühle und Gedanken direkt auszudrücken, sich auszusprechen und Klarheit zu schaffen.

Bei Fülle im Fünften Chakra – lockere Zunge und unaufhörlicher Redefluss – wirkt er bremsend. Man wendet sich dem Schweigen zu, verstummt und zieht sich zurück – Yă Mén versiegelt die Zunge.

Verspannungen und Schmerzen im Hinterkopf und Nacken.

Heiserkeit, gehemmter Redefluss oder auch unaufhörliches Plappern.

Akupunktur: 3–10 mm senkrecht, nicht tiefer als 1 cm, nicht manipulieren.

Oder 5–15 mm in Richtung Kehlkopf. Äußerst gefährlicher Punkt.

Durch Wind verursachte Kopfschmerzen, Nasenbluten bei Yáng-Fülle.

Schiefhals und Halswirbelsäulensyndrom.

Sprachfehler wie Stottern und Lispeln, Aphasie, Sprachstörungen nach Schlaganfall.

Autismus und schizoide Störungen, Hysterie, Epilepsie.

Folgezustände nach Schlaganfällen, Verwirrtheit.

Du 16 Feng Fǔ Palast des Winds

Funktion: Kreuzungspunkt mit dem Blasenmeridian.

Punkt des Wundermeridians Yáng Wéi Mài.

Yáng-Tor zum Dritten Auge (chinesischer Verlauf).

Lage: In der Vertiefung direkt unter dem Hinterhauptshöcker, zwischen den Ansätzen des rechten und linken Trapezius.

Akupressur: Mit Mittelfinger oder Daumen drücken. Druckstärke 3–5.

In Feng Fǔ zweigt ein Tiefer Ast des Du Mài ab ins Gehirn. Er führt über die Formatio reticularis zur Hypophyse oder dem Stirn-Chakra und bestimmt den Grad der Bewusstseinshelligkeit. Manchmal spürt man diese Verbindung.

Feng Fǔ wirkt aktivierend auf die Formatio reticularis: Er mobilisiert die Energie, versetzt den Körper in Alarmbereitschaft und macht alle Sinne hellwach, vor allem Gehör und Geschmack. Die Bewusstseinshelligkeit ist erhöht, das Vorstellungsvermögen gesteigert, plastisch und differenziert. Die Gefühle und Bilder, die man hat, haben oft mit Lust und Genuss zu tun. „Ich sehe ein kulinarisches Gericht mit 500 Zutaten, perfekt und raffiniert, das lukullischste Mahl, das man sich vorstellen kann."

„Ich verliere die Schwerkraft zur Erde und fliege. Ich sehe bauschige weiße Wolken – Fliegen!!! Dieses Gefühl, die Schwerkraft zur Erde zu verlieren und zu fliegen, erlebe ich sehr oft in meinen Träumen."

„Erst habe ich einen Schluckreflex und Herzklopfen. Dann sehe ich einen strahlend hellen, sitzenden Buddha vor meinem inneren Auge, der mich in göttliche Verzückung versetzt. Wenn mein Partner länger auf dem Punkt geblieben wäre, wäre ich mit Sicherheit in Ekstase geraten!"

Bei längerem Druck beruhigt Feng Fǔ die Aktivität in der Formatio reticularis: Man fällt in eine tiefe Entspannung.

„Ich fühle mich leicht benommen und wie betrunken im Kopf. Ich habe den Impuls, in die Welt hinauszugehen und mit allen fünf Sinnen das Leben zu erfahren."

Feng Fǔ entspannt Hinterkopf und Nacken. Er hilft bei schlechtem Vorstellungsvermögen und abstumpfenden Sinnesempfindungen wie Seh- und Hörschwäche.

Nasenbluten, Schluckbeschwerden, Halsweh und Heiserkeit.

Akupunktur: 3–10 mm senkrecht, nicht tiefer als 1 cm, nicht manipulieren, keine Moxibustion.

Durch Wind verursachte Kopfschmerzen, Migräne, Erkältung, Angina.

Energiemangel und chronische Müdigkeit.

Schmerzen und Verspannungen im Hinterkopf und Nacken, Halswirbelsäulensyndrom, Sehstörungen.

Steifer Nacken, übermäßige Selbstkontrolle, Kopf-Körper-Trennung: Der Körper wird als Instrument benutzt, die Gefühle werden kontrolliert, man lebt nicht vom Körper her.

Schizoide Störungen, Angstgefühle, Verwirrtheit, Psychosen.

Folgezustände nach Schlaganfällen wie Hemiplegie und Sprachstörungen. In Kombination mit Yìn Táng (PaM 1) zur „Längsdurchflutung" des Schädels – der Energiestrom wird angeregt, dadurch verbessert sich die Blutzirkulation im Gehirn.

Du 17 Nǎo Hù Tor zum Gehirn

Funktion: Kreuzungspunkt mit dem Blasenmeridian.

Yin-Tor zum Dritten Auge.

Lage: Auf der Mittellinie des Kopfes, in der Vertiefung oberhalb des Hinterhauptshöckers, 15 fen über Feng Fǔ (Du 16).

Akupressur: Mit dem Mittelfinger drücken. Druckstärke 2–3.

Nǎo Hù entspannt den Hinterkopf. Kopfweh und Verspannungen lösen sich auf. Man fühlt sich in eine allgemeine Entspannung sinken. Vielleicht wird einem auch ein Widerstand gegen das Loslassen bewusst. Wenn man sich ganz ergeben hat, fühlt man ein Getragensein und Heilung von Sorgen und Ängsten.

Ähnlich wie Feng Fŭ steigert Năo Hù das bildliche Vorstellungsvermögen. Manchmal sieht man Bilder, die einem wie das Paradies erscheinen, oder solche, in denen man Klarheit über sich selbst und seine Wünsche und Ziele gewinnt. Oft sieht man die Dinge in einem hellen und freundlichen Licht.

Akupunktur: 3–12 mm flach in der Kopfhaut im Meridianverlauf oder 3–5 mm flach mit abwärts gerichteter Nadel.

Steifer Nacken, Hinterkopfschmerzen, Migräne, Schwindel und Epilepsie.

Du 18 Qiáng Jian
Kraftvoll in Raum und Zeit

Funktion: Yin-Tor zum Dritten Auge.

Verbindung zum Mond.

Lage: Auf der Mittellinie des Kopfes, 15 fen über Năo Hù (Du 17), auf halbem Weg zwischen Feng Fŭ (Du 16) und Băi Huì (Du 20).

Akupressur: Mit dem Mittelfinger drücken. Druckstärke 2–3.

Qiáng Jian entspannt Hinterkopf und Nacken.

Ähnlich wie Feng Fŭ und Năo Hù regt er verschiedene Funktionen des Dritten Auges oder Stirn-Chakras an – bildliches Vorstellungsvermögen, klare Visionen und Erkenntnisse über sich selbst. Manchmal kann man auch den Kraftstrom zum Stirn-Chakra spüren.

Im emotionalen Bereich kann er z. B. ein Gefühl von Kraft und Zuversicht geben, das es ermöglicht, sich unterschwellige, unangenehme Gefühle wie Missmut oder Traurigkeit einzugestehen. Das Zulassen verwandelt oft diese Gefühle, man wird ausgeglichener. Man spürt ein warmes Strömen bis hinunter zum Steißbein, der Rücken vibriert, der Körper wird heiß.

Die Bilder, die man sieht, haben häufig visionären Charakter. Einige der Bilder haben, ähnlich wie bei Wài Guan (SJ 5), mit der Fähigkeit des Dritten Auges zu tun, sich wie eine Satellitenschüssel mit bestimmten kosmischen Energieformen in Verbindung zu setzen. Sie zeigen manchmal auch die dabei erfolgende Verbindung zum Scheitel-Chakra.

„Mein Kopf ist wie ein großes Loch, wie eine Schale – Licht fällt hinein." „Der Schädel hat eine silberne Kuppe wie Schnee auf einem runden Berg, in der Form einer jüdischen Kopfbedeckung – eine Silberschnur verbindet die Kuppe mit der Mondsichel, die gar nicht weit weg ist."

In anderen Bildern sieht man Raum und Zeit in einem neuen Licht. Vielleicht hat man plötzlich ein erhöhtes Raum-Bewusstsein oder man sieht Bilder von großer Schnelligkeit, die Jagd nach der Zeit.

„Ein intermittierendes Pulsieren von einem weißen Zentrum im Raum, instinktiv weiß ich, da kommt die Zeit her."

Kopfschmerzen, Sehschwäche, geringes Vorstellungsvermögen.

Akupunktur: 3–12 mm flach im oder gegen den Meridianverlauf.

Nackenschmerzen, Augenflimmern, Sehstörungen und Schwindel.

Du 19 Hòu Dĭng
Hinter der Scheitelhöhe
Die Nachkommenschaft auf dem Kopfe tragen

Funktion: Nach rückwärts gewandtes Tor des Scheitel-Chakras.

Tor zur Vergangenheit.

Verbindung zur Sonne.

Lage: Auf der Mittellinie des Kopfes, 15 fen über Qiáng Jian (Du 18) oder 15 fen hinter Băi Huì (Du 20).

Akupressur: Mit dem Mittelfinger drücken. Druckstärke 2–3.

Hòu Dĭng entspannt Hinterkopf und Scheitel.

Er aktiviert die Kundalinienergie in der Wirbelsäule, was man verschieden wahrnehmen kann: Hòu Dĭng hat individuell sehr unterschiedliche Wirkungen.

Vielleicht spürt man eine angenehme Leichtigkeit, die sich überall im Körper ausbreitet, ein Schweben mit einem Gefühl von „Ferne zu den Dingen", als ob man unter Wasser ist.

Ähnlich wie bei Năo Hù (Du 17) und Qiáng Jian haben die Bilder, die man sieht, oft visionären Charakter.

Vielleicht sieht man Sonnenfeuer, Sonneneruptionen oder man spürt eine Sehnsucht nach Ausstieg, Ruhe, Frieden und Echtheit im Leben.

„In Hòu Dĭng kommt ein Stiel aus dem Kopf wie aus einem Apfel. Dahinter flattern, am Stiel festgemacht, Taten, Gefühle und Handlungen der Vergangenheit. Wenn wir vorwärts schreiten durch die Zeit, hängen uns diese Taten (das Karma) nach. Leichte Taten und Gefühle flattern wie bunte buddhistische Wimpel im Wind, schwere Taten und Gefühle schleppen wir nach wie Trossen voll Tang und Schlick."

Akupunktur: 3–12 mm flach nach hinten, gegen den Meridianverlauf.

Schmerzen im Scheitel, Hinterkopf und Nacken, Migräne, Schwindel.

Hòu Dǐng hat, ähnlich wie Bǎi Huì, eine beruhigende und ausgleichende Wirkung auf die Psyche: nervöse Übererregbarkeit, manische Zustände, Schlaflosigkeit, Hysterie, Neurasthenie, Suchterkrankungen, schizoide Störungen und Epilepsie.

Bei den psychischen Indikationen am besten in Kombination mit Shén Mài (B 62) und Shén Mén (H 7).

Du 20 Bǎi Huì
Hauptstadt der Hundert Provinzen
Hundertfache Zusammenkunft
Hundertfacher Augenblick
Hundertfaches Erfassen
Hundertfaches Können

Funktion: Der obere Pol des Körpers.

Endpunkt des tiefen Astes des Lebermeridians, Haupttor zum Scheitel-Chakra.

Tor zur Gegenwart.

Verbindung zum Polarstern.

Lage: Auf der Mittellinie des Kopfes, 6 cun über Feng Fǔ (Du 16) oder 5 cun hinter der Stirnhaargrenze in einer kleinen Vertiefung.

Am leichtesten findet man Bǎi Huì, indem man sich eine Gerade vom tiefsten Punkt des Ohrläppchens zur Ohrmuschelspitze denkt und diese bis zur Scheitelhöhe verlängert. Bǎi Huì ist am Schnittpunkt dieser Geraden mit der Mittellinie.

Akupressur: Mit dem Mittelfinger drücken. Druckstärke 2–3.

Bǎi Huì ist der obere Pol des Körpers. In der europäischen Literatur wird er meistens mit **„Hundert Zusammenkünfte"** übersetzt: Alle Kraftlinien des Organismus treffen in diesem Punkt zusammen – genauso wie die Kraftlinien des Magnetfeldes der Erde im magnetischen Nordpol zusammenkommen.

Bǎi Huì hat eine beruhigende und ausgleichende Wirkung. Die Gedanken kommen zur Ruhe. Man fühlt sich zentriert. Einfach dasein und atmen, man fühlt eine Hingabe an das Sein.

Bǎi Huì regt den Fluss des Qì im Kleinen Kreislauf (im Du Mài und Rèn Mài), im Zentralkanal und in den Energiezentren oder Chakren an. Bei entwickelter Wahrnehmung kann man dabei die Energiequalitäten der einzelnen Chakren spüren.

Die Akupressur von Bǎi Huì unterstützt „die Verbindung zum Himmel". Durch „die Öffnung Bǎi Huì" blickt man in der taoistischen Meditation auf den Polarstern, der von den Taoisten als Zentrum unseres Kosmos angesehen wird.

„Auf Bǎi Huì liegt eine farbige Scheibe, die sich immer schneller zu drehen beginnt. Sie wird zu einem Trichter. Mit dem Trichter empfange ich die Energie aus dem Kosmos und kann gar nicht genug davon bekommen. Ich bin zentriert und in mir. Mein Herz schlägt vor Freude. Die Energie geht vorne runter zum Bauchraum und wird immer heller."

Man kann ein Gefühl bekommen, „als ob man an eine kosmische Steckdose angeschlossen wäre", ein Gefühl des Eingebundenseins in den Kosmos.

Akupunktur: 3–12 mm flach nach hinten, gegen den Meridianverlauf. Nicht manipulieren.

Kopfschmerzen, Migräne, Benommenheit, Schwindel.

Alle Beeinträchtigungen der Sinnesorgane wie Ohrensausen, Schwerhörigkeit, Sehstörungen, verstopfte Nase, nichts mehr riechen und schmecken können.

Durchblutungsstörungen des Gehirns, Konzentrationsmangel, Gedächtnisschwäche, Schlaganfälle und ihre Folgezustände wie Sprachstörungen und unsicherer Gang, Morbus Parkinson, Epilepsie.

Bǎi Huì hat eine beruhigende und ausgleichende Wirkung auf die Psyche: nervöse Übererregbarkeit, Schlaflosigkeit, manische Zustände, schizoide Störungen, Hysterie, Neurasthenie und Suchterkrankungen.

Eine gute Kombination bei psychischen Indikationen, vegetativ-nervösen Störungen, Epilepsie und Suchterkrankungen ist Bǎi Huì mit Shén Mén (H 7), Nèi Guan (HH 6) und Shen Mài (B 62).

Als Kreuzungspunkt mit dem Blasenmeridian wirkt er bei Beschwerden wie Bettnässen, Harninkontinenz und Gebärmuttersenkung. Seine Wirkung bei Diabetes insipidus und Polydipsie kann zudem durch seine Wirkung auf die Hypophyse verständlich werden.

Als Fernpunkt hilft er bei anorektalen Beschwerden wie Tenesmen, Vorfall des Enddarms und Hämorrhoiden.

Bǎi Huì kann wegen seiner allgemein beruhigenden und ausgleichenden Wirkung bei jeder Behandlung gegeben werden.

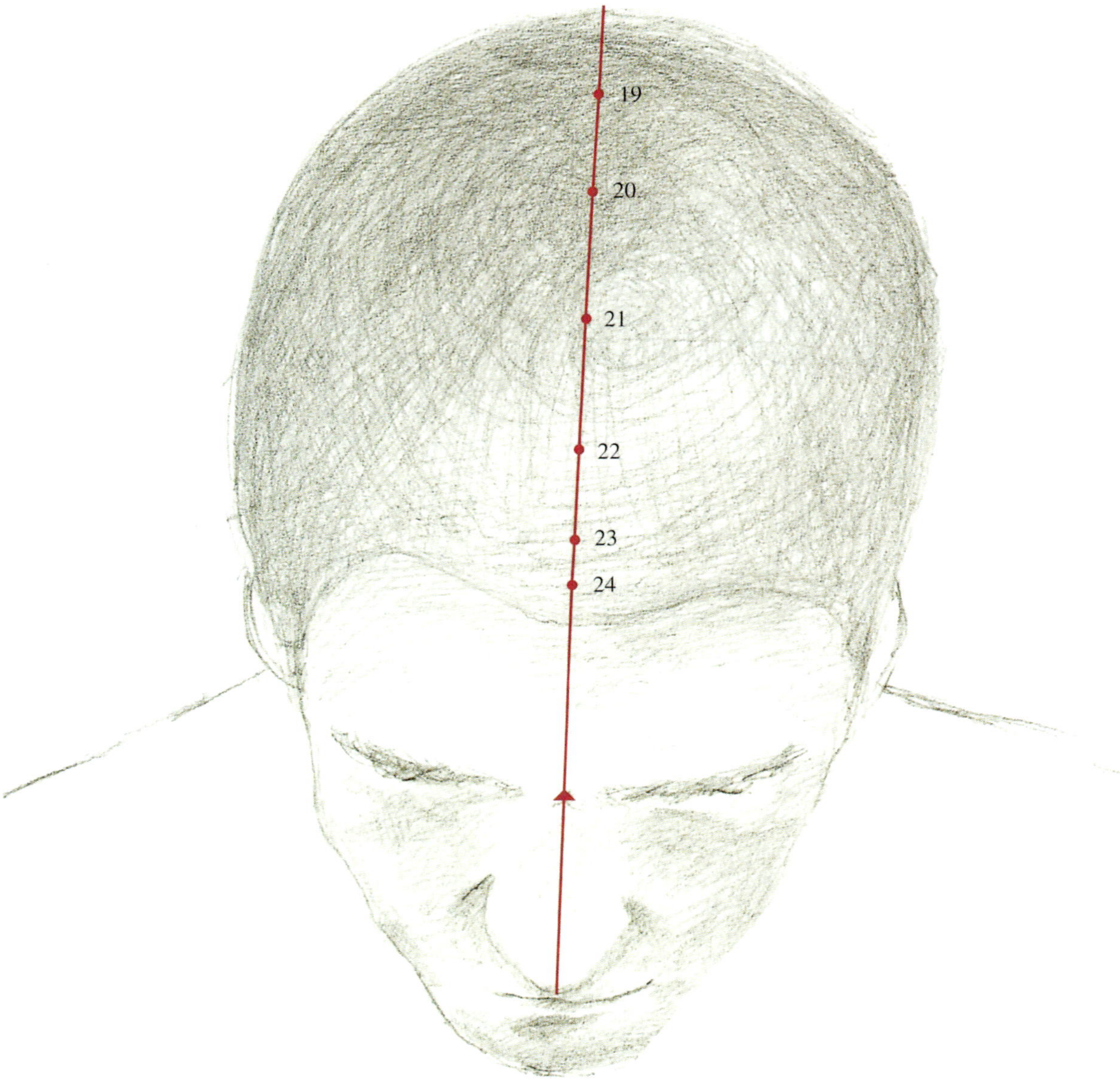

► **Abb. 9.3** Du Mài: Du 19–Du 24.

Du 21 Qián Dǐng
Vor der Scheitelhöhe
Der Zukunft entgegengehen

Funktion: Nach vorne gewandtes Tor des Scheitel-Chakras.

Tor zur Zukunft.

Lage: Auf der Mittellinie des Kopfes, 15 fen vor Bǎi Huì (Du 20).

Akupressur: Mit dem Mittelfinger drücken. Druckstärke 2–3.

Qián Dǐng entspannt den Kopf. Man kann, wieder auf individuell sehr unterschiedliche Art und Weise, das Gefühl bekommen, der Knochenpanzer des Schädels wird weicher, das Denken wird offener, der Kopf wird innen ganz weiß, ganz klar, leer und aufnahmebereit.

Es gibt Beziehungen zwischen diesem Punkt und dem Archetypus der gehörnten Göttin (nach Jung), in dem das Horn der Göttin das Energiemuster eines geöffneten Scheitel-Chakras symbolisiert. „Mir wächst ein Horn hoch. Das Herz weitet sich und hüpft vor Freude, ich möchte schweben und fliegen."

„Aus dem Punkt wirft sich ein sanft geschwungener Strahl nach vorn – es ist wie ein Stängel in die Zukunft. Aus dem Stengel kommen meine Wünsche und Pläne, die mich langsam, aber unaufhaltsam in die Zukunft ziehen."

Akupunktur: 3–12 mm flach in der Kopfhaut, im oder gegen den Meridianverlauf.

Scheitelkopfschmerz, Benommenheit, Schwindel, Sehstörungen, Epilepsie.

Bei rinnender Nase in Kombination mit Chéng Guang (B 6) oder Tong Tian (B 7).

Bei verstopfter Nase in Kombination mit Yíng Xiang (Di 20) und Zǎn Zhú (B 2).

Du 22 Xìn Huì
Zusammentreffen an der vorderen Fontanelle

Lage: Auf der Mittellinie des Kopfes in der vorderen Fontanelle, 3 cun vor Bǎi Huì (Du 20) und 2 cun hinter der Stirnhaargrenze.

Akupressur: Mit dem Mittelfinger drücken. Druckstärke 2–3.

Xìn Huì entspannt den Kopf. Er besänftigt und stimmt mild. Er ist „wie eine geschützte Felsmulde im Wald, drinnen ein weiches Nadelbett, zum Ausruhen, Entspannen und Träumen".

Er verbindet die Energie zwischen der vorderen Kopfhälfte mit den alltäglichen Denkvorgängen und dem Hinterhaupt mit den archetypischen und visionären Bildern. Manchmal wirkt er aufladend und aktivierend. Ähnlich wie Bǎi Huì regt er den Fluss des Qì im Kleinen Kreislauf an.

Manche Menschen berichten bei diesem Punkt, dass sie ihre Körperform verlassen. „Ich schieße wie mit einer Fontäne[9] da raus, spaziere um meinen Körper, klopfe an, er klingt hohl. Ich bin aufrecht, Kopf an Kopf mit meinem Körper, der von der Welt herunterhängt."

„Meine Hände fangen zu schweben an, der Körper steigt bis zur Decke hoch, ich schau mich um bis über's Hausdach, bin im Universum, zeitlos, gewichtlos. Es ist herrlich! Ich muss zurückkehren, fühle meinen Körper schwer."

Akupunktur: 3–12 mm flach.

Kopfschmerzen, Sehstörungen, Schwindel.

Schlaganfallfolgen wie Verwirrtheit und Sprachstörungen.

Verlust des Geruchssinns, rinnende Nase, Gesichtsödem.

Du 23 Shàng Xing
Höherstehendes Gestirn
Dem eigenen Stern folgen

Funktion: Oberes Tor zum Dritten Auge.

Lage: Auf der Mittellinie des Kopfes in einer kleinen Vertiefung, 1 cun oberhalb der Stirnhaargrenze oder 4 cun über den Augenbrauen.

Akupressur: Mit dem Mittelfinger drücken. Druckstärke 2–3.

Shàng Xing entspannt die Stirn, hilft bei Kopfschmerzen und schärft das Gehör.

Ähnlich wie Shén Tíng (Du 24) regt er das Metallelement an: Die Nasenatmung wird frei, er wirkt reinigend auf die Schleimhäute der Nase und der Nebenhöhlen; im geistigen Bereich verspürt man häufig eine Steigerung der Konzentrationsfähigkeit und den Wunsch, Unklarheiten zu beseitigen und sich aus verworrenen Situationen zu lösen.

9 Die Wortwahl ist interessant: Fontanelle bedeutet eigentlich „Quelle" oder „kleine Fontäne". (Während ich das hier schreibe, erscheint, nach wochenlangem Herbstregen, ein weiter Regenbogen über der Bergschlucht, auf die ich von meinem Fenster aus blicke. So viel zur Koinzidenz.)

Ähnlich wie Feng Fŭ (Du 16) und Năo Hù (Du 17) regt er verschiedene Funktionen des Dritten Auges oder Stirn-Chakras an – klare Wahrnehmungen, bildliches Vorstellungsvermögen und den Willen zur Konzentration.

„Die Energie kommt aus dem Dritten Auge wie ein großes Horn – ein kämpferisches Horn. Ich spüre eine Gereiztheit auf alles, was mich Substanz kostet."[10]

Akupunktur: 3–12 mm flach, entweder in Richtung Shén Tíng oder gegen den Meridianverlauf.

Stirnkopfschmerzen, Migräne, Erkältung, verstopfte oder rinnende Nase, Entzündung der Nebenhöhlen.

Spannungsgefühl in den Augen, Schwerhörigkeit.

Schlaflosigkeit, Ängste, Kummer und Sorgen.

Verwirrtheit, Mangel an Konzentration, kein Fokus im Leben.

Du 24 Shén Tíng Gerichtshof des Mienenspiels

Lage: Auf der Mittellinie des Kopfes in einer kleinen Vertiefung, 5 fen oberhalb der Stirnhaargrenze oder 3,5 cun über den Augenbrauen – 5 fen vor Shàng Xing (Du 23).

Akupressur: Mit dem Mittelfinger drücken. Druckstärke 2–3.

Shén Tíng hilft bei Stirnkopfschmerzen und entspannt das Gesicht. Manchmal wird man sich bei diesem Punkt – wie bei Méi Chong (B 3) – bewusst, dass man ein angespanntes Lächeln oder eine starre Miene zur Schau trägt. Man kann das Gefühl bekommen, das Gesicht nach vorn klappen zu können wie eine venezianische Maske.

Ähnlich wie Shàng Xing (Du 23) regt er das Metallelement an: Die Nase wird frei; man spürt den Wunsch, zum Wesentlichen zu kommen und alles andere auszuscheiden. Viele der Bilder, die man sieht, sind charakteristisch für das Element Metall: Sie haben oft Wolken, Luftigkeit, Raum und abstrakte Formen und Figuren zum Inhalt.

Shén Tíng regt den Fluss des Qì über den Rèn Mài zu Bauch und Becken an: Der Kopf beruhigt sich, die Bauchatmung wird angeregt.

Akupunktur: 3–12 mm flach, in Richtung Shàng Xing.

Stirnkopfschmerzen, Migräne, Schwindel, Erkältung, verstopfte oder rinnende Nase, Entzündung der Nebenhöhlen.

Übererregung, Schlaflosigkeit, Herzklopfen, Ängste, Kummer und Sorgen.

Hysterie, schizoide Störungen, man ist zu sehr im Kopf. Epilepsie.

Starre Mimik, maskenartiger Gesichtsausdruck. Man glaubt, in allen Situationen das Gesicht wahren zu müssen.

Verwirrtheit und Mangel an Konzentration.

Gehirnerschütterung und ihre Folgen, wie z. B. Überempfindlichkeit gegen Lärm und Licht.

PaM 1 Yìn Táng Siegel der Halle des Geistes

Funktion: Haupttor zum Dritten Auge.

Lage: In der Vertiefung in der Mitte zwischen den medialen Enden der Augenbrauen.

Akupressur: Mit Mittelfinger oder Daumen drücken. Druckstärke 1–3.

Yìn Táng entspannt die Augen und die Stirn. Meist stimmt er hell und freundlich.

Wie Feng Fŭ (Du 16) und Năo Hù (Du 17) regt er verschiedene Funktionen des Dritten Auges oder Stirn-Chakras an – klare Wahrnehmungen und Erkenntnisse, Imaginationsfähigkeit, positives Denken und kreative Visualisation.

Yìn Táng zentriert den Geist. Oft tauchen Bilder auf, die zeigen, was uns im Leben wirklich wichtig ist. Und manchmal erinnert man sich an Situationen, in denen das Unmögliche möglich wurde. Yìn Táng ist ein Zugang zu Kraft und Mut des Geistes, sich unmöglich Erscheinendes vorzustellen. Er ist ein Zugang zum Reich der Ideen, aus dem immer wieder neue Wirklichkeiten entstehen.

Häufig sieht man Bilder mit Bäumen[11] und Naturlandschaften, in warmen Farben und in Sonnenlicht getaucht, mit spielenden Kindern und manchmal dem Gefühl, in eine andere, freundlichere Welt zu gehen. Manchmal sieht man auch ein helles Licht, eine Lichtkugel am Horizont.

„Ich sehe einen starken Baum am Wegrand stehen, erinnere mich an einen Pilgerweg, den ich einmal vorhatte zu gehen."

[10] Vergleiche dazu den Mythos vom Einhorn: ein weißes Pferd, das Instinkt, eine feine Witterung und das Metallelement (die Farbe Weiß) symbolisiert, mit dem Horn auf der Stirn, das dem Energiemuster eines geöffneten Stirn-Chakras entspricht.

[11] Der Baum ist ein archetypisches Symbol für neue Möglichkeiten, Wachstum und Entwicklung.

„Heute sind auch schwarz-rote Farben um das Dritte Auge – du denkst zuviel an deinen Vorteil! sagt eine innere Stimme."

„Ich sehe einen Hasen im Busch, komme mir vor wie Alice im Wunderland. Formen und Gedanken verschwimmen ineinander – alles ist möglich."

Manche Menschen haben bei Yìn Táng ganz deutlich das Gefühl, „zu Hause" zu sein.

Akupunktur: Mit Daumen und Zeigefinger eine Längsfalte der Haut bilden, die Nadel von oben schräg zu dem Punkt führen. Stichtiefe 3–10 mm.

Stirnkopfschmerzen, Migräne, Schwindel, Erkältung, verstopfte oder rinnende Nase, Entzündung der Nebenhöhlen.

Sehstörungen, Augenerkrankungen.

Epilepsie bei Kindern.

Yìn Táng wirkt über den Gehirnast des Du Mài auf die Hypophyse. Er wirkt regulierend bei Hormonstörungen und Hypertonie.

In Kombination mit Feng Fŭ (Du 16) zur „Längsdurchflutung" des Schädels – der Energiedurchfluss wird angeregt, dadurch verbessert sich die Blutzirkulation im Gehirn.

Du 25 Sù Liáo
Natürliche Grube

Funktion: Yáng-Tor zum Dritten Auge.

Lage: In der kleinen Delle auf der Nasenspitze.

Akupressur: Mit Zeige- oder Mittelfinger drücken. Druckstärke 1–3.

Sù Liáo macht wach und munter. Er macht auch rasch nüchtern, wenn man beschwipst ist. Wie Rèn Zhong (Du 26) wird er in Notfallsituationen verwendet, bei Absencen, Ohnmacht und im Schock. Druckstärke zum Ernüchtern: 4–6.

Sù Liáo macht Spannungen im Gesicht bewusst. Er entspannt und kräftigt die Augen.

Wie Shàng Xing (Du 23) und Shén Tíng (Du 24) regt er das Metallelement an: Seine Wirkung ist „kristallklar und windig", die Nase wird frei, er wirkt reinigend auf die Schleimhäute des Organismus und weckt Klarheit, Instinkt und Konzentration.

„Ich spüre die inneren Begrenzungen, die mich daran hindern, die Nase in den Wind zu hängen."

Manchmal weckt er auch in die Zukunft weisende Gedanken, in denen es darum geht, in einer geraden Linie und zielsicher seinen Weg zu meistern.

Akupunktur: 2–5 mm senkrecht, schmerzhafter Punkt. Keine Moxibustion – die Nasenspitze ist dem Herzen zugeordnet und das Herz soll man vor einer Feuerfülle bewahren.

Nasenbluten, Erkältung, verstopfte oder rinnende Nase.

Drohender oder eingetretener Bewusstseinsverlust, Kreislaufkollaps, Schockzustände und andere Notfälle.

Trunkenheit – Sù Liáo beschleunigt auch das Ausnüchtern, da er Betrunkene zum Erbrechen reizt.

Verwirrung und Konzentrationsmangel.

Du 26 Rén Zhong
Philtrum (die Rinne zwischen Oberlippe und Nase)

Funktion: Kreuzungspunkt mit dem Dickdarm- und Magenmeridian.

Reanimationspunkt.

Lage: In der Mittellinie des Philtrums, an der Grenze zwischen mittlerem und oberem Drittel der Rinne von der Oberlippe zur Nase.

Akupressur: In Notfällen fest mit dem Fingernagel des Daumens drücken – schräg nach oben drücken, zum Nasenansatz hin. Druckstärke 5–8.

Rén Zhong ist der wichtigste Punkt bei Notfällen wie Kreislaufkollaps, Hitzeschlag, Ohnmacht, Absencen, Schlaganfall und Epilepsie. Epileptische Anfälle, auch Grand mal, können mit Akupressur meistens, mit der Nadel fast immer unterbrochen werden.

Rén Zhong regt den Fluss des Qì im Kleinen Kreislauf an. Er weckt auf, bringt wieder zu Bewusstsein, macht wach und gibt Kraft.

Rén Zhong stärkt die Konzentrationsfähigkeit. Und oft gibt er den Mut, Dinge klar und kompromisslos auszusprechen.

Bei längerem Druck leitet er das Qì zum Rèn Mài. Der Bauch wird warm und manchmal heiß, die Darmperistaltik wird angeregt. Man spürt die Gefühlsqualitäten des Rèn Mài: Wärme und Geborgenheit, Vertrauen, Liebe und Hingabe.

Im Unterschied zu den Grundqualitäten des Du Mài – Kraft, Willen, Mut und Geist; man reckt den Kopf hoch und will hoch hinaus – wird man demütiger und fügt sich dem, was ist.

Akupunktur: 5 mm schräg nach oben.

Notfälle wie Kreislaufkollaps, Hitzschlag, Ohnmacht, Schlaganfall, Schockzustände und Epilepsie. Bei Schlaganfall, drohendem Herzversagen, tiefer Bewusstlosigkeit und

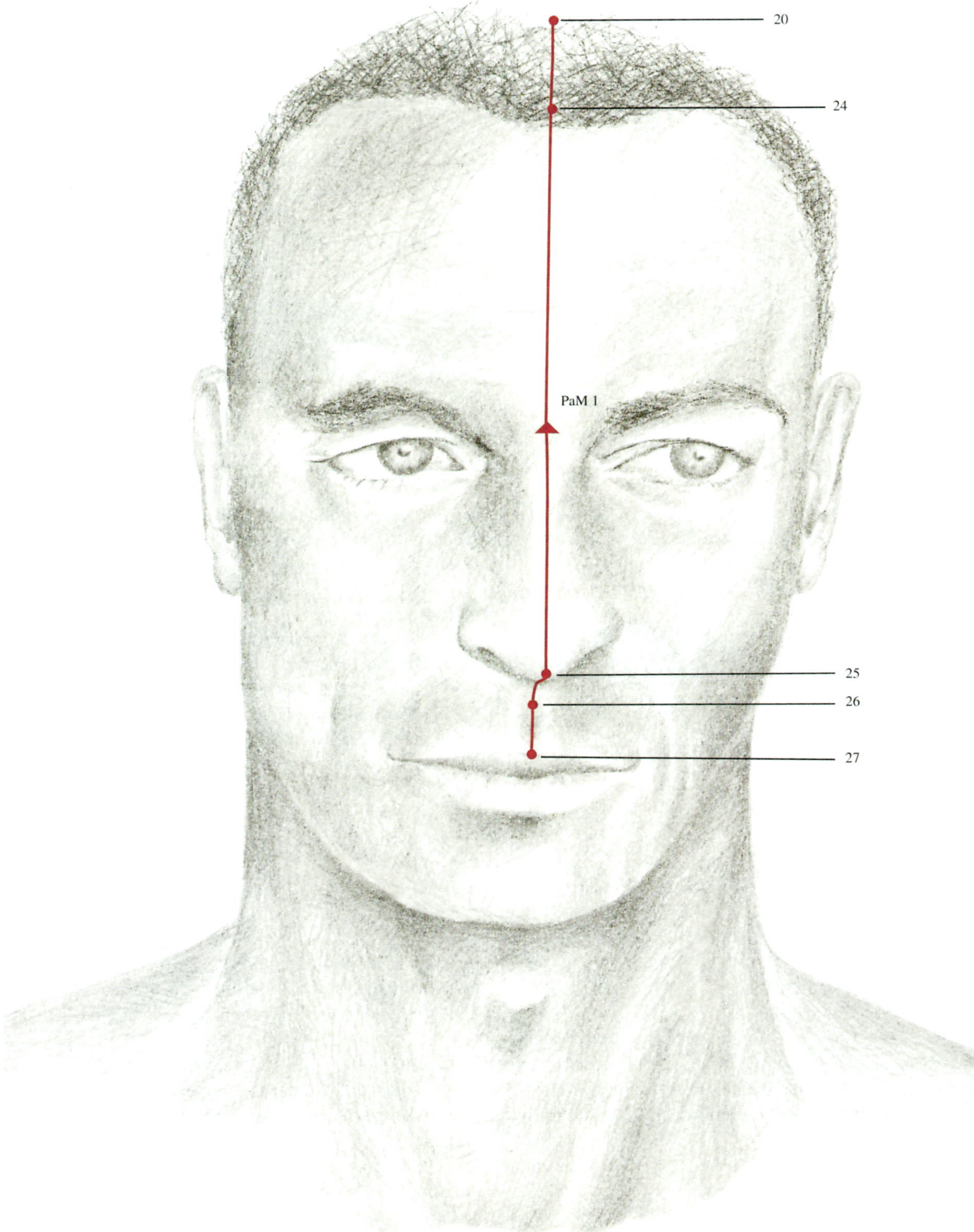

► **Abb. 9.4** Du Mài: Du 20–Du 27.

schwerem Schock in Kombination mit Shào Chong (H 9), Zhong Chong (HH 9) und Yǒng Quán (N 1).

Bei schweren epileptischen Anfällen zusammen mit Yǒng Quán.

Fazialisparese, Gesichtsödem.

Bei schlechtem Mundgeruch in Kombination mit Lián Quán (Rèn 23) und Dà Líng (HH 7). Wenn der üble Geruch vom Magen ausgeht, zusätzlich noch Jiě Xi (Ma 41).

Schmerzen und Steifheit im unteren Rücken und in der Wirbelsäule.

Konzentrationsmangel, Neurasthenie und Hysterie.

Du 27 Duì Duan
Anfang und Ende vermischen

Funktion: Kreuzungspunkt mit dem Magenmeridian.

Lage: In der Mittellinie des Philtrums, am Rande der Oberlippe.

Akupressur: Mit Zeige- oder Mittelfinger drücken. Druckstärke 1–3.

Regelmäßige Akupressur von Duì Duan hilft bei aufgesprungenen und rissigen Lippen und bei Fieberblasen.

Als Kreuzungspunkt mit dem Magenmeridian macht er Spannungen und zurückgehaltene Gefühle im Mund-Kiefer-Segment (das vom Magenmeridian „beherrscht" wird) bewusst, Gefühle wie Trotz, Verweigerung und Verschlossenheit.

Wie Rén Zhong (Du 26) regt Duì Duan den Fluss des Qì im Kleinen Kreislauf an. Manchmal spürt man eher Grundqualitäten des Du Mài wie Klarheit, Überblick und Sachlichkeit, aber auch „schwebende Bewusstheit".

Manchmal spürt man eher Grundqualitäten des Rèn Mài, vor allem im Brustbereich: Man möchte umarmen (Duì Duan regt den Energiefluss in die Arme an); man fühlt sich glücklich und geliebt; man fühlt Zärtlichkeit oder auch Wehmut und Trauer; man fühlt Wärme, im Körper und in der Seele.

Akupunktur: 3–5 mm schräg nach oben.

Schmerzende und entzündete Lippen, Herpes labialis.

Zahnschmerzen des Oberkiefers, Erkrankungen des Zahnfleisches und der Mundhöhle wie Parodontose, Gingivitis und Stomatitis.

Fernpunkt für anorektale Beschwerden wie Analekzem und Hämorrhoiden.

Psychische Störungen, die mit Realitätsverlust einhergehen.

Kopf-Körper-Trennung, Abgeschnittensein von den Gefühlen.

Du 28 Kǒu Yin Jiao
Die Verbindung zum Yin am Mund

Funktion: Verbindungspunkt zum Wundermeridian Rèn Mài.

Kreuzungspunkt mit dem Magenmeridian.

Lage: In der Mundhöhle, am Übergang von der Oberlippe zum Zahnfleisch der oberen Schneidezähne, im Zentrum des Lippenbändchens oder Frenulum.

Akupressur: Senkrecht mit Zeige- oder Mittelfinger nach oben drücken. Druckstärke 2–4.

Yín Jiao regt die Zirkulation des Qì in der Mundhöhle an – regelmäßige Akupressur wirkt gegen fortschreitende Parodontose und Kariesneigung.

Er macht die Nase frei, entspannt die Augenhöhle und gibt manchmal den Impuls, direkt zu sagen, was einen bewegt.

Yín Jiao regt die Überleitung des Qì zum Rèn Mài und Magenmeridian an: die „drei brennenden Höhlen" werden warm, man spürt tiefe Befriedigung und Zufriedenheit mit dem, was ist.

Akupunktur: Von der Seite ins Lippenbändchen einstechen und 1–3 mm schräg aufwärts nadeln. Den Punkt bei chronischen Erkrankungen bluten lassen.

Zahnschmerzen des Oberkiefers, Neigung zu Zahnabszessen und Karies.

Erkrankungen des Zahnfleisches und der Mundhöhle wie Parodontose, Gingivitis und Stomatitis.

Chronischer Schnupfen, chronisch verstopfte oder rinnende Nase, behinderte Nasenatmung durch Nasenpolypen.

Spannungsgefühl in den Augen, fortschreitende Kurzsichtigkeit und andere fortschreitende Sehstörungen, die durch einen Energiestau im Auge bedingt oder mitbedingt sind, ständiger Tränenfluss.

Fernpunkt für anorektale Beschwerden wie Analfissuren und Hämorrhoiden.

Esssucht, Neurasthenie und Hysterie.

Schizoide und andere psychische Störungen, bei denen man zu sehr in einer weitgehend irrealen geistigen Welt lebt und von den eigenen Gefühlen abgeschnitten ist.

9.2 Der Wundermeridian Rèn Mài

Der Rèn Mài ist der Oberste Speicher des Yin Qì, der Yin-Energie des Organismus. In ihn mündet das Qì der sechs Yin-Meridiane, deren Energie er untereinander ausgleicht.

Eine andere Bezeichnung ist **Konzeptionsgefäß** – der Rèn Mài reguliert die Funktionen der Geschlechtsorgane: Fruchtbarkeit, Potenz und Zeugung.

Wie dem Du Mài ist auch dem Rèn Mài kein eigenes Organ zugeordnet. Das Zeichen Rèn hat mehrere Bedeutungsgruppen: erstens „vertrauen, sich verlassen auf"; zweitens „(über sich ergehen) lassen, hinnehmen, überlassen": drittens „Amt, Funktion, Aufgabe, verantwortlich für". Wenn man bedenkt, dass der Rèn Mài als Oberster Speicher des Yin Qì gilt und das Yin, unter anderem, als passiv, ruhend, hinnehmend, sich überlassend und sich hingebend beschrieben wird, ergibt die Übersetzung des Zeichens *Rèn* einen weitreichenderen Sinn, als es das Wort Konzeption auszudrücken vermag. Da der Rèn Mài in seinem Verlauf und in seiner Wirkungsweise nicht nur mit den physiologischen Funktionen von Brust, Bauch und Becken in enger Verbindung steht, sondern auch mit den Gefühlen und Emotionen, die in Brust, Bauch und Becken wohnen, wird man seiner umfassenden Bedeutung eher gerecht, wenn man den Rèn Mài als Gefäß des Vertrauens, als Gefäß der Offenheit und Empfänglichkeit und als Gefäß der Hingabe versteht.

9.2.1 Tiefer Verlauf

Der Rèn Mài entspringt in den Nieren und verläuft im Unterbauch durch die inneren Geschlechtsorgane – bei der Frau durch Eierstöcke und Gebärmutter, beim Mann durch Prostata und Hoden – zum Beckenboden. Er kommt in der Mitte des Dammes an die Oberfläche.

9.2.2 Oberflächlicher Verlauf

Vom Punkt Huì Yin (Rèn 1) in der Mitte des Dammes verläuft der Rèn Mài über die äußeren Geschlechtsorgane zum Oberrand der Symphyse (Rèn 2) (s. Abb. 9.5). Von dort zieht er in der vorderen Mittellinie des Körpers über den Bauch, die Brust und die Kehle zu Chéng Jiang (Rèn 24), seinem letzten Punkt, der in der Mitte der Querfalte zwischen Kinnspitze und Oberlippe liegt.

In Chéng Jiang teilt sich der Energiefluss des Meridians, umkreist die Lippen und führt über die Wangen zum Punkt Chéng Qì (Ma 1) knapp unterhalb der Augen. Die Augen sind der Spiegel der Seele – fließt das Qì im Rèn Mài, zeigen sich im Blick Offenheit, Vertrauen, Weichheit und Hingabe.

9.2.3 Akupressur und Akupunktur

Die Akupressur des Rèn Mài entspannt die Brust, den Bauch und das Becken. Man fühlt sich weich und empfänglich, vertrauensvoll und offen. Die Energie gleitet allmählich vom Kopf zu Brust und Bauch. Man wendet sich mehr dem Fühlen und Empfinden zu. Mehr noch als bei anderen Meridianen macht die Akupressur des Rèn Mài Gefühle und Empfindungen bewusst, die für gewöhnlich unter der Oberfläche des Erlebens verborgen sind.

Die Akupressur des Rèn Mài am Unterbauch stärkt das Hara, gibt Kraft und Energie und weckt die Lebenslust (Rèn 1, Rèn 2, Rèn 4, Rèn 5, Rèn 6). Bei manchen Punkten fühlt man eine wässrige, süße Entspannung (Rèn 2, Rèn 6), man lässt sich fallen, man lässt sich treiben, man fühlt sich voller Hingabe und Vertrauen (Rèn 6). Einige Punkte stärken die Eigenständigkeit (Rèn 8) und das Selbstvertrauen (Rèn 1, Rèn 5). Punkte wie Qì Hǎi (Rèn 6) und Fù Yin Jiao (Rèn 7) steigern die sexuelle Lust. Bei Punkten wie Guan Yuán (Rèn 4) kreisen die Gefühle, Bilder und Erinnerungen, die man hat, oft um das Thema Liebe und Sexualität. Die meisten Punkte am Unterbauch helfen bei Regelbeschwerden, Bauchweh, Geschlechtskälte, vorzeitigem Samenerguss und Energiemangel.

Die Akupressur des Rèn Mài am Oberbauch stärkt den Sinn für die Wirklichkeit (Rèn 12, Rèn 15), das Ich, den Willen und die Selbstdurchsetzung (Rèn 12, Rèn 11). Man fühlt sich zentriert und konzentriert (Rèn 8, Rèn 9, Rèn 15, Rèn 12).

Man fühlt sich geschützt und geborgen, zuversichtlich und froh (Rèn 14, Rèn 10). Wie auch bei einigen Nieren- und Magenpunkten am Oberbauch kommt man manchmal mit den dunklen Seiten der eigenen Persönlichkeit in Kontakt (Rèn 14, Rèn 15, Rèn 16). Die meisten Punkte am Oberbauch helfen bei Appetitlosigkeit und Völlegefühl, bei Magenschmerzen und Brechreiz.

Die Punkte der Brust vertiefen die Atmung und machen Gefühle des Herzens und der Brust bewusst: Gefühle wie Liebe, Glück und Heiterkeit, aber auch Einsamkeit, Beengung, Ängstlichkeit und Nervosität (Rèn 17, Rèn 18, Rèn 19). Bei manchen Punkten bekommt man ein Gefühl der Unbeschwertheit, Freiheit und Weite (Rèn 20), andere stärken das Bedürfnis, sich mitzuteilen, sich auszudrücken, sich etwas von der Seele zu reden (Rèn 19, Rèn 20). Die meisten Punkte im Brustbereich helfen bei Herzschmerzen, Atembeschwerden und Husten.

Die Punkte am Hals und am Kinn helfen bei Heiserkeit, Halsweh und Schluckbeschwerden. Sie fördern den Ausdruck von Gedanken und Gefühlen und helfen bei Sprachfehlern wie Stammeln und Stottern.

Zu den wichtigsten Indikationen für Akupunktur zählen Energiemangel und psycho-physische Erschöpfung (Rèn 4,

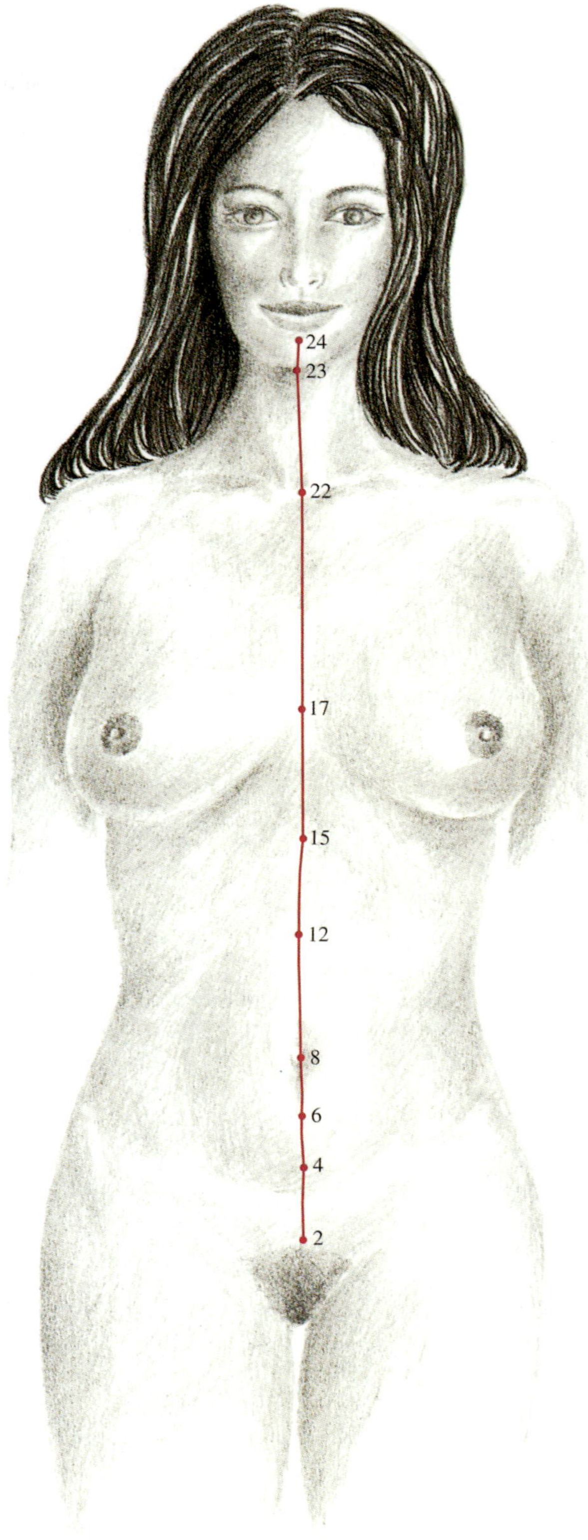

▶ **Abb. 9.5** Rèn Mài, oberflächlicher Verlauf.

Rèn 6, Rèn 12); Menstruationsstörungen, Impotenz und Erkrankungen der Harn- und Geschlechtsorgane (Rèn 1 bis Rèn 7); Verdauungsbeschwerden und Erkrankungen des Magen-Darm-Traktes (Rèn 4 bis Rèn 15); Erkrankungen von Herz und Lunge wie Bronchitis, Asthma, Angina pectoris und nervöse Herzbeschwerden (Rèn 12 bis Rèn 22); Atemnot, Schluckbeschwerden, Sprechhemmungen, Sprachfehler und Erkrankungen im Mund-, Rachen- und Kehlkopfbereich (Rèn 22 bis Rèn 24).

Punkte des Rèn Mài helfen bei Gefühlslabilität und Nervenschwäche, bei Suchtverhalten und Übererregung, bei Ängstlichkeit und Hysterie, bei Gefühlskälte, Depression und Melancholie (Rèn 12, Rèn 15, Rèn 17, Rèn 18, Rèn 19, Rèn 24).

Akupressur und Akupunktur des Rèn Mài haben vielfältige Wirkungen: Sie stärken das Yin, sie stärken Offenheit, Hingabefähigkeit und Vertrauen, geben aber auch innere Festigkeit, Selbstvertrauen und Kraft. Akupressur und Akupunktur des Rèn Mài sprechen die Seele an, das Reich der Gefühle, man gibt sich mehr den Empfindungen hin.

9.2.4 Die wichtigsten Punkte

▶ Tab. 9.2 Die wichtigsten Punkte des Wundermeridians Rèn Mài.

Rèn 4	**Guan Yuán** Haupttor zum Hara und zum Zweiten Chakra Mù Xué (Sammelpunkt) des Dünndarms
Rèn 6	**Qì Hăi** Haupttor zum Hara und zum Zweiten Chakra Tor zur anzestralen Energie
Rèn 12	**Zhong Wăn** Meisterpunkt der Yáng-Organe Mittlerer Mù Xué (Sammelpunkt) des Magens Mù Xué (Sammelpunkt) des mittleren Wärmers Haupttor zum Solarplexus
Rèn 17	**Shàn Zhong** Meisterpunkt der Atemwege Meisterpunkt der Brust Mù Xué (Sammelpunkt) des oberen Wärmers Mù Xué (Sammelpunkt) der Herzhülle Haupttor zum Yin des Herz-Chakras
Rèn 3	**Zhong Ji** Mù Xué (Sammelpunkt) der Blase
Rèn 5	**Shí Mén** Mù Xué (Sammelpunkt) des Dreifachen Erwärmers
Rèn 7	**Fù Yin Jiao** Mù Xué (Sammelpunkt) des unteren Wärmers
Rèn 14	**Jù Què** Mù Xué (Sammelpunkt) des Herzens
Rèn 15	**Jiu Wĕi** Luò Xué (zum Du Mài)
Rèn 22	**Tian Tú** Notfallpunkt bei Asthmaanfall und anderen akuten Atembeschwerden Tor zum Kehl-Chakra
Lu 7	**Liè Que** Meisterpunkt des Rèn Mài

9.2.5 Verzeichnis der Punkte

Rèn 1 Huì Yin
Tempelfest des Yin
Hauptstadt des Yin

Funktion: Zugang zur Basis.
Haupttor zum Yin des Wurzel-Chakras.
Verbindungspunkt zum Wundermeridian Du Mài.
Kreuzungspunkt mit dem Lebermeridian.
Punkt des Wundermeridians Chong Mài.

Lage: In der Mitte des Dammes, auf halbem Weg zwischen Anus und äußeren Geschlechtsorganen.

Akupressur: Zu seiner Aktivierung ist es von Vorteil, wenn der Klient den Beckenboden vorher einige Male mit dem Einatmen anspannt und nach oben Richtung Zwerchfell zieht, dann den Beckenboden wieder beim Austamen loslässt. Mit dem Mittelfinger Richtung Zwerchfell drücken. Druckstärke langsam von sanft bis fest und tief zunehmend: 2–8.

Huì Yin ist eine wichtige Schaltstelle für die Zirkulation des Qì im Organismus. Er regt, ähnlich wie Cháng Qiáng (Du 1), das Wurzel-Chakra und die Kundalini-Energie an. Die folgenden Wirkungen werden als Funktionen des Muladhara oder Ersten Chakras angesehen:

a) Huì Yin entspannt den Beckenboden und den Bauch, die Darmperistaltik wird angeregt.

b) Er stärkt die Verbindung zur Erde, zur sinnlich wahrnehmbaren Realität. Die Energie „fällt runter vom Kopf" und man fühlt eine „erdige" Entspannung: Der Körper fühlt sich fest, solid, erdig und ruhend an.

Man kann das Gefühl bekommen, sich selbst zu genügen und gerne Zeit mit sich selbst zu verbringen – es genießen, alleine zu sein. Man kann auch das Gefühl bekommen, auf das Schicksal zu vertrauen und stark genug zu sein, das Leben zu meistern.

Vielleicht verspürt man auch das Bedürfnis, wieder mehr zu meditieren und den eigenen tiefen Gefühlen und Impulsen mehr zu folgen.

c) Huì Yin wirkt ausgleichend auf Libido und Sexualität: Er beruhigt und dämpft ein starkes sexuelles Feuer; ein sehr schwaches Feuer facht er ein wenig an.

Ähnlich wie einige Punkte des Du Mài – Băi Huì (Du 20), Xìn Huì (Du 22), Rèn Zhong (Du 26) und Duì Duan (Du 27) – regt Huì Yin den Fluss des Qì im Kleinen Kreislauf an und wirkt dadurch ausgleichend auf die Verteilung der Energie im Körper. Meist spürt man den Fluss des Qì in den Körperbereichen, wo die energetische Ladung zuvor geringer war. Bei den einen mag das die Brust sein oder der Bauch, bei anderen regt er das Dritte Auge an und Einsichten über sich selbst. Im Allgemeinen wirkt er aufladend und weckt die Lebenslust, man erlebt sich kraftvoll, freudvoll und friedvoll.

Akupunktur: 5–20 mm senkrecht.

Urogenitale Störungen und Erkrankungen wie Harnverhalten, Bettnässen, Harnröhrenentzündung, Juckreiz und Entzündung der Vagina, Gebärmuttersenkung und Menstruationsstörungen.

Vorzeitiger Samenerguss, Samenerguss im Schlaf, sexuelle Getriebenheit.

Anorektale Erkrankungen wie Analprolaps und Hämorrhoiden.

Schizoide und andere psychische Störungen, bei denen man in einer weitgehend irrealen geistigen Welt lebt und den Sinn für die Wirklichkeit verloren hat.

Rèn 2 Qu Gŭ
Schambein

Funktion: Kreuzungspunkt mit dem Lebermeridian.

Lage: In der Mittellinie am Unterbauch, direkt über dem Oberrand der Symphyse.

Akupressur: Leicht mit dem Mittelfinger drücken, der Qì-Fluss ist hier an der Oberfläche meist am stärksten. Druckstärke 1–2.

Einerseits bewirkt Qu Gŭ eine „wässrige, süße Entspannung", man lässt sich fallen, lässt sich treiben – „wie in einem Kahn auf einem Teich".

Andererseits regt er den Fluss des Qì im Rèn Mài an, wirkt energetisierend und macht wach. Oft spürt man starke Gefühlswellen im Körper, besonders in der Brust: Heiterkeit, Traurigkeit, explosive Freude, Ungebändigtsein, totale Aufopferung und Hingabe.

Manchmal sieht man auch archetypische Bilder, wie z. B. einen rituellen Tanz im Urwald mit sakralem Sex.

Qu Gŭ hilft bei Schmerzen im Unterbauch, Regelstörungen, Reizblase und vorzeitigem Samenerguss.

Akupunktur: 5–20 mm senkrecht.

Urogenitale Störungen und Erkrankungen wie Harnverhalten, Harnröhrenentzündung, Harninkontinenz, chronische Entzündungen im Beckenraum, Fluor vaginalis, Endometritis und Blutungen nach der Entbindung.

Impotenz, Samenerguss im Schlaf.

Schmerzen im Kreuzbein und im unteren Rücken.

Vorbeugend gegen Leistenbruch bei Bindegewebsschwäche in dieser Region.

Rèn 3 Zhong Ji
Pol der Mitte

Funktion: Mù Xué (Sammelpunkt) der Blase.

Kreuzungspunkt mit den Meridianen der Niere, der Leber und des Milz-Pankreas.

Lage: In der Mittellinie am Unterbauch, 4 cun unterhalb der Nabelmitte, 1 cun über Rèn 2. Das cun am Unterbauch ist ein Fünftel der Entfernung von der Nabelmitte zum Oberrand der Symphyse.

Akupressur: Mit dem Mittelfinger drücken. Druckstärke 2–3.

Zhong Ji gleicht die Energien der drei Yin-Meridiane des Beins untereinander aus. Die Bilder und Gefühle, die man hat, entstehen häufig aus der Verbindung der Elemente Wasser, Holz und Erde.

Mit Niere und Blase zusammenhängende Gefühle und Bilder: loslassen; eine „wässrige Entpannung", hineinsinken in ein Meer; ein Gefühl von Zeitlosigkeit; hineinsinken in Blau-Schwarz.

Mit der Leber zusammenhängende Bilder und Impulse: Einsicht; neue Initiative; Imagination strategischen Vorgehens; Bild: ein Turner mit großer Körperbeherrschung und Kraft.

Mit Milz-Pankreas verbundene Gefühle, Bilder und Gedanken: Sammlung und Konzentration; Nachdenken über das Denken; Wirkung auf Uterus und Eierstöcke; Bild: eine Frau, die sich die Frage stellt, ob sie gebiert oder nicht.

Oft sieht man auch karmische Bilder: versunkene Städte, vergangene Liebe und alte Wunden.

„Ich wandere durch einen schwarzen Säulengang, am Ende irgendwo ein Licht – Gefühl der Ewigkeit."

Zhong Ji hilft bei Schmerzen und Krämpfen im Unterbauch, Regelstörungen, häufigem Harndrang und vorzeitigem Samenerguss.

Akupunktur: 5–20 mm senkrecht.

Zhong Ji wirkt vor allem auf die Harnröhre, die Blase und die Gebärmutter. Urogenitale Störungen und Erkrankungen wie Harnverhalten, Harnröhren- und Blasenentzündung, Harninkontinenz, chronische Entzündungen im Beckenraum, Fluor vaginalis, Pruritus vulvae und Schmerzen in den Geschlechtsorganen.

Menstruationsstörungen, Zwischenblutungen, Blutungen nach der Entbindung, Plazentaretention, Gebärmuttersenkung, Retroflexio uteri, weibliche Sterilität.

Oligospermie, Impotenz, Samenerguss im Schlaf.

Schmerzen im Kreuzbein und im unteren Rücken.

Energiemangel und Müdigkeit.

Bauchwassersucht.

Bei Bindegewebsschwäche vorbeugend gegen Leistenbruch.

Rèn 4 Guan Yuán Verschluss der Ursprungsenergie Pass zur Einheit

Funktion: Mù Xué (Sammelpunkt) des Dünndarms.

Kreuzungspunkt mit den Meridianen der Niere, der Leber und des Milz-Pankreas.

Haupttor zum Hara und zum Zweiten Chakra.

Lage: In der Mittellinie am Unterbauch, 3 cun unterhalb der Nabelmitte, 2 cun über Rèn 2.

Akupressur: Mit dem Mittelfinger drücken. Druckstärke 2–4.

Guan Yuán gibt Kraft im Hara und neue Antriebsdynamik. Er macht entschlossen und gibt seelische Kraft.

Guan Yuán regt das Zweite Chakra an, dessen Funktion im körperlichen Bereich die Regulierung des Flüssigkeitshaushaltes und die Ausscheidung ist, im seelischen Bereich die Begegnung mit dem anderen und die Sexualität, die Dynamik und die Kreativität. Die Gefühle, Bilder und Erinnerungen, die man hat, kreisen oft um diese Themen. Manchmal gibt er den Impuls, in Beziehung zu nahe stehenden Menschen „unangenehm alten Mist“ aufzuräumen. Manchmal bekommt man Lust, etwas Neues zu formen, zu gestalten. Und manchmal, wenn man in einer glücklichen Ehe oder Partnerschaft lebt, spürt man den Fluss und die Harmonie mit dem geliebten Menschen. „Ein weiches miteinander Schwingen, ein weicher Tanz der Unterbäuche.“

Guan Yuán hilft bei Schmerzen und Krämpfen im Unterbauch, Regelbeschwerden und vorzeitigem Samenerguss.

Akupunktur: 5–20 mm senkrecht.

Guan Yuán wirkt vor allem auf den Dünndarm und die Harn- und Geschlechtsorgane.

Urogenitale Störungen und Erkrankungen wie Harnverhaltung, Harnröhren- und Blasenentzündungen im Beckenraum, Fluor vaginalis und Prostataentzündung.

Menstruationsstörungen, vor allem Amenorrhöe und Dysmenorrhöe, Zwischenblutungen, Blutungen nach der Entbindung, Gebärmuttersenkung und Retroflexio uteri.

Oligospermie, Impotenz, Samenerguss im Schlaf.

Durchfall, Darmentzündung, Darmkolik.

Die medikamentöse Therapie unterstützend und die Heilung beschleunigend bei Darminfektionen wie Bakterienruhr und bei Darmparasiten wie z. B. Amöben.

Wiederholte Moxibustion bei körperlicher Schwäche und seelischer Erschöpfung und bei allen Erkrankungen und Beschwerden, die von einer Energieleere im Unterbauch herrühren, wie z. B. chronische Durchfälle, Amenorrhöe, Impotenz und Frigidität.

Eine gute Kombination zur Steigerung der Vitalität und der Abwehrkraft ist Guan Yuán mit San Yin Jiao (MP 6), Qu Chí (Di 11) und Dà Zhui (Du 14). Vorbeugend gegen Leistenbruch und andere Hernien.

Rèn 5 Shí Mén Steinernes Tor

Funktion: Mù Xué (Sammelpunkt) des Dreifachen Erwärmers.

Yáng-Tor zum Hara und zum Zweiten Chakra.

Lage: In der Mittellinie am Unterbauch, 2 cun unterhalb der Nabelmitte, 3 cun über Rèn 2.

Akupressur: Mit dem Mittelfinger drücken. Druckstärke 2–5.

Als Mù Xué (Sammelpunkt) des San Jiao regt Shí Mén den Fluss des Qì im Körper an und macht ihn warm. Er stärkt das Hara – man fühlt sich körperlich gestärkt und in seiner Mitte zentriert.

Shí Mén ist „der Ort der persönlichen Kraft“: der Zugang zu unbeugsamem Willen und animalischer Kraft.

Bild: „Eine Pyramide aus hellgrünem Licht im Dschungel, in ihrer Mitte ein glitzernd weiß gekleidetes androgynes Wesen, halb Aphrodite, halb Krieger.“

Shí Mén regt den Fluss des Qì durch die Eierstöcke an. Er hilft bei unregelmäßiger Menstruation, Frösteln und allge-

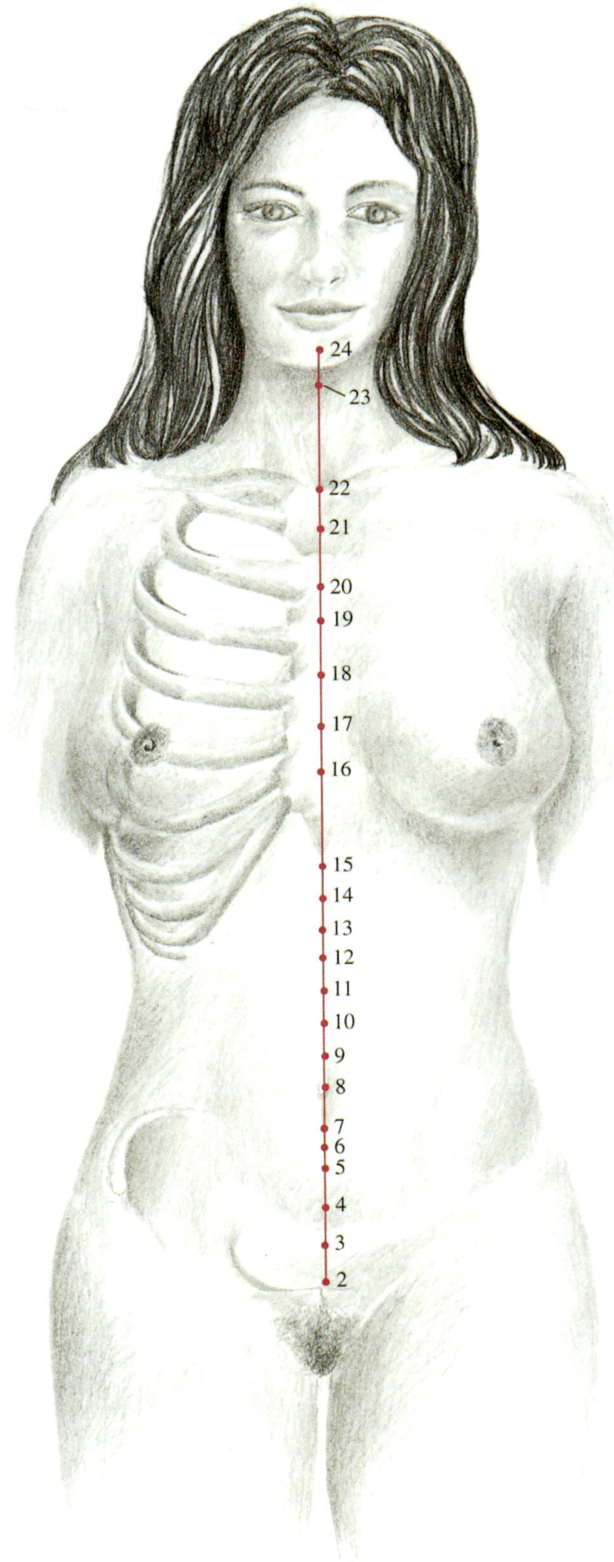

►**Abb. 9.6** Rèn Mài

meiner Kälteempfindlichkeit, Energiemangel und Willensschwäche, Appetitlosigkeit.

Akupunktur: 5–20 mm senkrecht.

Shí Mén wirkt allgemein tonisierend, macht vital und kann sehr vielfältig bei Erkrankungen des unteren, mittleren und oberen Wärmers verwendet werden.

Urogenitale Störungen wie Harnverhalten, häufiger Harndrang, Bettnässen, Harninkontinenz, Impotenz, Fluor vaginalis, Amenorrhöe, Zwischenblutungen und Blutungen nach der Entbindung.

Durchfall, Verstopfung, Blähbeschwerden, unvollständige Verdauung und Dyspepsie.

Hoher Blutdruck und Asthma bronchiale.

Bei allgemeiner Ödemneigung in Kombination mit Shuǐ Fen (Rèn 9).

Bei Ödemen in den Beinen und Bauchwassersucht zusammen mit Shuǐ Fen und Yin Líng Quán (MP 9).

Moxibustion bei körperlicher und seelischer Schwäche, Energiemangel, Kälteempfindlichkeit und zur Empfängnisverhütung – nach den chinesischen Überlieferungen bewirkt die Moxibustion von Shí Mén eine Kontraktion der Gebärmutter, die die Empfängnis verhütet. Auch soll durch häufige Akupunktur eine Retroflexio uteri und damit Sterilität zu erzielen sein.

Rèn 6 Qì Hǎi
Meer der Lebensenergie
Meer des Qì

Funktion: Tor zur anzestralen Energie.

Haupttor zum Hara und zum Zweiten Chakra.

Lage: In der Mittellinie am Unterbauch, 15 fen unterhalb der Nabelmitte, 3,5 cun über Rèn 2.

Akupressur: Mit dem Mittelfinger drücken. Druckstärke 2–5.

Wirkungen auf das Yin der Niere: angenehm entspannend und beruhigend – „wie in einem See liegen". Man fühlt sich weich, voller Hingabe und Vertrauen.

Wirkungen auf das Yáng der Niere: ein Gefühl von Wildheit und Kraft. „Ich fühle mich kräftig wie ein Preisringer, rebellisch und wild, möchte mich mit anderen messen."

Bei Frauen stärkt Qì Hǎi meist das Yáng der Niere, bei Männern eher das Yin der Niere.

Die Bilder, die man sieht, haben oft mit der anzestralen Energie, der von den Eltern ererbten Lebenskraft, und ihrem Wohnort in Nieren und Knochen zu tun.

„Ich sehe ein tiefes, dunkles Spiralenloch, dann ein Bild von meinen Nieren und spüre die energetischen Verbindungen zu Mìng Mén (Du 4) und Shèn Shu (B 23)."

„Ich sehe die knöcherne Struktur von Becken und Beinen. Der Oberkörper ist leicht durchsichtig. Energie konzentriert sich im Dritten Auge. Die Eingeweide drehen sich im Uhrzeigersinn um den Punkt – wie ein Freudentanz!"

„Meine Eltern fallen mir ein, wie sie jung waren. Was ist das Erbe, das ich da antrete?"

„Ich fahre zur Hölle! Sehe eine Satansfeier, rotschwarze Bilder, kitschig-teuflisch, nicht furchterregend. – ich erinnere mich an die zwei Abtreibungen, dann kommt ein Bild: eine Frau schießt aus meinem Bauch und wird zur Blume."

Qì Hǎi regt den Energiefluss zum Dritten Auge an. „Er ist ein Punkt der Widersprüchlichkeiten, wo das Denken aussetzt – als ob man sich im Zen mit einem Koan beschäftigt."

Abgespanntheit und Müdigkeit.

Sexuelle Lustlosigkeit durch Energiemangel, Geschlechtskälte, vorzeitiger Samenerguss.

Regelbeschwerden, Schmerzen im Unterbauch und Verstopfung.

Akupunktur: 5–20 mm senkrecht.

Qì Hǎi ist ein Tor der Kraft und Vitalität. Tonisierende Akupunktur oder Moxibustion bei körperlicher und seelischer Erschöpfung, Antriebslosigkeit, niedrigem Blutdruck, Schwindel, Ohnmacht, Energieleere durch chronische Erkrankungen, Abmagerung, Psychasthenie, Schlaflosigkeit, Angstträumen und allen Krankheiten, die durch eine Energieleere im unteren Wärmer entstehen.

Urogenitale Erkrankungen und Beschwerden wie Scheidenausfluss, Atonie des Blasensphinkters, Bettnässen, Harnröhrenentzündung, Oligurie und Anurie.

Menstruationsstörungen wie Amenorrhöe, Regelschmerzen, Zwischenblutungen, Blutungen nach der Entbindung oder einer Fehlgeburt.

Impotenz und Sterilität – Qì Hǎi fördert die Fruchtbarkeit, Potenz und Zeugungsfähigkeit.

Chronische Durchfälle und Verstopfung bei Energieleere im unteren Wärmer, Bauchschmerzen und Darmkrämpfe.

Herz- und Kreislaufschwäche, Ödeme, Atemnot, Herzbeschwerden, Angina pectoris und Asthma bronchiale.

Rèn 7 Fù Yin Jiao Den Umgang mit dem Yin am Bauch pflegen

Funktion: Mù Xué (Sammelpunkt) des unteren Wärmers.
Kreuzungspunkt mit dem Nierenmeridian.
Punkt des Wundermeridians Chong Mài.

Lage: In der Mittellinie am Unterbauch, 1 cun unterhalb der Nabelmitte, 4 cun über Rèn 2.

Akupressur: Mit dem Mittelfinger drücken. Druckstärke 2–4.

Yin Jiao bewirkt eine tiefe Entspannung. Er verteilt die Energie sternförmig im Körper, „verbindet oben und unten, innen und außen". Manchmal gibt er ein sattes und üppiges Lebensgefühl.

Als Mù Xué (Sammelpunkt) des unteren Wärmers macht er den Bauch warm, regt den Energiefluss zu den Geschlechtsorganen an und wirkt bisweilen sexuell stimulierend.

Als Punkt des Chong Mài regt er den Fluss des Qì zu Zungengrund und Kehle an und wirkt aktivierend auf das Kehlkopf-Chakra: Bisweilen spürt man den Impuls, einem anderen Menschen seine Meinung vom Bauch her zu sagen, auch wenn es eine unangenehme Wahrheit ist.

Häufig eröffnet Yin Jiao einen Zugang zu tiefen Gefühlen, die wir im Bauch mit uns herumtragen, zu Gefühlen wie Schmerz und Trauer, Angst und Schrecken, und hilft, diese Gefühle wahrzunehmen und zu verarbeiten.

Bauchschmerzen, häufiger Harndrang und Regelbeschwerden.

Akupunktur: 5–20 mm senkrecht.

Urogenitale Erkrankungen und Beschwerden wie Miktionsstörungen, Harnleiter- und Harnröhrenentzündung, Harnleiterkolik, Nierengrieß und Nierensteinbildung, Gebärmutterentzündung, Scheidenkrampf, Ausfluss, Juckreiz und Entzündung der Scheide.

Regelstörungen, vor allem unregelmäßige und überlange Menses, Zwischenblutungen, Blutungen nach Entbindung oder Fehlgeburt.

Unfruchtbarkeit und Impotenz, vorzeitiger Samenerguss, sexuelle Getriebenheit und Priapismus.

Nervöse Beschwerden, Unruhe, Angst und Unsicherheit.

Magen- und Darmkrämpfe, Aufstoßen und Erbrechen.

Hals- und Rachenentzündung, stark belegte und zerklüftete Zunge, Zungenschmerzen.

Rèn 8 Shén Què Kaiserpalast des Geistes

Lage: In der Mitte des Nabels.

Akupressur: Zuerst leicht, dann etwas tiefer mit dem Mittelfinger drücken. Druckstärke 1–3.

Shén Què entspannt und gibt Kraft.

Er stärkt das Hara und die Eigenständigkeit, man fühlt sich zentriert, sicher und zufrieden.

Shén Què stärkt die Verbundenheit mit Himmel und Erde. Manchmal bekommt man das Gefühl, an einer kosmischen Nabelschnur zu hängen – ein Gefühl von Halt und Sicherheit.

„Leute tragen ein silbernes Tablett. Ich liege mit dem Rücken auf dem Tablett, meine Nabelschnur geht rauf in den Himmel."

„Durch den Nabel geht eine Achse tief in die Erde. Ich fühle mich einerseits verbunden mit der Erde und abhängig von ihr, andererseits frei, offen und eigenständig."

„Meine Nabelschnur geht ins Unendliche, an ihr hangel ich mich raus."

„Eine Wüstenlandschaft unter orangerotem Himmel. Ich verschmelze mit der Welt."

Keine Akupunktur, nur Moxibustion: Der Nabel wird mit Salz oder einem Stück Ingwer gefüllt und darauf der Beifuß abgebrannt.

Shén Què ist ein Tor der Kraft und Vitalität. Er stärkt die sexuelle Ausdauer und gibt Präsenz.

Schwäche und Erschöpfung, Energieleere, kalte Gliedmaßen, Ohnmacht, Schwindel, Nervenschwäche, Epilepsie und schizoide Störungen.

Bauchschmerzen, Blähsucht, chronischer Durchfall und Verstopfung, Darmkrämpfe, Dünn- und Dickdarmentzündung, Vorfall des Enddarms, Bakterien- und Amöbenruhr.

Rèn 9 Shuǐ Fen Verteilt das Wasser

Lage: In der Mittellinie am Oberbauch, 1 cun oberhalb der Nabelmitte.

Akupressur: Mit dem Mittelfinger drücken. Druckstärke 2–4.

Shuǐ Fen spricht vor allem den geistigen und seelischen Bereich der Elemente Metall und Wasser an. Er bringt in einen tiefen Entspannungszustand, in dem man ein starkes Verlangen bekommt, sich auf das Wesentliche zu konzentrieren. Er fördert absolute Ruhe und nach innen gerichtete Konzentration.

„Ich sprühe vor Energie wie ein Feuerwerk. Dann entsteht ein Nebel. Hinter dem Nebel sehe ich die riesengroße Halle einer schwarzen Obsidianpyramide. In der Mitte ist eine weiße Marmorplatte, auf der liege ich in so tiefer Ruhe, dass ich aussehe wie tot."

„Ich spüre eine starke, quadratische Energie an drei Seiten um meinen Kopf. Es ist eine helle Energie, aber der Kopf ist dennoch wie in einem Schraubstock aus Licht."

Im seelischen Bereich macht er oft Themen wie Abschied, Trauer, Loslassen und Alleinsein bewusst, aber auch die Beschädigung und Zerstörung unserer Unbefangenheit durch Angst vor Verurteilung und Strafe.

„Ich sehe mich als unbefangenes Kind herumspringen und lustig sein. Meine Unbefangenheit kippt aus Angst vor Verurteilung. Ich spüre eine Kontraktur im Körper, besonders an der Innenseite der Beine – auch in der Sexualität darf ich mich nicht unbefangen bewegen. Habe eine Wut auf meine Mutter."

„Ich bin in einem tranceartigen Zustand, fühle mich ganz tief gepackt aus Angst vor Strafe."

Bauchbeschwerden wie Völlegefühl und Blähungen.

Akupunktur: 5–20 mm senkrecht.

Chronische Verdauungsstörungen, Durchfall, Flatulenz und aufgetriebener Bauch.

Shuǐ Fen „verteilt die Flüssigkeit" und regt die Harnausscheidung an: bei allgemeiner Ödemneigung und Bauchwassersucht in Kombination mit Shí Mén (Rèn 5) und Yin Líng Quán (MP 9) oder San Yin Jiao (MP 6), bei Ödemen in den Beinen zusammen mit Fù Liu (N 7) und Yin Líng Quán.

Nierenschmerzen und Dysurie.

Rheumatische Beschwerden in den Gelenken und in der Wirbelsäule.

Furunkulose, Abszesse, Asthma bronchiale.

Rèn 10 Xià Wǎn Unterer Magen Magenausgang

Funktion: Unterer Mù Xué (Sammelpunkt) des Magens.

Kreuzungspunkt mit dem Meridian des Milz-Pankreas.

Abzweigungsstelle des tiefen Astes des Milz-Pankreas-Meridians zu Magen und Milz.

Lage: In der Mittellinie am Oberbauch, 2 cun oberhalb der Nabelmitte, 2 cun unter Rèn 12.

Akupressur: Mit dem Mittelfinger drücken, während der Klient in den Oberbauch atmet. Druckstärke 2–5.

Xià Wǎn macht warm und wirkt entspannend auf Magen und Darm. Man fühlt sich geschützt, sanft, weich und zuversichtlich.

„Ich brauche tausend Väter und Mütter für all meine Fragen, habe ein zärtliches Gefühl zur Welt. Dann das Gefühl, einen Menschen zu brauchen, mit dem ich teilen kann."

Vielleicht spürt man aber auch das Gegenteil – dass man sich abweisend verhält, Kontakt aus dem Weg geht und Berührung vermeidet.

Schmerzen in der Magengegend, Völlegefühl und Brechreiz.

Akupunktur: 5–20 mm senkrecht.

Magenkrämpfe, Erbrechen, Pförtnerkrampf, Gastritis, Magen- und Zwölffingerdarmgeschwür.

Chronische Verdauungsstörungen, Blähsucht, Appetitlosigkeit und Abmagerung.

Rèn 11 Jiàn Lǐ Das Innere aufbauen

Lage: In der Mittellinie am Oberbauch, 3 cun oberhalb der Nabelmitte, 1 cun unter Rèn 12.

Akupressur: Mit dem Mittelfinger drücken, während der Klient in den Oberbauch atmet. Druckstärke 2–5.

Jiàn Lǐ gibt Kraft und Energie, Festigkeit und Entscheidungskraft.

Verdauungsstörungen und Oberbauchbeschwerden.

Akupunktur: 5–20 mm senkrecht.

Appetitlosigkeit, Blähsucht, Durchfall und Verstopfung.

Magen- und Zwölffingerdarmentzündung, Magen- und Zwölffingerdarmgeschwür.

Entscheidungsschwäche und Neurasthenie.

Rèn 12 Zhong Wǎn Magenmitte

Funktion: Meisterpunkt der Yáng-Organe.

Mittlerer Mù Xué (Sammelpunkt) des Magens.

Mù Xué des mittleren Wärmers.

Haupttor zum Sonnengeflecht.

Lage: In der Mittellinie am Oberbauch, auf halbem Weg zwischen der Basis des Schwertfortsatzes und der Nabelmitte.

Akupressur: Mit dem Mittelfinger drücken, während der Klient in den Oberbauch atmet. Druckstärke 2–5.

Zhong Wǎn kräftigt den Körper – er ist der Meisterpunkt des Yáng. Er macht Brust und Bauch warm und regt den Qì-Fluss von der Körpermitte zu Armen und Beinen an.

Zhong Wǎn ist das Haupttor zum Sonnengeflecht: Der Solarplexus ist der energetische und emotionale Mittelpunkt des Körpers, der Sitz der persönlichen Kraft und Macht und des physischen und emotionalen Gleichgewichts.

Zhong Wǎn stärkt das Ich, den Willen und die Selbstdurchsetzungskraft. Man fühlt sich zentriert und stabil, furchtlos und kompakt. Er versetzt in die Lage, schnell reagieren zu können und konstruktive Lösungen für die Realität zu finden. Man fühlt sich imstande, die eigenen Emotionen zu lenken und zu disziplinieren.

„Ich kann Empfindungen herholen, sie aber auch wieder wegschicken – ich habe das Gefühl, die Entscheidung über meine Emotionen zu haben."

„Ich spüre den Magenmeridian – fühle mich wie eine stabile Säule."

„Dieser Punkt lässt mich meine Form und mein Zentrum spüren, von dem aus ich kommunizieren kann. Ich möchte Ordnung schaffen in meinem Leben: sehe einen Schiffsbug vor mir."

„Eine keilförmige Kraft."

Magenschmerzen, Brechreiz und Blähbeschwerden.

Völlegefühl und Appetitlosigkeit, aber auch Heißhunger und Gier.

Man fühlt sich willenlos und schwach, ein Blatt im Wind, und was man sagt, hat kein Gewicht.

Akupunktur: 5–20 mm senkrecht.

Magenleiden wie Sodbrennen, Übelkeit, Erbrechen, Schmerzen und Krämpfe, Schwangerschaftserbrechen, Magen- und Zwölffingerdarmentzündung, Magen- und Zwölffingerdarmgeschwür.

Unvollständige Verdauung, Durchfall und Verstopfung, Blähbauch, Darmkolik und Darmentzündung.

Erkrankungen der Leber, Roemheld-Symptomenkomplex, Atemnot und Asthma bronchiale.

Nervenschwäche und nervöse Erschöpfung, Übererregung und Schlaflosigkeit, psychische Labilität und Epilepsie.

Rèn 13 Shàng Wǎn
Mageneingang

Funktion: Oberer Mù Xué (Sammelpunkt) des Magens.

Kreuzungspunkt mit dem Magenmeridian.

Verbindung zum tiefen Ast des Dünndarmmeridians.

Lage: In der Mittellinie am Oberbauch, 3 cun unter der Basis des Schwertfortsatzes, 5 cun über der Nabelmitte.

Akupressur: Mit dem Mittelfinger drücken, während der Klient in den Oberbauch atmet. Druckstärke 2–5.

Shàng Wǎn regt die Zwerchfellatmung an, entspannt den Mageneingang und macht warm. Er lenkt die Kraft in Brust und Arme. Man fühlt den Brustkorb angenehm breit und stabil.

„Fühle Enttäuschung, dann innerliche Weite. Ich gehe in mir spazieren, bin in meinem eigenen Raum zu Hause. Baue einen Schutzraum um mich herum."

„Ein sanftes Glücksgefühl springbrunnenartig hinauf bis in die Arme. Der Kopf ist wie ein Samen, isoliert, im Blütenkelch. Ich bekomme ein Gefühl wie von einer innigen Umarmung – von da aus nehme ich die Welt freudig wahr. Sehe Landschaften mit viel Wasser."

„Das Zwerchfell schlägt mit den Flügeln wie ein Rochen unter Wasser."

Manchmal ist Shàng Wǎn der Zugang zu etwas sehr Tiefem, etwas sehr Altem, wofür die Worte fehlen.

Schmerzen in der Magengegend, Schluckauf, Brechreiz, Völlegefühl und Blähbeschwerden.

Akupunktur: 5–20 mm senkrecht.

Magenleiden wie Sodbrennen, Übelkeit, Erbrechen, Krämpfe, Magen- und Zwölffingerdarmentzündung, Magen- und Zwölffingerdarmgeschwür.

Erkrankungen der Leber, Roemheld-Symptomenkomplex, hartnäckige Herzschmerzen, Bronchitis und Epilepsie.

Unruhe, Angst und Übererregung – die Aufregung schlägt sich auf den Magen.

Kardiospasmus, Speiseröhren- und Zwerchfellkrampf.

Rèn 14 Jù Què
Großer Kaiserpalast

Funktion: Mù Xué (Sammelpunkt) des Herzens.

Lage: In der Mittellinie am Oberbauch, 2 cun unter der Basis des Schwertfortsatzes, 6 cun über der Nabelmitte.

Akupressur: Mit dem Mittelfinger drücken, während der Klient in den Oberbauch atmet. Druckstärke 2–4.

Jù Què regt das Feuerelement an, er ist ein Zugang zum seelischen und geistigen Bereich des Feuers.

Wirkungen auf das Yin des Herzens: Man fühlt sich ruhig in seiner Mitte, lauscht dem Herzschlag im Körper und empfindet stille Freude und Geborgenheit.

Wirkungen auf das Yáng des Herzens: Aufregung, Kribbeln, Lustigsein, buntes Chaos, Begeisterung, Lust zum Tanzen und Springen und Tatendrang.

Jù Què macht oft das Innere hell. Die Bilder, die man sieht, führen vom Dunkeln zum Hellen, von schwarzer Nacht zur Sichel des Mondes, von Kampf und Resignation zu Freude und Geborgenheit.

„Ein warmer und schiefergrauer Innenraum. Jù Què ist wie ein Tor zur Unterwelt: Ich sehe Bilder aus grausamen Filmen, gehe aber nicht hinein. Das Dritte Auge ist ein heller, gelber Halbmond mit der Rundung nach oben. Auch die Lungen fließen wie ein Halbmond in der Brust zusammen. Seine Rundung zeigt nach vorn. Der Brustkorb weitet sich, die Lungen fließen hinaus – ein angenehmes Gefühl."

„Ein ruhiges, stilles Feuer, goldgelb und rot, flackert wie eine Blume. Es hat mich innerlich beleuchtet, ganz hell gemacht."

Anspannung, Unruhe, Nervosität und Schlaflosigkeit.

Druckgefühl auf der Brust und Herzschmerzen.

Appetitlosigkeit und Heißhunger, Magenschmerzen, Völlegefühl, Brechreiz und Schluckauf.

Bei Seekrankheit zusammen mit Nèi Guan (HH 6).

Akupunktur: 5–20 mm senkrecht.

Sodbrennen, Übelkeit, Erbrechen, Magenkrämpfe, Schluckbeschwerden, Speiseröhren- und Zwerchfellkrampf.

Druckgefühl auf der Brust mit Atemnot, Brustschmerzen und Husten.

Nervöse Herzbeschwerden wie Herzrasen und Herzangst, Rhythmusstörungen und koronare Herzkrankheit.

Angst- und Erregungszustände, Schlafstörungen, nervöse Erschöpfung und Epilepsie.

Rèn 15 Jiu Wěi Schwanz der Turteltaube

Funktion: Luò Xué zum Wundermeridian Du Mài.

Lage: In der Vertiefung unterhalb der Spitze des Schwertfortsatzes, 7 cun über der Nabelmitte.

Akupressur: Mit dem Mittelfinger leicht schräg nach oben zur Brustkorbmitte hin drücken, während der Klient in den Oberbauch atmet. Druckstärke 2–4.

Jiu Wěi gleicht die Energien zwischen Rèn und Du Mài aus: Er verbindet oben und unten, hinten und vorne. Er dringt ins Zentrum und stärkt den Sinn für die Wirklichkeit. Er dringt ins Hier und Jetzt. Er macht wach und erhöht die Bereitschaft, direkt zu handeln.

„Von Jiu Wěi geht die Energie strahlenförmig aus: zum Dritten Auge, zur Kehle und zum unteren Rippenbogen. Die Wirbelsäule ist sehr aufrecht und gerade. Ich fühle mich belebt."

„Ich fühle eine Pulsation im ganzen Körper. Ich sehe meinen Körper von außen und innen zugleich. Ich fühle mich sehr leicht, so als ob ich ein Stück über dem Boden wäre."

Jiu Wěi macht den Bauch warm und entspannt das Herz. Oft macht er Anspannung und Ängste bewusst.

Im Innenraum nimmt man ein Neben- und Miteinander von schwarzen und rot-orangen Farbtönen wahr. Wie auch andere Punkte im Zwerchfellbereich – Jù Què (Rèn 14), Zhong Tíng (Rèn 16) und Bù Róng (Ma 19) – macht Jiu Wěi ein Durch- und Nebeneinander von Licht und Dunkel in uns bewusst.

„Im Oberkörper totale Finsternis. Im Bauch orangene Töne – Hoffnung und Zuversicht."

„Der Bauchraum ist warm. In mir ist ein Klopfen, wie ein riesengroßes Herz, alles ist rot."

„Drei Mohn- oder Lotusblumen, die im Kopf im Dunkeln aufgehn."

„Ein Bild: ein weißes Tor, an das von der anderen Seite eine rot-orangene Leiter gelehnt ist. Dahinter ein geniales Hellblau. Ich will unbedingt durch das Tor."

„Ein großer Vogel mit großer Spannweite fliegt verkehrt um den Erdball – mit dem Bauch nach oben. Himmel und Meer sind verkehrt. Ich habe Angst, verrückt zu werden. Dann wird mir klar, dass es ‚verrückt' gar nicht gibt, weil es ‚normal' auch nicht gibt."

„Eine Satellitenaufnahme von der Erde. Schöne Sterne. Ich komme von einem anderen Stern, bin hier nur zu Besuch."

Unruhe, Aufregung, Herzklopfen, Ängste, Nervosität und Schlaflosigkeit.

Herzschmerzen und Husten.

Heißhunger und Gier, Magenschmerzen, Übelkeit, Brechreiz und Schluckauf.

Akupunktur: 5–15 mm senkrecht oder 5–25 mm schräg aufwärts.

Sodbrennen, Übelkeit, Erbrechen, Magenkrämpfe, Gastritis, Speiseröhren- und Zwerchfellkrampf.

Schluckbeschwerden, Halsentzündung, Brustschmerzen, Bronchitis und Asthma bronchiale.

Angina pectoris und nervöse Herzbeschwerden wie Herzrasen und Herzangst.

Angst- und Erregungszustände, Zornausbrüche, Manie, Hysterie, Neurasthenie und Epilepsie.

Müdigkeit und Erschöpfung, Gedächtnisschwäche, Impotenz.

Eine gute Kombination bei schizoiden und psychotischen Störungen, bei Zwangsvorstellungen und Besessenheit sind die Sieben Drachen: Jiu Wěi mit Tian Shu (Ma 25), Fú Tu (Ma 32) und Zú San Lǐ (Ma 36).

Rèn 16 Zhong Tíng Zwischen Hell und Dunkel am Gerichtshof

Lage: Auf dem Brustbein in der Mittellinie, auf der Höhe des fünften Zwischenrippenraumes.

Akupressur: Mit Mittelfinger oder Daumen drücken, während der Klient die Brust beim Atmen hebt und senkt. Druckstärke 2–3. Der Qì-Fluss wird intensiviert, wenn man den Druck beim Ausatmen des Klienten leicht verstärkt.

Zhong Tíng wirkt angenehm entspannend und wärmend. Manchmal fühlt man sich wie bei einer leichten Narkose.

„Ich liege leicht narkotisiert auf einem Wasserbett. Es kribbelt im ganzen Körper. Um mich herum sind weiße Wolken. Es ist schön."

Zhong Tíng ist eine Tür vom Sonnengeflecht zum Herzen. Er macht tiefe Gefühle aus Bauch- und Brustraum bewusst, die wir selten in dieser Deutlichkeit wahrnehmen. Wie auch bei anderen Punkten im Zwerchfellbereich – Jù Què (Rèn 14), Jiu Wěi (Rèn 15) und Bù Róng (Ma 19) – kommt man mit lichten und dunklen Seiten der eigenen Persönlichkeit in Kontakt: mit Liebe und Sehnsucht; mit dem Wunsch nach Aufrichtigkeit – man möchte sagen, was man denkt; mit Geilheit und Verlangen; mit Grausamkeit, Angst und Groll.

„Zhong Tíng wirkt auf das Zwerchfell und das Rippenbogensegment. Ich spüre Liebe und Sehnsucht, aber auch Groll, Hunger und Verlangen."

„Ich fühle mich wie nach einer Narkose im Oberkiefer. Möchte beißen zur Abwehr, kann aber nicht zubeißen. Ein Druck in der hinteren Schädelbasis. Im Umkreis von Zhong Tíng gibt es einen Kampf zwischen Hell und Dunkel, Gut und Böse. Das Helle ist sehr schwach. Angst."

„Bauchweh und Aufregung. Spannung. Ich sehe zwei schwarze Anspannungsstränge, die durch den ganzen Körper führen. Dann spüre ich eine Verbindung zu den Geschlechtsorganen und Erregung. Eine Geilheit entsteht: zupackend, zerfleischend, grausam."

„Kribbeln in Armen und Beinen. Dann ein Bild der Göttin Kali mit einem roten Punkt auf dem Herz-Chakra und vielen Armen und Beinen. Ich fühle sie als wohlwollende Macht: Sie kann ihre Mittel – Feuer, Schwert und Blut – richtig einsetzen."

Herzschmerzen, Brechreiz und Husten.

Akupunktur: 3–15 mm flach nach oben oder unten – je nach Energieverteilung zwischen oberer und unterer Körperhälfte.

Erbrechen, auch das Milcherbrechen der Säuglinge.

Schluckauf, Speiseröhrenkrampf und Schluckbeschwerden.

Tracheobronchitis, Völlegefühl in der Brust, Lungenstauung und Asthma bronchiale.

Bei Kopf- und Zahnschmerzen in Kombination mit Hé Gŭ (Di 4) und Shén Tíng (Du 24).

Rèn 17 Shàn Zhong Zentrum der Brust

Funktion: Meisterpunkt der Atemwege.
Meisterpunkt der Brust.
Mù Xué (Sammelpunkt) der Herzhülle.
Mù Xué des oberen Wärmers.
Haupttor zum Herz-Chakra.

Lage: Auf dem Brustbein in der Mittellinie, in Höhe des vierten Zwischenrippenraumes, im Zentrum der Brust.

Akupressur: Mit Mittelfinger oder Daumen drücken, während der Klient die Brust beim Atmen hebt und senkt. Druckstärke 2–3. Der Qì-Fluss wird intensiviert, wenn man den Druck beim Ausatmen des Klienten leicht verstärkt.

Shàn Zhong vertieft die Atmung. Er macht Gefühle des Herzens und der Brust bewusst: Einsamkeit; Weinerlichkeit und Ängstlichkeit; Getriebensein; Wut; Liebe, Glück und Zufriedenheit. Shàn Zhong ist das Haupttor zum Herz-Chakra und wirkt anregend auf das Dritte Auge – die Obere Wohnung des Shén.

„Im Herzen geht die Sonne auf, eine ruhige Sonne, die den ganzen Brustraum erfüllt. Ich fühle Glück, Zufriedenheit und Ruhe; und tiefe Liebe zu meiner Freundin. Nach einer Weile geht das Licht an in der Oberen Wohnung des Shén."

„Shàn Zhong leuchtet den ganzen Brustkorb aus, wie die Lampe des Eremiten. Eine tiefe Atmung bewirkt ein weiches Prickeln der Haut, die Poren machen auf. Das Qì fließt zuerst hinauf zu Yìn Táng (PaM 1), dann runter in den Bauch."

„Das Herz klopft. Ein Bild von oben: Ich schwimme in einem grünen Teich, es ist leicht neblig."

„Zuerst beengend, dann brennt das Feuer in meinem Brustkorb – Herzschmerzen. Ein mittelalterliches Bild: Der Held im Kampf gegen die Dunkelheit, Dämonen greifen mich an. Im Kampf geht es um die Liebe: Ich kämpfe für die Liebe, hab' großes Vertrauen. Ich fühle Kraft im Herzen – und im Dritten Auge Licht."

Shàn Zhong ist eine Schaltstelle der Energie zwischen oben und unten, zwischen links und rechts.

Beklemmungsgefühle, Schüchternheit, Ängstlichkeit und Melancholie.

Nervosität, Anspannung, Aufregung, Herzschmerzen und Husten.

Akupunktur: 3–25 mm flach nach unten im Meridianverlauf.

Shàn Zhong ist der Hauptpunkt bei allen Krankheiten und Schmerzen im Brustbereich.

Erkrankungen der Lunge wie Bronchitis, Lungenentzündung, Asthma und Emphysem.

Nervöse Herzbeschwerden und Erkrankungen von Herz und Kreislauf wie Angina pectoris und Rhythmusstörungen.

Depression, Gefühlskälte, Mangel an Hingabefähigkeit und Liebe.

Schmerzende Brüste, Milchmangel und Brustdrüsenentzündung.

Roemheld-Symptomenkomplex; Erbrechen, Schluckauf und Speiseröhrenkrampf.

Rèn 18 Yù Táng
Jadehalle

Funktion: Tor zum Herz-Chakra.

Lage: In der Mittellinie auf dem Brustbein, in Höhe des dritten Zwischenrippenraumes.

Akupressur: Mit Mittelfinger oder Daumen drücken, während der Klient die Brust beim Atmen hebt und senkt. Druckstärke 2–3. Der Qì-Fluss wird intensiviert, wenn man den Druck beim Ausatmen des Klienten leicht verstärkt.

Yù Táng „öffnet" die Brust. Er macht den Körper, vor allem aber die Hände warm.

Ähnlich wie Shàn Zhong (Rèn 17) verdeutlicht er Gefühle des Herzens und der Brust – Gefühle wie Beengung, Angst und Nervosität; Betroffenheit; Geborgenheit; Zufriedenheit, Heiterkeit und Glück.

Yù Táng regt das Dritte Auge und damit die Fähigkeiten der Imagination und Visualisation an.

„Ein purpurner Punkt in der Mitte meines inneren Gesichtsfeldes ... ich sehe mich von oben seelenlos daliegen."

„Ich bin ein Vogel und fliege graue Steinwände entlang, dann auf einen purpurvioletten Punkt zu – bin voll in der Farbe drinnen."

„Ich fühle ein Brennen im Herzen wie öfters in den letzten Wochen, gleichzeitig ist aber etwas neu: das Brennen verlässt den Brustraum nach unten durch das Zwerchfell und raus über Rèn 14 und 15. Ich komme zur Ruhe, fühle mich genügsam und satt, gesättigt. Dann erinnere ich mich an die Augenspiele als Kind, als ich durch Zukneifen der Augen Nachbilder erzeugte und die Farbflecken quer durch den Raum und über die Zimmerdecke wandern ließ."

Beklemmungsgefühle, Ängstlichkeit und Melancholie.

Unruhe und Unzufriedenheit.

Schmerzen in der Herzgegend und Husten.

Akupunktur: 3–20 mm flach im Meridianverlauf nach oben oder unten.

Erkrankungen der Lunge wie Bronchitis, Asthma und Rippenfellentzündung.

Brustschmerzen, nervöse Herzbeschwerden und Erkrankungen des Herzens.

Depression, Gefühlskälte, übergroße Ernsthaftigkeit, rigider Charakter.

Rèn 19 Xiong Zǐ Gong
Purpurner Tempel der Brust

Funktion: Verbindung von Herz- und Kehl-Chakra.

Lage: In der Mittellinie auf dem Brustbein, in Höhe des zweiten Zwischenrippenraumes.

Akupressur: Mit Mittelfinger oder Daumen drücken, während der Klient die Brust beim Atmen hebt und senkt. Druckstärke 2–3. Der Qì-Fluss wird intensiviert, wenn man den Druck beim Ausatmen des Klienten leicht verstärkt.

Xiong Zǐ Gong macht warm und wirkt ausgleichend auf das Herz. Bei Fülle im Feuer entspannt er das Herz – man fühlt sich wohlig, zufrieden und in sich ruhend.

Bei emotionaler Zurückhaltung und Leere im Feuer stärkt er Gefühle der Liebe und Zuneigung und erhöht die Bereitschaft, Liebe und Zuneigung zu geben und anzunehmen.

„Ich empfinde den Brustraum als lichtdurchfluteten Raum der Geborgenheit – mit einer Rosenhecke drum herum – ein starkes Gefühl der Liebe. Sehe meinen Freund im Brustraum mit mir als zwei unschuldige, lebendige, schlimme und wilde Kinder."

Xiong Zǐ Gong fördert die Kommunikation vom Herzen her – „sei absichtslos, hab keine Hintergedanken, verschweige nichts". Er regt das Herz- und das Kehl-Chakra an und stärkt den Shén – er macht geistesgegenwärtig und präsent.

Manchmal macht er aber auch alte Herz-Verletzungen, Traurigkeit und Abwehrhaltungen bewusst.

„Ich möchte mich zur Wehr setzen. Ein Bild: Der Körper ist die Arena, ich verteidige mich mit Karate und Wǔ Shu nach allen Richtungen – woher auch immer jemand kommt. Ein zweites Bild: ein Speer durch den Punkt durch, beim Rücken raus."

Beklemmungsgefühle, Ängstlichkeit und Melancholie. Man ist schüchtern und verklemmt und wagt es nicht, sich auszudrücken.

Unruhe, Aufregung, Nervosität und Unzufriedenheit.

Mangelnde Liebes- und Hingabefähigkeit.

Schmerzen in der Herzgegend und Husten.

Regelmäßige Akupressur von Xiong Zǐ Gong verringert die Gier nach der Zigarette – am besten in Kombination mit Tian Tú (Rèn 22), Tian Dǐng (Di 17), Hé Liáo (Di 19) und Yíng Xiang (Di 20).

Akupunktur: 3–20 mm flach im Meridianverlauf – bei Feuerfülle nach unten, bei Leere im Feuer nach oben gerichtet.

Erkrankungen der Lunge wie Bronchitis, Rippenfellentzündung und Asthma.

Brustschmerzen, nervöse Herzbeschwerden und Erkrankungen des Herzens wie Angina pectoris und Tachyarrhythmien.

Manie und Hysterie, Depression, Gefühlskälte, rigider Charakter.

Schluckbeschwerden und Erbrechen.

Zur Nikotinentwöhnung in Kombination mit Shén Mén (H 7), Bǎi Huì (Du 20) und Shén Mài (B 62).

Rèn 20 Huá Gài
Prächtiger Schild

Lage: In der Mittellinie auf dem Brustbein, in Höhe des Ansatzes der zweiten Rippe.

Akupressur: Mit dem Mittelfinger drücken, während der Klient die Schlüsselbeine beim Einatmen hebt und beim Ausatmen senkt. Druckstärke 2–3.

Huá Gài regt den Energiefluss in Brust und Arme an. Er richtet auf und stärkt die Lungen. Er vertieft die Atmung, macht die Flanken weit und gibt ein Gefühl von unbeschwerter Entspannung, Freiheit und Weite.

Ähnlich wie Táo Dào (Du 13) unter dem ersten Brustwirbel regt Huá Gài das Kehl-Chakra an – vielleicht bekommt man den Impuls, sich etwas von der Seele zu reden oder einen Herzenswunsch auszusprechen.

Beklemmungsgefühle, Ängstlichkeit, Schüchternheit und Melancholie.

Stimmschwäche, Heiserkeit und Husten.

Akupunktur: 3–10 mm flach nach unten.

Brustschmerzen.

Erkrankungen der Lunge wie Tracheobronchitis, Asthma, Rippenfell- und Lungenentzündung.

Rachen- und Kehlkopfentzündung, Kropf und Schluckbeschwerden.

Niedergeschlagenheit, Mutlosigkeit und Depression.

Rèn 21 Xuán Ji
Kostbare Jade und nicht ganz runde Perle (als zusammengesetztes Zeichen)
Ein astronomisches Gerät

Funktion: Nahtstelle zwischen Geist und Körper.

Lage: In der Mittellinie auf dem Handgriff des Brustbeins, in Höhe des Ansatzes der ersten Rippe.

Akupressur: Mit dem Mittelfinger drücken, während der Klient die Schlüsselbeine beim Einatmen hebt und beim Ausatmen senkt. Druckstärke 2–3.

Xuán Ji regt den geistigen Bereich des Metallelements an: Man erlebt sich oft schwebend, träumend und fliegend, man hebt ab. Gleichzeitig wird man sich des Bezugs zur Realität mehr bewusst.

Xuán Ji spricht die Polarität von Himmel und Erde in uns an, die Spannung zwischen Geist und Körper, zwischen Jade und Perle, zwischen Abheben und am Boden bleiben.

Xuán Ji ist auch die Bezeichnung für ein astronomisches Gerät: Ein astronomisches Gerät ist uns behilflich, mehr über den Himmel zu erfahren, uns dem Himmel zu nähern – und diese Funktion kann es für uns nur erfüllen, weil es ein Präzisionsinstrument der Erde, eine physische Wirklichkeit ist.

„Zuerst verschiedene Farb- und Lichteindrücke, optische Sensationen, dann sehe ich Spiralnebel … ich empfinde den Körper als eine sichere Basis, von der aus die Reise in die geistige Welt möglich ist."

„Ein Gegensatz entsteht: An der Vorderseite des Körpers fühle ich mich hell und fliegend und hebe ab. An der Rückseite fühle ich mich zurückgehalten und bleibe zurück. Ich habe Lust auf Abenteuer, Lust zu erforschen und zu erleben, gleichzeitig spüre ich Realitätsbezug und Kontrolle."

„Ich schwebe in einer Wolke am blauen Himmel, ich fliege auf dem Rücken liegend dahin."

„Ich bin blitzartig durchs Scheitel-Chakra rausgezischt, sehe von oben mein eigenes Begräbnis als kleines Mädchen.

Damals wäre ich fast an Keuchhusten und Lungenentzündung gestorben. Ich konnte Licht sehen, wenn ich mich total zurückzog; ich wusste nicht, wohin ich gehöre. Diese Krankheit war mein Urtrauma, der zentrale Punkt meiner Geschichte."

Atembeschwerden, Halsweh und Husten.

Akupunktur: 3–15 mm flach nach unten.

Brustschmerzen, nervöser Reizhusten und Atemnot.

Erkrankungen der Lunge wie Tracheobronchitis, Asthma und Keuchhusten.

Halsentzündung, Schluckbeschwerden.

Sodbrennen, Brechreiz und Speiseröhrenkrampf.

Rèn 22 Tian Tú Himmelsstürmer Kamin zum Himmel

Funktion: Fenster zum Himmel.

Punkt des Wundermeridians Yin Wéi Mài.

Lage: In der Grube oberhalb des Brustbeins, am tiefsten Punkt der Fossa jugularis.

Akupressur: Mit dem Mittelfinger zuerst schräg zur Brustkorbmitte, dann bei tieferem Druck parallel zur Rückseite des Brustbeins Richtung Blase drücken, während der Klient die Schlüsselbeine beim Einatmen hebt, beim Ausatmen senkt und durch den Mund atmet. Druckstärke langsam zunehmend von sanft bis tief: 2–5. Bei akuter Atemnot und Asthmaanfall tief drücken.

Tian Tú vertieft die Atmung in der Brust und im Bauch. Als Punkt des Rèn und Yin Wéi Mài belebt und kräftigt er den Körper, man wird sich seines Körpers mehr bewusst.

Tian Tú stärkt die Brust. Man empfindet die vordere Brustwand einerseits als Schutzschild und Abgrenzung, andererseits als empfindlichen und sensiblen Bereich.

Tian Tú stärkt den Energiefluss im Kleinen Kreislauf sowohl nach unten, unter dem Brustbein hindurch, zu Bauch und Becken als auch nach oben, zu Schilddrüse und Hypophyse. Er regt spezifische Funktionen des Kehl- und des Stirn-Chakras an: Der Geist ist klar und konzentriert (eine Funktion des Dritten Auges); man fühlt sich imstande, die Dinge weise in die richtigen Bahnen zu lenken und effektiv zu handeln (eine Funktion des Kehl-Chakras). Manchmal erlebt man sich aber auch, wie bei Xuán Ji (Rèn 21), fliegend und schwebend in einem Zustand des Glücks – Tian Tú ist ein Fenster zu den oberen Sphären.

„Von Tian Tú führen Lichtsaiten zu den Sakrallöchern. Die Saiten sind gestimmt, sie hören sich an wie Harfenklänge. Eine tiefe Bauchatmung bewegt das Sacrum. Dann ein Bild: Ich fliege wie ein Adler über einen See."

„Tian Tú belebt und energetisiert den ganzen Körper, vor allem den Beckenbereich. Er verjüngt und belebt die Körperzellen. Ich bin auf einem fliegenden Teppich und fliege durchs All."

Flache Atmung, Atemnot, Husten, Heiserkeit, Halsweh und Schluckbeschwerden.

Regelmäßige Akupressur von Tian Tú verringert die Gier nach der Zigarette – am besten in Kombination mit Xiong Zĭ Gong (Rèn 19), Tian Dĭng (Di 17) und Yíng Xiang (Di 20).

Akupunktur: Tian Tú wird in sitzender Position gestochen. Zunächst 5 mm senkrecht, dann legt der Patient den Kopf in den Nacken und man führt die Nadel parallel zur Rückseite des Brustbeins 2–3 cm nach kaudal. Dieser Punkt sollte nur bei sicherer Beherrschung der Technik gestochen werden. Falsche Nadelführung gefährdet die Lunge und die im Mediastinum liegenden großen Gefäße.

Tian Tú ist ein Hauptpunkt bei der Behandlung von Atemnot und Asthma bronchiale vom Fülletyp.

Entzündung der Bronchien, der Luftröhre, des Kehlkopfes und des Rachens.

Schluckauf, Speiseröhrenkrampf und Engegefühl im Schlund, Kropfbeschwerden.

Sodbrennen und Brechreiz.

Tian Tú wirkt regulierend auf die Schilddrüse.

Rèn 23 Lián Quán Quelle der Ehrlichkeit

Funktion: Kreuzungspunkt mit dem tiefen Ast des Nierenmeridians (chinesischer Verlauf).

Punkt des Wundermeridians Yin Wéi Mài.

Tor zum Kehl-Chakra.

Lage: In der Mittellinie am Übergang vom Hals zum Kinn.

In der Literatur wird die genaue Lage des Punkts unterschiedlich angegeben. Nach Bischko und Kampik in der Delle unterhalb des Zungenbeins – dieser Punkt wird hier als *Rèn 23 A* bezeichnet. Nach Zeitler [72] und Bahr und den chinesischen Texten in der Vertiefung oberhalb des Zungenbeins – dieser Punkt wird hier *Rèn 23 B* genannt.

Akupressur: Rèn 23 A: Leicht mit dem Zeigefinger drücken, während der Klient durch den Mund atmet. Druckstärke 2–3.

Dieser Punkt hat individuell sehr unterschiedliche Wirkungen. Er regt die Schilddrüse an, man spürt Wärme und

Energie im ganzen Körper. „Im Körper ist Wärme und ein helloranges Licht mit Nuancen von sonnigem Hellgelb und Hellgrün. Nach einer Weile entsteht ein weiches, weißes, ausgedehntes Licht, wie eine fasrige Kugel, im Dritten Auge."

Der Fluss des Qì in den Unterarmen und Händen, in den Unterschenkeln und Füßen wird verstärkt. Er gibt Kraft in den Armen und Händen, stärkt die Handlungsfähigkeit, den Überlebenswillen und die Selbstbehauptung. „Ich sehe mich als kleines Mädchen im Regen stehen, trotzig, erstarrt, verstummt, traurig und allein. Ich empfinde Mitgefühl mit dem kleinen Kind im Herzen."

Manchmal verändert sich die Selbstwahrnehmung auf skurrile Art und Weise, wie beim Gebrauch von Psychedelika.

„Mein Gesicht schrumpft zusammen und geht wieder auseinander, schaut aus wie ein Staubsauger, wie ein Breitmaulfrosch."

„Ich sehe eine entsetzlich dicke Frau, dann wird mein Körper ganz dünn wie eine Flade – wie eine Uhr von Dali."

„Der Hals hat an dem Punkt ein Loch – mein Kopf schaut aus dem Loch im Hals heraus, blödelt herum und gibt irgendwelche Töne von sich. Bla bla bla. Die Bedeutung: Ausdruck des Inneren – das Innerste nach außen kehren."

Sprechhemmung, Stammeln und Stottern, Heiserkeit, Halsweh und Schluckbeschwerden.

Rèn 23 B: Etwas fester mit dem Zeigefinger drücken, während der Klient durch den Mund atmet. Druckstärke 3–4.

Ebenso wie Rèn 23 A hat dieser Punkt individuell recht unterschiedliche Wirkungen.

Er entspannt den Mundboden, die Zunge und den Hals.

Er regt die Schilddrüse und das mit ihr in Verbindung stehende Kehlkopf-Chakra an: Er macht wach, gibt Tatendrang und stärkt die Intention, Dinge Wirklichkeit werden zu lassen, die man sich im Herzen wünscht.

„Ich sehe ein Karussell. Auf den Karussellfiguren sitzen die verschiedensten Gedanken, die so kommen und gehen. Der Körper entspannt sich."

„Sehe einen Brunnen in der Tiefe meiner Kopfhöhle – plätscherndes Wasser aus einer tropisch überwucherten Felsspalte."

„Nehme die Gehirnrinde deutlich wahr und die Polarität von Schädeldecke und Beckenboden in durchsichtig bläulichem Licht. In der Schädeldecke entsteht eine Öffnung, der Sternenhimmel leuchtet rein."

„Ich steige eine Wendeltreppe nach hinten hinaus und in einem engen Turm hoch, komme in ein Turmzimmer und blicke nach Süden. Ich schaue auf eine grüne Ebene, sehe Siedlungen und Flüsse. Ich steige die Treppe weiter, werde zum Turmfalken und fliege weg."

Trockener Mund, Sprechhemmung, Stammeln und Stottern, Heiserkeit, Halsweh und Schluckbeschwerden.

Akupunktur: Rèn 23 A: 3–5 mm schräg aufwärts.

Rèn 23 B: 5–20 mm schräg aufwärts in Richtung Zungenwurzel oder in Richtung Bǎi Huì (Du 20). Rèn 23 B ist bei der Akupunktur vorzuziehen, da er tiefer und gefahrloser gestochen werden kann.

Im somatischen Bereich sind die Indikationen für beide Punkte in etwa die gleichen.

Fehlen des Stimmklangs, Aphasie, psychisch bedingte Stummheit, Sprachfehler und motorische Sprachstörungen, z. B. infolge eines Schlaganfalles.

Schwellung des Mundbodens, steife Zunge, übermäßiger Speichelfluss.

Entzündung der Luftröhre, des Kehlkopfes, des Rachens und der Zunge.

Lián Quán hat eine regulierende Wirkung auf die Schilddrüse und das Kehlkopf-Chakra und fördert den Ausdruck von Gedanken und Gefühlen.

Rèn 24 Chéng Jiang Flüssigkeiten auffangen

Funktion: Kreuzungspunkt mit dem Magenmeridian.
Verbindungspunkt zum Wundermeridian Du Mài.

Lage: In der Mitte der Querfalte zwischen Kinnspitze und Unterlippe, auf dem Kinn.

Akupressur: Mit Zeige- oder Mittelfinger drücken, während der Klient durch den Mund atmet. Druckstärke 2–3.

Wie Dì Cang (Ma 4) und Dà Yíng (Ma 5) löst Chéng Jiang Spannungen im Mundsegment: im Unterkiefer, in der Mundhöhle und im Kiefergelenk. Er regt den Speichelfluss an und versorgt die untere Zahnreihe mit Qì.

Chéng Jiang stärkt das Bedürfnis, sich mitzuteilen und zu kommunizieren, man möchte aussprechen, was man auf dem Herzen hat.

Manchmal weckt er auch Gefühle der Sehnsucht, der Traurigkeit und des Schmerzes, die oft in ungestillten Bedürfnissen unserer frühen Lebensjahre ihre Wurzeln haben.

„Ich sehe das böse Gesicht meiner Mutter, mit dem Ausdruck: Na warte, ich zeig's dir! Dann habe ich ein erotisches Gefühl in den Lippen, das vom Herzen kommt."

„Ein Druck im Hals, dann ein undefinierbarer Schmerz mit Trauer vermischt. Ich sehe mich, wie ich durch den Mund aus meinem Körper raus möchte. Ich stecke im Mund fest – bis zur Taille bin ich heraus. Ich sehe blauen Himmel, spüre frische Luft, möchte einfach raus, es gelingt mir nicht."

Schmerzen der unteren Schneidezähne, Sprechhemmung, Stammeln und Stottern.

Akupunktur: 2–5 mm senkrecht.

Zahnschmerzen im Unterkiefer, Entzündung des Zahnfleisches und der Mundhöhle, Karies und Zahnfleischschwund. Anästhesie des Unterkiefers vor zahnärztlichen Eingriffen in Kombination mit Hé Gǔ (Di 4) und Nèi Tíng (Ma 44).

Schwellungen des Unterkiefers und des Gesichts, übermäßiger Speichelfluss, Fazialisparese und Trigeminusneuralgie.

Fehlen des Stimmklangs, Aphasie, Sprachfehler wie Lispeln und Stottern, motorische Sprachstörungen, z. B. nach einem Schlaganfall, und psychisch bedingte Stummheit.

Chéng Jiang fördert den Ausdruck von Gedanken und Gefühlen. Er stärkt die Verbindung der Innen- mit der Außenwelt. Er macht präsent und bringt ins Hier und Jetzt. Ähnlich wie Duì Duan (Du 27) und Kǒu Yín Jiao (Du 28) hilft er bei schizoiden und anderen psychischen Störungen, die dadurch bedingt sind, dass man sowohl von den eigenen Gefühlen als auch von anderen Menschen abgeschnitten lebt.

10 Punkte außerhalb des Meridiansystems

Als Punkte außerhalb des Meridiansystems werden alle Punkte bezeichnet, die in den klassischen chinesischen Texten nicht erfasst sind. Von manchen Autoren werden sie auch Extrapunkte oder Neupunkte genannt. Seit den Zeiten des Gelben Kaisers (2697–2596 v. Chr.) und des später in seinem Namen zusammengefassten Klassikers der Inneren Medizin, dem Huáng Dì Nèi Jing, sind viele neue Punkte empirisch entdeckt und verwendet worden. In der chinesischen Literatur nach der Kulturrevolution findet man etwa 1500 neue Punkte. Rechnet man die Ohr- und Handpunkte, die Zonen der Schädelakupunktur, die Punkte des Su Jok, der koreanischen Hand- und Fußakupunktur, und die von westlichen Ärzten und Forschern gefundenen Punkte hinzu, geht die Zahl der Extrapunkte in die Tausende.

Eine Auswahl der am häufigsten verwendeten Extrapunkte wird hier beschrieben. Da es keine allgemein gültige Numerierung gibt, ist es von Vorteil, sich an den chinesischen Punktenamen zu orientieren.

Die meisten Neupunkte befinden sich außerhalb des Meridiansystems. Diejenigen Extrapunkte, die im Verlauf eines der vierzehn Hauptmeridiane liegen, werden im Zusammenhang mit dem entsprechenden Meridian beschrieben.

PaM 1 Yìn Táng
Siegel der Halle
Siegel des geistigen Raumes

Lage: In der Vertiefung in der Mitte zwischen den medialen Enden der Augenbrauen. Yìn Táng liegt im Verlauf des Du Mài zwischen Shén Tíng (Du 24) und Sù Liáo (Du 25). Er wird anschließend an Shén Tíng beschrieben.

PaM 2 Tài Yáng
Sonnenlicht
Äußerstes Yáng

Lage: In einer deutlich tastbaren Vertiefung 6–8 fen hinter dem Mittelpunkt der Verbindungslinie vom äußeren Winkel der Augenhöhle zum äußeren Ende der Augenbraue. Tài Yáng liegt im Verlauf des Gallenblasenmeridians zwischen Shàng Guan (G 3) und Hàn Yàn (G 4). Er wird anschließend an Shàng Guan beschrieben.

PaM 3 Yú Yao
Fischauge

Lage: In der Mitte der Augenbraue, senkrecht oberhalb der Pupillenmitte bei geradeaus gerichtetem Blick.

Akupressur: Im Allgemeinen leicht, bei Stirn- und Augenschmerzen fester drücken.

Druckstärke 2–4.

Yú Yao entspannt die Augen, stärkt die Sehkraft und regt die Fähigkeit der Visualisation und Imagination an. Die Bilder werden klarer, man spürt Weite und ein Schwingen am Körper, man fühlt sich heiter und beschwingt. Er verbessert die Fähigkeit, das Morgen zu sehen und zu planen und beschleunigt gedankliche Prozesse.

„Die Augenbälle entspannen sich in den Höhlen, wie Bälle in einer Schale ruhen sie. Ich plane den morgigen Tag."

„Ich sehe mich in einer Gruppe von Leuten, die den Wettkampf des scharfen Blicks austragen: Wer hat den schärfsten Blick und kann etwas mit ihm bewirken? Ich habe viel Platz im Kopf und ein Gefühl von Weite, sanfte Wellenbewegungen gehen durch den ganzen Körper."

„Der Punkt macht mich heiter und glücklich, ich fühle eine schnell schwingende Welle, er wirkt energetisierend."

„Yú Yao macht hellsichtig, klärt den Blick, beschleunigt das Denken. Der Bereich um den siebten Halswirbel löst und öffnet sich. Ich spüre eine schwingende Bewegung in den Schultern, als hätt' ich Flügel, hab' das Gefühl, ich kann reisen, wohin ich will, hab' es ausprobiert – war ‚sehr wirklich' in einem Haus in Vorarlberg, das ich mir vorstellte."

Stirnkopfschmerzen, Nachlassen der Sehkraft wie Kurz- und Weitsichtigkeit. Eine Beschreibung der Behandlung von Sehfehlern findet sich bei Jing Míng (B 1).

Akupunktur: 5–12 mm schräg nach medial bei Stirnhöhlenentzündung, 2–5 mm senkrecht bei Augenerkrankungen.

Stirnkopfschmerzen, Migräne, Sehfehler und Augenleiden.

Stirnhöhlenentzündung, Trigeminusneuralgie des ersten Astes und Fazialisparese.

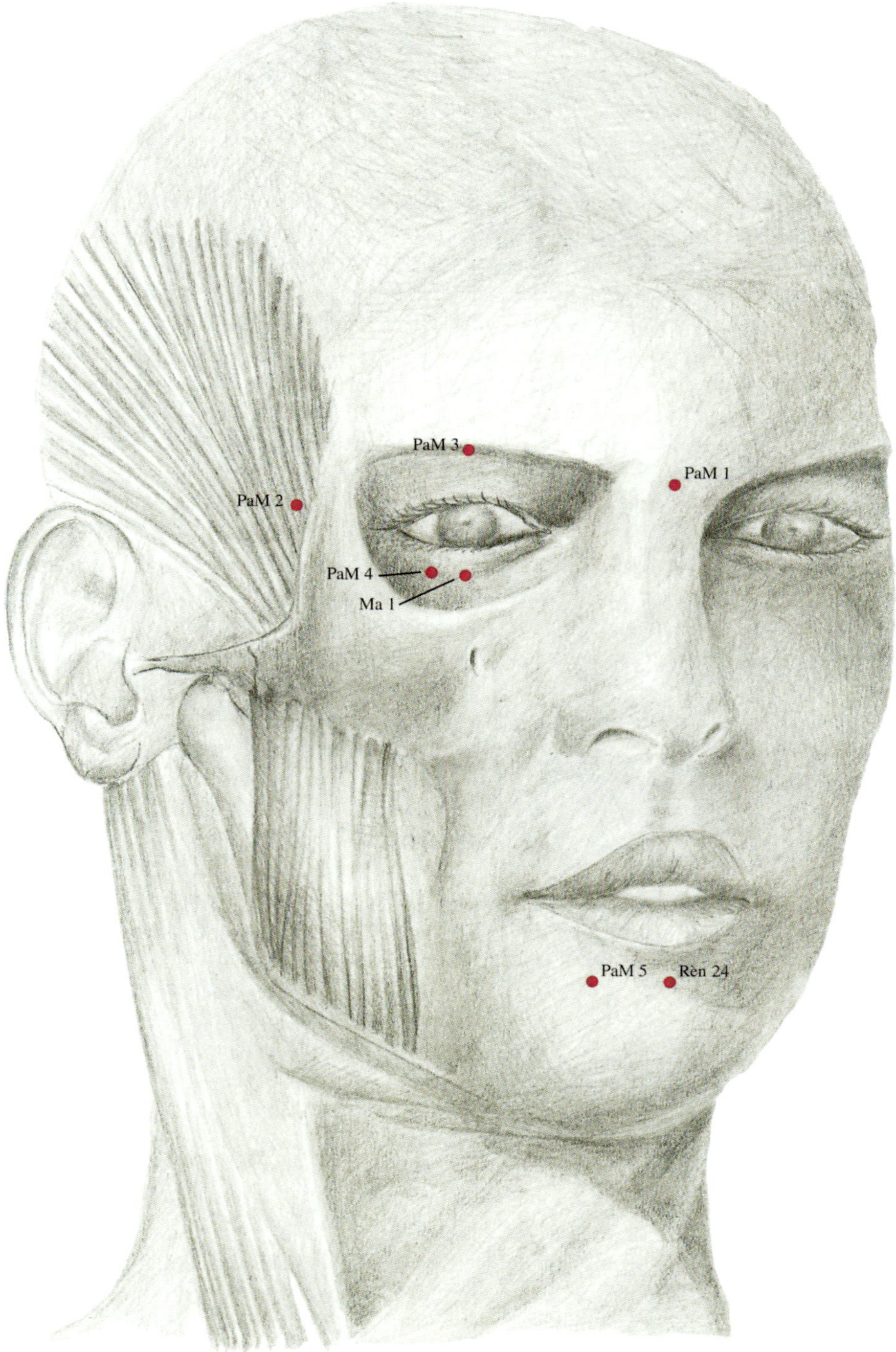

► **Abb. 10.1** Punkte außerhalb des Meridiansystems.

PaM 4 Qìu Hòu
Hinter dem Hügelchen
Kaiserin des Auges

Lage: Im Bindegewebe zwischen dem Boden der Augenhöhle und dem Augapfel, an der Grenze zwischen den medialen drei Vierteln und dem lateralen Viertel des unteren Randes der Augenhöhle.

Akupressur: Den Zeigefinger bei geschlossenem Auge leicht auf den Punkt legen. Den Finger allmählich in das lockere Bindegewebe einsinken lassen. Druckstärke 1–2.

Qìu Hòu entspannt die Augen und über die Sehbahn das Gehirn, den Hinterkopf und den Nacken (siehe auch Chéng Qì – Ma 1). Er stärkt die Sehkraft und verbessert die Fähigkeiten der Visualisation und Imagination. Manchmal eröffnet er einen Zugang zur nichtalltäglichen Wirklichkeit.

„Qìu Hòu entspannt die Augen. Ich verarbeite Ereignisse der letzten Stunden und bekomme einen Überblick über den heutigen und gestrigen Tag."

„Qìu Hòu entspannt den Hinterkopf, den Nacken und den Schulterbereich, das Hirn und die Augen. Innere Welten tun sich auf für mich – ich fahre spiralförmig in mein eigenes Universum ein."

„Er entspannt und kräftigt die Augen, regt das intuitive Sehen an und macht das Unsichtbare sichtbar: Ich sehe Landschaften, wie sie Castaneda in seinen Büchern beschreibt ... ich liege da wie ein Lichtkipferl."

Müde und schmerzende Augen, Nachlassen der Sehkraft, verschwommenes Sehen. Regelmäßige Akupressur hilft bei Sehfehlern wie Astigmatismus, Kurz- und Weitsichtigkeit. Eine Zusammenfassung der Behandlung von Sehfehlern findet sich bei Jing Míng (B 1).

Akupunktur: 2–10 mm senkrecht, entlang des unteren Bodens der Augenhöhle in Richtung auf das Foramen opticum. Akupunktur bei Blick nach oben und mit genauer Beachtung der Anatomie. Gefährlicher Punkt.

Augenerkrankungen und Sehfehler wie Astigmatismus, Kurz- und Weitsichtigkeit, chronische Bindehautentzündung, Glaskörpertrübung, Grüner und Grauer Star, Hornhaut- und Netzhautentzündung und Opticusatrophie.

PaM 5 Jiá Chéng Jiang
Neben Chéng Jiang (Rèn 24)
Verstärkt die Wirkung von Chéng Jiang

Lage: Über dem Foramen mentale, 1 cun lateral von Chéng Jiang (Rèn 24).

Akupressur: Mit Zeige- und Mittelfinger den linken und rechten Punkt gleichzeitig drücken, während der Klient durch den Mund atmet. Druckstärke 2–3.

Wie Dì Cang (Ma 4) und Dà Yíng (Ma 5) löst Jiá Chéng Jiang Spannungen im Mundsegment: im Unterkiefer, in der Mundhöhle und im Kiefergelenk. Er regt den Speichelfluss an, versorgt die untere Zahnreihe mit Qì und stärkt das Kinn. „Ich spüre mehr Durchsetzungskraft – wild bis zähnefletschend."

Wie Chéng Jiang stärkt er das Bedürfnis, sich mitzuteilen und zu kommunizieren, man möchte aussprechen, was man auf dem Herzen hat.

Jiá Chéng Jiang wirkt in unterschiedlichen Bereichen klärend und konzentrierend. Man hört besser und klarer oder spürt eine Energiekonzentration im Dritten Auge, manchmal spürt man auch die Energiehülle dicht am Körper, hell und kompakt.

Zahnschmerzen, Sprechhemmung, Stammeln und Stottern.

Akupunktur: 3–5 mm senkrecht.

Zahnschmerzen im Unterkiefer, Entzündung des Zahnfleisches und der Mundhöhle, Kariesneigung und Zahnfleischschwund.

Schwellungen des Unterkiefers, übermäßiger Speichelfluss, Sprachfehler und Sprachstörungen, Fazialisparese und Trigeminusneuralgie.

PaM 6 Sì Shén Cong
Die Vier Gottheiten zu hören vermögen

Funktion: Vierfaches Tor zum Scheitel-Chakra.

Lage: Unter dem Namen Sì Shén Cong sind vier Punkte zusammengefasst, die sich jeweils 1 cun vor, hinter und seitlich des Punkts Băi Huì (Du 20) befinden. Sie bilden in ihrer Wirkung auf das Scheitel-Chakra eine Gesamtheit. Da jeder von ihnen aber auch recht unterschiedlich auf den Geist und das Erleben wirkt, werden sie in ihrer Wirkungsweise einzeln beschrieben.

Akupunktur: 3–10 mm in Richtung Băi Huì.

Kopfschmerzen, verstopfte Nase, Nasenbluten, Augenleiden, Schwerhörigkeit und Schwindel.

Sì Shén Cong hat, ähnlich wie Hòu Dǐng (Du 19) und Bǎi Huì, eine beruhigende und ausgleichende Wirkung auf die Psyche. Er macht den Kopf angenehm leer und „ordnet das Gehirn". Er hilft bei Verwirrtheit, Erregungs- und Angstzuständen, Hysterie, Neurasthenie, Suchterkrankungen, Neurosen und Psychosen. Sì Shén Cong bringt uns wieder mit den Kräften der vier Himmelsrichtungen in Kontakt. – Wenn wir ihn verloren haben.

Die Stelle vor der Scheitelhöhe.

Funktion: Nach vorne gewandtes Tor des Scheitel-Chakras.

Tor zur Zukunft.

Akupressur: Mit Zeige- oder Mittelfinger drücken. Druckstärke 2–3.

Der vordere Punkt liegt im Verlauf des Du Mài. Er ist in seiner nach vorne gerichteten Qualität Qián Dǐng (Du 21) verwandt.

Über den tiefen Ast des Lebermeridians, der in Bǎi Huì endet, regt er das Holzelement an – er macht aktiv und energiegeladen, man möchte ins Außen, nach draußen, man assoziiert die Sonne und den Frühling.

„Eine weiße Blume durchbricht den Boden. Alles wächst und strebt nach oben. Janis Joplin singt ein Lied, ein aktives Gefühl, orange Farben wiederkehrend."

„Grün-gelbe Lichtwellen – Sonnenstrahlen zwischen hellgrünen Buchenblättern, es ist Frühling. Bin mit dem Speichel die Speiseröhre hinuntergerutscht, lande im Magen, sehe den Magen deutlich vor mir."

„Ich spüre, meine Leber ist feucht, warm und elastisch. Fühle mich energiegeladen."

„Eine nach vorn gerichtete Energie, sehe meinen Kopf als Adlerkopf mit spitzem Gesicht und scharfem Blick."

„Über den Zentralkanal fliege ich in die Luft, schwebe über Berge, Felder und Städte, bin zuversichtlich und froh, voller Energie."

Die Stelle auf der Scheitelhöhe

Funktion: Seitliches Tor des Scheitel-Chakra.

Tor zur Gegenwart.

Akupressur: Mit Zeige- oder Mittelfinger drücken. Druckstärke 2–3.

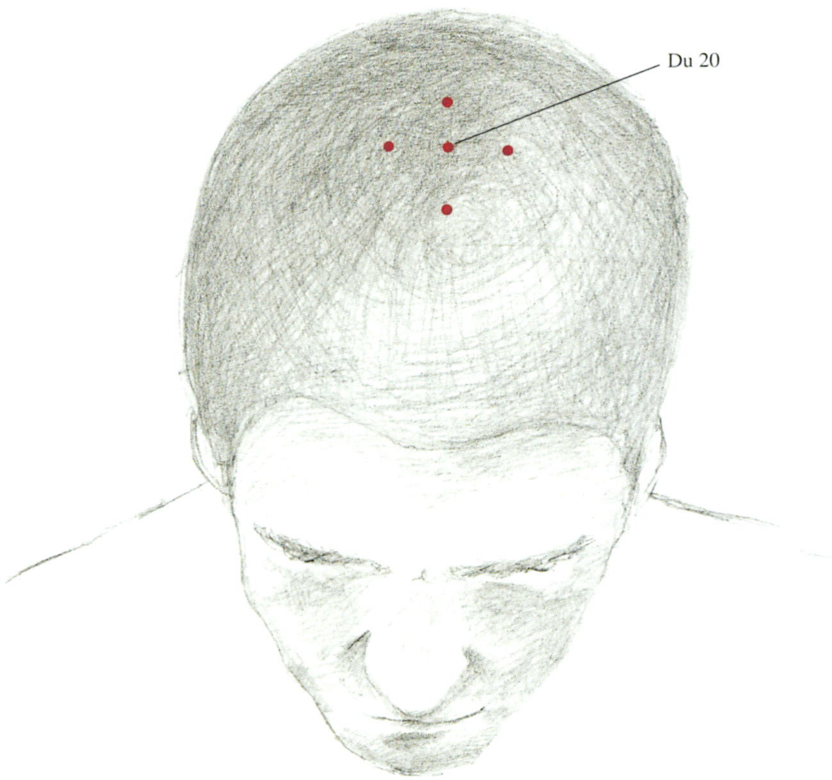

▶ **Abb. 10.2** Sì Shén Cong (PaM 6)

Er reinigt die Energie im Bereich von Nase und Stirn: Man fühlt sich klar, wach und präsent.

Er regt den Fluss des Qì vom Dickdarm- zum Blasenmeridian an und wirkt über den Blasen- und Nierenmeridian auf die inneren und äußeren Geschlechtsorgane, das Becken wird warm.

Er wirkt integrierend auf Verstand und Gefühl.

„In mir ist links ein blau-schwarzer Raum, rechts ein weißer. Die beiden Räume sind durch eine türkis leuchtende Schlangenlinie miteinander verbunden."

„Zwei Metallstäbe durchziehen den Körper bis zu den Sitzbeinen. Bin sehr wach und aufmerksam, um alle Reize aus der Umwelt wahrzunehmen – alle Sinne sind hellwach."

„Das rechte Nasenloch wird zur Höhle, in der ich spazierengehe."

„Sehe ein Meer, das ruhig am Strand ausläuft. Am Strand einige Felsen, eine ruhige Stimmung unter einer dunklen, geschlossenen Wolkendecke."

„Einige Bilder: Bergspitzen von oben. Eine kleine, dunkle Scheibe, die ich auch fühlen kann, liegt auf Băi Huì."

„Eine Wasseroberfläche, Sonnenkringel spiegeln sich auf den Wellen, ein Schwan. Ein anderes Bild: Eine Feuerstelle, drum herum die Füße von Eingeborenen, eine tanzende Frau."

„Sehe eine rote Feuerwand hochsteigen, spüre den Nierenmeridian, das Becken wird warm, ein Lustgefühl."

Die Stelle hinter der Scheitelhöhe

Funktion: Nach rückwärts gewandtes Tor des Scheitel-Chakras.

Tor zur Vergangenheit.

Akupressur: Mit Zeige- oder Mittelfinger drücken. Druckstärke 2–3.

Der hintere Punkt liegt im Verlauf des Du Mài. Er ist in seiner nach rückwärts gewandten Qualität Hòu Dǐng (Du 19) verwandt.

Man lehnt sich zurück vom Ich und vom Handeln, man lässt los, man wird ruhig, beschaulich und still.

„Der Kopf sinkt zurück und der Körper sinkt in die Leere. Ruhe. Loslassen ins Unbewusste."

„Blauer Himmel, weiße Wolken ziehen vorbei. Ein See, ein Schiff zieht langsam vorbei."

„Eine nach hinten und unten gerichtete Energie. Eine Schlangenbewegung die Wirbelsäule entlang. Das Gefühl, eine Schlange zu sein."

„Spüre und sehe eine gold-rosa-lila Lichthülle um mich herum. Sie erinnert an die Feldlinien eines Magneten, ich bin der Kern, fühle mich sicher und geborgen."

„Vom Zentralkanal gehen weiße Lichtfäden aus. Die Energie steigt über meinen Kopf, leicht und losgelöst. Dann sehe ich Berge, einen weiten Horizont. Ich reite auf einem Kamel, komme zu einem Zelt mit vielen Teppichen auf dem Boden."

PaM 7 Yì Míng
Leuchtender Schutzschirm

Lage: Auf einer geraden Linie zwischen Yì Feng (SJ 17) und Feng Chí (G 20), 1 cun hinter Yì Feng.

Akupressur: Mit Zeige- oder Mittelfinger drücken. Druckstärke 2–3.

Yì Míng wirkt tief entspannend und beruhigend und verfeinert das Gehör. Man kommt in einen tiefen Zustand der Ruhe, ohne Wollen, ohne Impuls. Manchmal fällt man in tiefen Schlaf.

„Verschiedene Bilder: Ein gläserner Kegel, wie ein Zelt. Ein zylindrischer Felsenberg. Eine griechische Säule. Dann die Ahnung einer völlig an den Augenblick hingegebenen Lebensweise."

„Angenehm, kaum Gedanken. Spüre nichts. Regungslos, zeitlos, bezugslos. Einfach sein."

„Yì Míng schläfert ein, aber das krieg ich nicht mehr mit."

„Schlaflosigkeit, Nervosität, Übererregung und Hyperaktivität."

Akupunktur: 8 mm flach in Richtung Warzenfortsatzspitze.

Ohrspeicheldrüsenentzündung und Ohrenerkrankungen wie Ohrensausen und Schwerhörigkeit.

Sehfehler und Augenerkrankungen wie Atrophie des Sehnerven, Grauer Star und Kurzsichtigkeit.

Launische Gereiztheit, nervöse Schlaflosigkeit, Übererregbarkeit, Hysterie und Neurasthenie. Wie An Mián I (PaM 8), Shén Mài (B 62) und Shén Mén (H 7) ist Yì Míng einer der wirksamsten Beruhigungspunkte des Organismus.

PaM 8 An Mián I
Ruhiger Schlaf

Lage: Auf der Verbindungslinie von Yì Feng (SJ 17) zu Yì Míng (PaM 7), 5 fen hinter Yì Feng.

Akupressur: Mit Zeige- oder Mittelfinger drücken. Druckstärke 2–3.

Ähnlich wie Yì Míng (PaM 7) wirkt An Mián I tief entspannend und beruhigend.

„Ich sehe warme, dunkle Farben."

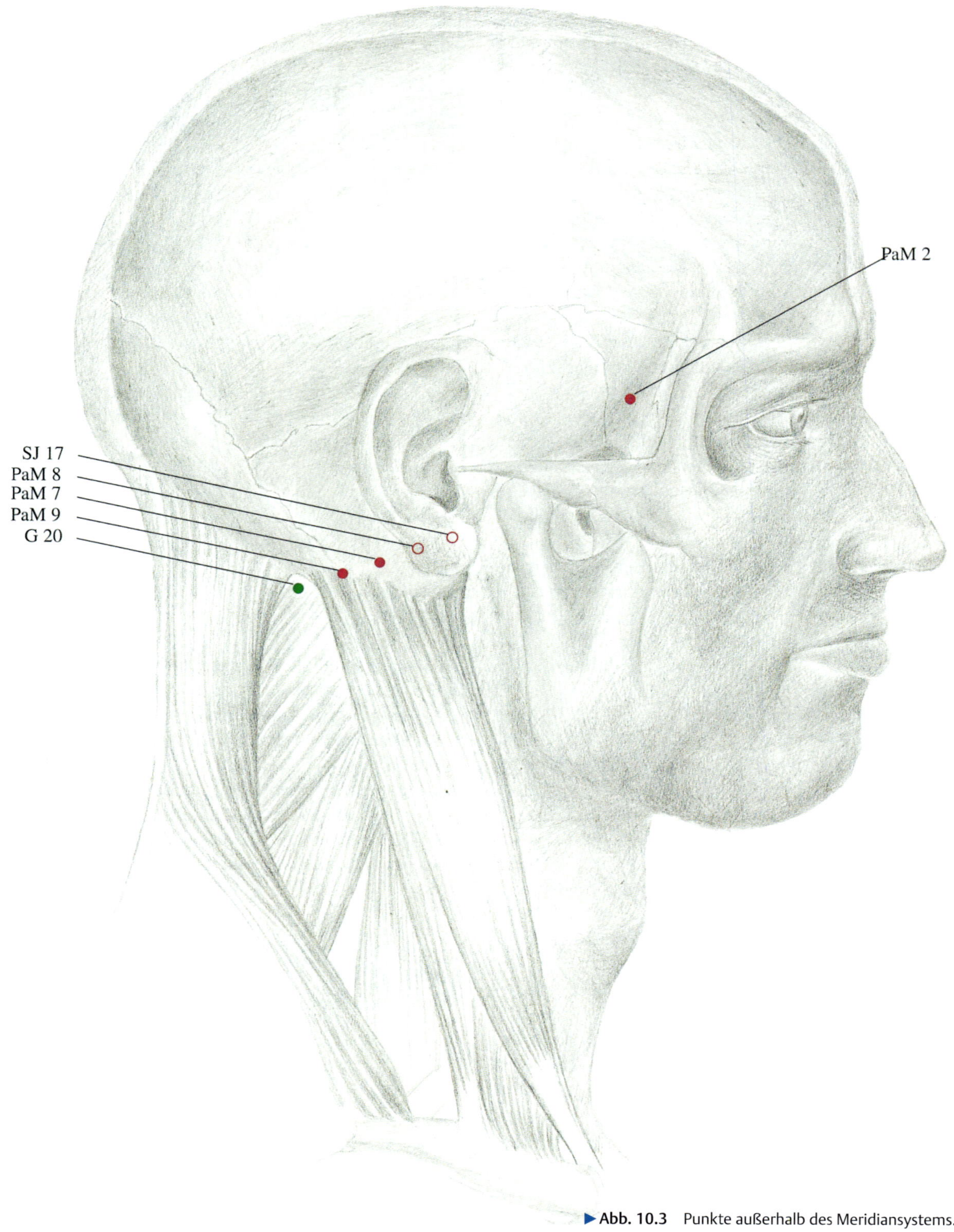

▶ **Abb. 10.3** Punkte außerhalb des Meridiansystems.

„Ich sitze da, halte ein Kind zärtlich im Arm und sing es in den Schlaf. Habe ein warmes, beschützendes Gefühl."

Unruhe, Nervosität und Schlaflosigkeit.

Akupunktur: 3–10 mm flach in Richtung Warzenfortsatzspitze.

Launische Gereiztheit, nervöse Schlaflosigkeit, Übererregbarkeit, Hysterie und Neurasthenie.

PaM 9 An Mián II
Ruhiger Schlaf

Lage: Auf der Mitte der Verbindungslinie von Yì Míng (PaM 7) zu Feng Chí (G 20).

Akupressur: Mit Zeige- oder Mittelfinger drücken. Druckstärke 2–3.

An Mián II regt die Kundalini an – man spürt ein hinauffließendes Kribbeln in der Wirbelsäule und fühlt sich munter und wach. Er regt den Fluss des Qì in einzelnen Chakren und im Kleinen Kreislauf an.

„Mit aufrechtem Kopf und klarem Willen vorangehen und die Dinge in Angriff nehmen. An Mián II stärkt die Rückseite, stärkt das Yáng."

„Ein Bild: Von meinem Dritten Auge strahlt die Energie nach oben und unten aus."

„Eine orange-weiß-braune Frucht. Ein feines Klingen im Kopf. Ein warmes Strömen im Herz-Chakra."

Akupunktur: 3–10 mm flach in Richtung Warzenfortsatzspitze.

Zusammen mit An Mián I bei hartnäckiger Schlaflosigkeit.

PaM 10 Huá Tuó Jiá Jĭ
Paravertebrale Punkte nach dem chinesischen Chirurgen Huá Tuó

Lage: Unter dem Namen Huá Tuó sind 28 Punkte zusammengefasst, die jeweils 5 fen seitlich des Unterrandes der Dornfortsätze der Hals-, Brust-, Lenden- und Kreuzbeinwirbel liegen. Dìng Chuăn (PaM 11) ist einer von ihnen; wegen seiner besonderen Wirksamkeit bei Atemnot und Asthma bronchiale wird er als eigener Punkt geführt.

Akupressur: Mit Daumen oder Mittelfinger drücken. Druckstärke 3–5.

Die Akupressur der Huá Tuó Jiá Jĭ-Punkte bewirkt eine tiefe Entspannung der Wirbelsäule – eine tiefe Entspannung von Kopf, Nacken, Rücken und Kreuzbeingegend. Wie die Shu Xué des Blasenmeridians haben die Huá Tuó Jiá Jĭ-Punkte am Rücken und am Kreuzbein eine regulierende Wirkung auf die Funktionen der Zàng- und Fu-, der Yin- und Yáng-Organe.[12] Wie die Shu Xué haben sie sowohl diagnostische wie therapeutische Bedeutung: Bei Erkrankung des entsprechenden inneren Organs sind sie meist schon bei leichtem Druck schmerzhaft und empfindlich.

Schmerzen entlang der Wirbelsäule, Kopf-, Nacken-, Rücken- und Kreuzbeinschmerzen.

Akupunktur: Im Hals- und Brustbereich 5–10 mm schräg nach medial. Im Lendenbereich 10–25 mm senkrecht. Am Kreuzbein 3–5 mm senkrecht oder 3–10 mm schräg nach unten.

Segmentale Schmerzausstrahlungen, Erkrankungen der inneren Organe entsprechend der segmentalen Innervation.

Die Punkte auf der Höhe von C 1 bis C 4 helfen bei Schmerzen und Erkrankungen von Kopf und Gesicht, die Punkte auf der Höhe von C 1 bis C 7 bei Verspannungen, Schmerzen und Erkrankungen von Hals und Nacken, die Punkte auf der Höhe von T 1 bis T 7 bei Schmerzen und Erkrankungen des Brustraums, die Punkte auf der Höhe von T 7 bis L 1 bei Bauchschmerzen und Erkrankungen der Verdauungsorgane, die Punkte auf der Höhe von T 10 bis L 5 bei Schmerzen und Verspannungen im unteren Rücken, Energiemangel, sexuellen Störungen und Erkrankungen der Nieren, die Punkte auf der Höhe von S 1 bis S 4 bei urogenitalen Erkrankungen und Beschwerden.

Die Punkte auf der Höhe von C 3 bis T 7 helfen bei Schmerzen und Erkrankungen der Schultern, Arme und Hände, die Punkte auf der Höhe von L 2 bis S 2 bei Schmerzen und Erkrankungen der Hüften, Beine und Füße.

PaM 11 Dìng Chuăn
Beruhigt die Atemnot

Funktion: Kreuzungspunkt der sechs Yáng-Meridiane – kleiner Bruder von Dà Zhui (Du 14).

Lage: 5 fen seitlich des Unterrandes des Dornfortsatzes des siebten Halswirbels – 5 fen seitlich von Dà Zhui.

Akupressur: Mit dem Zeigefinger drücken. Druckstärke 2–4.

12 Siehe auch das S. 14f. über die Shu- oder Leitungspunkte des Qì und das Kapitel über Akupressur und Akupunktur des Blasenmeridians.

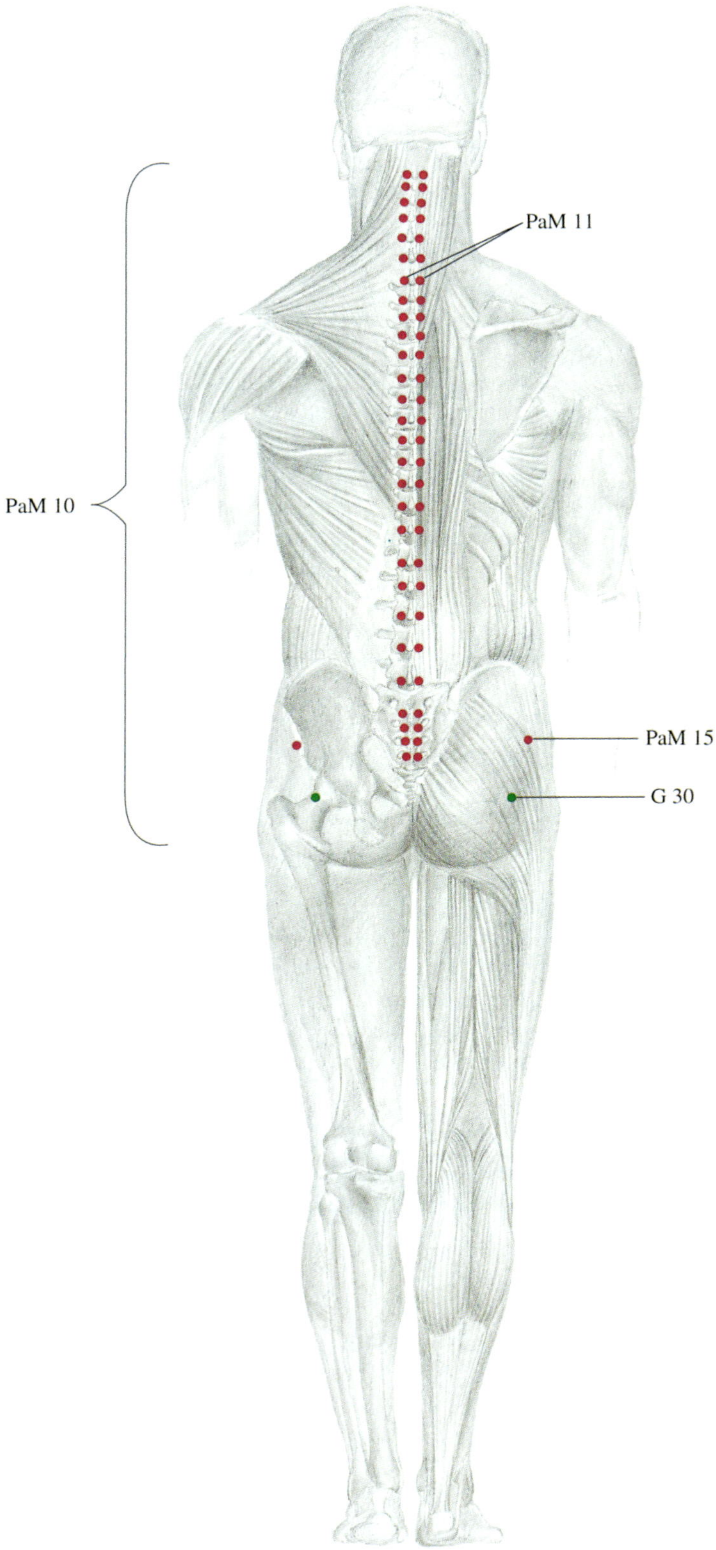

▶Abb. 10.4 Punkte außerhalb des Meridiansystems.

Dǐng Chuǎn gibt Kraft und Energie, stärkt das Hara und macht wach. „Dǐng Chuǎn verbindet Kopf, Arme und Rumpf – er ist ein energetischer Kreuzungspunkt. Habe das Gefühl, ein Käfer oder Skorpion zu sein – der Rücken ist geschützt."

„Spüre Wärme im Nacken, am Hinterkopf und in den Ohren. Dann ein Bild: Von Dǐng Chuǎn gehen fächerförmige Strahlen nach oben, die Strahlen werden zu Blütenkelchen in Pink und Weiß."

Akupunktur: 5–20 mm leicht schräg in Richtung Dà Zhui.

Dǐng Chuǎn ist ein Hauptpunkt bei Bronchitis, Atemnot und Asthma bronchiale.

Tonisierende Akupunktur und Moxibustion hilft bei Paresen des Arms, bei allgemeiner Schwäche und nervöser Erschöpfung.

PaM 12 Wú Ming
Ohne Namen

Lage: Unter der Dornfortsatzspitze des zweiten Brustwirbels. Wú Ming liegt im Verlauf des Du Mài zwischen Shén Zhù (Du 12) und Táo Dào (Du 13). Er wird anschließend an Shén Zhù beschrieben.

PaM 13 Shi Qi Zhui
Siebzehnter Wirbel

Lage: Unter der Dornfortsatzspitze des fünften Lendenwirbels. Shi Qi Zhui liegt im Verlauf des Du Mài zwischen Yao Shu (Du 2) und Yao Yáng Guan (Du 3). Er wird anschließend an Yao Shu beschrieben.

PaM 14 Yao Qí
Wunderbar am Kreuz

Lage: 2 cun über der Steißbeinspitze. Yao Qí liegt im Verlauf des Du Mài zwischen Cháng Qiáng (Du 1) und Yao Shu (Du 2). Er wird anschließend an Cháng Qiáng beschrieben.

PaM 15 Tun Zhong
Mitte der Hinterachse

Lage: Auf dem Mittelpunkt einer Verbindungslinie vom vorderen oberen Darmbeinstachel zu Huán Tiào (G 30).

Akupressur: Tief und lange mit dem Daumen drücken, während der Klient das Bein langsam aus der Hüfte mehrmals nach außen und wieder nach innen dreht. Wenn der Energiefluss an dieser Stelle stark blockiert ist, ist es von Vorteil, Tun Zhong mit dem Ellbogen zu massieren.

Druckstärke 7–9.

Tun Zhong wirkt tief entspannend, vor allem, wenn man gerade angestrengt und überlastet ist. Man möchte nichts mehr tun, man ruht sich aus.

Tun Zhong regt den Fluss des Qì sowohl nach unten, in die Beine, als auch nach oben, zum Rücken, zu den Schultern, Armen und Händen und zum Kopf hin an. Er gibt Kraft und Energie und stärkt das Yáng.

„Der obere Rücken wird breit und weit. Fühle Stärke im Rücken, die sich bis in die Schultern ausbreitet."

„Die Energie fließt nach oben. Spüre ein Pulsieren in den Händen und im Kopf, Kraft und Aufregung in der Herzgegend. Sehe rote Farben."

„Das Gefühl ist: Zunder im Hintern, Aufbruch, jetzt gehn wir's an! Dann ein Bild von Soldaten, die sich aufputschen, bevor sie in den Kampf ziehn. Ein anderes Bild: Vor mir ist eine helle, sich spiralig aufwärts drehende Säule. Dann bekomme ich das Gefühl, mich von Yǒng Quán (N 1) aus nach oben innen durch Bǎi Huì (Du 20) rauszustülpen – als ob man einen Handschuh umstülpt."

Schmerzen im unteren Rücken und in der Kreuzbeingegend, Müdigkeit und Energiemangel.

Akupunktur: 2–5 cm senkrecht.

Verspannungen und Schmerzen im Iliosakralbereich und im unteren Rücken, Hexenschuss und Ischias.

Schwäche, Atrophie und Paresen der Beinmuskulatur, z. B. in der Rekonvaleszenz nach einem Schlaganfall.

Antriebsmangel und Erschöpfung.

Geschlechtskälte und Impotenz.

Nesselsucht.

PaM 16 Ta Ner

Lage: Auf dem Deltamuskel, im Bindegewebe zwischen dem hinteren und dem mittleren Teil des Deltoideus, auf der Verbindungslinie vom Ansatz des Deltamuskels zum Punkt Jian Liáo (SJ 14), an der Grenze vom mittleren zum oberen Drittel dieser Linie in einer Vertiefung. Ta Ner liegt im Verlauf des Meridians des Dreifachen Erwärmers zwischen Nào Huì (SJ 13) und Jian Liáo. Er wird anschließend an Nào Huì beschrieben.

PaM 17 Jian Zhong Mitten in der Schulter

Lage: Auf dem Deltamuskel, in der Furche zwischen dem mittleren und dem vorderen Teil des Deltoideus, im Verlauf des Dickdarmmeridians, auf halbem Weg der Verbindungslinie von Bì Nào (Di 14) zu Jian Gŭ (Di 15). Er wird anschließend an Bì Nào beschrieben.

PaM 18 Jian Qián Vorne an der Schulter

Lage: Am oberen Ende der vorderen Achselfalte. Jian Qián liegt im Verlauf des Meridians der Herzhülle zwischen Tian Chí (HH 1) und Tian Quán (HH 2). Er wird beim Meridian der Herzhülle anschließend an Tian Chí beschrieben.

PaM 19 Ba Xié Acht Punkte gegen krankheitsverursachende Umwelteinflüsse

Lage: Unter dem Namen Ba Xié sind acht Punkte (vier Punkte auf jeder Hand) zusammengefasst, die auf dem Handrücken in der Mitte der Schwimmhäute liegen. Sie bilden eine Einheit in ihrer Wirkung bei Erkrankungen und Schmerzen der Hand. Da jeder von ihnen aber auch unterschiedlich auf Körper, Geist und Seele wirkt, werden sie auch einzeln beschrieben.

Akupressur: Bei locker geschlossener Faust mit dem Zeigefinger drücken. Druckstärke 2–4.

Akupunktur: 5–10 mm schräg nach proximal, bei locker geschlossener Faust.

Erkrankungen und Schmerzen der Hand, rheumatische und arthritische Beschwerden der Finger- und Handgelenke.

Ba Xié I

Lage: In der Mitte der Schwimmhaut zwischen Daumen und Zeigefinger.

Akupressur: Ba Xié I wirkt sehr entspannend, man atmet durch. Der Kopf wird klar, die Gedanken kommen zur Ruhe.

Er regt den Fluss des Qì im Körper an, der Körper wird von Wärme erfüllt. Man spürt Wärme, Qì und Licht in bestimmten Organen und Körperbereichen, vor allem im Hara und in den Nieren. Manchmal hat man ein ganzheitliches Energiegefühl oder spürt pulsierende Wellen im Körper.

Ba Xié II

Lage: In der Mitte der Schwimmhaut zwischen Zeigefinger und Mittelfinger.

Akupressur: Ba Xié II hat eine anregende und aufladende Wirkung. Wie Ba Xié I regt er den Fluss des Qì im Körper an, der Körper wird warm. Man spürt Wärme, Qì und Licht individuell unterschiedlich in bestimmten Organen und Körperbereichen, vor allem in den Händen und Armen, im Hara und in der Brust. Manchmal spürt man auch einen breitflächigen Wärme- und Energiestrom den Rücken hinunter.

„Über meinem Kopf schwinge ich ein Lasso, gleichzeitig stehe ich auf einem Brett und reite die Wellen."

Ba Xié III

Lage: In der Mitte der Schwimmhaut zwischen Mittelfinger und Ringfinger.

Akupressur: Ba Xié III hat ebenfalls eine anregende und allgemein tonisierende Wirkung. Er erfreut das Herz, man fühlt Verbundenheit und Liebe. Er gibt ein Gefühl von Kraft und Stärke. Man kann sich vor einem liegende Situationen und zu bewältigende Aufgaben plastisch vorstellen und sieht sich rasch und entschieden handeln.

Ba Xié IV

Lage: In der Mitte der Schwimmhaut zwischen kleinem Finger und Ringfinger.

Ba Xié IV ist identisch mit Yè Mén (SJ 2) und wird beim Meridian des Dreifachen Erwärmers beschrieben.

PaM 20 Fù Zĭ Gong Purpurner Tempel des Bauches

Lage: Am Unterbauch, 3 cun seitlich der Mittellinie, 4 cun unterhalb des Nabels – auf gleicher Höhe wie Zhong Ji (Rèn 3).

Akupressur: Mit dem Daumen drücken, während der Klient in den Bauch atmet.

Druckstärke 3–5.

Fù Zĭ Gong wirkt entspannend, man fühlt sich geborgen, er stärkt das Hara und die energetische Schutzhülle über dem Bauch. Manchmal spürt man Bewegungsimpulse im Becken und in den Schultern, er erleichtert den Orgasmusreflex.

„Das Bild einer Höhle, unten bauchig, oben giebelig, tropfenförmig – innen ist sie strahlend hell. Ich bekomme

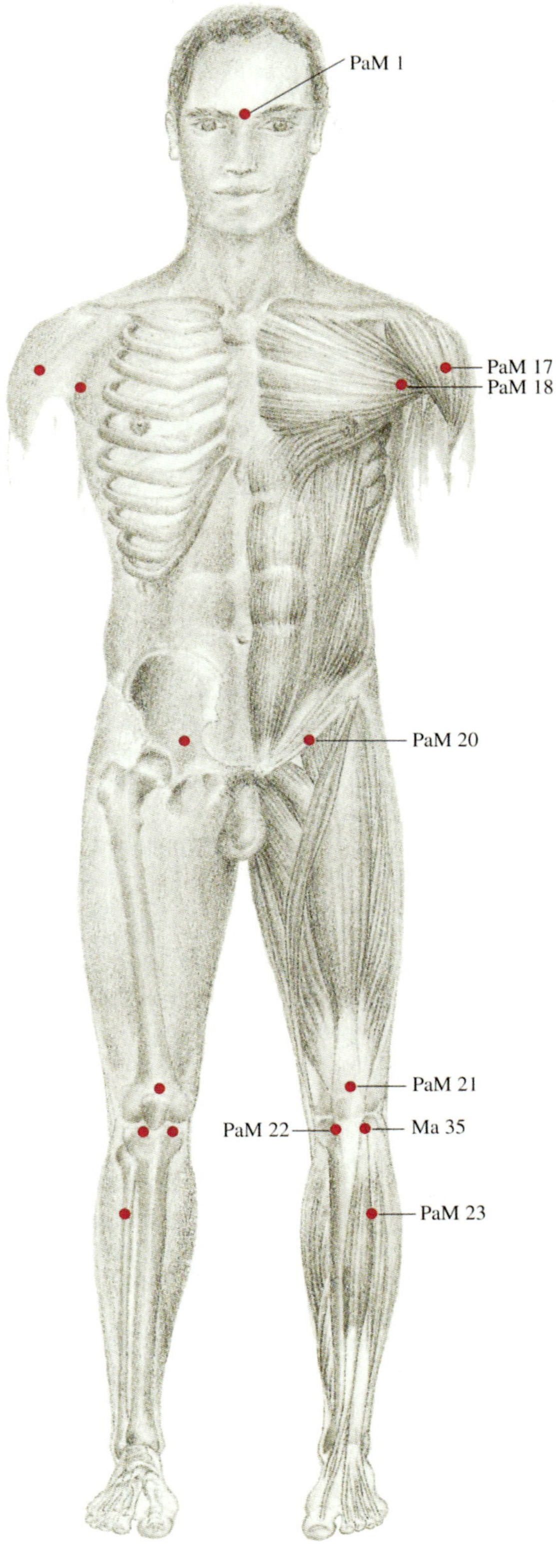

▶ **Abb. 10.5** Punkte außerhalb des Meridiansystems.

das Gefühl, Geborgenheit schenken zu wollen – und mir selbst Geborgenheit geben zu können."

„Türkis-gelb-orange Spiralen in stetiger Bewegung auf grasgrünem Grund."

Schmerzen im Unterbauch und Regelbeschwerden.

Akupunktur: 5–15 mm senkrecht.

Zǐ Gong wirkt heilend auf den Blinddarm und die Gebärmutter.

Bauchschmerzen, Menstruationsstörungen, Gebärmuttersenkung.

Geschlechtskälte und Anorgasmie.

PaM 21 Hé Dìng Kranichgipfel

Lage: In der Vertiefung oberhalb der Mitte des Oberrandes der Kniescheibe.

Akupressur: Mit Zeige- oder Mittelfinger drücken. Druckstärke 2–3.

Hé Dìng stärkt die Elemente Erde und Holz. Er wirkt entspannend und gibt ein positives und freudiges Lebensgrundgefühl, ein Gefühl von Kraft und Optimismus.

„Verschiedene Bilder: Ein gelbes Kornfeld. Eine grüne Wiese mit violetten Astern drauf."

„Hé Dìng vereinheitlicht die Energie im Kopf, sodass das Denken aufhört – der Kopf fühlt sich wie eine weiße Milchglaskugel an. Ich fühle mich angenehm sinnlich, erdig."

In den Kniegelenken schlagen sich häufig Spannungen nieder, mit denen man durchs Leben geht. Hé Dìng ist ein Zugang zu Gefühlsmustern und emotionalen Ladungen des Kniebereichs wie Ohnmacht, Ärger und Wut.

„Das Bild einer wandernden, marschierenden, singenden Landjugendgruppe. Kotziger Ärger sammelt sich in der Magengrube. Dann das Gefühl, handlungsunfähig zu sein, ‚fußlungsunfähig', das Gefühl, auf der Stelle zu treten: Du kannst tun, was du willst, du kommst nicht weiter."

„Spüre eine Anspannung im ganzen Körper, besonders in den Knien, im Kreuzbein und in den Schultern. Das Gefühl, an den Punkten festgenagelt zu sein – und die Wut darüber. Der Impuls, zu kicken und zu treten."

Bei Knieschmerzen massiert man Hé Dìng zusammen mit Xi Yǎn (PaM 22), Dú Bí (Ma 35) und Zú San Lǐ (Ma 36).

Akupunktur: 5–20 mm senkrecht.

Erkrankungen des Kniegelenks wie Gonarthritis und Chondropathia patellae. Eine gute Punktekombination bei Kniegelenksbeschwerden ist Hé Dìng mit Dú Bí und Xi Yǎn.

PaM 22 Xi Yǎn Auge des Knies

Lage: In der deutlichen Vertiefung innen unter der Kniescheibe, medial des Ligamentum patellae.

Akupressur: Bei gebeugtem Knie drücken, am besten gleichzeitig mit Dú Bí (Ma 35). Druckstärke 4–5. Beide Punkte liegen zu beiden Seiten des Ligamentum patellae und werden Knieaugen genannt.

Xi Yǎn wirkt tonisierend und aktivierend. Er regt den Fluss des Qì in den Beinen und an der Vorderseite bis zum Gesicht und Dritten Auge hin an – er macht bewegungsfreudig, man fühlt sich wach und offen, offen im Herz.

Bei Knieschmerzen und Schwächegefühl in den Beinen drückt man Xi Yǎn zusammen mit Hé Dìng (PaM 21), Dú Bí und Zú San Lǐ (Ma 36).

Akupunktur: 1–2 cm schräg nach außen, unter das Ligamentum patellae.

Erkrankungen des Kniegelenks.

Sensibilitätsstörungen und Schwäche der Beine.

Bewegungsmangel und faules Versumpfen.

PaM 23 Lán Wěi Wurmfortsatz

Lage: 2 cun unterhalb von Zú San Lǐ (Ma 36), zwischen den Mm. tibialis anterior und extensor digitorum longus.

Lán Wěi liegt im Verlauf des Magenmeridians zwischen Zú San Lǐ und Shàng Jù Xu (Ma 37). Er wird im Zusammenhang mit dem Magenmeridian anschließend an Zú San Lǐ beschrieben.

PaM 24 Dǎn Náng Gallenblase

Lage: An der Vorderseite des Wadenbeins, 1 cun unter Yáng Líng Quán (G 34). Dǎn Náng liegt im Verlauf des Gallenblasenmeridians zwischen Yáng Líng Quán und Yáng Jiao (G 35). Er wird im Zusammenhang mit dem Gallenblasenmeridian anschließend an Yáng Líng Quán beschrieben.

PaM 25 Ba Feng
Acht Punkte gegen durch Wind verursachte Krankheiten

Lage: Unter dem Namen Ba Feng sind acht Punkte (vier Punkte auf jedem Fuß) zusammengefasst, die auf dem Fußrücken in der Mitte der Schwimmhäute liegen (s. Abb. 10.6). Drei von ihnen sind Punkte des Meridiansystems und wurden schon beschrieben: Xíng Jian (Le 2), Nèi Tíng (Ma 44) und Xiá Xi (G 43). Der einzige echte Extrapunkt liegt in der Mitte der Schwimmhaut zwischen der dritten und der vierten Zehe und wird als Ba Feng III beschrieben.

Akupunktur: 3–10 mm schräg nach proximal.

Ba Feng I–IV haben recht unterschiedliche Wirkungen (siehe die einzelnen Indikationen bei Xiá Xi, Xíng Jian und Nèi Tíng). Allen gemeinsam ist eine heilende Wirkung bei Arthritis der Zehen, bei Rötung und Schwellung des Fußrückens, bei Schmerzen und Missempfinden der Füße und bei Beriberi.

Ba Feng III

Akupressur: Mit Zeige- oder Mittelfinger drücken. Druckstärke 2–3.

Ba Feng III erdet und beruhigt. Er regt die Darmperistaltik an, hat eine reinigende und entspannende Wirkung auf die Eingeweide und fördert den Fluss des Qì im Becken.

„Der Punkt erdet und beruhigt. Der Spannungszustand, in dem ich zuvor war, lässt nach. Der Kopf wird zu einer weißen Lichtkugel. Ein Märchen aus der Kindheit fällt mir ein: Die Ampel schaltet auf Blau, die Autofahrer bleiben ratlos stehen. Schade, seufzt die Ampel, sie könnten jetzt alle in den Himmel fahren, aber keiner nutzt die Chance. Ob's mir in meinem Leben gerade genauso geht?"

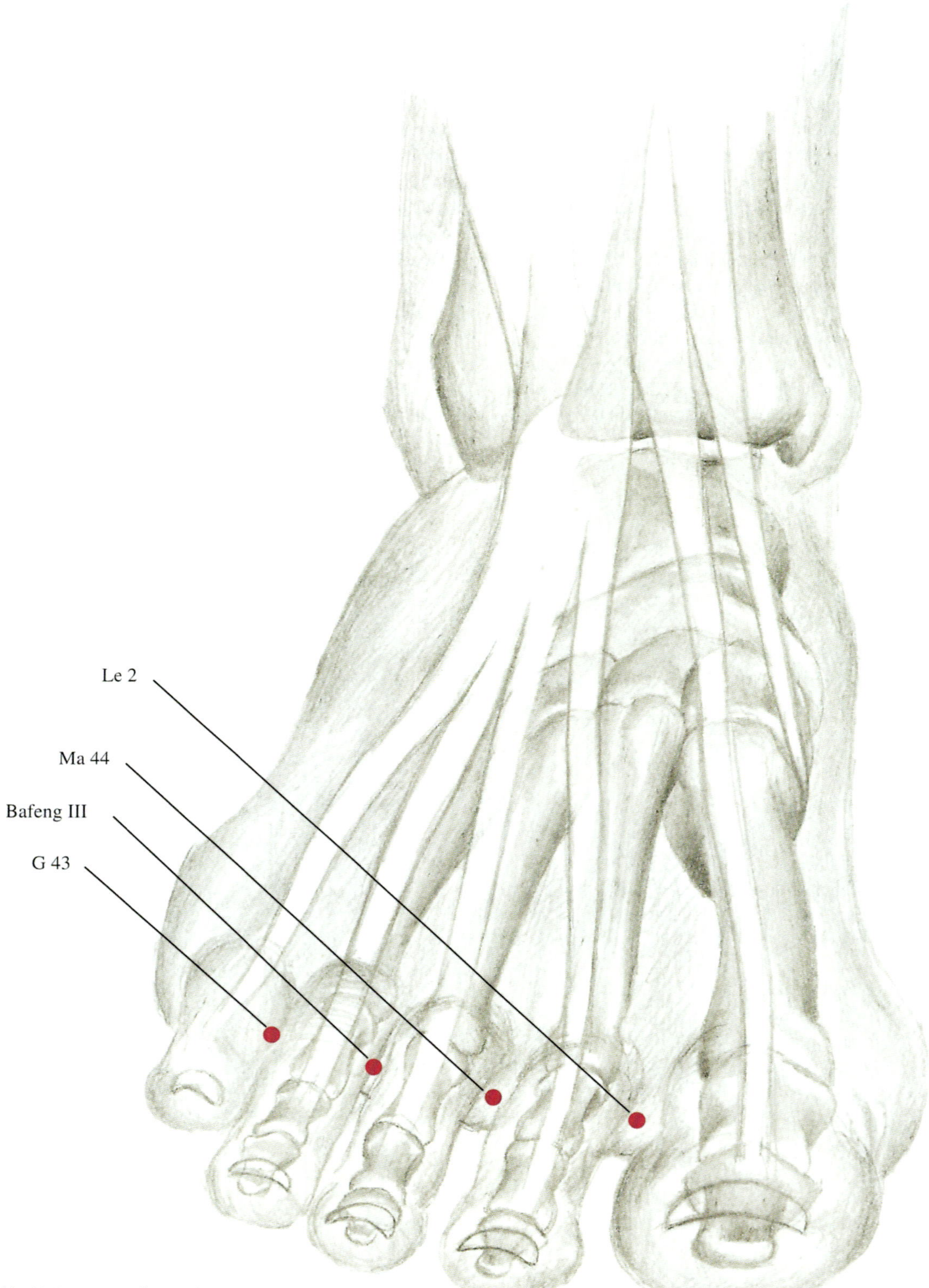

▶ **Abb. 10.6** Ba Feng (PaM 25)

11 Aussprache der chinesischen Begriffe

Solange man die Übersetzungen der Begriffe und Punktenamen der Traditionellen Chinesischen Medizin liest, ohne eine Ahnung davon zu haben, wie man sie ausspricht, werden sie einem in gewisser Weise immer fremd bleiben. Der Klang eines Wortes ist ursprünglicher und umfassender als sein Schriftbild. Der Klang eines Wortes gibt unserer Seele eine Botschaft, die über das begriffliche Denken hinausgeht. Genau wie Musik spricht der Klang einer Sprache unser Gefühl an – weit mehr, als abstrakte Begriffe es je könnten.

Shén äußert sich mehr im gesprochenen als im geschriebenen Wort. Shén bedeutet Bewusstheit. Wenn wir die Begriffe der Chinesischen Medizin versuchen auszusprechen, so unzulänglich wir uns dabei am Anfang auch fühlen mögen, werden wir ein Gefühl der Vertrautheit mit dem Wesen der Chinesischen Medizin gewinnen, das uns helfen wird, uns im Umgang mit diesen Begriffen sicherer zu fühlen. Der intuitive Heiler in uns, der viel mehr Informationen seinen Entscheidungen zugrundelegt, als in Medizinsprache ausgedrückt werden kann, wird eine weitere diagnostisch und therapeutisch wirksame Dimension gewinnen, die vor allem den Elementen Wasser und Feuer in uns neue Nahrung gibt – dem Wasser ist das Hören zugeordnet, das Hören nach außen und nach innen, das Lauschen auf die innere Stimme, und Feuer bedeutet in diesem Zusammenhang Bewusstheit durch Sprache.

Um nicht nur die Bedeutung der Schriftzeichen zu wissen, sondern sich auch mit dem Klang der Begriffe und Punktenamen vertraut machen zu können, enthält dieses Kapitel einige Grundregeln zur richtigen Aussprache.

Die Frage der Umschrift chinesischer Wörter und Namen mit lateinischen Buchstaben ist ein Problem, das so alt ist wie die europäische Sinologie. Im Laufe der Zeit sind zahlreiche Umschriften entstanden, die vielfach im Schriftbild so beträchtlich voneinander abweichen, dass es sowohl für Laien wie auch für Wissenschaftler oft kaum möglich ist, das gleiche chinesische Wort in den Gewändern der verschiedenen Umschriften wiederzuerkennen.

Trotz mehrerer Versuche, eine einheitliche internationale Umschrift für das Chinesische zu schaffen, gibt es hunderte von Umschriftmethoden. Die bekannteste ist das Pinyin, das in der Volksrepublik China gebräuchlich ist.

Um hier einen Anfang zu machen, die Vertrautheit mit dem Wesen des Chinesischen zu fördern und auch den nicht sinologisch vorgebildeten Interessenten die Sprachbarriere überwinden zu helfen, führe ich neben den vier Tönen der chinesischen Hochsprache eine Beschreibung zur Aussprache der Pinyin-Laute an. Ich habe mich dabei an dem in Taiwan verwendeten Silbenalphabet, bestehend aus Anlauten und Auslauten, orientiert. Die Aussprache jeder Silbe im Chinesischen läßt sich aus diesen 36 Lauten beschreiben. Da einige chinesische Laute in der deutschen Sprache nicht existieren, stellen die nachfolgenden Aussprachebeschreibungen nur eine ungefähre Näherung dar.

11.1 Anlaute

b wie **B**auch
p wie **P**oet
m wie **M**ond
f wie **F**eder
d wie **D**ank
t wie **T**anz
n wie **N**abel
l wie **L**ust
g wie **G**arten
k wie **K**osmos
h wie **H**immel
j wie englisch **jee**p
q wie englisch **chee**se
x wie i**ch**
zh wie **Dsch**unke
ch wie **Tsch**eche
sh wie **Sch**iff
r wie englisch **r**ight
z wie Lan**ds**mann
c wie Si**tz**
s wie Mu**ß**e

11.2 Auslaute

a wie **A**bend
o wie **O**fen
e wie Pud**e**r
ai wie M**ai**
ei wie englisch d**ay**
ao wie **Au**to
ou wie englisch sh**ow**
an wie **An**lauf
en wie Nam**en**
ang wie **Ang**el
eng wie **On**kel

er wie englisch moth**er**
y wie **I**biza
wu wie **U**rlaub
yu wie **Ü**bung

11.3 Die vier Töne

Das Hochchinesische unterscheidet 4 Töne. Der Ton kennzeichnet das Heben oder Senken der Stimme bei der Aussprache der Silbe. Eine Silbe erhält durch die Betonung unterschiedliche Bedeutungen. Deswegen ist es sehr wichtig, die unterschiedlichen Töne richtig auszusprechen. Meist werden die Töne durch vier Tonzeichen über den Vokalen markiert. Steht kein Zeichensatz mit Tonmarkierungen zur Verfügung, werden vereinfacht auch die Tonzeichen durch die Zahlen 1–4 am Ende einer Silbe ersetzt, z. B. Ma 1, Ma 2, Ma 3, Ma 4.

Hinweis
In diesem Werk wird der 1. Ton ohne Tonzeichen dargestellt – wenn sich auf dem Vokal eines chinesischen Begriffs kein Tonzeichen befindet, wird es mit dem 1. Ton ausgesprochen.

Name	Kennzeichen	Kurze Beschreibung
1. Ton	-	gleichmäßig hohe Tonlage
2. Ton	ˊ	leichtes Heben der Stimme auf die Höhe des 1. Tones
3. Ton	ˇ	in tiefe Tonlage fallend, dann wieder ansteigend
4. Ton	ˋ	aus der Höhe des 1. Tones schnell abfallend

12 Anatomischer Überblick der für die Punktelokalisation wichtigen Muskeln

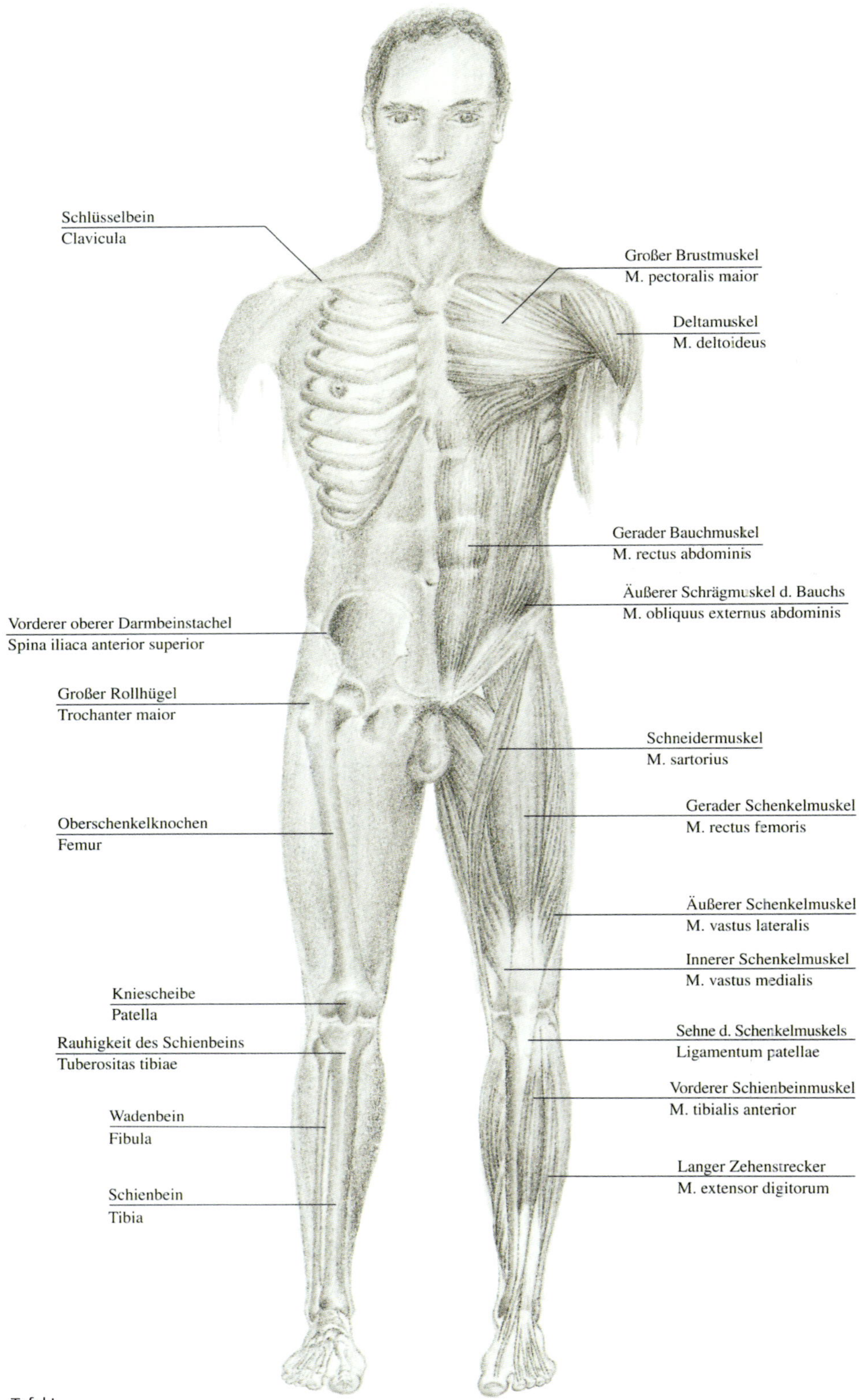

▶ **Abb. 12.1** Tafel I

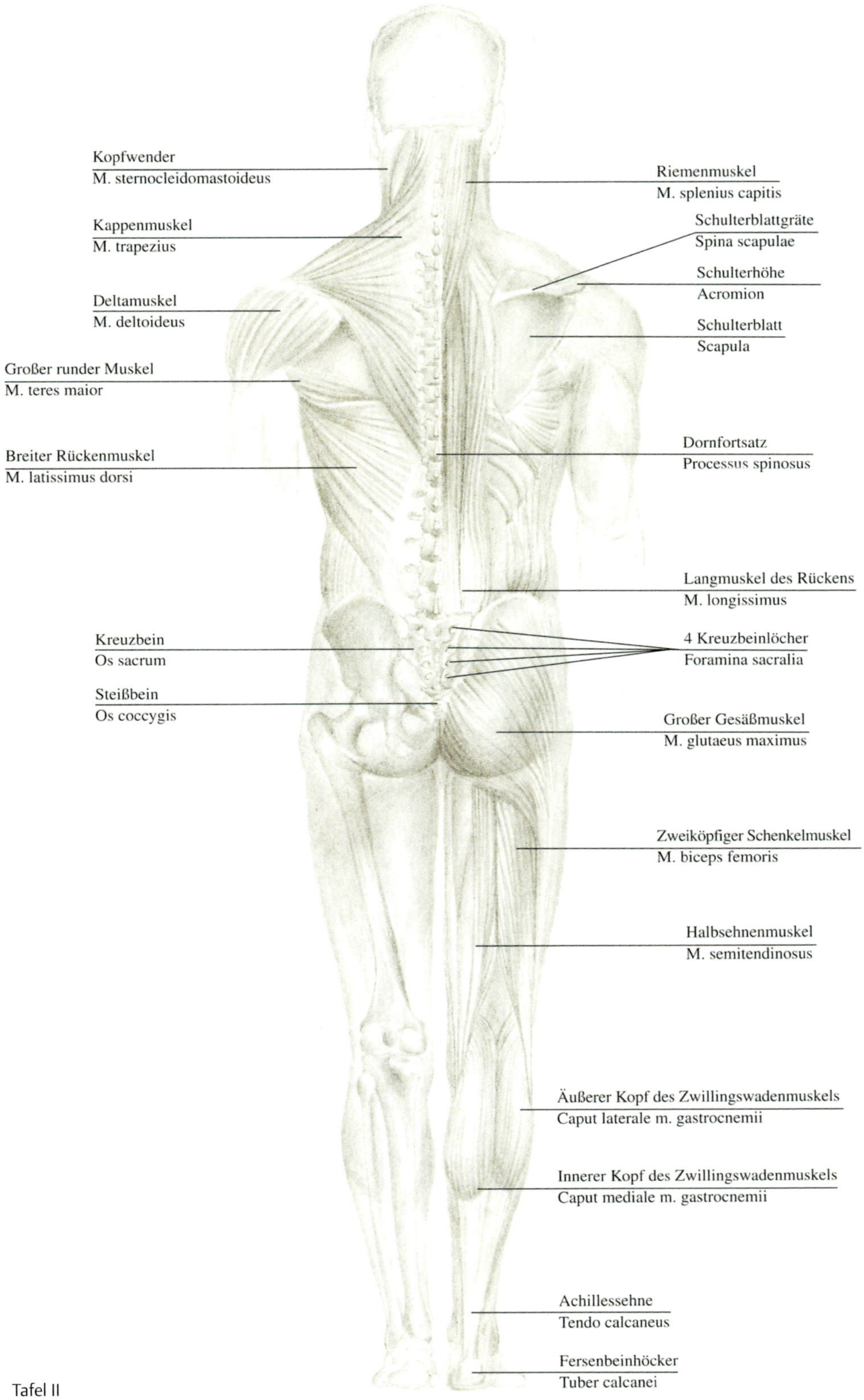

▶ **Abb. 12.2** Tafel II

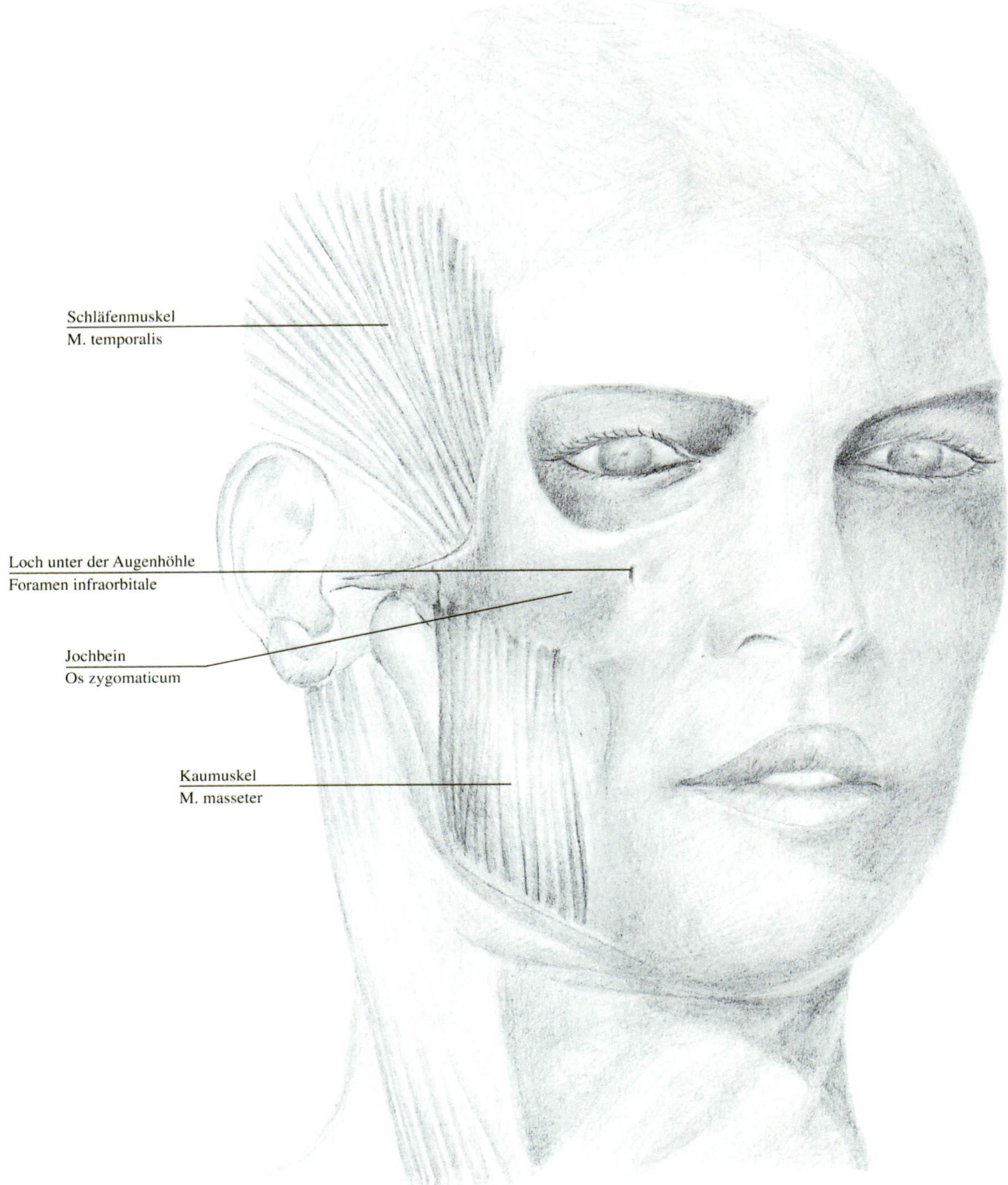

▶ **Abb. 12.3** Tafel III

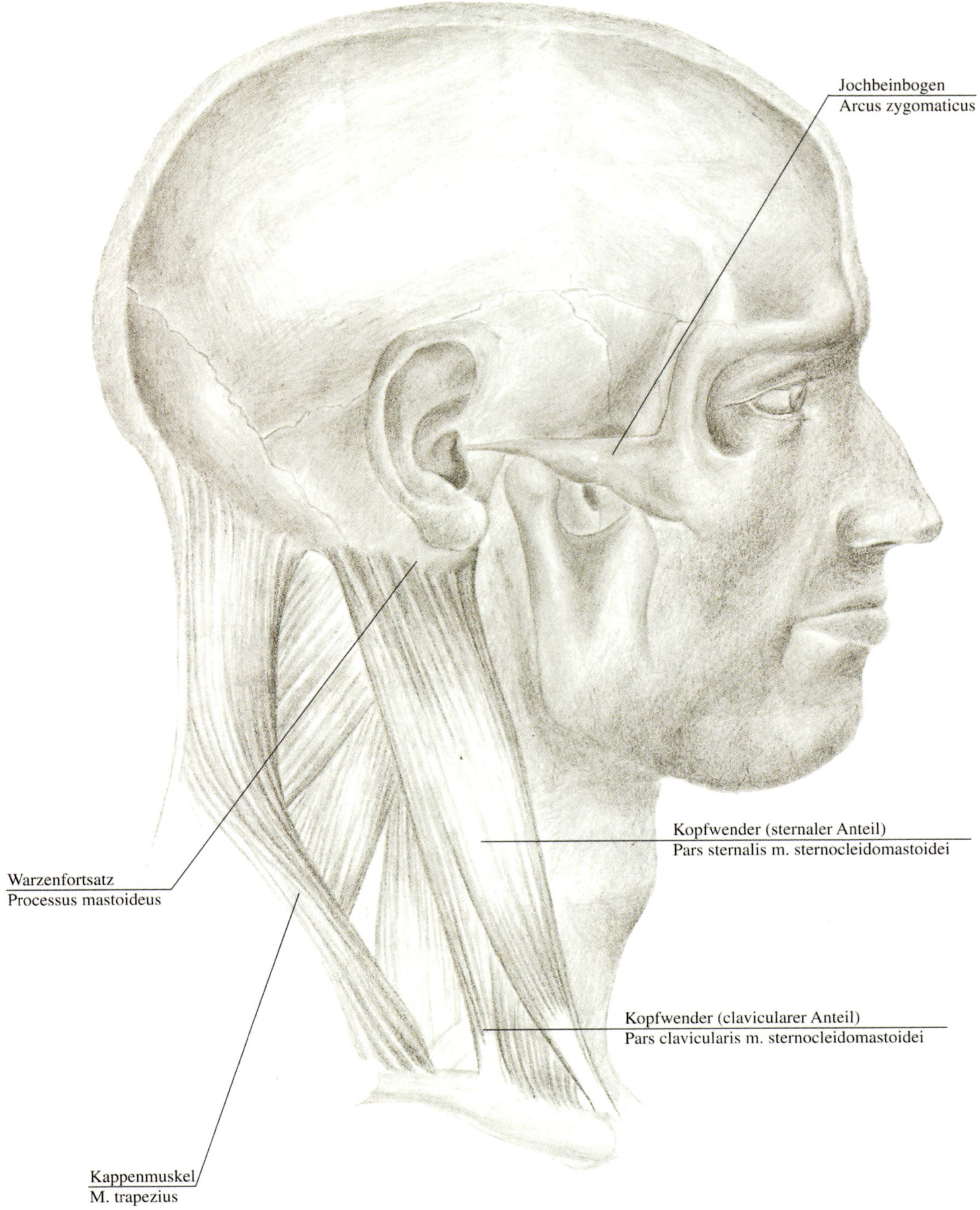

▶**Abb. 12.4** Tafel IV

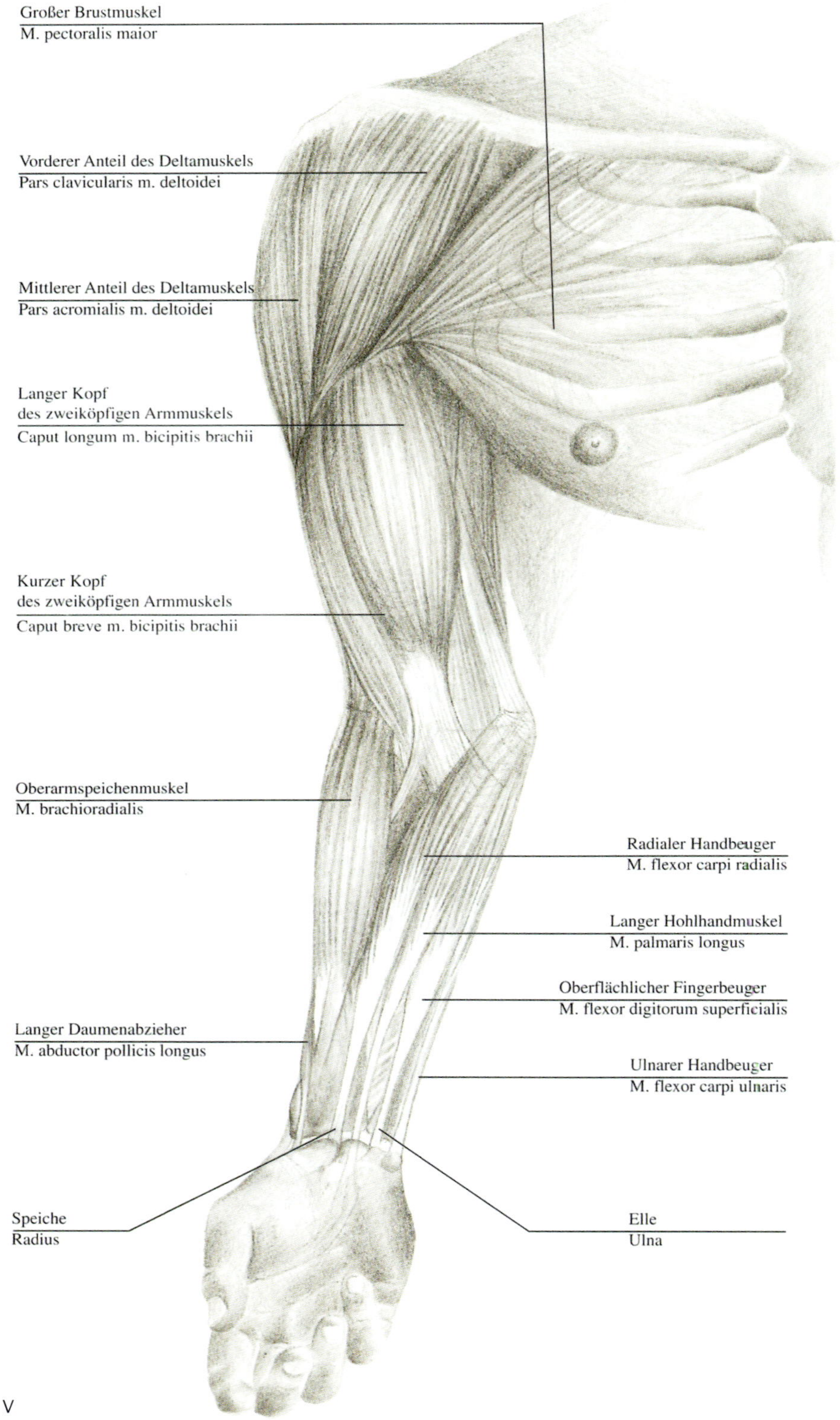

▶ Abb. 12.5 Tafel V

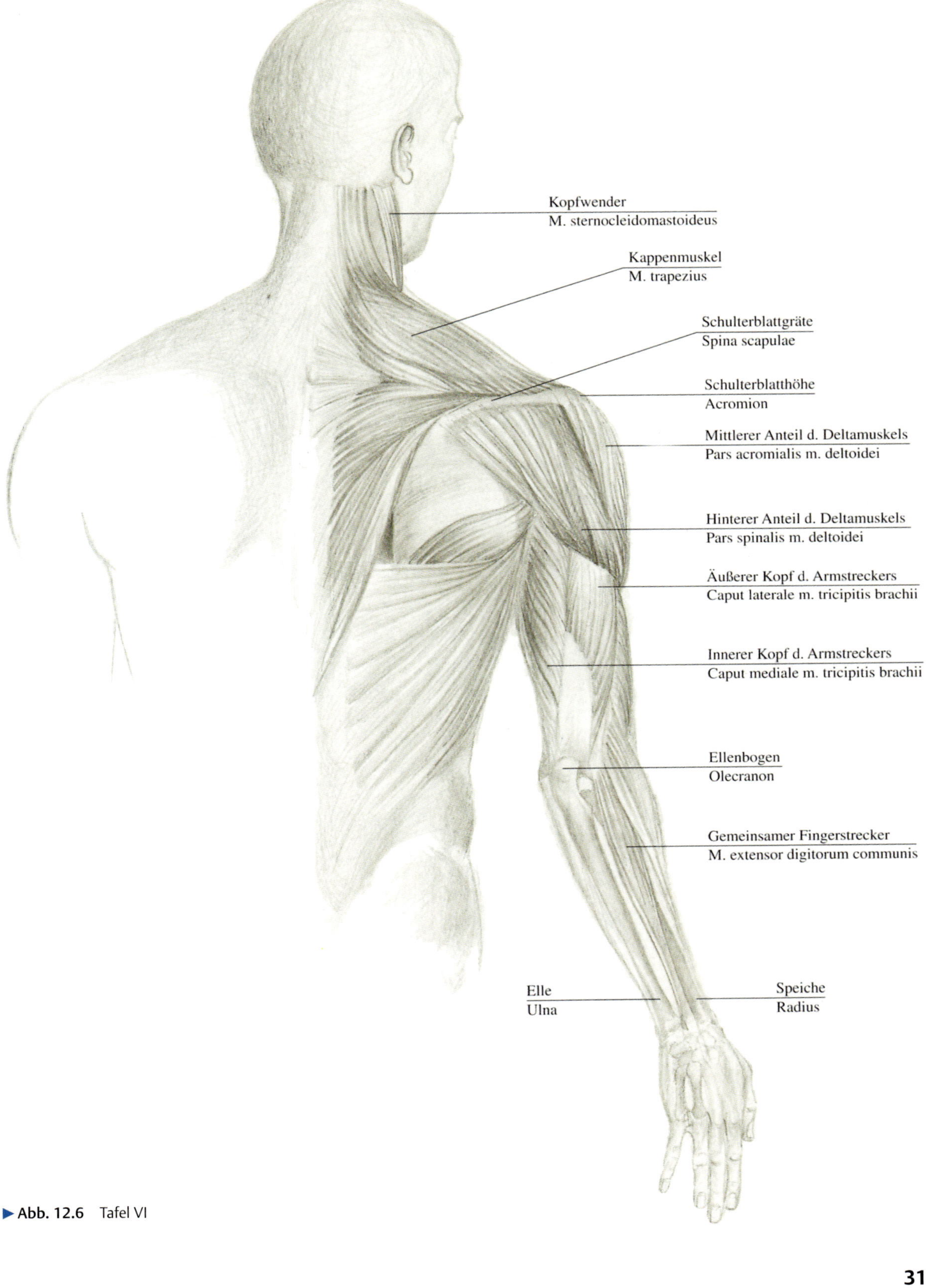

▶ **Abb. 12.6** Tafel VI

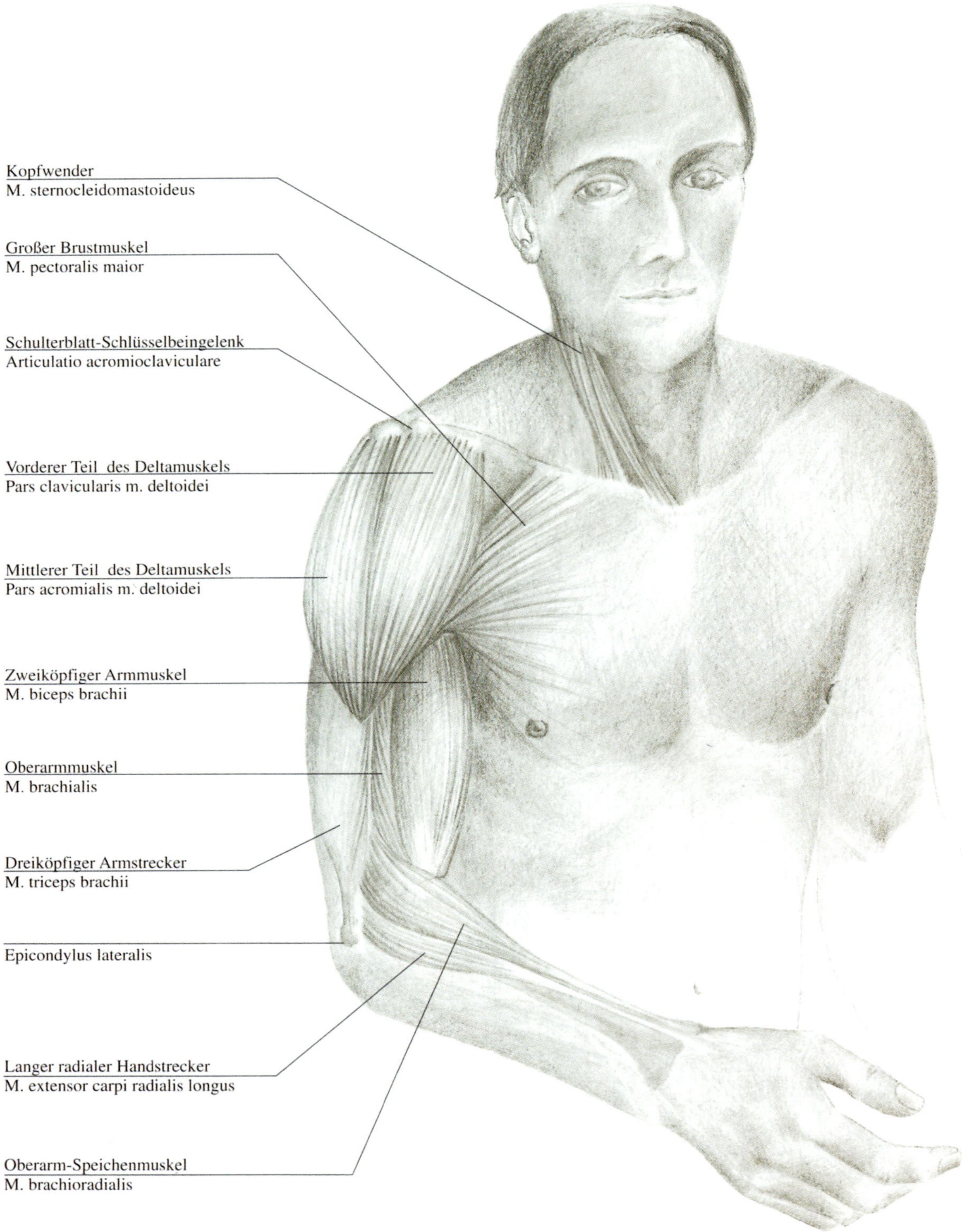

► **Abb. 12.7** Tafel VII

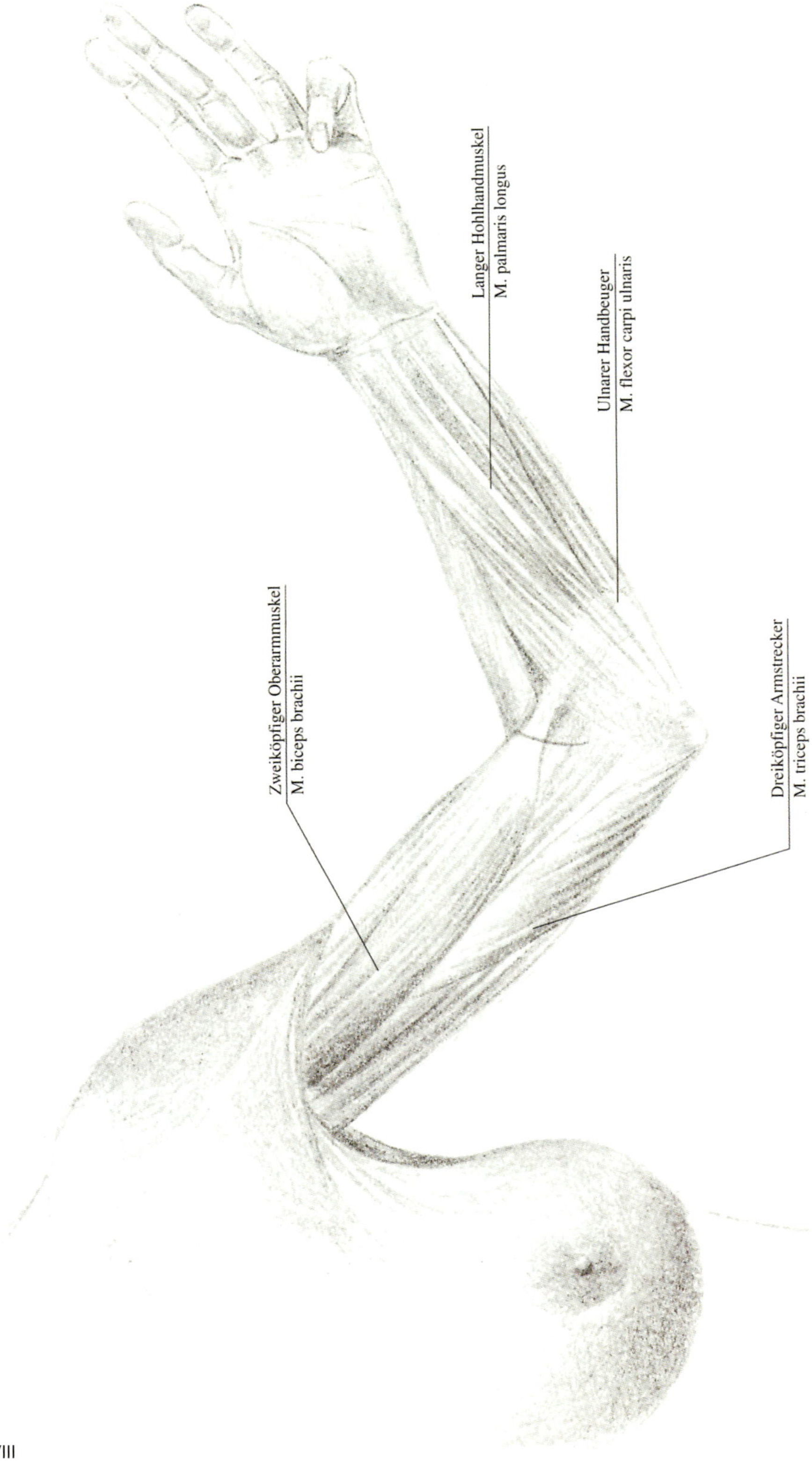

▶ **Abb. 12.8** Tafel VIII

▶ Abb. 12.9 Tafel IX

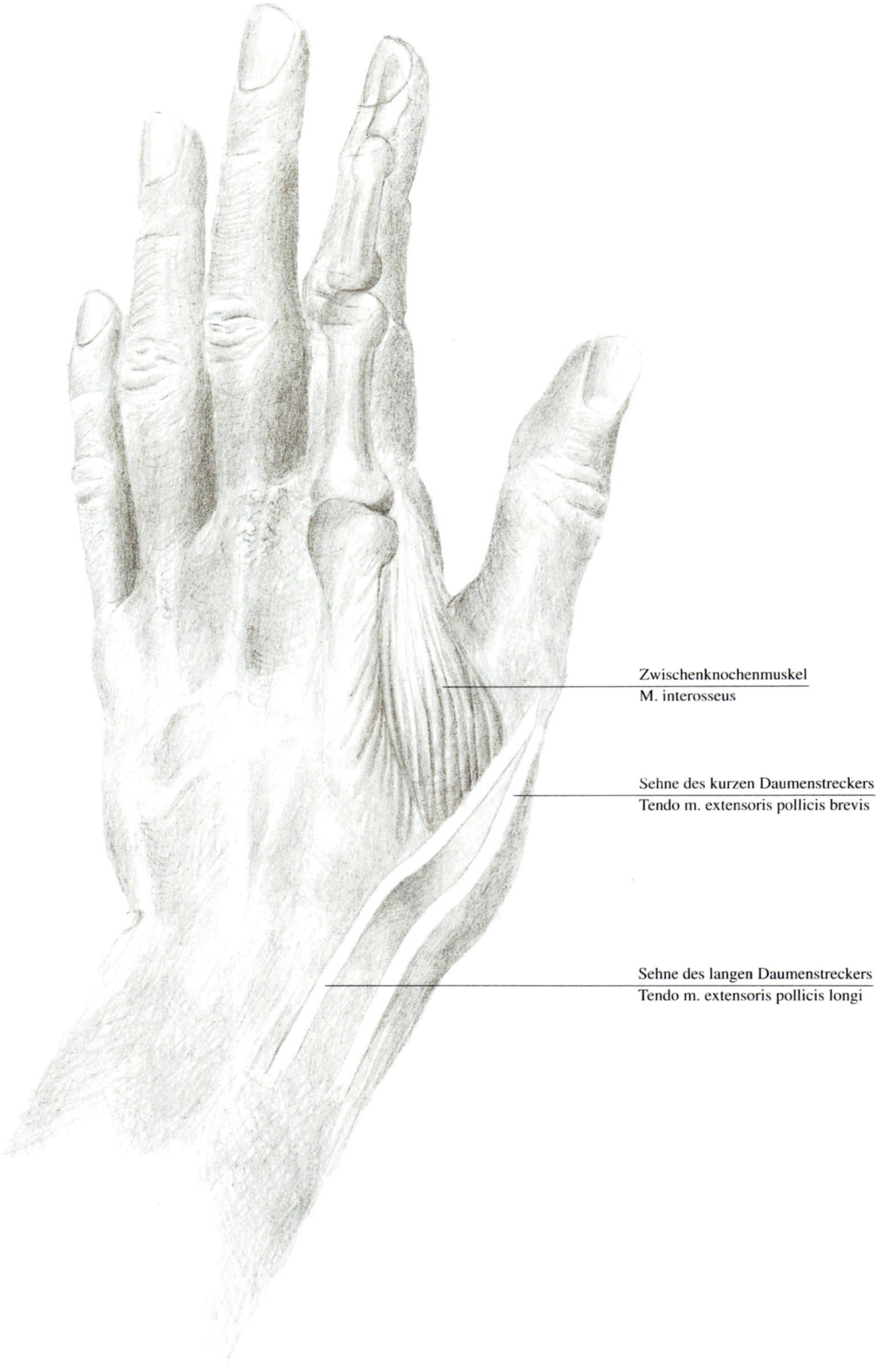

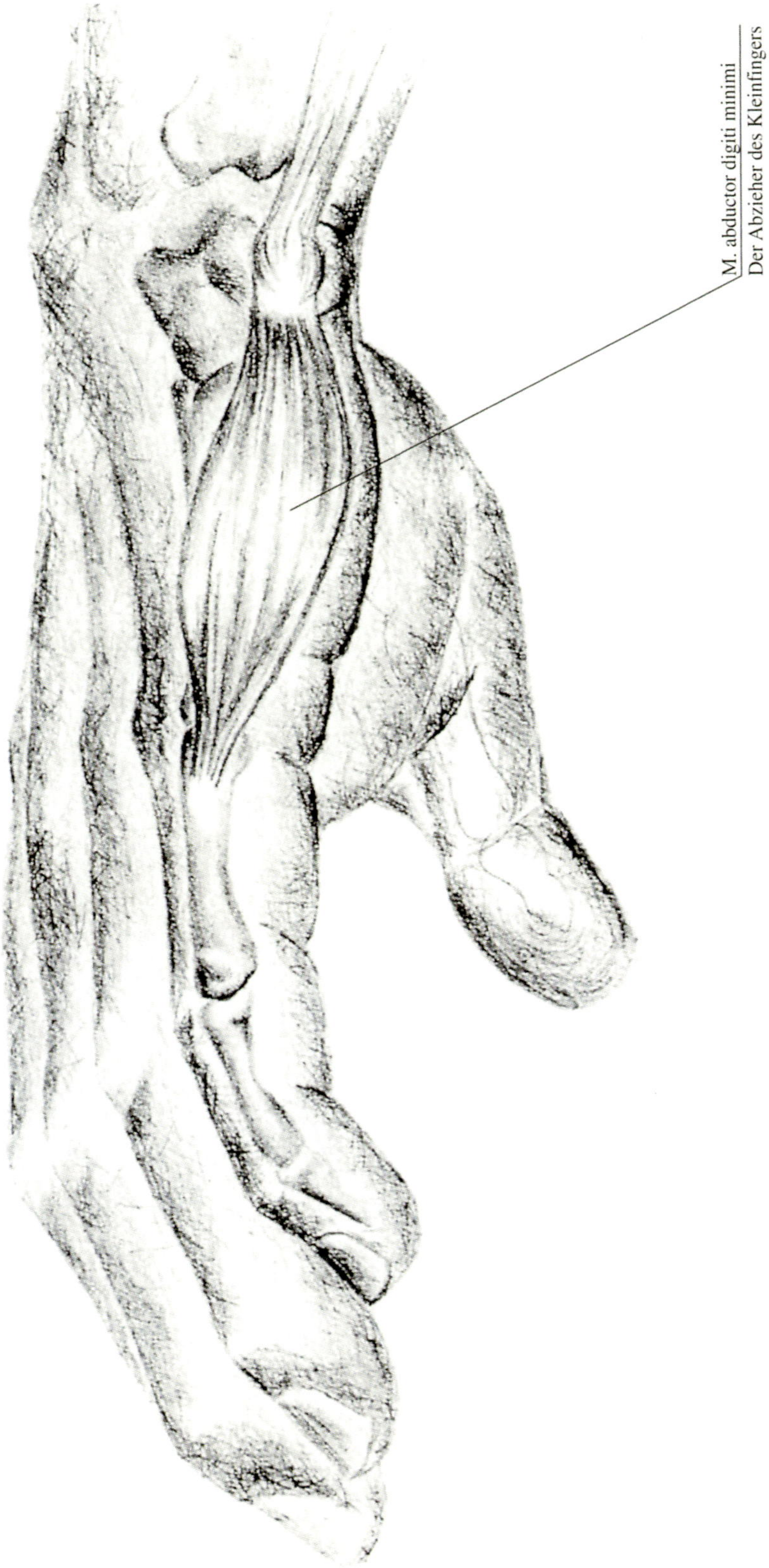

▶ **Abb. 12.10** Tafel X

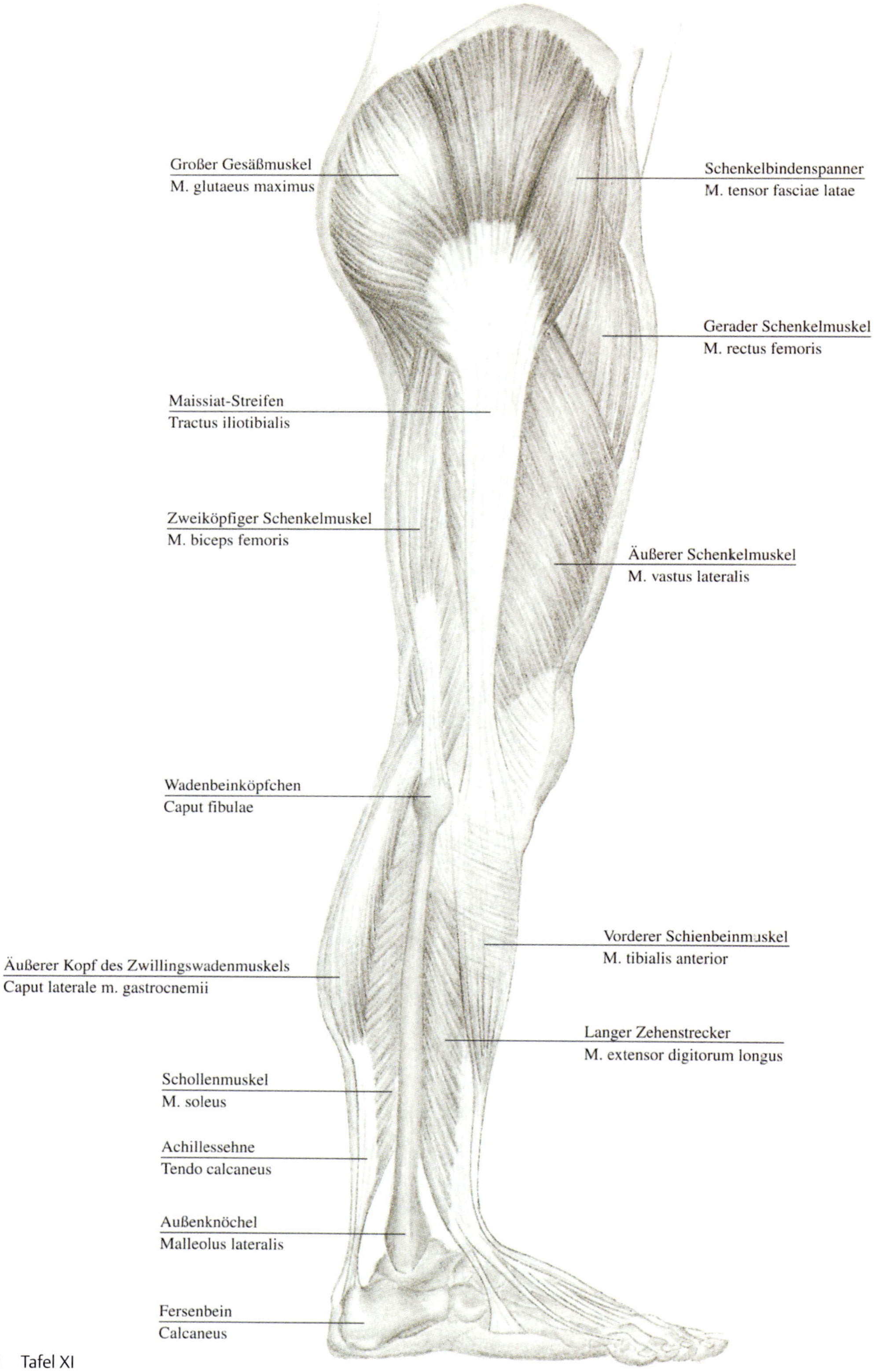

▶Abb. 12.11 Tafel XI

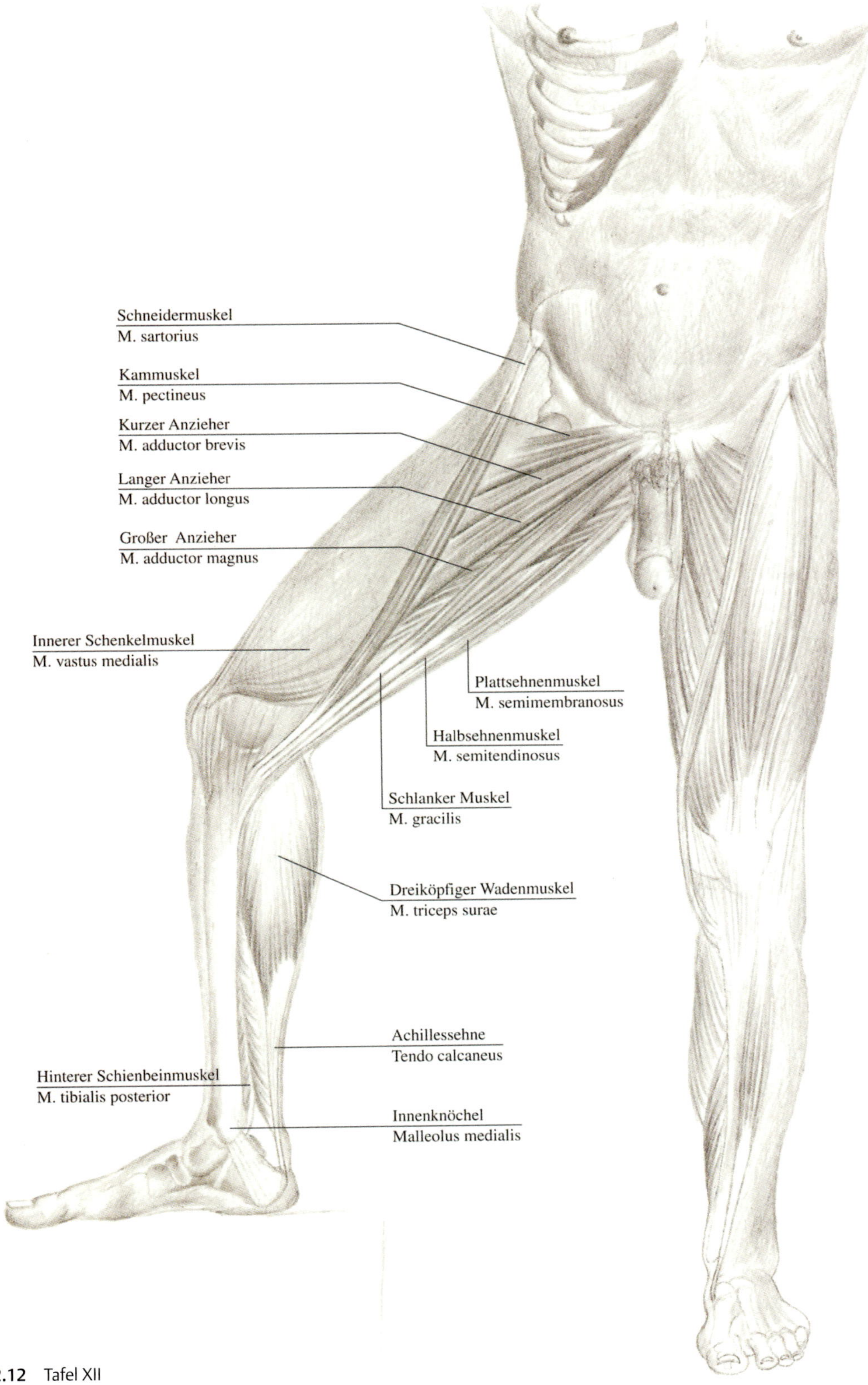

▶ **Abb. 12.12** Tafel XII

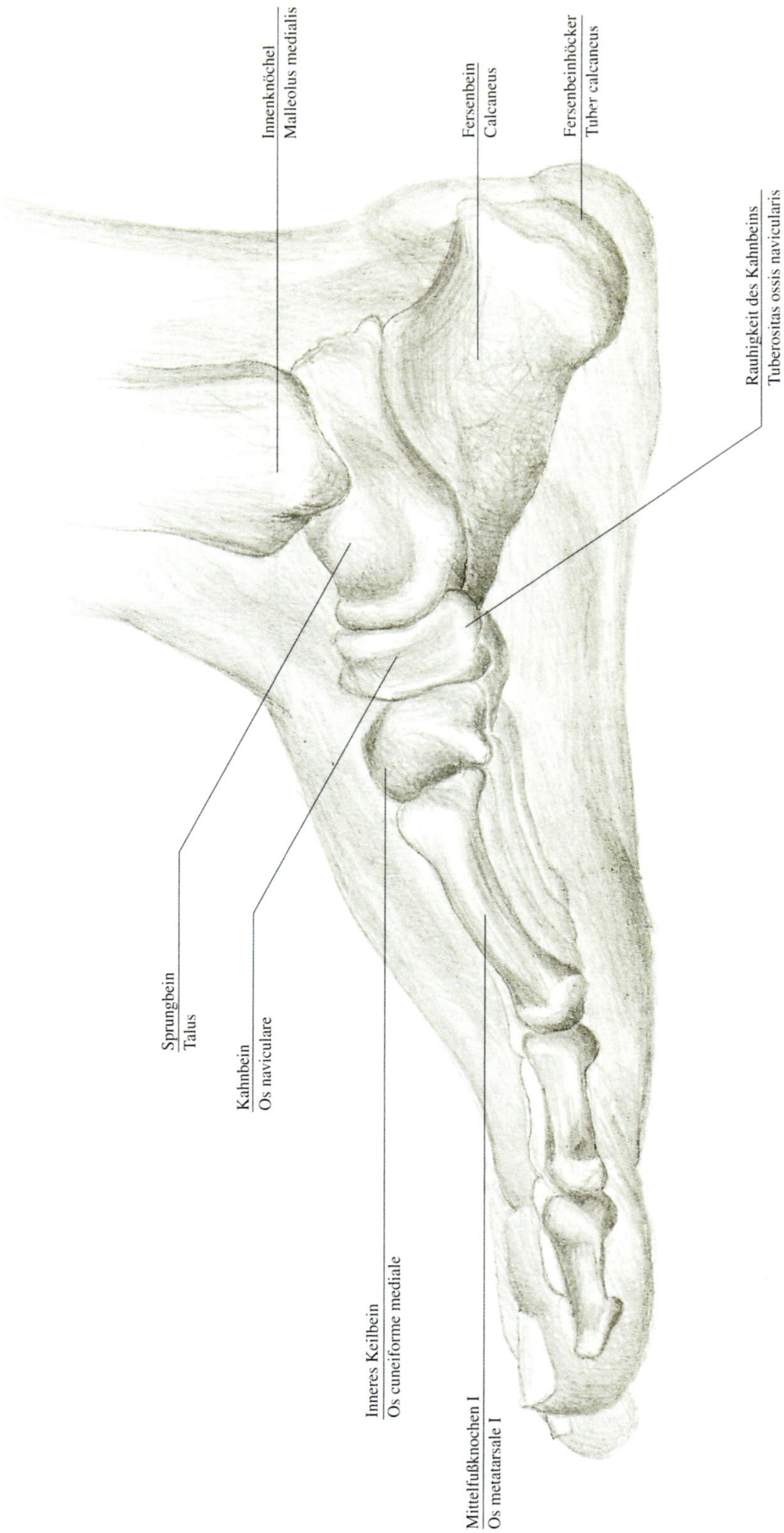

Schwarz

▶ Abb. 12.13 Tafel XIII

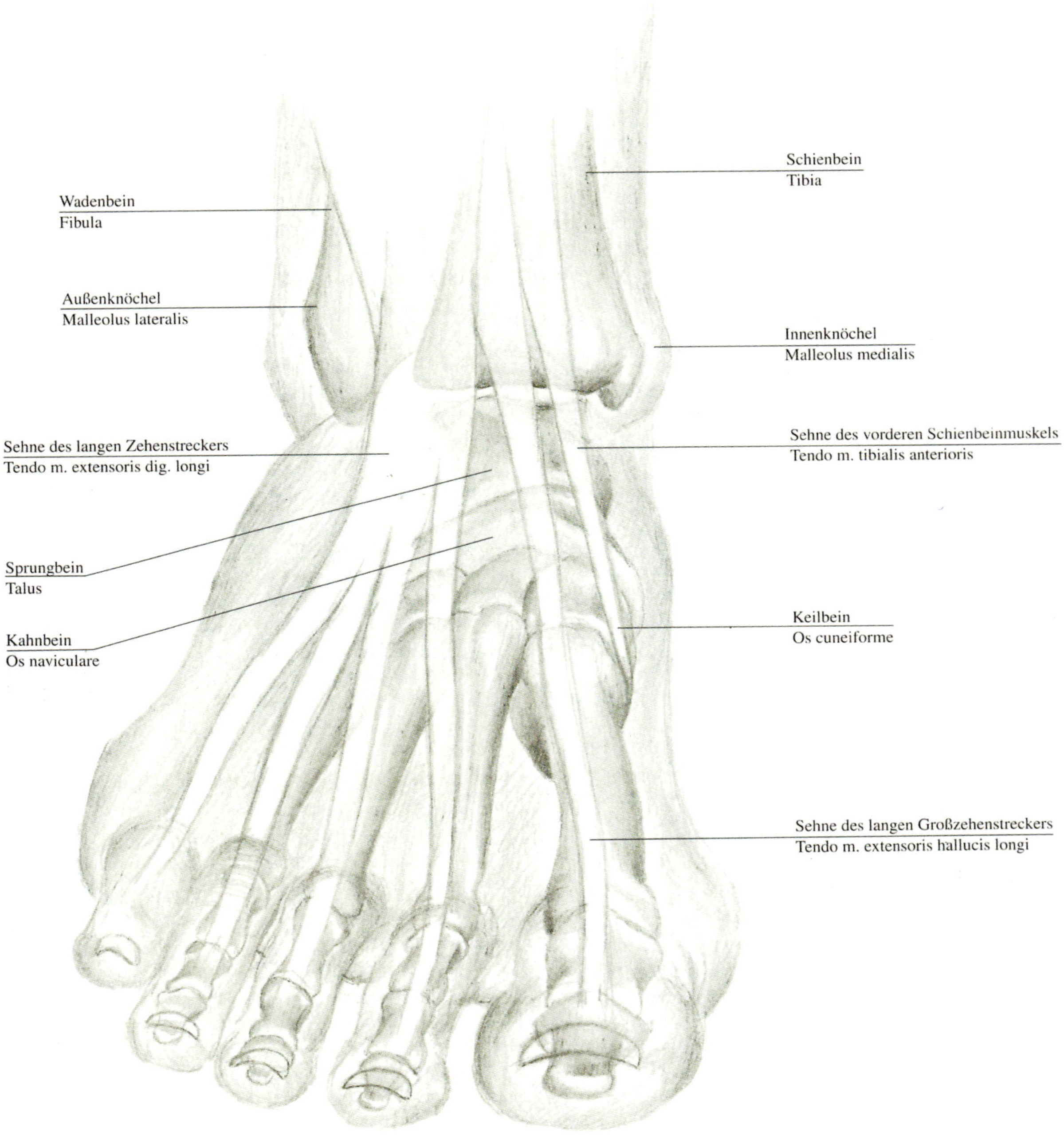

▶ **Abb. 12.14** Tafel XIV

13 Literatur

13.1 Klassische Werke

[1] **Huáng Dì Nèi Jing Sù Wèn:** The Yellow Emperor's Classic of Internal Medicine. Simple Questions. Beijing: People's Health Publishing House; 1979. (Die Bibel der traditionellen Chinesischen Medizin, dem mythischen Kaiser Huáng Dì [2698–2598 v. Chr.] zugeschrieben, tatsächlich aber von unbekannten Ärzten in der Periode der streitenden Reiche [475–221 v. Chr.] verfasst.)

[2] **Líng Shu Jing:** Spiritual Axis. Das Zentrum des Wirkvermögens. Beijing: Peoples Health Publishing House; 1981. (Zweiter Teil des Huáng Dì Nèi Jing, etwa 100 v. Chr. erstmals erschienen.)

[3] **Nán Jing Jiao Shi:** Revised Edition of the Classic of Difficulties. Nanjing College of Traditional Chinese Medicine Beijing: Peoples Health Publishing House; 1979. (Dritter Teil des Huáng Dì Nèi Jing, von unbekannten Ärzten verfasst, erstmals um circa 100 n. Chr. erschienen.)

[4] **Schmidt W:** Der Gelbe Kaiser zur Inneren Medizin. CD-ROM. Schiedlberg: Bacopa-Verlag; 2001. Enthält: Sù Wèn: **Band 1**, Huang Di diskutiert in 81 Kapiteln mit seinen Hofärzten über grundlegende Fragen der Chinesischen Medizin – Yin und Yáng, Organe und Meridiane, Lehre vom Qì, Fülle oder Leere von Qì, Krankheiten und ihre Ursachen, Diagnostik. – Líng Shu: **Band 2**, der Klassiker der Akupunktur, in dem in 81 Kapiteln Techniken der Akupunktur und Moxibustion und ihre magische Wirkung dargestellt werden, weiters Genaueres über die Meridiane und Klinik der verschiedenen Krankheitsbilder. – Nán Jing: **Band 3**, ergänzende Nachträge zu Sù Wèn und Líng Shu – in 81 Kapiteln diskutiert Huáng Dì schwierige Fragen wie das Lebensfeuer Mìng Mén, die Pulsdiagnose am Handgelenk, Akupunktur nach den Fünf Elementen und eine Systematik der Qí Jing Ba Mài oder Acht Wundermeridiane. Bacopa, Schiedlberg.

[5] **Dschuang Dsi:** Das wahre Buch vom südlichen Blütenland. München: Diederichs; 2008.

[6] **Lao Tse:** Tao Te King. Bearbeitung von Gia-Fu Feng und Jane English. München: Hugendubel Verlag; 1986.

[7] **Li Gi:** Das Buch der Riten, Sitten und Gebräuche. Hrsg. von Richard Wilhelm. Düsseldorf: Diederichs; 1981.

13.2 Moderne Werke

[8] **Achterberg J:** Imagery in Healing. Shamanism and Modern Medicine. Boston and London: New Science Library; 1985.

[9] **Auerswald W, König G, König K:** Ist Akupunktur Naturwissenschaft? Wien: Maudrich; 1982.

[10] **Auerswald W, König G, König K:** Die neurochemische Basis der Akupunkturanalgesie. Wien: Maudrich; 1982.

[11] **Bachmann G:** Die Akupunktur – eine Ordnungstherapie. Heidelberg: Karl F. Haug; 1959.

[12] **Beijing College of Traditional Chinese Medicine, Nanjing College of Traditional Chinese Medicine, Shanghai Nanjing College of Traditional Chinese Medicine:** Essentials of Chinese Acupuncture. Beijing: Foreign Languages Press; 1993.

[13] **Bischko J:** Akupunktur für mäßig Fortgeschrittene. Heidelberg: Karl F. Haug; 1994.

[14] **Bischko J:** Einführung in die Akupunktur. Heidelberg: Karl F. Haug; 1994.

[15] **Braun W:** Auf der Suche nach dem perfekten Tag. Reinbek: Rowohlt; 2008.

[16] **Capra F:** Das Tao der Physik. München: Droemer-Knaur; 1997.

[17] **Capra F:** Wendezeit. München: Droemer-Knaur; 1999.

[18] **Castaneda C:** Die Reise nach Ixtlan. Frankfurt a. M: Fischer Taschenbuch; 1998.

[19] **Chevallier S:** Diagnose: Am Menschen vorbei. Düsseldorf: Zebulon; 1984.

[20] **Chia M:** Tao Yoga der Liebe. München: Ludwig; 2000.

[21] **Chia M und M:** Tao Yoga der heilenden Liebe. München: Ludwig; 2000.

[22] **Chia M:** Tao Yoga des Heilens. München: Ludwig; 1987.

[23] **Connelly D:** Traditionelle Akupunktur: Das Gesetz der Fünf Elemente. Heidelberg: Anna-Christa Endrich; 1987.

[24] **DeLong Miller R:** Psychische Akupressur. Südergellersen: Bruno Martin; 1982.

[25] **Dychtwald K:** Körperbewusstsein. Essen: Synthesis Verlag, 1981.

[26] **Dyer W:** Ändere deine Gedanken und dein Leben ändert sich. Die lebendige Weisheit des Tao. München: Goldmann Arkana; 2008.

[27] **Eckert A:** Acht Wundermeridiane. Psychische und Physische Funktionen der Acht Außerordentlichen Gefäße der TCM. Wien: Eigenverlag; 2006.

[27a] **Eckert A:** Das heilende Tao. Die Lehre der Fünf Elemente. 11. Auflage. München: Müller & Steinicke; 2009.

[28] **Eckert A:** Traumkörper durch Taotraining. Wien: Eigenverlag; 2009.

[29] **Geba B:** Das Atem-Buch. Berlin: Bodymind; 1976.

[30] **Granet M:** Das chinesische Denken. Inhalt, Form, Charakter. Frankfurt: Suhrkamp; 1985.

[31] **Heine H:** Anatomische Struktur der Akupunkturpunkte. Deutsche Zeitschrift für Akupunktur. 1988; 2.

[32] **Illich I:** Die Nemesis der Medizin. München: C. H. Beck; 1995.

[33] **Jayasuriya A:** Clinical acupuncture. Colombo: Acupuncture Foundation of Sri Lanka; 1979.

[34] **Jayasuriya A:** Anatomy of acupuncture. Colombo: Acupuncture Foundation of Sri Lanka; 1980.

[35] **Jayasuriya A:** Textbook of acupuncture science. Colombo: Acupuncture Foundation of Sri Lanka; 1981.

[36] **Jellinger K:** Neuere biochemische Aspekte über Schmerzvermittlung und Akupunkturanalgesie. DZA. 1984; 4.

[37] **Kaptchuk T:** Das große Buch der Chinesischen Medizin. München: Heyne; 2001.

[38] **König G, Wancura I:** Neue Chinesische Akupunktur. Wien: Maudrich; 1996.

[39] **König G, Wancura I:** Praxis und Theorie der Neuen Chinesischen Akupunktur. Band I. Wien: Maudrich; 1979.

[40] **Köster W:** Spiegelungen zwischen Körper und Seele. Heidelberg: Karl F. Haug; 2001.

[41] **Kundalini Research Institute:** Kundalini Yoga. Exercise and meditation manual. Claremont/California: K. R. I. Publications; 1976.

[42] **Lorenzen, U:** Terminologische Grundlagen der traditionellen Chinesischen Medizin. München: Müller & Steinicke; 1998.

[43] **Lowen A:** Bio-Energetik. Reinbek: Rowohlt; 1998.

[44] **Lowen A:** Bioenergetik als Körpertherapie. Der Verrat am Körper. Reinbek: Rowohlt; 1998.

[45] **Lowen A:** Liebe und Orgasmus. München: Kösel; 1980.

[46] **Lowen A:** Lust. München: Kösel; 1979.

[47] **Lu Kúan Yü (C. Luk):** Geheimnisse der chinesischen Meditation. Freiburg: Bauer; 1984.

[48] **Mantak C:** Tao Yoga. Interlaken: Ansata; 1987.

[49] **Margo A:** Tantra – Weg der Ekstase. Berlin: Simon und Leutner; 1999.

[50] **Melzack R:** Das Rätsel des Schmerzes. Stuttgart: Hippokrates; 1978.

[51] **Meng A:** Lehrbuch der Tuina-Therapie. Die traditionelle chinesische Akupressur. Heidelberg: Karl F. Haug; 1999.

[52] **Müller JV.:** Den Geist verwurzeln, München: Müller & Steinicke; 2004.

[53] **Naslednikov MA:** Tantra – Weg der Extase. Berlin: Simon & Leutner; 1985.

[54] **Needham J:** Science and civilization in China. Cambridge University Press; 1956.

[55] **Osho:** Das Orangene Buch – Die Osho Meditationen. Köln: Innenwelt Verlag; 2008.

[56] **Platsch K-D:** Psychosomatik in der Chinesischen Medizin. Wenn Geist Essenz durchdringt. München: Urban und Fischer; 2000.

[57] **Pomeranz B:** Do endorphins mediate acupuncture analgesia? Adv. Biochem Psychopharmacol. 1978; 18: 351–359.

[58] **Reich W:** Äther, Gott und Teufel. Frankfurt a. M.: Nexus; 1983.

[59] **Redl F (Hrsg.):** Die Welt der Fünf Elemente. Bacopa; 2001.

[60] **Rosendorfer H:** Briefe in die chinesische Vergangenheit. München: dtv; 1986.

[61] **Sannella L:** Kundalini Erfahrung, Essen: Synthesis; 1989.

[62] **Seem M, Kaplan J:** Geistkörper-Heilung. München: Heyne; 1994.

[63] **Simonton C und S:** Wieder gesund werden. Reinbek: Rowohlt; 1992.

[64] **Smulliyan R:** Das Tao ist Stille. Frankfurt: Fischer; 1997.

[65] **Van Nghi N:** Pathogenese und Pathologie der Energetik in der Chinesischen Medizin. Uelzen: ML Verlag; 1994.

[66] **Vogl R:** Akupunktur und bioenergetische Analyse. München: Profil; 1986.

[67] **Vogl R:** Akupunktur und Psychotherapie am Beispiel der bioenergetischen Analyse nach Lowen. Vortrag auf der Tagung der DÄGfA. Freudenstadt; 1986.

[68] **Wancura I:** Praxis und Theorie der Neuen Chinesischen Akupunktur. Wien: Maudrich; 1983.

[69] **Wall P:** The gate control theory of pain mechanism. Brain. 1978; 101: 1–18.

[70] **Wolfe WT:** And the Sun is Up: Kundalini Rises in the West. NY: Academy Hill Press; Red Hook; 1978.

[71] **Woollerton H, Mc Lean C:** Acupuncture energy in health and disease. Wellingborough (England): Weatherby Woolnought; 1979.

[72] **Zeitler H:** Meridiane, ihre Punkte und Indikationen. Wiesbaden: Friedrich Vieweg; 1983.

14 Verzeichnis häufiger Krankheiten

Hinweis
Dieses Verzeichnis soll das Nachschlagen der Punkte erleichtern und ist nicht als Rezeptur gedacht. Es wurden auch Punkte in das Verzeichnis aufgenommen, die bei der entsprechenden Indikation angewandt werden, aber aus Gründen des Umfanges in den Kapiteln 8 und 9 in dieser Hinsicht nicht beschrieben sind.

A

Abgeschlagenheit, siehe Erschöpfung
Abwehrkraft, Steigerung der Du 14, Du 13, Di 11, SJ 5, MP 6, Rèn 6
Achselschweiß H 1, H 3, PaM 18
Adnexitis, siehe Eierstockerkrankungen
Ärger, unterdrückter Ma 6, Ma 7, G 30, G 31, Le 3, B 19
Aggression Le 2, Ma 36, Di 4, G 38, B 18
Akne Di 2, Di 4
  des Gesichts Di 4, Lu 5, Di 1, Dü 18, Di 2, Di 3
  des Rückens B 12, B 13, Du 12, B 40, Di 11
Aktivismus B 62, H 7, SJ 14, SJ 15, G 19
Allergien MP 6, MP 10, Du 14, Di 5, Di 11
  allergische Rhinitis Di 4, Di 20, B 2, Di 5
Albträume Ma 44, MP 1
Amblyopie, siehe Sehschwäche
Amenorrhöe, siehe Regelstörungen
Anale Erkrankungen Du 1, Rèn 1, B 40, Du 20, Du 27, Du 28, B 30, B 34
Analgesie, siehe Schmerzen
Anämie B 17, MP 10, MP 2
Anästhesie Di 4, Ma 44
  des Unterkiefers Di 4, Ma 43, Ma 44
  des Oberkiefers Di 4, Ma 43, Ma 44, Dü 18
Angina, siehe Mandelentzündung
Angina pectoris
  Hauptpunkte: Rèn 14, Rèn 16, Rèn 17, HH 3, HH 6, HH 7, H 3, H 4, H 7, Dü 1, B 14, B 15, Du 11
  Nebenpunkte: B 43, B 44, N 21 bis N 24, Rèn 16, Rèn 19, Rèn 6, HH 1, HH 2, Ma 18, MP 17, MP 18, MP 3
Angst B 23, N 3, Ma 36, Le 5, Le 6, HH 4, B 14, B 67, Dü 3, Dü 7, MP 1, MP 6, B 52
Ängstlichkeit H 7, HH 6, HH 2, Du 20, Rèn 15, Rèn 14, H 5, Dü 8
Anorexie, siehe Appetitlosigkeit
Anosmie, siehe Geruchsverlust
Anorgasmie Du 4, B 23, N 6, Rèn 4, Rèn 6, N 2, B 29, B 30, G 27, B 31 bis B 34, B 66, MP 6
Apoplexie, siehe Schlaganfall
Appendizitis
  Hauptpunkte: PaM 23, Ma 25, Ma 36
  Nebenpunkte: Di 4, Di 11, Ma 29
Appetitlosigkeit Rèn 12, Ma 21, Rèn 13, Ma 20, Ma 36, Le 13, MP 2, MP 4, MP 8
Arthritis
  Hauptpunkte: SJ 5, G 41, G 38, G 30, B 23, Di 4
  Nebenpunkte: N 3, Le 3
  Lokale Punkte, siehe die entsprechenden Gelenke
Arthrose
  Hauptpunkte: B 11, N 3
  des Hüftgelenks Ma 31, G 29, B 54
  des Kniegelenks Ma 36, Ma 35, PaM 21, PaM 22, G 34
Arrhythmien, siehe Herzrhythmusstörungen
Arbeitssucht Rèn 15, Dü 12, SJ 19, SJ 14, SJ 15
Asthenopie, siehe Sehschwäche
Ascites, siehe Bauchwassersucht
Asthma bronchiale
  Hauptpunkte: Lu 1, Lu 5, Lu 7, Rèn 17, B 13, Du 12, B 12, PaM 12, PaM 11
  Nebenpunkte: Lu 2, Lu 3, Lu 8, Lu 9, Ma 11 bis Ma 15, Ma 40 (löst den Schleim), N 21 bis N 27, Rèn 15, Rèn 16, Rèn 18 bis Rèn 22, HH 2, HH 4, Dü 1, Dü 2, Dü 6, Dü 15, Du 13, Du 14, G 23, G 35, Le 13, Le 14
  Im Anfall: Rèn 22, Rèn 17, Lu 6, Dü 6, Lu 1, Lu 11
  Status asthmaticus: Rèn 22, Dü 6, Rèn 17, Lu 1, Lu 6
Astigmatismus G 1, G 43, M 1, siehe auch Sehfehler
Atembeschwerden Ren 17, Lu 7, G 44, Lu 9, Lu 3, Lu 1, B 12, B 13, Du 12
Atemnot Lu 7, Lu 9, Rèn 22, Le 14, Dü 1, MP 19, Rèn 6
Atmung, Anregung der Lu 1, Lu 2, Lu 9, Rèn 15, Rèn 17, N 16, B 35, Le 14
  Brustatmung Rèn 17, Lu 1, Rèn 22, Ma 12, Ma 13, Ma 15, Ma 16
  Bauchatmung Rèn 15, Di 11, Dü 4, Ma 33
  Flankenatmung MP 17, MP 18, MP 21, G 22, G 23, MP 18, SJ 11
Aufstoßen N 20, N 21
Augenerkrankungen
  Hauptpunkte: Le 3, Di 4, B 2, G 1, G 14, PaM 3, PaM 4, Ma 1, B 1, G 37, G 20, SJ 3, PaM 1
  Nebenpunkte: G 5, G 15, G 16, B 3, B 8, B 10, Du 16, Du 18, Du 25, Di 14, SJ 2, SJ 19, SJ 20, SJ 23
Augenschmerzen Di 4, B 2, G 1, G 14, G 44, PaM 3, G 37

Ausfluss
Hauptpunkte: Rèn 2 bis Rèn 5, B 23, B 27, B 31 bis B 35, MP 6
Nebenpunkte: Le 2, Le 5, Le 11, G 26, G 27, B 39, N 10
Autismus Rèn 24, Rèn 23, Rèn 17, H 5, HH 6, Lu 7, PaM 18, H 4
Autonomes Nervensystem, Regulation des G 20, B 10, Dü 1, Dü 3

B

Bauchatmung, siehe Atmung
Bauchfellreizung Di 13, Ma 36
Bauchschmerzen Rèn 6, Rèn 12, Di 4, Ma 25, Ma 26, Ma 27, Ma 36, Ma 37, Ma 43, Ma 44, MP 1, MP 8, MP 14, MP 15, MP 16, Le 9, N 13, N 15, N 16, N 21, Di 11
Bauchspeicheldrüse, Erkrankungen der MP 3, MP 4, Le 13, B 20, B 19, Du 6, Rèn 12, Ma 21, Ma 36
Bauchwassersucht MP 9, Rèn 5, Rèn 9, MP 6
Beklemmungsgefühl Rèn 17, N 23, N 24, HH 2, HH 4, H 2, N 21, N 22, H 6, H 8, Dü 17, Lu 9, Di 10, H 1, H 3
Bettnässen B 23, B 28, B 40, N 3, MP 6, Rèn 3, Rèn 4, Rèn 2, B 67, Le 1, Le 9, Ma 36
Bewusstlosigkeit
Hauptpunkte: Rèn 26, H 9, HH 9, N 1, Lu 11
Nebenpunkte: SJ 1, Le 1, MP 1
Bewusstseinshelligkeit, Steigerung der Du 16, G 13, Du 25, Du 26
Bewusstseinstrübung Du 25, Du 26
Bildliche Vorstellungskraft, Anregung der
Hauptpunkte: SJ 2, SJ 3, SJ 5, PaM 1, G 14, Du 16, Du 23, SJ 17, SJ 18, Le 3, Le 4, Le 7
Nebenpunkte: B 2, B 7, Du 18, Du 19, MP 3
Bindegewebsschwäche MP 5, MP 3
Bindehautentzündung G 1, G 14, G 41, Le 2, Di 2, Di 3, B 8, B 65, B 67, Ma 1, SJ 19, SJ 20
Blähungen Rèn 12, Ma 36, MP 6, Rèn 9
Blasenerkrankungen
Hauptpunkte: Rèn 3, Ma 29, Rèn 2, Ma 30, B 28, B 40, MP 6, B 63, B 64, N 11
Nebenpunkte: B 26, B 30, B 38, B 39, N 3, N 4, N 12, Dü 3
Blutarmut B 17, N 3, G 39
Blutdruck, Regulation des G 20, Le 3, Le 1, MP 1, MP 6, Ma 36, Di 11
hoher B 10, B 23, G 20, G 21, SJ 15, Ma 9, MP 2, Le 3
niedriger H 9, Rèn 6, Le 3, Le 1, MP 1, MP 6, Ma 36,
Bluterguss, Neigung zu Lu 9
Bluterkrankungen B 17
Blutungen nach der Entbindung oder einer Fehlgeburt Rèn 2, Rèn 4 bis Rèn 7, N 14, MP 6, MP 12, Le 6, G 21
Bradykardie H 9, HH 9, H 8, HH 8, MP 3, MP 4
Brechreiz
Hauptpunkte: Rèn 12, Rèn 13, Rèn 15, HH 6, Ma 45
Bronchitis
Hauptpunkte: Lu 1, B 13, B 12, Du 12, PaM 12, Lu 7, Rèn 17, Ma 40 (schleimlösend)
Brustdrüse, Erkrankungen der
Hauptpunkte: HH 1, Ma 16, Ma 18, PaM 18, HH 6, G 22, G 23
Nebenpunkte: G 21, G 41, G 42
Spannungsgefühl der G 23, G 41, G 42, G 44
Brustschmerzen Rèn 17, H 1, H 2, SJ 8, SJ 10
Bulimie Rèn 15, HH 6, siehe auch psychische Störungen

C

Cephalaea, siehe Kopfschmerz
Chalazion, siehe Hagelkorn
Cholangiopathie, siehe Gallenwegserkrankungen
Cholezystitis, siehe Gallenblasenerkrankungen
Cholelithiasis, siehe Gallensteine
Claudicatio intermittens Lu 9, B 57, B 58, siehe auch Durchblutungsstörungen
Colon irritabile, siehe Reizkolon
Commotio cerebri, siehe Gehirnerschütterung
Coxarthrose Ma 31, G 29, G 30, B 54
Cystitis, siehe Blasenerkrankungen

D

Darmkolik, Darmkrämpfe
Hauptpunkte: Rèn 4, Rèn 6, Rèn 12, MP 1, MP 3, MP 4, MP 9, Ma 25, Ma 36, Di 4, Dü 3, Dü 4
Nebenpunkte: Di 7, Dü 7, Dü 8, Ma 26, Ma 27, MP 12, MP 13, Rèn 7, Rèn 8, MP 5, Le 2, Le 3, Le 13, B 29
Depression
Hauptpunkte: Lu 1, Ma 12, Ma 13, Ma 41, Le 2, Le 3, Dü 3, SJ 3, Du 17, PaM 1
Nebenpunkte: Lu 2, Le 5, Le 8, G 2, G 9, G 13, G 16, SJ 2, MP 5
Dermatologische Erkrankungen, siehe Hauterkrankungen
Diabetes mellitus
Hauptpunkte: MP 6, MP 3, B 20, SJ 4, Le 2, Le 13, MP 2
Nebenpunkte: Du 6, Rèn 6, Ma 36
Unterzuckerung Le 1, MP 1
Diabetisches Koma
Notfallpunkte: MP 1, Le 1, N 1
Diarrhöe, siehe Durchfall
Dickdarmerkrankungen
Hauptpunkte: Di 11, Di 4, Ma 25, B 25, Ma 37
Descensus uteri, siehe Gebärmuttersenkung
Diurese, siehe Harnausscheidung
Dünndarmerkrankungen
Hauptpunkte: Rèn 4, Dü 4, Dü 8, B 27, Rèn 12
Durchblutungsstörungen Lu 9, HH 7
der Füße Ma 41 bis Ma 44, MP 1, MP 2, MP 7, N 2
der Beine Ma 36, Ma 43, Ma 32, MP 6

der Arme HH 7, SJ 4, SJ 8, Di 10, Di 11
der Hände HH 7, HH 8
des Gehirns Du 16, PaM 1, B 22
Dupuytrensche Kontraktur HH 6, HH 7, HH 8
Durchfall
Hauptpunkte: Ma 36, MP 6, MP 4, Rèn 4, Ma 25, Di 11
Nebenpunkte: Dü 6, Dü 7, Dü 8, SJ 7, Ma 26, Ma 27, Ma 29, MP 9, MP 14, MP 15, Rèn 8, Rèn 5, B 25 bis B 28, Du 3 bis Du 6
bei Nierenleere zusätzlich B 23, Du 4, N 3, N 7, N 8, N 13, N 14, N 16, B 35, B 39
Dysmenorrhöe, siehe Regelschmerzen
Dysphagie, siehe Schluckbeschwerden
Dyspnoe, siehe Atembeschwerden und Atemnot

E

Egoismus, siehe Selbstsucht
Eifersucht Rèn 15, N 20, HH 6, HH 7, Du 19, B 18 bis B 21, H 7
Eierstöcke, Erkrankungen der
Hauptpunkte: B 31 bis B 34, Du 6, Rèn 5, MP 3, MP 6, Ma 30
Nebenpunkte: B 26, B 27, G 26, G 29, MP 12, N 15
Ekzem, siehe Hauterkrankungen
Ellbogen, Erkrankungen des Di 11, Di 10, Dü 8, SJ 10, H 3, HH 3, Lu 5, Di 12
Endokarditis, siehe Herzinnenhautentzündung
Endometritis, siehe Gebärmutter
Energiemangel
Hauptpunkte: Du 4, B 23, Rèn 4, Rèn 6, N 7, SJ 4, Ma 36, MP 6, Di 10, Di 11
Nebenpunkte: Rèn 12, SJ 5, G 32, Le 8, Le 3, B 30, B 35, B 52, SJ 8
Entgiftung Le 3, Le 14, G 24, G 31
Enteritis, siehe Dünndarmerkrankungen
Enterocolitis Rèn 12, Rèn 4, Ma 25, Ma 36, MP 6, B 25 bis B 27, B 29, B 35, Dü 1
Enuresis, siehe Bettnässen
Epicondylitits humeri, siehe Ellbogen
Epilepsie
Hauptpunkte: Du 20, PaM 6, B 62, H 7, HH 6, Du 11, Du 6, Du 2
Nebenpunkte: G 4, G 9, G 13, G 14, G 15, G 17, N 6, Dü 3
im Anfall: Du 26, N 1
Epistaxis, siehe Nasenbluten
Erbrechen
Hauptpunkte: HH 6, Rèn 12, Rèn 13, Ma 45
Nebenpunkte: Le 14, Le 2, G 8, G 13, G 23, G 24, Le 13, Di 13
Schwangerschaftserbrechen HH 6, Rèn 12, Rèn 13, N 21, Ma 21 bis Ma 24, Ma 45
Erkältungsprohylaxe G 20, Di 4, Di 11
Erkältung, siehe Schnupfen
Erschöpfung SJ 4, Du 4, Rèn 6, N 7, Lu 7, Di 10, Di 11, siehe auch Energiemangel
Esssucht, siehe Sucht

F

Fazialisparese
Hauptpunkte: Di 4, Ma 2 bis Ma 7, Dü 18, PaM 2 PaM 3, PaM 5, PaM 6, Du 20, G 1, G 3, G 12, G 34, Ma 44
Nebenpunkte: Lu 7, Di 11, Ma 36, SJ 17, SJ 23, G 14, G 20, B 2, B 10
Fettleber, siehe Lebererkrankungen
Fettunverträglichkeit G 24
Fieber Du 14, Du 13, SJ 5, Di 11, Di 2, Di 3
Flankenschmerz MP 21, G 22, G 23, G 25, SJ 10
Fieberblase Di 1, Di 4, Di 11, Du 14, Ma 36, MP 6
je nach Lokalisation: Du 26, Di 19, Ma 4, PaM 5, Rèn 24
Fingergelenke, Erkrankungen der PaM 19, SJ 3, Di 2, Di 3, Di 4, Dü 3 und die Brunnenpunkte der Hand
Flatulenz, siehe Blähungen
Fluor vaginalis, siehe Ausfluss
Foetor ex ore, siehe Mundgeruch
Freudlosigkeit H 3, H 4, H 5, HH 7, HH 8, Dü 11, SJ 3
Frigidität, siehe Geschlechtskälte
Furunkulose B 12, Du 12, B 13, B 40, Lu 7, Lu 9, Di 2, Di 3, Di 4, Di 11, Ma 36, MP 6, Rèn 9
Fußgelenk, Erkrankungen des Ma 41, G 40, B 60, B 62, N 3, N 6, Le 4, MP 5

G

Gallenblase, Erkrankungen der G 24, B 19, Du 7, Du 8, G 21, G 23, G 34, PaM 24, G 37, G 40, Le 3, Le 5, Le 6, Le 13
Gallenkolik
Hauptpunkte: G 24, G 36, G 38, PaM 24, Le 3, B 19
Nebenpunkte: G 23, G 25, G 34, G 37, Le 2, Le 14, Rèn 12, B 18
Gallensteine PaM 24, G 40, B 18, B 19, Le 13
Gallenwege, Erkrankungen der G 24, Rèn 12, Ma 21, Le 8, Dü 4, siehe auch unter Gallenblase
Gastralgie, siehe Magenschmerzen
Gastroenteritis Rèn 12, Rèn 4, Ma 24, Ma 25, Ma 36, MP 6, HH 6, SJ 7, SJ 6, siehe auch Magen- und Dünndarmerkrankungen
Gebärmutter, Erkrankungen der
Hauptpunkte: B 26, B 31 bis B 34, Du 4, Du 6, Rèn 1, N 11
Nebenpunkte: G 26, G 27, G 29, MP 12
Gebärmuttersenkung B 31 bis B 34, N 5, N 6, N 8, G 28
Geburtserleichterung B 60, Di 4, G 21
Einleitung der Geburt G 21, Di 4, B 60, B 67
Steißlage B 67 (Wenden des Kindes)

Gedächtnisschwäche Du 11, B 15, Du 6, B 20, Du 14, Du 20, B 43, B 44

Gefäßerkrankungen Lu 9, HH 7 und *lokale Punkte*

Gefühlskälte Rèn 17, Lu 7, HH 6, HH 7, HH 8

Geist

- Konzentration Du 26, Du 27, Lu 11, Di 1 bis Di 4, SJ 5, Du 23, Du 24, MP 1, MP 3, MP 4, siehe auch Konzentrationsschwäche
- Kontemplation Du 17 bis Du 24, PaM 1, B 2 bis B 10, G 5, G 10, G 11, G 13, G 14, G 15, G 18, G 19, Le 1, Le 2, Le 4, Le 8, Le 9, MP 3, SJ 5, SJ 23, Dü 16, Dü 17, Di 18, Lu 3, HH 2

Geisteskrankheiten, siehe psychische Störungen

Gelbsucht B 18, Du 8, B 19, Du 7, Le 3, Le 13, Le 14, G 24, Rèn 12, Ma 21, Ma 36, B 17, Du 6, Dü 4

Gelenksbeschwerden B 11, N 3 und *lokale Punkte*

- rheumatische SJ 5, G 41 und lokale Punkte

Geruchssinn, Verlust des Di 19, Di 20, Du 20, Du 22, B 6 bis B 10, Du 16

Geschlechtskälte

- Hauptpunkte: B 23, B 27, B 29, Du 3, Du 4, N 7, Rèn 4, Rèn 6, Le 3, Le 8
- Nebenpunkte: B 31 bis B 34, N 11, Le 5, Le 7, Ma 29, Ma 30

Geschlechtsorgane, Erkrankungen der

- Hauptpunkte: MP 6, Rèn 2, Rèn 3, Rèn 4, MP 9, MP 10, B 23, B 31 bis B 34, N 3, N 6, MP 4, Le 8, Ma 29, Du 1 bis Du 4
- Nebenpunkte: B 27, B 28, B 30, B 52 bis B 54, N 10 bis N 13, G 26, G 29, Le 7, Le 10
- Erkrankungen der inneren B 26, B 27, B 31 bis B 34, N 10, N 11, N 15, Rèn 7, MP 12, Ma 30
- Erkrankungen der äußeren Rèn 1, Rèn 3, N 2, N 10, MP 3, MP 4, MP 6, Le 4, G 26, Ma 30

Gesicht, Entspannung des Du 24, Du 23, Ma 6, Ma 7, Ma 5, Ma 4, Ma 3

Gesichtsödem G 6, G 7, G 16, Ma 43

Gicht MP 2, MP 1, Le 1, Le 3, B 40, Di 11

Gingivitis, siehe Zahnfleischentzündung

Glaukom, siehe Augenerkrankungen

Glaukomanfall G 43, Le 2, Le 3

Glossitis Di 2, Di 3, Di 7, Rèn 23

Gonarthrose, siehe Kniegelenk und Arthrose

Grand mal, siehe Epilepsie

Grippe Du 14, Du 13, SJ 5, Di 11, Di 4, Lu 7, Du 16, G 20, Du 20, MP 10

Grüner Star, siehe Augenerkrankungen

Gürtelrose Di 4, Di 10, Di 11, SJ 5, SJ 8, G 39, G 40, G 41, B 60 und *lokale Punkte*

H

Halskrankheiten, siehe Rachen-, Mandel- und Kehlkopfentzündung

Halslymphknoten, Schwellung der Di 13, Di 17, Di 18, Dü 17, Rèn 23, Di 11

Halsschmerzen Di 1 bis Di 4, Ma 9 bis Ma 11, Di 10, Di 11, Di 17, Di 18, Ma 9 bis Ma 12, Dü 16, Dü 17, SJ 16, Rèn 23, Lu 7, Lu 11

Halswirbelsäulensyndrom Du 14, Dü 3, G 20, G 21, G 39, Du 15, Du 16, B 10, G 12, SJ 15, B 11, B 23, N 3, SJ 5

Hämatom, siehe Bluterguss

Hämatopoese, siehe Blutbildung

Hämaturie B 23, B 27, N 7, siehe auch Nieren- und Blasenerkrankungen

Hämorrhoiden

- Hauptpunkte: Du 1, Rèn 1, B 32, B 35, B 40, B 54, Du 20, Du 26, Du 28
- Nebenpunkte: Di 4, Di 11, Ma 36, MP 6, Lu 9, Le 3, Le 8, B 24 bis B 27, B 31 bis B 34, Du 2, B 36, B 57, B 58

Handgelenk, Erkrankungen des Lu 9, HH 7, H 7, Dü 4, Dü 5, SJ 4, Di 5

Harninkontinenz B 23, Du 4, B 25, Du 3, B 27, B 67, N 2, N 3, N 11, Rèn 2, Rèn 3, MP 6, MP 9, Ma 36, Du 20, Rèn 5, Le 2

Harnretention B 28, B 30, B 38, B 40, N 3, Rèn 3, Rèn 4, Rèn 6, MP 6, MP 9, Ma 36, Le 4, Le 5, Le 10

Harnverhaltung (nervös) B 15, B 28, B 36, B 38, B 53, B 64, B 67, N 1, N 2, Le 4, Le 10, MP 6, MP 9, Rèn 3, Du 20

Harnwege, Erkrankungen der

- Hauptpunkte: B 23, B 27, B 28, B 39, B 40, N 11, N 16, Le 8, MP 6
- Nebenpunkte: Le 2, Le 4, MP 4, Du 1

Hauterkrankungen

- Hauptpunkte: Lu 5, Lu 7, Di 11, B 40, MP 6, MP 10, SJ 5
- Nebenpunkte: Lu 9, Di 5, Lu 1, B 12, B 13, Du 12

Hautjucken Lu 1, Di 5, Di 11, Le 8

Heiserkeit

- Hauptpunkte: Rèn 22, Rèn 23, Ma 9, Di 1, Di 11, Di 18, Lu 10, Lu 11
- Nebenpunkte: Dü 16, Dü 17, Ma 10, Rèn 20, N 26, N 27, H 5, SJ 6, SJ 8, SJ 9, MP 4

Hepatitis

- Hauptpunkte: Le 3, Le 6, Le 13, Le 14, G 24, Rèn 12, B 18, Du 8, B 19, Du 7
- Nebenpunkte: PaM 24, B 20, B 21, Ma 21, Ma 36, MP 6, G 14, Du 20, PaM 1

Hernien, Neigung zu Leistenbruch MP 5, MP 3, MP 6, Ma 36, MP 12, MP 13, Ma 31, G 27, G 28, Le 11, Le 12

Herpes simplex, siehe Fieberblase

Herpes zoster, siehe Gürtelrose

Herz- und Kreislauferkrankungen

Hauptpunkte: HH 6, HH 7, HH 3, H 7, H 5, H 3, Rèn 14, Rèn 17, B 14, B 15, Du 11
Nebenpunkte: HH 1, HH 2, HH 5, H 4, H 9, Dü 1, Dü 2, B 43, B 44, B 45, N 20 bis N 24, Rèn 18, Rèn 19, Ma 14, Ma 15, MP 17, MP 18
bei akuten Zuständen: HH 4, H 6, Rèn 14, Rèn 17
im Notfall: HH 9, H 9, SJ 1, Lu 11
Herzangst Rèn 14, Rèn 15, Ma 14, Ma 15, siehe auch Angst und Ängstlichkeit
Herzbeutelentzündung HH 1, HH 2, HH 7, siehe auch Herz- und Kreislauferkrankungen
Herzinnenhautentzündung HH 2, HH 3, HH 6, HH 7, HH 8, Dü 1, siehe auch Herz- und Kreislauferkrankungen
Herzklopfen, Tachykardie
Hauptpunkte: HH 3, HH 7, H 3, H 7, Rèn 14, Rèn 15, Dü 7, Dü 8
Nebenpunkte: HH 1, HH 2, H 4, H 5, H 6, MP 4, Ma 18, Lu 9
Herzrhythmusstörungen HH 4, HH 6, HH 7, H 3, H 4, H 7, Rèn 14, Rèn 17, MP 17, MP 18
Herzschmerzen
Hauptpunkte: H 1 bis H 7, HH 1 bis HH 4, Rèn 14 bis Rèn 17, Dü 1
Nebenpunkte: MP 2, MP 3, N 21 bis N 25, Ma 15, Ma 19, Ma 36, MP 4, SJ 6, Lu 9, HH 8
Heuschnupfen, siehe allergische Rhinitis
Hexenschuss Du 4, B 23, B 36, B 37, B 58, N 6, N 7, siehe auch Ischialgie
Hitzewallungen, siehe klimakterielle Beschwerden
Hitzschlag Du 13, Du 26, HH 6, B 40, B 66, Di 11
Hodenentzündung B 31 bis B 34, N 8, N 11, Le 11, G 29, MP 12, Ma 28, Ma 29, siehe auch Geschlechtsorgane
Hoffnungslosigkeit Lu 1, Lu 2, Ma 11, Ma 12, Ma 13, Ma 16, Ma 21, Ma 36, Ma 41, MP 5, MP 6, MP 7, B 13, Du 12, PaM 12, B 12
Hornhautentzündung G 1, Dü 1
Hörsturz SJ 1, SJ 2, SJ 3, SJ 7, SJ 8, SJ 9, SJ 16, G 41, siehe auch Ohrenerkrankungen und Schwerhörigkeit
Hüftgelenk, Erkrankungen des Ma 31, Ma 36, G 29, G 30, B 54, siehe auch Arthrose
Husten
Hauptpunkte: Lu 1, Lu 5, Lu 6, Lu 7, Lu 10, Lu 11, Rèn 17, B 13, B 12, Du 12
Nebenpunkte: Rèn 14 bis Rèn 16, Rèn 18 bis Rèn 22, N 21 bis N 27, Ma 12 bis Ma 16, MP 17 bis MP 21, G 22, Le 14, HH 1, SJ 10
Hyperaktivität, siehe Aktivismus
Hyperazidität, siehe Magenerkrankungen
Hyperemesis gravidarum, siehe Erbrechen
Hypermenorrhöe, siehe Regelstörungen
Hypertonie, siehe Blutdruck
Hypoglykämie, siehe Diabetes mellitus
Hypermenorrhöe, siehe Regelstörungen
Hypotonie, siehe Blutdruck
Hypoxämie Lu 7, Lu 9
Hysterie
Hauptpunkte: Ma 24, Ma 25, Ma 27, Ma 36, MP 3, MP 6, H 3, H 7, Dü 7, HH 6, HH 7
Nebenpunkte: MP 1, MP 20, HH 5, Dü 8, Rèn 19, Du 20, Du 11, B 15, B 43, B 62, N 6, N 9

I

Ileus, siehe Darmverschluss
Imagination, siehe bildliche Vorstellungskraft
Impotenz
Hauptpunkte: B 23, Du 4, B 31 bis B 35, Du 1, Rèn 2 bis Rèn 7, N 3, N 6, N 7, Le 3, Le 8, MP 6
Nebenpunkte: Du 3, B 29, B 52, N 11 bis N 13, Le 5, Le 7, G 26, G 27, Lu 7, MP 4, Ma 29, Ma 30, SJ 4
Incontinentia urinae, siehe Harninkontinenz
Infektionskrankheiten, siehe Abwehrkraft
Insektenstich B 66 und B 65 bei geröteter und entzündeter Haut, Ma 25 oder Lu 1 bei kühler Haut, N6 bei Schwellung und wächsern-rötlichem Aussehen, B 64 und N 6 bei Bienen- oder Wespenstich in die Zunge oder Kehle
Insomnia, siehe Schlaflosigkeit
Insult, siehe Schlaganfall
Interkostalneuralgie SJ 8, SJ 10, Di 4, B 60 und *lokale Punkte* wie Ma 18, Ma 19, MP 17, MP 18, MP 21 und G 22
Ischialgie (Ischias)
Hauptpunkte: B 23 bis B 30, B 36, B 37, B 40, B 57, B 58, B 60, G 30, G 31, Du 2, Du 3
Nebenpunkte: B 35, B 54, PaM 13, PaM 14, PaM 15

J

Jähzorn G 36, Le 2, Le 3, Rèn 12, Rèn 15, Du 20, Ma 36
Juckreiz N 2, SJ 5, G 37, G 38, LE 8, Le 10, Di 5, Di 11, MP 10, B 40, Du 1, Rèn 1, Rèn 7
im Genitalbereich B 28, B 30, B 34, B 40, Le 5, Le 9, MP 6, MP 10, Rèn 3, SJ 4

K

Kalte Füße MP 2, MP 3, MP 4, Ma 41, Ma 42, Ma 43, N 2, B 52
Kältegefühl B 22, B 23, B 51, HH 8, SJ 4, SJ 6, SJ 7, SJ 8, H 2, H 7, H 8, Rèn 5
Katarakt, siehe Augenerkrankungen
Kater Ma 45, Lu 10, Rèn 12
Keratitis, siehe Hornhautentzündung
Kehlkopfentzündung Di 1, Lu 11, Lu 10, Lu 8, Dü 16, Dü 17, Di 18, Ma 9, Ma 10, Rèn 22, Rèn 23
Keuchhusten, siehe Lungenerkrankungen und Husten

Kiefererkrankungen Ma 2 bis Ma 7, Dü 18, Di 19, Du 26, Rèn 24, PaM 5
Kiefergelenk, Erkrankungen des Ma 7, SJ 21, Dü 19, G 2, G 3
Kiefersperre Dü 17, Dü 19, G 2, G 7, Di 4
Klaustrophobie Lu 9, Du 20, siehe auch unter Angst
Klimakterielle Beschwerden MP 6, Ma 36, Rèn 6, Dü 6, B 11, B 23, N 3
Kniegelenk, Erkrankungen des
Hauptpunkte: Ma 36, Ma 35, PaM 21, PaM 22, G 34, B 40, Le 8
Nebenpunkte: Ma 34, MP 9, MP 7, B 39, N 10
Knöchel, siehe Fußgelenk
Knochen, Erkrankungen der B 11, B 23, Du 4, N 3, G 39, SJ 4, MP 6 und *lokale Punkte*
Knochenmark, Erkrankungen des G 39
Kolik, siehe Darmkolik
Kolitis, siehe Dickdarm
Kollaps, siehe Kreislaufkollaps
Konjunktivitis, siehe Bindehautentzündung
Konvulsionen, siehe Epilepsie
Konzentrationsschwäche Di 1 bis Di 4, Di 6, Lu 8, Du 23, Du 24, Du 26, PaM 1, B 2, B 4, Ma 31, Ma 32, Ma 34, Ma 36, MP 1, MP 2, MP 3, MP 5
Kopflastigkeit Ma 12, Ma 36, Ma 40, MP 3, G 34, B 62, N 6, Rèn 3 bis Rèn 6 und die Fenster zum Himmel
Kopfschmerz
Hauptpunkte: Di 4, Du 20, G 20, B 60, Le 3, Dü 3
Nebenpunkte: SJ 5, Di 8, Di 9, Di 10
Stirnkopfschmerz
Hauptpunkte: Di 4, B 2, PaM 1, G 14, Du 24, Du 23, B 10, B 60
Nebenpunkte: G 13, G 15, B 3, B 4
Schläfenkopfschmerz
Hauptpunkte: Di 4, PaM 2, G 3, G 20, G 37, G 44, Le 3
Nebenpunkte: G 1, G 2, G 4, G 7, Ma 8, SJ 22, SJ 23
Hinterkopfschmerz
Hauptpunkte: Lu 7, Du 16, Du 17, Du 18, B 10, B 60, Dü 3
Nebenpunkte: B 8, B 9, G 11, G 12, G 19
Kraftlosigkeit, siehe Energiemangel
Krampfadern Lu 9, MP 5 und *lokale Punkte*
Kreislaufkollaps
Hauptpunkte: Du 26, H 9, HH 9, Lu 11, SJ 1
Nebenpunkte: Le 1, N 1, MP 1, Rèn 6
Kreuzschmerz
Hauptpunkte: B 23, Du 4, B 25, Du 3, B 40, B 60
Nebenpunkte: B 24, B 26, B 27, B 28, Du 2, B 39, B 53, B 54, G 30, B 64, B 65, N 3, N 6, N 13, Rèn 2, Rèn 3
Kropf Ma 9, Di 18, Dü 17, Rèn 22, Rèn 23, Ma 10
Kurzatmigkeit Lu 1, Lu 7, Lu 9, Lu 11, Rèn 22, N 27, B 13, siehe auch Atmung
Kurzsichtigkeit, siehe Sehfehler

L

Laktation, siehe Milchmangel
Lähmung, siehe Parese
Lampenfieber, siehe Nervosität und Ängstlichkeit
Laryngitis, siehe Kehlkopfentzündung
Lebensfreude, Erweckung der H 3, H 4, H 5, H 8, Dü 2, Dü 6, HH 1, SJ 2, Rèn 17, Dü 11
Lebererkrankungen
Hauptpunkte: Le 3, Le 13, Le 14, G 24, B 18, Du 8, MP 6
Nebenpunkte: Le 5, Le 6, Le 8, Rèn 12, Di 13
Fettleber Le 13, Le 8
Leberkoma Le 1, MP 1, Le 8, MP 6
Leberinsuffizienz Le 13, Le 8, Le 3
Leukopenie MP 2, B 17, G 39, N 3
Leukorrhöe, siehe Ausfluss
Logorrhöe, siehe Redefluss
Luftröhrenentzündung Rèn 22, Rèn 23, Ma 9, Ma 10, Ma 11, Di 17, Di 18, SJ 9, Rèn 16, Rèn 20
Lumbago, siehe Hexenschuss
Lumbalgie, siehe Kreuzschmerz
Lungenerkrankungen
Hauptpunkte: Lu 1, Lu 5, Lu 6, Lu 7, Lu 9, B 12, B 13, Du 12, PaM 12, Rèn 17
Nebenpunkte: Rèn 15, Rèn 16, Rèn 18 bis Rèn 22, N 21 bis N 24, Ma 12 bis Ma 15, MP 17 bis MP 21, G 22, G 35, Di 13, Ma 40
Lymphknotenschwellungen MP 6, Di 11, Du 14, MP 3
des Halses Di 13, Di 17, Di 18, Dü 16, Dü 17, SJ 16
des Nackens MP 8, Du 13, Du 14, G 20
der Achselhöhle H 1, PaM 18, HH 1, HH 2, MP 21, G 22, G 42
der Leistengegend MP 12, MP 13, Ma 31, Le 11, Le 12

M

Magenerkrankungen
Hauptpunkte: Ma 36, Rèn 12, Ma 21, Rèn 13, Ma 20, Rèn 10, Ma 23, B 21, Ma 41, Ma 45, HH 6
Nebenpunkte: Ma 42, MP 4, MP 6, Le 8, Le 13, Le 14
Hyperazidität Ma 45, Ma 42
Subazidität Ma 41
Magersucht Rèn 15, N 18, Ma 36, B 46, B 48, siehe auch psychische Störung und Sucht
Malabsorption MP 2, MP 7, MP 6, Ma 36, B 21, N 20
Malaria SJ 2, SJ 4, SJ 5, Di 13, Du 12, Du 13, Du 14
Mandelentzündung Di 1, Di 4, Di 17, Di 18, Dü 1, Dü 2, Dü 14, Dü 15, Dü 16, Dü 17, SJ 16, SJ 17, Rèn 23
Manie Dü 7, Dü 8, Du 19, Du 20, B 62, Ma 36, siehe auch Übererregbarkeit
Mastitis, siehe Brustdrüse
Mastopathie, siehe Brustdrüse
Meditation, siehe Geist

Melancholie Dü 8
Menstruationsstörungen, siehe Regelstörungen
Meteorismus, siehe Blähungen
Metrorrhagie, siehe Regelstörungen
Migräne, siehe Kopfschmerz
Miktionsstörungen, siehe Blase
Milchmangel Ma 15, Ma 16, Ma 18, MP 17, MP 18, MP 19, HH 1, PaM 18, Dü 1, Dü 2
Milz-Pankreas-Erkrankungen MP 2, MP 3, MP 6, Le 13, B 20, Du 6, siehe auch Bauchspeicheldrüse und Pankreas-Insuffizienz
Mittelohrentzündung, siehe Ohrenerkrankungen
Müdigkeit SJ 4, SJ 8, Di 10, HH 9, B 16, B 18, B 19, B 45, B 47, B 52, B 65, N 12, Du 4, Du 8, Du 14, Du 16, MP 6, siehe auch Energiemangel
Mundhöhle, Erkrankungen der Rèn 23, Rèn 24, Du 27, Du 28, PaM 5, Ma 2 bis Ma 6, Dü 15 bis Dü 18, Di 4, siehe auch Rachenschleimhaut- und Zahnfleischentzündung
Muskelatrophie G 34, Le 3, Le 8 und *lokale Punkte*
Muskelschwäche G 34, Le 3, Le 8
  der Arme Di 10 bis Di 15, SJ 14, Dü 9
  der Beine G 21, G 34, Ma 36, G 29, G 31
Mutismus H 5, Rèn 23, Rèn 24, Du 14, siehe auch Sprachstörungen

N

Nachtblindheit PaM 1, G 14, G 37, B 18, Le 8
Nachtschweiß Lu 1, Lu 2, B 13, N 7, SJ 5
Nackenschmerzen Du 14, Dü 3, Di 4, Lu 7, B 60, G 21, SJ 15, Di 15, Dü 10
Nackenverspannungen Du 13, Du 14, G 12, G 20, G 21, SJ 15, Dü 3, Dü 10, B 10
Nasenbluten Di 6, Di 19, Di 20, B 4, B 7, B 8, Du 15, Du 16, Du 25, G 18, G 19, B 67, HH 8
Nasenpolyp Du 28, Di 20, B 2, PaM 1, Di 4, siehe auch verstopfte Nase
Nebenhöhlen, Erkrankungen der Di 4, Di 11, Di 1, Du 20, Dü 1
  der Stirnhöhle (zusätzlich) B 2, B 3, B 4, Du 23, Du 24, G 14, G 20, PaM 1, PaM 3, SJ 23
  der Kieferhöhle (zusätzlich) Ma 2, Ma 3, Dü 18, Di 20
Nebenniere, Unterfunktion der B 23, B 52, N 7, Rèn 6, Du 4
Neid Rèn 12, Rèn 13, N 20, HH 6, HH 7, Du 19, Du 20, H 7
Nephritis, siehe Nierenerkrankungen
Nervosität Ma 36, MP 6, HH 6, HH 7, H 7, Du 20, B 62, siehe auch Übererregbarkeit und Neurasthenie
Nesselsucht Di 5, Di 11, B 40, G 34, G 42, Ma 32, MP 10, siehe auch Hauterkrankungen und Allergien
Neurasthenie
  Hauptpunkte: Ma 36, MP 6, H 7, Dü 7, SJ 10, Du 20, B 15, Du 11
  Nebenpunkte: Ma 24, Ma 27, H 6, HH 4, HH 5, Dü 8, B 10, B 18, B 22, B 43, B 44, Du 19, Du 26, Du 28, G 5, N 6, N 9
Neuritis nervi optici, siehe Augenerkrankungen
Neurodermitis Lu 5, Lu 7, H 3, H 5, Di 4, Di 11, B 12, B 13, B 23, B 40, MP 6, MP 10, Le 13
Niedergeschlagenheit, siehe Depression
Nierenerkrankungen B 23, B 52, Du 4, N 3, N 4, N 10, G 25, Le 13, MP 6
Nierenkolik G 25, N 5, Dü 3, B 23, B 28, Du 3, N 3, N 4
Nierensteine B 23, G 25, siehe auch Nierenerkrankungen

O

Oberbauchbeschwerden HH 6, Rèn 12, Ma 21 bis Ma 25, Rèn 13, Rèn 10, N 16 bis N 21, Le 13, B 18 bis B 22, Du 6, Du 7, Du 8
Obstipation, siehe Verstopfung
Ödeme MP 4, MP 5, MP 9, Rèn 5, Rèn 9, HH 7, N 7
  der Beine N 7, MP 6, MP 9
  des Gesichts G 6, G 7, G 16, Ma 43
Ohnmacht Du 26, H 9, HH 9, Lu 11, N 1
Ohrenerkrankungen
  Hauptpunkte: N 3, SJ 3, SJ 17, SJ 21, Dü 19, G 2, G 41
  Nebenpunkte: G 3, G 4, G 10, G 11, G 44, SJ 2, SJ 4, SJ 22
Ohrensausen
  Hauptpunkte: G 2, G 3, G 41, G 43, G 44, SJ 2 bis SJ 5, Dü 4, Dü 6
  Nebenpunkte: Dü 5, Dü 15, Dü 17, SJ 7, SJ 20, SJ 22, G 8, G 10, G 11
Ohrspeicheldrüse, Erkrankungen der Ma 5, Ma 6, Ma 7, SJ 17, Dü 18, Dü 1, Di 4, Lu 11
Oophoritis, siehe Eierstöcke
Optikusatrophie, siehe Augenerkrankungen
Orchitis, siehe Hodenentzündungen
Ösophagusspasmen, siehe Speiseröhrenkrampf
Otitis media, siehe Ohrenerkrankungen

P

Palpitationen, siehe Herzklopfen
Pankreas-Insuffizienz MP 2, MP 3, MP 6, Le 13, B 20, MP 4, N 18, N 20
Pankreatitis, siehe Bauchspeicheldrüse
Parästhesien, siehe Sensibilitätsstörungen
Paresen G 34, Ma 36, Di 11, Du 20, Le 3
  der Arme Di 4, Di 10, Di 11, Di 14, Di 15, SJ 3, SJ 5, SJ 14, PaM 17, G 34, Du 14
  der Beine Ma 36, G 34, Ma 31, Ma 32, Ma 37, Ma 39, Ma 40, Ma 41, PaM 23, G 30, G 29, G 31, G 37, G 40
  der Flanke MP 21, G 22, G 23, G 34, HH 8
  nach Schlaganfall (zusätzlich) Du 20, PaM 6, Du 16, PaM 1, Du 19, B 23, Du 4, Rèn 4, Rèn 6
Parodontose, siehe Zahnfleischschwund

Parotitis, siehe Ohrspeicheldrüse
Penisschmerzen MP6, Le4, Le 11, Le 12, Rèn 2, Rèn 3, Ma 29, Ma 30, siehe auch Erkrankungen der äußeren Geschlechtsorgane
Perfektionismus Lu 10, Di 4, Dü 14, SJ 14, SJ 15, B 64, B 66
Periode, siehe Regelstörungen
Peristaltik, Anregung der Lu 7, Di 1, SJ 6, B 27, B 28, B 51, Ma 12, Ma 14, Ma 19, Ma 21, Ma 25, Ma 41, Ma 44, G 42, MP 1
Peritonitische Reizzustände, siehe Bauchfellreizung
Petit mal, siehe Epilepsie
Pharyngitis, siehe Rachenschleimhaut
Plazentaretention Di 4, B 60, Ma 30, Rèn 3
Pleuritis, siehe Rippenfellentzündung
Pneumonie, siehe Lungenerkrankungen
Poliomyelitis, siehe Paresen
Pollution, siehe Samenerguss im Schlaf
Polyposis nasi, siehe Nasenpolyp
Polyurie B 23, B 52, Rèn 4, Rèn 6, N 7, N 3
Postapoplektische Hemiparesen, siehe Paresen
Postapoplektische Sprachstörungen, siehe Sprachstörungen
Postpartale Blutungen, siehe Blutungen nach der Entbindung
Potenzstörungen, siehe Impotenz
Präkordinale Schmerzen, siehe Herzschmerzen
Prämenstruelles Syndrom
  Hauptpunkte: MP 4, MP 6, HH 6, Rèn 6, Rèn 12, Du 20
  Nebenpunkte: Le 2, HH 1, HH 2, MP 9, MP 10, Rèn 5, Rèn 9
Prolapsus uteri, siehe Gebärmuttersenkung
Prolapsus ani et recti, siehe anale Erkrankungen
Prostata, Erkrankungen der Du 1, B 27, B 28, B 31 bis B 34, B 40, N 10, N 11, Le 3, MP 6, MP 9, MP 10, Rèn 1, Rèn 3, Rèn 4
Prüfungsangst H 5, H 7, HH 6, HH 7, Rèn 23, Rèn 24, Dü 8, siehe auch Angst und Ängstlichkeit
Pruritus, siehe Juckreiz
Psoriasis, siehe Hauterkrankungen
Psychische Störungen
  Hauptpunkte: Du 20, H 7, HH 6, Rèn 15, Ma 25, Ma 32, Ma 36, Dü 7
  Nebenpunkte: Du 19, Du 27, B 6, B 7, B 8, G 14, G 18, Le 3, H 3, N 6, Di 8
Ptose des Magens Rèn 12, Ma 21, Rèn 10, Ma 23, Rèn 8, Ma 25, Ma 26, Ma 27, Ma 36, MP 5, MP 6, Le 13
Ptose des Oberlides PaM 3, B 2, G 14, SJ 23, SJ 4, Di 4, G 34, G 37, Le 3
Pyelonephritis, siehe Nierenerkrankungen

R

Rachenschleimhaut, Entzündung der
  Hauptpunkte: Di 1 bis Di 4, Di 18, Dü 17, SJ 16, Lu 11
  Nebenpunkte: Lu 8, Lu 10, Di 7, Di 10, Di 11, Dü 1, Dü 2, Dü 16, MP 4
Raynaudsche Erkrankung HH 6, HH 7, HH 8, H 7, H 8, Dü 3, Di 4, Lu 9
Reanimation Du 26, H 9, HH 9, Lu 11, N 1
Redefluss, unaufhörlicher Du 15, B 62, N 6, MP 3, Rèn 15, Ma 36, Di 6
Regel, Ausbleiben der
  Hauptpunkte: G 21, G 3, Di 4, (vorwiegend Moxibustion von) B 23, Du 4, B 18, B 20, N 3, N 4, N 11, Rèn 2 bis Rèn 6, Ma 29, Ma 30, MP 4, MP 6, Le 3
  Nebenpunkte: B 31 bis B 34, G 25, G 26, G 27
Regelstörungen
  Hauptpunkte: B 23, B 28, B 31 bis B 34, Du 2, Du 4, N 2, N 3, N 6, Le 3, MP 3, MP 4, MP 6, Rèn 4, Rèn 6
  Nebenpunkte: B 26, B 30, Du 6, N 4, N 9, N 13 bis N 16, Rèn 1, Rèn 2, Rèn 3, Rèn 7, Ma 28, Ma 30, G 21, G 39, MP 8 bis MP 12
Regelschmerzen
  Hauptpunkte: (bei Fülle) Di 4, B 27, B 28, B 31 bis B 34, MP 6, MP 10, Ma 29, Rèn 3, Rèn 4, Rèn 6, Le 3, (bei Leere vorwiegend Moxibustion von) B 23, Du 4, B 20, G 25, MP 6, N 7, Le 8, Le 13, Rèn 4, Rèn 6
  Nebenpunkte: B 26, B 36, B 54, N 5, N 10, N 13, N 15, Ma 26, Ma 27, MP 13, MP 9
  Übermäßig starke Blutung MP 1, MP 3, MP 4, MP 6, Le 1, Le 2, Le 3, N 5, N 8, N 14, Rèn 7, Di 4
  Unregelmäßiger Zyklus MP 3, MP 6, MP 10, Rèn 3, Rèn 4, Rèn 6, Du 2, Du 3, Du 7, N 5, N 14, N 15, Le 9
  Zwischenblutung MP 3, MP 6, MP 8, MP 10, MP 12, N 8, N 14, Le 1, Le 2, Le 3, Rèn 4, Rèn 5, Rèn 6,
Reisekrankheit, siehe Seekrankheit und Schwindel
Reizbarkeit
  Hauptpunkte: Le 2, MP 2, MP 3, MP 6, Ma 36, Du 6, D 20, Du 11, B 18, B 19, B 43, B 47, B 48
  Nebenpunkte: G 20, Le 3, B 62, N 6
Reizblase B 28, B 63, B 64, B 67, N 3, N 4, N 11, Rèn 2, Rèn 3, Rèn 6, G 26, Ma 29, Ma 30, MP 6, Dü 3
Reizkolon Di 2, Di 3, siehe auch Dickdarmerkrankungen
Rheumatische Arthritis (vorwiegend Moxibustion von) SJ 4, SJ 5, G 41, Di 10, Di 11, Du 13, Du 14, Du 4, B 23, B 22, B 20, MP 6, Ma 36, Rèn 5, Rèn 6, Rèn 8
Rheumatische Gelenksbeschwerden, siehe die entsprechenden Gelenke und unter Arthritis
Rheumatische Kardiopathie, siehe Herzerkrankungen
Rhinitis, siehe Schnupfen
Rhythmusstörungen, siehe Herzrhythmusstörungen

Rippenfellentzündung G 22, G 23, G 35, MP 17 bis MP 21, Lu 1, HH 1, HH 4, HH 6, N 22, N 23, N 24, Rèn 17 bis Rèn 20
Rippenschmerzen, siehe Brust-, Flanken- und Rückenschmerzen
Roemheld-Symptomenkomplex Rèn 12, Rèn 17, MP 2, Ma 19, N 20
Rückenschmerzen B 60, Di 4, B 23, Du 4, G 30
im oberen Rücken Du 10 bis Du 13, B 11 bis B 16, B 41 bis B 45, B 60, Dü 3
im mittleren Rücken Du 6 bis Du 9, B 17 bis B 21, B 46 bis B 50, B 60
im unteren Rücken, siehe Kreuzschmerzen
Ruhelosigkeit, siehe Unruhe
Ruhr Ma 25, Ma 26, Rèn 8, siehe auch Dickdarmerkrankungen

S

Samenerguss, frühzeitiger Ma 16, B 14, B 23, B 29, Du 4, N 2, N 3, N 6, Le 4, Le 8, Rèn 2, Rèn 3, Rèn 4, Rèn 6
Scheide, Erkrankungen der MP 3, MP 6, G 26, G 27, siehe auch Erkrankungen der äußeren Geschlechtsorgane
Scheidenkrampf Di 4, MP 6, Rèn 3, Rèn 6
Schiefhals G 11, G 12, G 21, G 39, Dü 1, Dü 14 bis Dü 17, Di 15, SJ 15, SJ 16, Du 13, Du 14, Du 15
Schielen, siehe Sehfehler
Schilddrüse, Erkrankungen der Ma 9, Di 18, Rèn 20, Rèn 22, Rèn 23, Du 14, N 7
Überfunktion G 21
Schlaflosigkeit
Hauptpunkte: B 62, Du 20, H 7, HH 6
Nebenpunkte: PaM 7, PaM 8, B 15, N 6, Ma 36, MP 1, MP 6, G 42, Le 2, Le 10, H 3
Schlafsucht Le 3, Le 8, N 7, N 6, MP 10, Rèn 6, Du 14, Du 26
Schlaganfall
Notfallpunkte: Du 26, H 9, HH 9, Lu 11, Du 16, PaM 1
Schlaganfallfolgen, siehe Sprachstörungen und Paresen
Schluckauf Rèn 15, Rèn 16, Rèn 17, Rèn 21, N 19, Ma 21, HH 6, B 14, B 17, G 24, Lu 3
Schluckbeschwerden Rèn 16, Rèn 20 bis Rèn 23, N 21, N 22, Ma 9, Ma 10, Di 18, SJ 1
Schmerzen, siehe die betroffenen Körperbereiche
Schnupfen
Hauptpunkte: Di 1 bis Di 4, Di 19, Di 20, B 2, Du 24, G 20
Nebenpunkte: Du 23, B 3, B 6, B 7, G 19, G 39, Dü 1
Schock Du 26, HH 9, H 9, Lu 11, N 1, Le 1, Rèn 4, Rèn 6, G 19, G 20, G 39
Schreibkrampf H 7, HH 6, SJ 4, SJ 5, Dü 3, Dü 4, Di 4, Di 10
Schulter, Verspannungen und Erkrankungen der
Hauptpunkte: Di 15, SJ 14, Dü 9, Dü 10, Ma 38, G 21, SJ 15, Di 11
Nebenpunkte: Lu 1, Lu 2, Lu 3, Dü 6, Dü 8, Dü 12, Di 13, Di 14, Di 16, SJ 13, PaM 16, PaM 17, PaM 18
Schutzhülle, Stärkung der SJ 4, SJ 5, Dü 5, Dü 15, Dü 10
Schwäche Ma 36, G 34, MP 6, Rèn 4, Rèn 6, Di 4, Di 10, Di 11, Du 14, SJ 4, SJ 5
Schweißtreibend bei Fieber und Erkältung Lu 10
Schwerhörigkeit
Hauptpunkte: G 10, G 11, G 41, SJ 2, SJ 3, SJ 18, SJ 22, Dü 5, Dü 17, N 3
Nebenpunkte: SJ 4 bis SJ 8, SJ 21, G 2, G 43
Schwindel
bei Hypotonie (vorwiegend Moxibustion von) B 23, Du 4, Du 11, Du 12, Di 8, Di 10, Di 11, G 20, Ma 36, Le 3, N 7, HH 6, HH 7
durch Erkrankungen des Ohrlabyrinths wie Labyrinthitis und Morbus Ménière bedingter (Dreh-) Schwindel
Hauptpunkte: SJ 3, SJ 5, SJ 17, SJ 21, G 2, G 3, G 8, G 41, Dü 19, Du 20, B 7, B 8, Le 3, N 3, Rèn 6
Nebenpunkte: Dü 6, Di 4, Du 16, Du 19, PaM 6, PaM 1, G 20, G 43, B 10, N 8, HH 6
Schwitzen, übermäßiges Di 5, N 7, Dü 3, B 23, H 3
in den Achseln H 1, H 3, PaM 18
der Hände H 3, H 7
Seekrankheit HH 6, Le 14, Ma 36, Ma 37
Sehschwäche, Sehfehler
Hauptpunkte: Di 4, B 2, PaM 1, PaM 2, PaM 3, G 1, G 14, G 20, G 37, Le 3, B 1, B 10, PaM 4, Ma 1
Nebenpunkte: SJ 2, SJ 3, SJ 5, SJ 23, Di 5, Dü 6, Du 16, Du 20, G 3, G 41, G 43, Le 8, B 18, B 23, Du 4, Rèn 4, Rèn 6, Di 11
Selbstdurchsetzung G 4, G 6, G 8, G 9, G 17, G 23, G 32, Le 2, Le 3, SJ 3, SJ 5, Di 11
übergroße H 5, H 7, Du 19, Du 20
Mangel an SJ 9, SJ 20, G 18, Du 19, Du 23, Du 24, B 3, Lu 2, Lu 9
Selbstmitleid MP 3, MP 15, MP 5, SJ 9
Selbstmordgedanken G 13, Du 20, Rèn 15, Ma 22, Ma 25, Ma 32, Ma 36, Ma 41, H 7, Du 12, PaM 12, B 12
Selbstvertrauen, Mangel an Lu 1, Lu 2, Ma 12, Ma 13, Ma 16, MP 5, MP 7, Le 4, siehe auch Hoffnungslosigkeit
Selbstsucht G 18, MP 2, Rèn 17, PaM 18, HH 6
Sensibilitätsstörungen
lokale Punkte der betroffenen Körperbereiche und allgemein tonisierende Punkte wie Ma 36 und Di 11
Sexualität, Anregung der
Hauptpunkte: Du 4, B 23, B 29, PaM 13, N 6, N 7, Le 8, MP 6, Rèn 4, Rèn 6
Nebenpunkte: B 24, B 27, B 39, B 66, N 2, N 5, N 8, N 13, Rèn 2, Ma 30, G 25, G 27, Le 3, Le 5, Le 7, siehe auch Geschlechtskälte, Impotenz und Anorgasmie
Sexuelle Traumen und Neurosen Le 4, Le 9, Le 12, B 29, B 34, Dü 4, Dü 7

Singultus, siehe Schluckauf
Sinusitis, siehe Nebenhöhlen
Sodbrennen
Hauptpunkte: Rèn 12, Rèn 13, Rèn 21, Rèn 22, N 20, N 21, HH 6, Ma 44, Ma 45
Nebenpunkte: Rèn 14, Rèn 15, G 23, Ma 12
Sonnenstich Du 26, Du 20, B 40, B 66, H 7, H 9, HH 6, HH 9
Spastische Kolitis, siehe Dickdarmerkrankungen
Spastische Obstipation, siehe Verstopfung
Speichelmangel Rèn 23, Rèn 24, PaM 5, Ma 4, Dü 1
Speiseröhrenkrampf Rèn 15, Rèn 16, Rèn 17, Rèn 21, Rèn 22, N 23, N 24, B 17, B 46
Sprachstörungen Rèn 23, Rèn 24, H 4, H 5, HH 6, HH 7, Du 13, Du 14, Du 15, PaM 5, Di 4
Sprunggelenk, Erkrankungen des
Hauptpunkte: G 40, B 60, B 62, Ma 41, MP 5, Le 4, N 6
Nebenpunkte: N 3, N 4, G 34, Ma 36
Stenokardie, siehe Herzerkrankungen
Sterilität, siehe Unfruchtbarkeit
Stoffwechselentgleisung MP 1, Le 1, Le 3
Stoffwechselstörungen B 40, Di 11, Le 13, Ma 36, MP 6, Rèn 12
Stomatitis, siehe Mundhöhle
Stottern Du 20, Rèn 23, Rèn 24, H 5, Le 3, Di 4, Ma 36, Du 15, Du 16
Strabismus, siehe Sehfehler
Stress G 5, G 19, G 20, B 5, B 6, B 7, B 10, B 23, B 62, N 6, Ma 36, H 7, SJ 14, SJ 15, Dü 12, siehe auch Geist
Struma, siehe Kropf
Sucht Rèn 15, Du 20, B 62, HH 6, Ma 36, H 7, siehe auch psychische Störungen

T

Tachykardie, siehe Herzklopfen
Taubheit, siehe Schwerhörigkeit
Tennisarm, siehe Ellbogen
Thoraxschmerzen, siehe Brustschmerzen
Tinnitus, siehe Ohrensausen
Tonsillitis, siehe Mandelentzündung
Tortikollis, siehe Schiefhals
Tracheitis, siehe Luftröhrenentzündung
Trigeminusneuralgie
Hauptpunkte: Di 4, SJ 5, Du 20, Ma 44
Schmerzen im Gebiet des N. ophthalmicus (V1) (zusätzlich) B 2, G 1, G 14, PaM 1, PaM 2, PaM 3, SJ 22, Ma 8, B 60
Schmerzen im Gebiet des N. maxillaris (V2) (zusätzlich) Ma 2, Ma 3, Ma 7, Dü 18, Di 20, Du 26, Ma 36
Schmerzen im Gebiet des N. mandibularis (V3) (zusätzlich) Ma 4 bis Ma 7, Rèn 24, PaM 5, Ma 36
Trismus, siehe Kiefersperre
Trockene Haut Ma 39, MP 6, siehe auch Hauterkrankungen
Trockene Lippen Ma 4, Ma 39, MP 3
Trotz Le 3, Le 4
Tubenkatarrh G 2, siehe auch Ohrenerkrankungen

U

Ulcus cruris, siehe Unterschenkelgeschwür
Ulcus ventriculi et duodeni, siehe Magenerkrankungen
Unfruchtbarkeit
Hauptpunkte (werden genadelt und gemoxt): B 31 bis B 34, MP 4, MP 6, Rèn 7, Rèn 6
Nebenpunkte: B 23, Du 4, N 2, N 3, N 12, N 13, Ma 29, Ma 36, G 27, Le 3, Le 8, Rèn 3, Rèn 4
Unruhe Du 20, B 10, B 11, B 14, B 15, B 62, Ma 36, MP 3, H 4, H 7, Dü 3, Dü 4, Dü 7, Lu 9
Unterarm, Erkrankungen des SJ 5, SJ 8, Di 8, Di 10, Dü 7, HH 6
Unterschenkel, Erkrankungen des Ma 36, Ma 37, Ma 39, MP 6, MP 9, G 34, B 57, B 58
Unterschenkelgeschwür
Nahpunkte: proximal und distal des Geschwürs und um den Rand herum
Hauptpunkte: MP 6, Ma 36, Ma 37, Ma 39, G 34, Le 8, B 57, B 58, MP 5
Fernpunkte zur Förderung der Wundheilung: Lu 7, Lu 9, Di 11, Du 13, Du 14, SJ 5
Urethritis, siehe Harnwege
Urogenitale Beschwerden
Hauptpunkte: B 31 bis B 34, B 40, N 10, Le 8, MP 6, MP 10, Ma 29, Rèn 2, Rèn 3
Nebenpunkte: N 13, Le 7, Le 10, MP 4, Rèn 4, siehe auch Blase, Niere, Harnwege und Geschlechtsorgane
Urtikaria, siehe Nesselsucht

V

Vaginismus, siehe Scheidenkrampf
Varizen, siehe Krampfadern
Verdauungsschwäche Ma 21, Ma 36, Ma 41, MP 2, MP 6, Le 13, Rèn 12
Vergesslichkeit, siehe Gedächtnisschwäche
Verkühlungsprophylaxe Di 4, Di 11, Du 14, Dü 1, G 20, siehe auch unter Schnupfen
Verschwommenes Sehen, siehe Sehschwäche
Verstopfte Nase
Hauptpunkte: Di 1 bis Di 4, Di 19, Di 20, B 2, Du 24, G 20, Dü 1
Nebenpunkte: Du 23, Du 20, B 4, B 6 bis B 9, G 14, G 15, G 18, G 39, Dü 5, Dü 12
Verstopfung
Hauptpunkte: Di 11, Di 10, Di 4, B 25, Ma 25, Le 13, Rèn 12, MP 4
Nebenpunkte: B 27 bis B 34, B 36, B 51, N 8, N 15, N 16
schlaffe – (zusätzlich) SJ 6, Dü 3, Du 1

spastische – (zusätzlich) Dü 3, Dü 4, Dü 7, Dü 8, Di 2, Di 6, MP 5, MP 9, MP 12, MP 13, Le 13, Le 3, B 38, Du 1
Vertigo, siehe Schwindel
Verwirrtheit Di 8, Di 9, Du 24, Du 23, Du 20, Ma 36, H 7, siehe auch Geist
Verzweiflung G 9, G 13, Lu 1, siehe auch Hoffnungslosigkeit und Selbstmordgedanken
Visualisation, siehe bildliche Vorstellungskraft
Völlegefühl Ma 21 bis Ma 25, Rèn 10 bis Rèn 15, Ma 36, Ma 41, G 43, Le 14, B 19, B 20, B 47, B 48, B 49
Vomitus, siehe Erbrechen
Vorhofflimmern
Notfallpunkte: HH 6, HH 7, H 5, H 7, B 14, B 15, siehe auch Herz- und Kreislauferkrankungen

W

Wadenkrampf B 55 bis B 58, B 60
Wankelmut G 4, G 8, G 17, G 32, G 40, SJ 1, SJ 3, Lu 10
Weitsichtigkeit, siehe Sehfehler
Wetterfühligkeit SJ 5, SJ 15, G 37, G 39, G 41

Z

Zahnanalgesie Di 4, Ma 43, Ma 44, Dü 18, siehe auch Zahnschmerzen
Zahnfleischentzündung Di 4, Du 27, Du 28, Rèn 24, Dü 18
Zahnfleischschwund G 2, Ma 4, Du 27, Du 28, Rèn 24, Di 4
Zahnschmerzen Di 1, Di 4, Ma 43, Ma 44, B 60, N 3
des Oberkiefers (zusätzlich) Du 26, Di 19, Ma 3, Ma 7, Dü 18, PaM 2, G 2, G 6, G 12
des Unterkiefers (zusätzlich) Rèn 24, PaM 5, Ma 5, Ma 6
Zellulitis G 30 bis G 34, G 40, Ma 31, MP 5, Le 3
Zervikalsyndrom, siehe Halswirbelsäulensyndrom
Zirkulationsstörungen, siehe Durchblutungsstörungen
Zwanghaftes Denken Rèn 15, Ma 25, Ma 32, Ma 40, MP 3, siehe auch Geist
Zwerchfell, Verkrampfung des Rèn 13, Rèn 15, B 17, Du 9, siehe auch Atmung
Zystitis, siehe Blasenerkrankungen

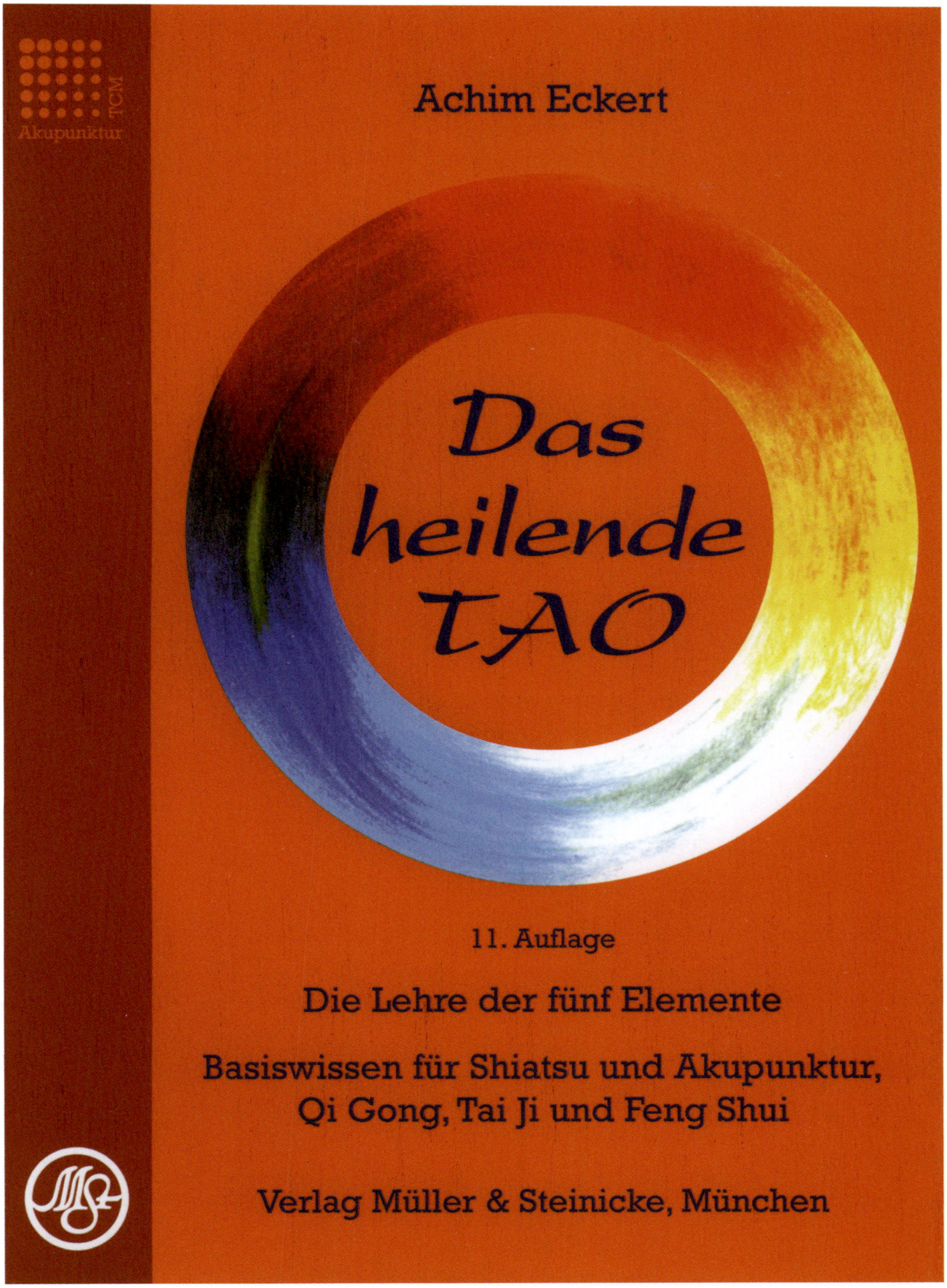
Akupunktur
TCM
Achim Eckert
Das heilende TAO
11. Auflage
Die Lehre der fünf Elemente
Basiswissen für Shiatsu und Akupunktur,
Qi Gong, Tai Ji und Feng Shui
Verlag Müller & Steinicke, München